Das große Buch der MASSAGE TECHNIKEN

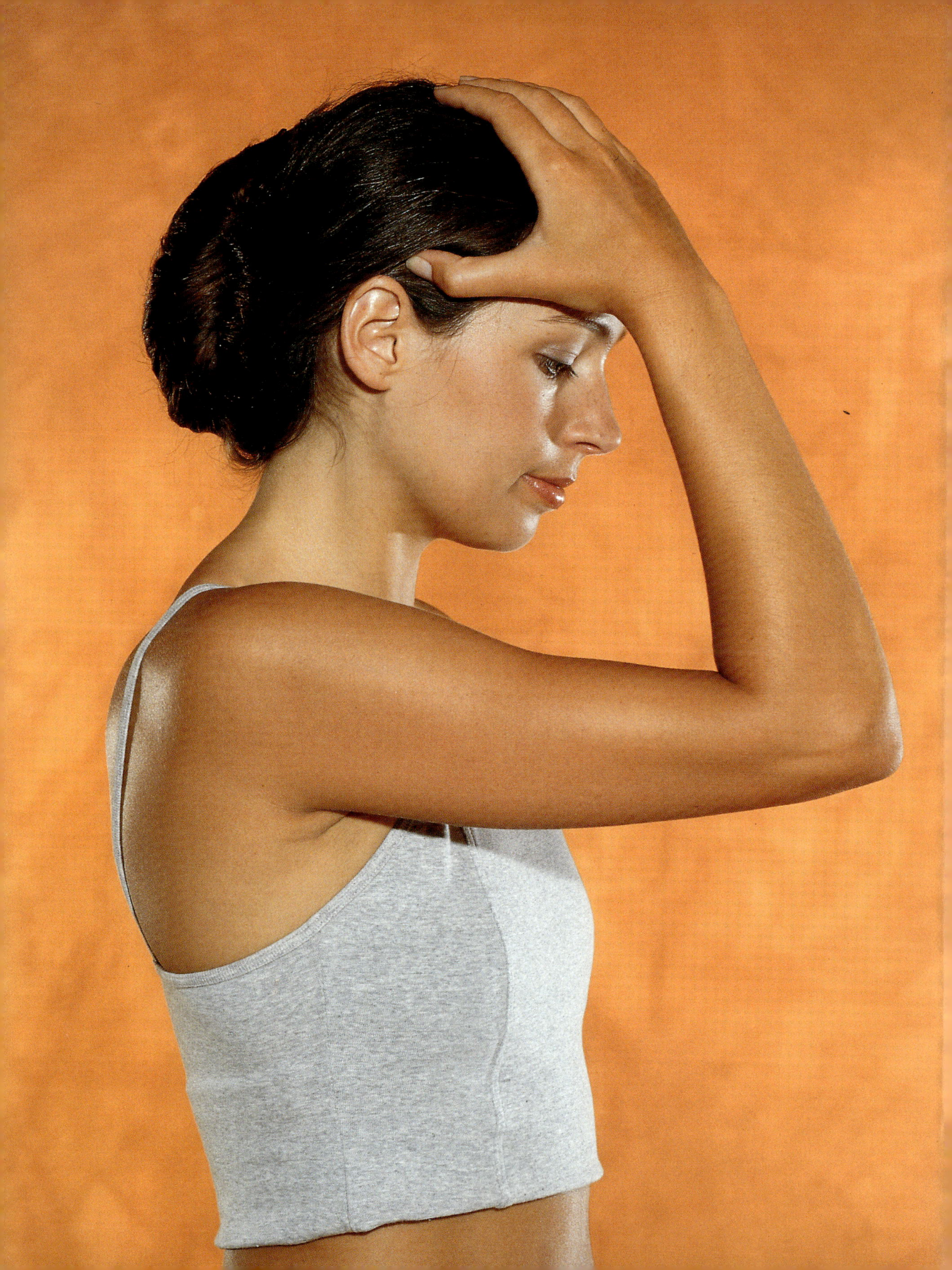

David Chang

Das große Buch der MASSAGE TECHNIKEN

Die heilende Kraft der
Hände bei Beschwerden
von A bis Z

Bassermann

Inhalt

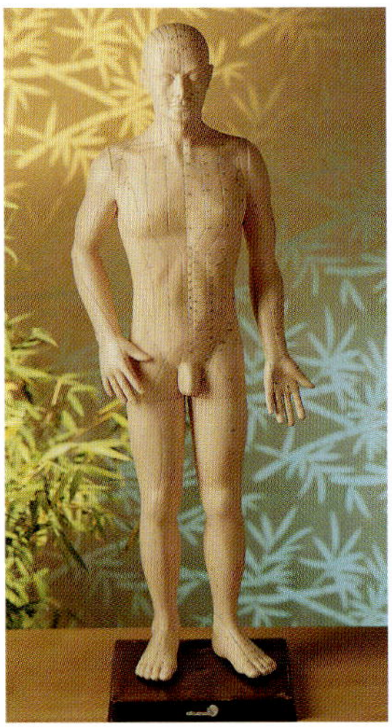

Auf den Meridianen liegen 361 »klassische« Druckpunkte.

9 **Die heilende Kraft der Hände**

10 **Massage – das älteste Heilmittel**

➤ *Heilende Kraft der Hände – sie wird seit Urzeiten zur Linderung von Schmerzen genutzt. Lesen Sie nach, wie sich aus »Be-Handlungen« in allen Kulturen Massageformen entwickelten, die zum Teil erst heute wieder entdeckt werden.*

11 Massage heilt Körper und Seele
13 Ganzheitliche Massagen
14 So benützen Sie dieses Buch

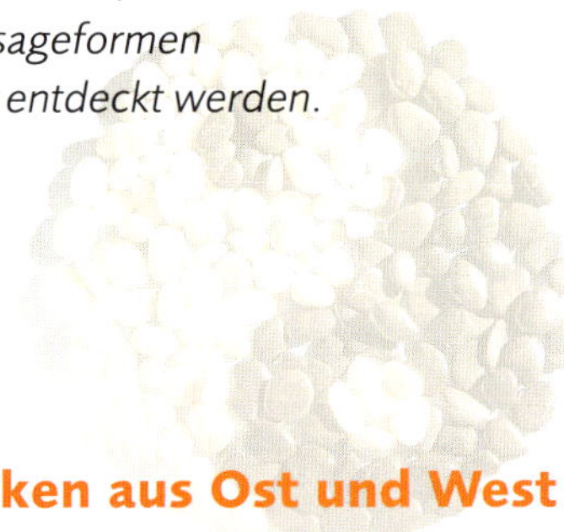

17 **Die wichtigsten Massagetechniken aus Ost und West**

18 **Akupressur**

➤ *Wissenschaftlich nicht nachweisbar, aber erfolgreich – die Akupressur gewinnt immer mehr Anhänger. Erfahren Sie alles über das Meridiansystem und die Philosophie der TCM, und nutzen Sie die Druckpunkttechniken für Ihre Gesundheit.*

18 Ursprung in der traditionellen chinesischen Medizin (TCM)
19 Wichtige Prinzipien der Akupressur
20 Akupressur und verwandte Methoden
22 Die Wirkungen der Akupressur
27 Das Meridiansystem
40 Die Akupressurpunkte
41 Einsatzmöglichkeiten der Akupressur
44 Warnhinweise
44 Massagetechniken der Akupressur
46 Die 15 goldenen Regeln der Akupressur

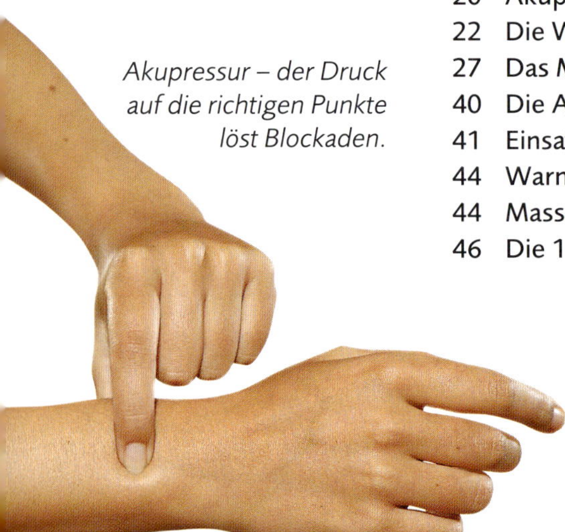

Akupressur – der Druck auf die richtigen Punkte löst Blockaden.

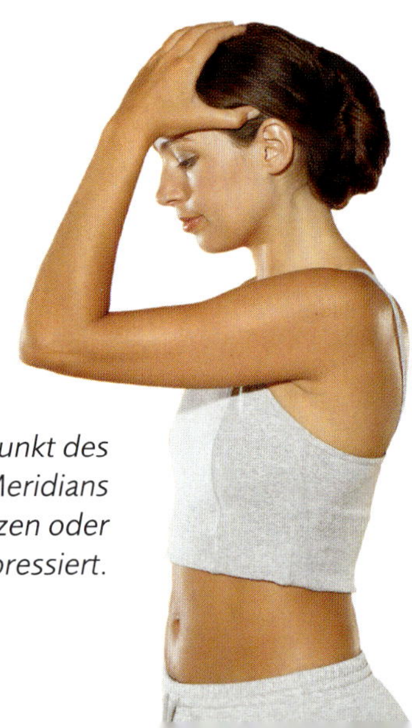

3E 20 – dieser Punkt des Dreifachen-Erwärmer-Meridians wird bei Ohrenschmerzen oder Ohrensausen akupressiert.

48 **Tibetische Massage**

Mit Butterschmalz, Muskat und Ingwer – diese energetisierende Massageform stammt aus dem tibetischen Hochland, dem Dach der Welt. Sie ist einfach durchzuführen und harmonisiert Körper, Seele und Geist.

48 Wichtige Prinzipien der tibetischen Massage
49 Grundlegende Techniken
50 Die Energiepunktmassage
53 Massagetechnik
53 Tipps für die Praxis

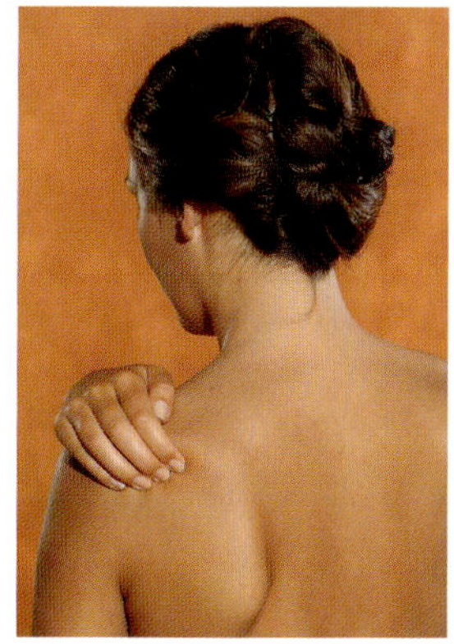

Bewegende Massage – sie dient der Auflösung von Verspannungen.

54 **Reflexzonenmassage**

»So, wie es oben ist, ist es auch unten« – so lautet das Credo der Fußreflexzonenmassage. Ihre Prinzipien waren schon den alten Ägyptern und den Inkas bekannt. Mittlerweile werden nicht nur die Füße, sondern auch die Hände oder Ohren reflektorisch behandelt.

54 Ursprünge der Reflexzonentherapie
55 Die moderne Reflexzonentherapie
56 Die wichtigsten Prinzipien der Reflexzonenmassage
57 Die Wirkungen der Reflexzonenmassage
59 Die Fußreflexzonen
64 Die Handreflexzonen
66 Einsatzmöglichkeiten der Reflexzonenmassage
67 Warnhinweise
68 Allgemeine Voraussetzungen
70 Grundtechniken der Reflexzonenmassage
74 Tipps für die Praxis
74 Kurzes Grundprogramm der Fußreflexzonenmassage
77 Kurzes Grundprogramm der Handreflexzonenmassage

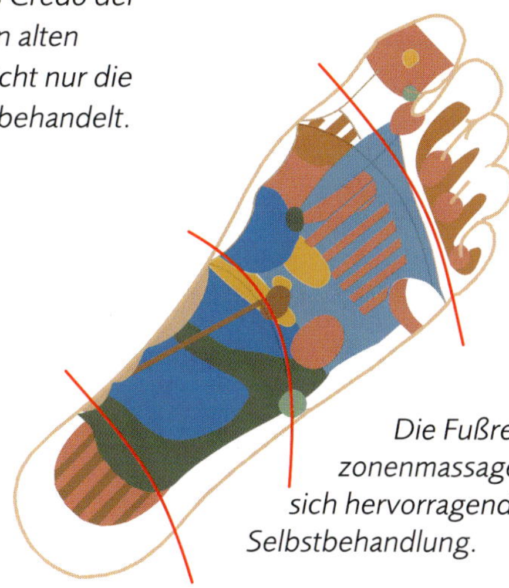

Die Fußreflexzonenmassage eignet sich hervorragend für die Selbstbehandlung.

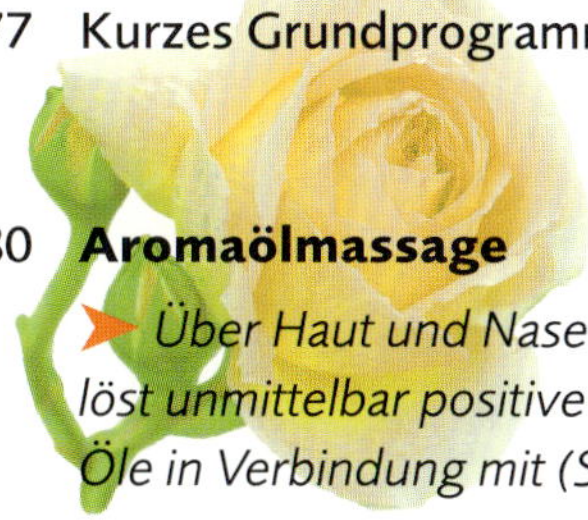

80 **Aromaölmassage**

Über Haut und Nase direkt ins Gehirn – die Aromaölmassage löst unmittelbar positive Reaktionen aus. Die Heilkraft ätherischer Öle in Verbindung mit (Selbst-)Massage ist beeindruckend.

81 Ursprünge der Aromaölmassage
82 Die Grundlagen der Aromaölmassage
89 Einsatzmöglichkeiten der Aromaölmassage
90 Warnhinweise
90 Die Praxis der Aromaölmassage
92 Trägeröle und Massageöle
94 Tipps für die Praxis

Mit sanften Streichungen werden Ölmischungen in die Haut massiert.

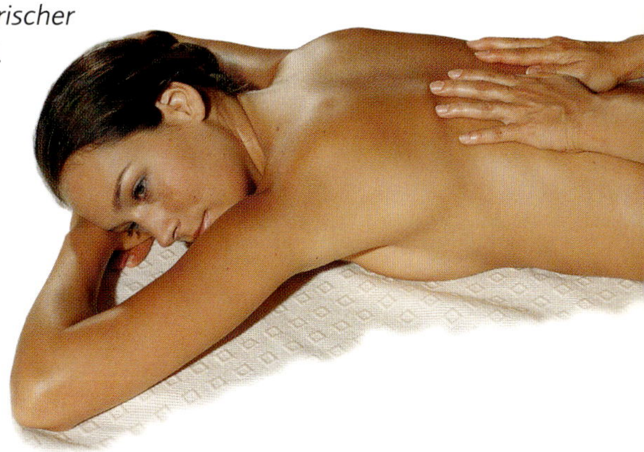

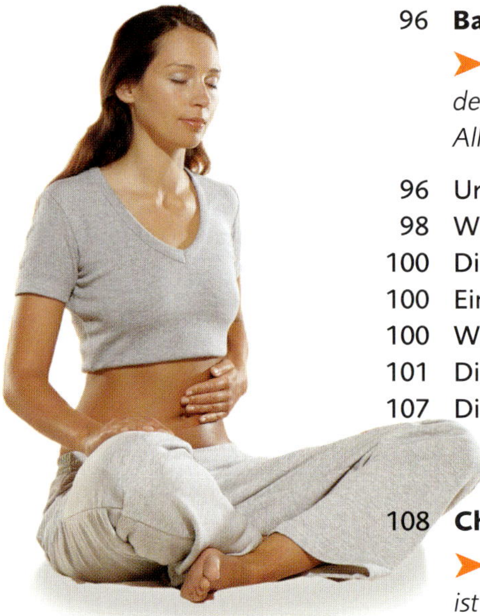

Massage der Bauchreflexzonen mit der Technik der »36 Kreise«.

96 **Bauchmassage**

➤ *Rund um den Nabel – die Bauchmassage vereint Elemente der westlichen Massage mit der japanischen Ampuku-Tradition. Alles über die anregende Massage unseres vitalen Zentrums.*

96 Ursprünge der Bauchmassage
98 Wichtige Prinzipien der Bauchmassage
100 Die Wirkungen der Bauchmassage
100 Einsatzmöglichkeiten der Bauchmassage
100 Warnhinweise
101 Die Praxis der Bauchmassage
107 Die Kurzform der Bauchmassage

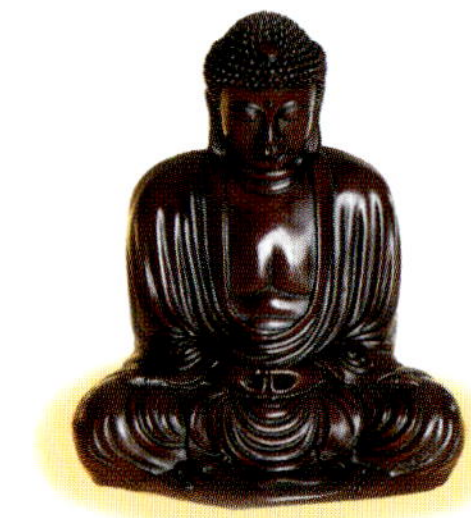

108 **Chakra-Energiemassage**

➤ *Wie die Blätter der Lotosblüte – die Chakra-Energiemassage ist die sanfteste der hier vorgestellten Therapieformen. Sie kommt ursprünglich aus Indien und wirkt im feinstofflichen Bereich; deshalb kann sie meist auch dann noch angewendet werden, wenn »härtere« Massagetechniken nicht ausgeübt werden dürfen.*

108 Ursprünge der Energiemassage
110 Die Prinzipien der Chakra-Energiemassage
112 Die Chakras
116 Einsatzmöglichkeiten der Chakra-Energiemassage
116 Warnhinweise
117 Die Praxis der Chakra-Energiemassage
129 Tipps für die Praxis

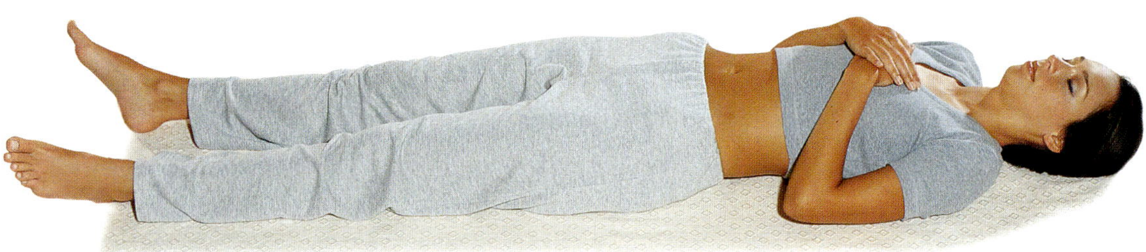

Aktivierung des Herzchakras: Wichtig sind hierbei die Energetisierung der Hände, die Atmung und vor allem die Vorstellungskraft.

131 **Massagen bei Beschwerden von A bis Z**

132 **Vorbereitung und Behandlung**

➤ *Dieses Kapitel führt Sie zu Ihren speziellen Beschwerden oder Problemen und zeigt Ihnen, wie Sie mit welcher der bisher im Buch vorgestellten Massagemethoden dagegen vorgehen können.*

132 So schaffen Sie die richtige Atmosphäre
133 Äußere Voraussetzungen
133 Die innere Vorbereitung nicht vergessen
134 Übungen zu Beginn
136 Tipps für die Partnermassage
138 Abwehrschwäche
142 Akne
145 Allergien
148 Ängste
151 Arthritis, Arthrose
154 Asthma
157 Bauchschmerzen, Koliken, Blähungen
160 Blasenentzündung
163 Blutdruck, hoher
166 Blutdruck, niedriger
169 Depressive Verstimmung
173 Durchfall
175 Erkältungen, Schnupfen
178 Erschöpfung, Abgespanntheit
180 Halsschmerzen
183 Hexenschuss, Ischiasbeschwerden
186 Husten, Bronchitis
190 Impotenz, sexuelle Probleme
194 Konzentrationsstörungen, Gedächtnisschwäche
198 Kopfschmerzen, Migräne, Wetterfühligkeit
201 Magenbeschwerden, Sodbrennen
204 Menstruationsbeschwerden
207 Muskelkater, Zerrungen, Muskelverspannungen
210 Nervosität, innere Unruhe, Stress
215 Ohrenschmerzen
218 Rheumatische Beschwerden
223 Rückenschmerzen
226 Schlafstörungen
229 Sehstörungen, Augenprobleme
232 Verstopfung
235 Wechseljahrebeschwerden
237 Zahnschmerzen

239 *Über dieses Buch*
240 *Register*

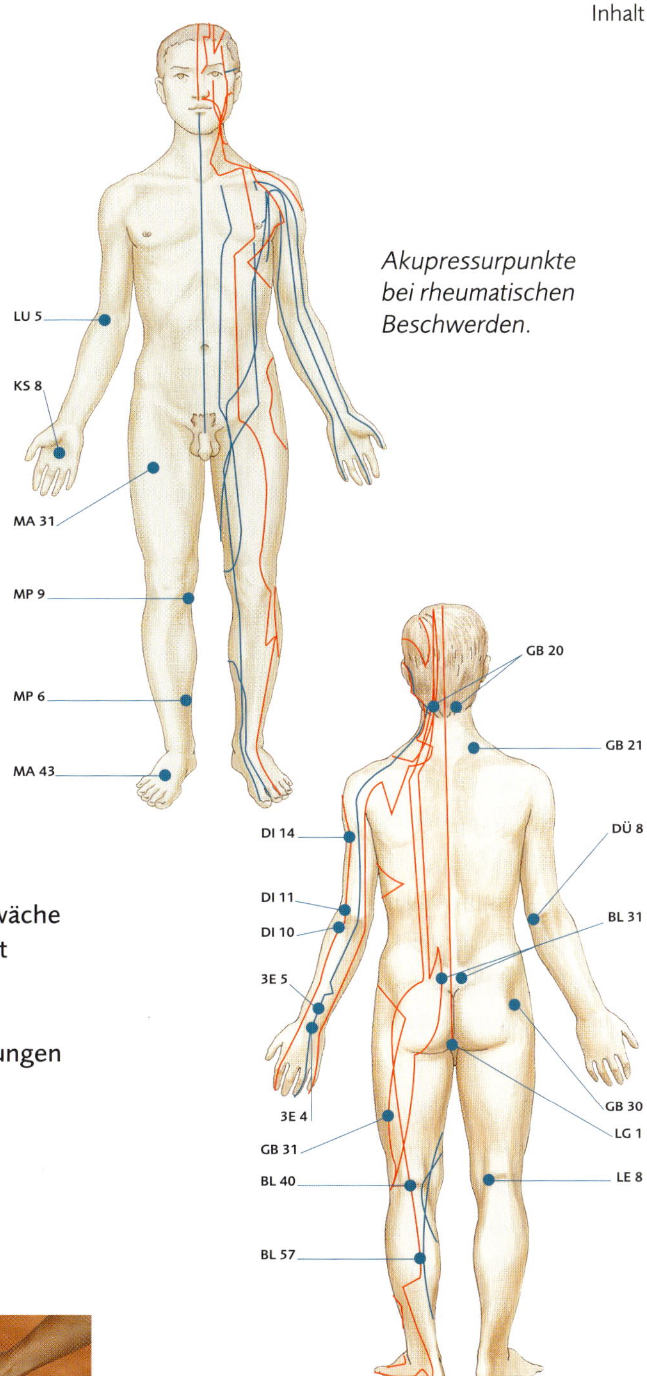

Akupressurpunkte bei rheumatischen Beschwerden.

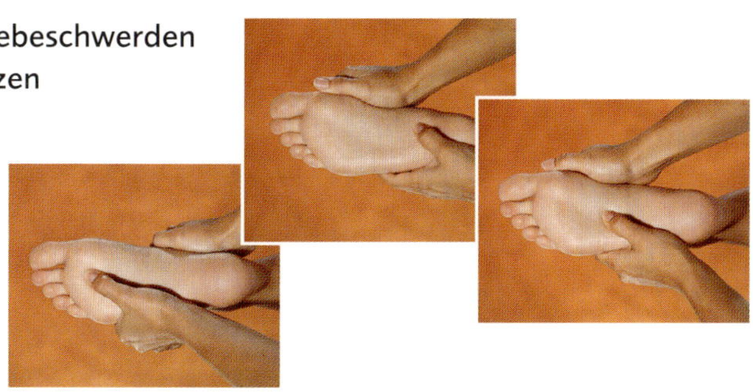

Fußreflexzonenmassage: Mit der Raupentechnik des Daumens wird Zone für Zone bearbeitet.

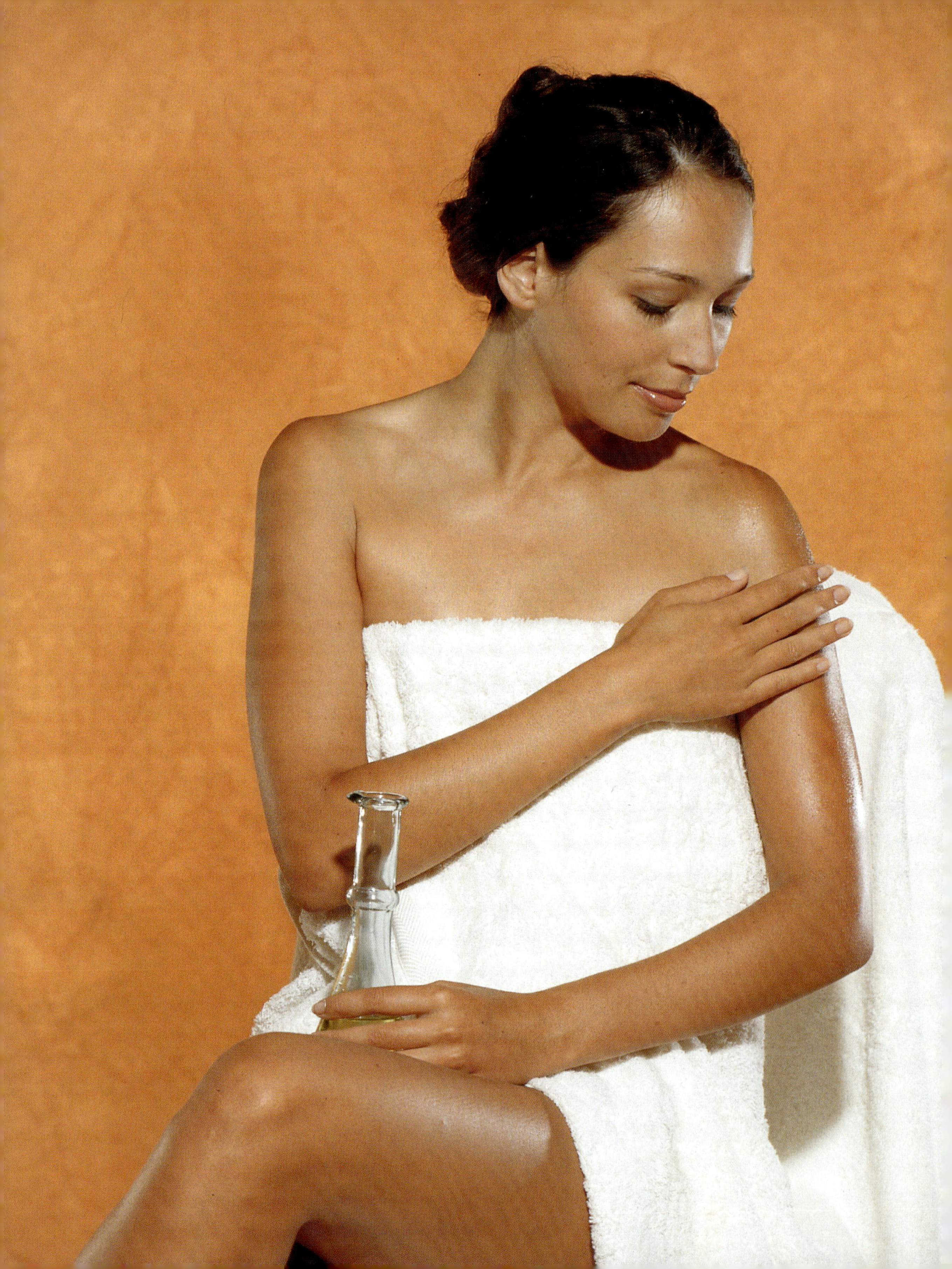

Die heilende Kraft der Hände

Die Massage ist eine der natürlichsten und sanftesten Heilmethoden, denn sie ist gewissermaßen angeboren. Verspürt ein Mensch Schmerzen, so wird er seine Hände ganz instinktiv auf die schmerzende Stelle legen – sich etwa das Knie reiben, sich die Handflächen an die Stirn legen oder sich sanft über den Bauch streichen. Diese Art der »Selbstheilung« kann bereits bei Kindern beobachtet werden. Dabei ist die Massage im wahrsten Sinn des Wortes eine »Be-Handlung«, denn sie nützt die heilende Kraft der Hände.

Massage – das älteste Heilmittel

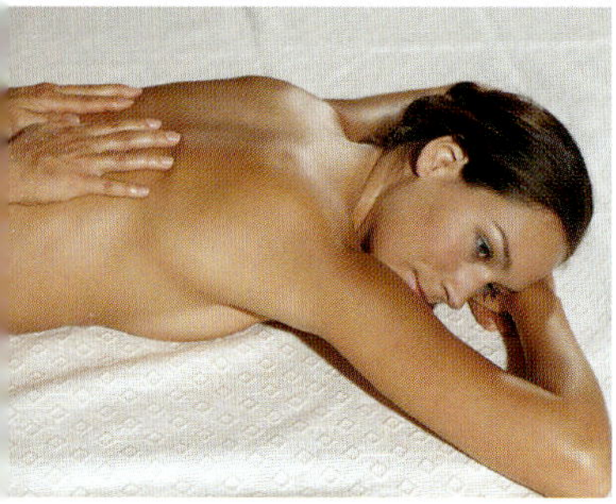

Massage gehört zu den sanftesten und natürlichsten Heilmethoden.

Massage ist eigentlich uralt. Die heilende Kraft der Hände wird seit alters genutzt. Hände können trösten, sie können einem Menschen zeigen, dass man ihn liebt, und nicht zuletzt können sie Lebensenergie übertragen und neue Kraft spenden. Aufgrund dieses Phänomens haben sich im Lauf der Zeit ganz unterschiedliche Massagetechniken herausgebildet. Der Ruf nach sanften Heilmitteln und -methoden hat der (Selbst-)Massage in den letzten Jahren wieder einen neuen Stellenwert gegeben. Sie ist aus dem Bereich der »Krankengymnastik« herausgetreten und hat – vor allem in ihren östlichen Varianten – Anteil an ganzheitlichen Heilkonzepten.

Vor allem in den östlichen Heillehren war die Heilkraft der Hände schon immer Bestandteil der Behandlung. Berührung, Druck, Massage finden sich in der traditionellen chinesischen, der tibetischen und der indischen Medizin.

Die Wiederentdeckung natürlicher Mittel und Methoden

Jeder Mensch sehnt sich im Grunde seines Herzens nach Gesundheit, Wohlbefinden und seelischer Ausgeglichenheit. Der Wunsch nach körperlicher und seelischer Harmonie hat die Menschheit seit je dazu veranlasst, nach Heilmitteln Ausschau zu halten, die geeignet sind, um Beschwerden zu lindern, Erkrankungen zu heilen und sich von Schmerzen zu befreien.

In den letzten Jahrzehnten haben Pharmaindustrie und Schulmedizin allzu oft den Eindruck erweckt, dass nahezu sämtliche Gesundheitsprobleme auf chemischem oder operativem Wege in den Griff zu bekommen seien. So ist verständlich, dass der Griff zur Tablette für viele Erkrankte oft als einzig wirksame Möglichkeit zur Heilung galt und selbst leichte Beschwerden bedenkenlos durch die Einnahme von Pharmazeutika bekämpft wurden.

Inzwischen ist man klüger geworden. Es hat sich herumgesprochen, dass viele Medikamente unerwünschte Nebenwirkungen haben oder Beschwerden nur kurzzeitig zu unterdrücken vermögen. Das Interesse an Naturheilmitteln und sanften Therapieformen ist infolgedessen gestiegen und mit ihm der Wunsch, selbstverantwortlich zu handeln und aktiv an der Erhaltung und Pflege der eigenen Gesundheit mitzuwirken.

Die Einnahme homöopathischer oder pflanzlicher Heilmittel, die Anwendung von Kneippgüssen, das Erlernen von Entspannungstechniken oder die Umstellung der Ernährung – all das sind Beispiele dafür, wie man alltägliche Beschwerden auf natürlichem Weg behandeln kann. Doch es gibt noch eine weitere Möglichkeit. Sie ist nicht nur besonders einfach und nahe liegend, sondern zugleich auch äußerst effektiv: Sie nutzt nämlich die Heilkraft der Hände!

Durch die Anwendung ganzheitlicher Methoden wie der Akupressur, Reflexzonenmassage oder Aromaölmassage kann man lernen, seine Hände einzusetzen, um Schmerzen zu lindern, Erkältungen entgegenzuwirken, Verdauungsprobleme in den Griff zu bekommen oder auch um etwas gegen Erschöpfung, depressive Verstimmungen oder Schlaflosigkeit zu tun.

Massage heilt Körper und Seele

In diesem Buch werden effektive Massagetechniken aus Ost und West vorgestellt, und es wird aufgezeigt, wie einfach es ist, die Selbstheilungskräfte durch einige gezielte Griffe und Drucktechniken anzuregen. Alles, was Sie dazu brauchen, sind die Heilkraft Ihrer Hände und die Bereitschaft, diese Heilkraft zu entdecken, zu kultivieren und bewusst einzusetzen.

Kontakt, Wärme, Geborgenheit

Wenn Sie Ihren Partner oder einen Freund mit Ihren Händen massieren, treten Sie mit ihm in eine Beziehung und bauen Nähe auf. Massieren heißt, den anderen zu berühren, ihm Wärme, Trost, Geborgenheit und Rückhalt zu geben. Durch Berührung nehmen Sie also Kontakt auf. Dasselbe gilt natürlich auch, wenn Sie sich selbst massieren (und Sie werden noch sehen, dass es sehr viele Möglichkeiten der Selbstbehandlung gibt): Auch hier können Sie den Kontakt intensivieren, diesmal jedoch den Kontakt zu sich selbst. Dabei lernen Sie sich besser kennen – die Geheimnisse Ihres Körpers, die Energien, die Ihren Organismus nähren, aber auch Ihre seelischen Bedürfnisse. Die Berührung spricht einen sehr ursprünglichen Sinn an: den Tastsinn. Die Haut ist das größte Sinnesorgan des Menschen (mit etwa zwei Quadratmetern), und über sie können heilende Energien auf den ganzen Körper übertragen werden. So verwundert es nicht, dass die Massage, die ja weit gehend ohne Hilfsmittel auskommt, zu den ältesten Heilmethoden der Menschheit zählt und die heilende Kraft der Hände schon vor Urzeiten erkannt wurde.

> **Berührung ist Beziehung**
>
> **Der Kontakt mit einem anderen oder auch mit sich selbst ist eine Form der Beziehung, die in der westlichen Kultur lange Zeit vergessen war. Wenn wir einen anderen berühren oder wenn wir uns selbst berühren, kann ein Energiekreis entstehen, der weit über alle »Techniken« hinaus auf Körper und Seele wirkt.**

Von alters her

Die Massage ist eine universelle Heilweise. Schamanen und Heiler der Naturvölker wendeten das Handauflegen in Form von Heilritualen an, um böse Mächte zu vertreiben. Vor mehr als 5000 Jahren wurden in China bereits Heilmassagen durchgeführt, die die Grundlage für die Entwicklung der Akupressur und Akupunktur bildeten. Seit je erkannte der Ferne Osten die heilsamen Wirkungen der Massage auf Körper und Geist, und es hat lange gedauert, bis sich dieses Wissen auch bei uns durchsetzen konnte.

Auch andere Kulturen sammelten Erfahrungen mit unterschiedlichsten Formen der Massage und des Handauflegens. So gab es bei den alten Ägyptern bereits erste Vorläufer der Reflexzonenmassage; auch wurden bei Salbungen und Massagen meist duftende Aromen eingesetzt, womit die Grundlagen für die heutige Aromaölmassage geschaffen wurden.

Die griechischen und römischen Ärzte empfahlen Massagen, um Körper und Seele zu schützen; als Heilmittel wurden

> **Wenn wir traurig sind, tut es gut, wenn uns jemand in den Arm nimmt. Mütter legen fiebrigen Kindern zur Beruhigung die Hand auf die Stirn. Bei Kopfweh fassen sich viele Menschen automatisch an die Schläfen, wo Akupressurpunkte gegen Kopfweh liegen.**

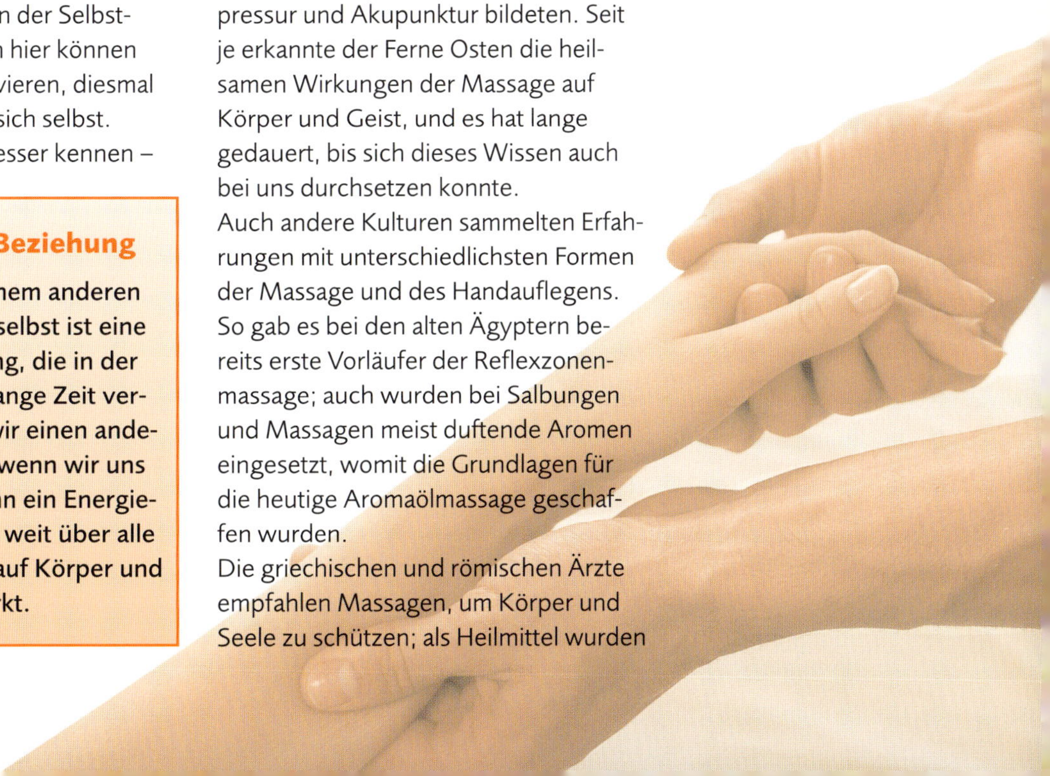

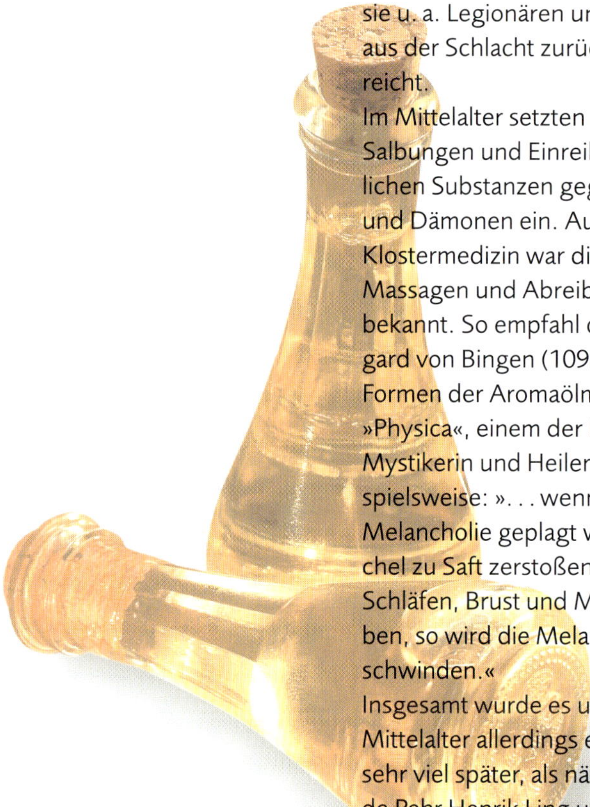

sie u. a. Legionären und Feldherren, die aus der Schlacht zurückkehrten, verabreicht.

Im Mittelalter setzten Kräuterkundige Salbungen und Einreibungen mit pflanzlichen Substanzen gegen böse Geister und Dämonen ein. Auch innerhalb der Klostermedizin war die Heilwirkung von Massagen und Abreibungen wohl bekannt. So empfahl die Äbtissin Hildegard von Bingen (1098–1179) frühe Formen der Aromaölmassage. In der »Physica«, einem der Hauptwerke der Mystikerin und Heilerin, lesen wir beispielsweise: »... wenn ein Mensch von Melancholie geplagt wird, so soll er Fenchel zu Saft zerstoßen und sich Stirn, Schläfen, Brust und Magen damit salben, so wird die Melancholie verschwinden.«

Insgesamt wurde es um die Massage im Mittelalter allerdings eher ruhig. Erst sehr viel später, als nämlich der Schwede Pehr Henrik Ling um 1800 seine als Schwedische Massage bekannt gewordene Methode entwickelte, wurde der Grundstock für die moderne, westliche Massage gelegt, die heute in der Sportmedizin und in der Physiotherapie angewendet wird.

Auch in der heutigen Psychotherapie gewinnen so genannte körperorientierte Verfahren an Bedeutung. Durch ganz unterschiedliche Körpertechniken und körperliche Berührungen kann bisweilen ein leichterer Zugang zu Problemen, die im Unterbewusstsein gespeichert sind, erreicht werden.

Wirkungen von Massage

- Lösen von Verspannungen
- Anregung der Durchblutung
- Einwirkung auf das Lymphsystem
- Aktivierung der Zellerneuerung
- Vorbeugung von Muskel- und Sehnenverletzungen
- Anregung der Reflexzonen
- Stimulierung oder Beruhigung von Energiezentren
- Aufhebung von Blockaden

Vielfalt der Formen

Es gibt viele unterschiedliche Massagearten – die effektivsten werden Sie in diesem Buch kennen lernen. Grundsätzlich ist jede Form der Massage geeignet, eine Vielzahl positiver Wirkungen auf den menschlichen Organismus auszuüben. Wenn Sie beginnen, die Sprache Ihrer Hände zu erlernen, Ihr Einfühlungsvermögen zu entwickeln und den Einsatz heilender Energie zu kultivieren, wird jede von Ihnen durchgeführte »Be-Handlung« einen therapeutischen Effekt haben – auch wenn Sie kein professioneller Therapeut sind. Die hier vorgestellten Massagegriffe werden Ihnen helfen, Schmerzen zu lindern, Energie zu tanken, die Seele zu beruhigen und Ihre Gesundheit zu stärken.

Anregend und entspannend

Allein schon die Wirkungen der klassischen Massage, wie sie z. B. bei der Betreuung von Sportlern oder innerhalb der Physiotherapie durchgeführt wird, sind vielfältig. Diese verbreitete Massageart regt Kreislauf und Lymphsystem an, aktiviert die Zellerneuerung und trägt dazu bei, dass Giftstoffe ausgeschieden werden. Sie verbessert die Hautdurchblutung, so dass abgestorbene Hautzellen leichter abgestoßen werden. Gleichzeitig wird die Verdauung angeregt, der Muskeltonus verbessert, Sportverletzungen können vermieden werden, und nicht zuletzt wirkt jede Massage immer seelisch entspannend. Die Wirkungen, die durch »alternative« Massagetechniken wie Akupressur, Chakra-Energiemassage oder Reflexzonenmassage erzielt werden können, gehen jedoch noch weit über die genannten Wirkungen der Bindegewebsmassage hinaus.

Ganzheitliche Massagen

Die auf der Schwedischen Massage basierende westliche Massage arbeitet mit Reibungs-, Knet-, Vibrations- und Klopftechniken. Diese Techniken werden zuweilen relativ mechanisch eingesetzt, was jeder wissen wird, der sich einmal in die Hände eines weniger einfühlsamen Masseurs begeben hat. Die klassische Massage zielt hauptsächlich darauf ab, Bindegewebe und Muskulatur zu lockern und die Durchblutung anzuregen. Für die Behandlung häufiger Beschwerden wie Kopf- oder Bauchschmerzen, Hauterkrankungen, Erkältungen, Verdauungsstörungen, Allergien usw. eignet sie sich allerdings nicht. In diesem Buch werden daher weniger klassische Massagetechniken, sondern die wichtigsten ganzheitlichen Massagearten vorgestellt.

Energetische Methoden

Bei ganzheitlichen Massagen handelt es sich teilweise um Methoden, die sich bereits einen festen Platz innerhalb der alternativen Heilkunde erobern konnten, etwa die Akupressur oder die Reflexzonenmassage. Im Gegensatz zur Schwedischen Massage stellen die ganzheitlich ausgerichteten Techniken sanfte Verfahren dar, die die Einheit von Körper, Seele und Geist stets im Auge behalten. Man kann sie auch als energetische Massagen bezeichnen, denn sowohl bei der Akupressur als auch bei der tibetischen Massage, der Reflexzonentherapie oder der Aromaölmassage geht es darum, die Lebensenergie anzuregen, Blockaden aufzulösen und den Heilungsprozess beispielsweise über Meridiane, Reflexzonen, Energiepunkte und Chakras zu mobilisieren.

Behandlung des gesamten Menschen

Weltweit haben Millionen von Menschen immer wieder positive Erfahrungen mit den in diesem Buch beschriebenen Massageformen gemacht, beispielsweise mit der Akupressur – dem Heilen durch Fingerdruck: Diese Methode findet allein schon hierzulande täglich eine stattliche Anzahl neuer

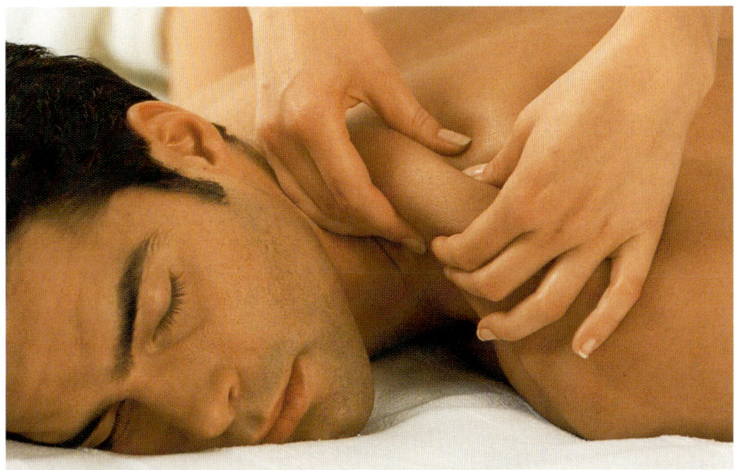

Anhänger! Dies verwundert nicht, ist doch die Begeisterung oft groß, wenn durch den Druck auf bestimmte Punkte ganz plötzlich lästige Beschwerden wie Kopf- oder Rückenschmerzen, Husten, Blutdruckstörungen oder Wetterfühligkeit verschwinden.
Dennoch handelt es sich weder bei der Akupressur noch bei der Reflexzonen-, der Aromaöl- oder Bauchmassage um Methoden, die lediglich dazu dienen, unerwünschte Symptome zum Verschwinden zu bringen. Zwar ist es wichtig, Schmerzen zunächst einmal zu lindern, doch kann das Beseitigen und Verdrängen von Krankheitszeichen auch dazu führen, dass die Ursachen der Beschwerden nicht mehr bewusst angegangen werden.

Klassische Massage: Knetungen (Petrissagen) wirken auf die Muskulatur und das Bindegewebe. Handkantenschläge (Tapotements) bauen Muskelspannungen ab.

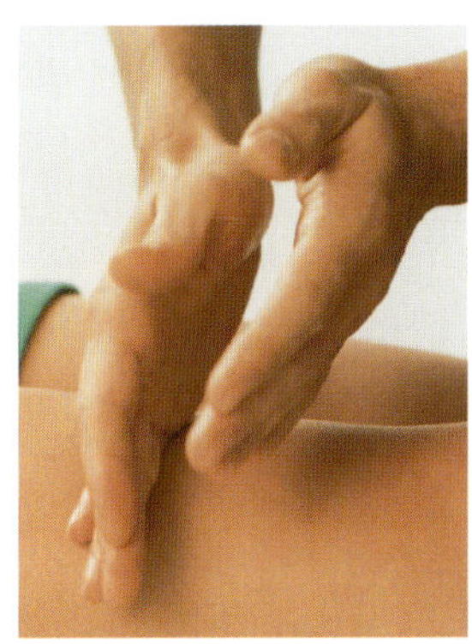

➤ Ein Beispiel aus einem anderen Bereich: Werden Bakterien durch Antibiotika abgetötet, so heißt das noch lange nicht, dass das Immunsystem des Patienten dadurch wieder besser arbeiten würde – ganz im Gegenteil. Oft ist es notwendig, nach der Einnahme die Darmflora zu sanieren, damit das Abwehrsystem des Organismus sich wieder aufbauen kann und normal arbeitet.

Für die Anwendung ganzheitlicher Massageformen gilt: Sie sind keine rein symptomatischen Behandlungen. Das Stimulieren bestimmter Akupressurpunkte und Reflexzonen wirkt sich zwar auch auf Symptomzonen aus, die unmittelbar mit dem akut erkrankten Organ zusammenhängen, gleichzeitig wird aber die Ursache der jeweils vorliegenden Erkrankung mit behandelt: Durch die Massage wird der Fluss der Lebensenergie angeregt, der ganze Organismus wird gestärkt, und die seelische Verfassung wird harmonisiert – die Erkrankung wird damit sozusagen von allen Seiten angegangen.

Ganzheiliche Massage heißt auch, dass Sie bei Akutsymptomen zunächst zum Arzt gehen müssen. Unerklärliches Bauch- oder Kopfweh braucht eine ärztliche Diagnose, damit ernsthafte Erkrankungen ausgeschlossen werden können.

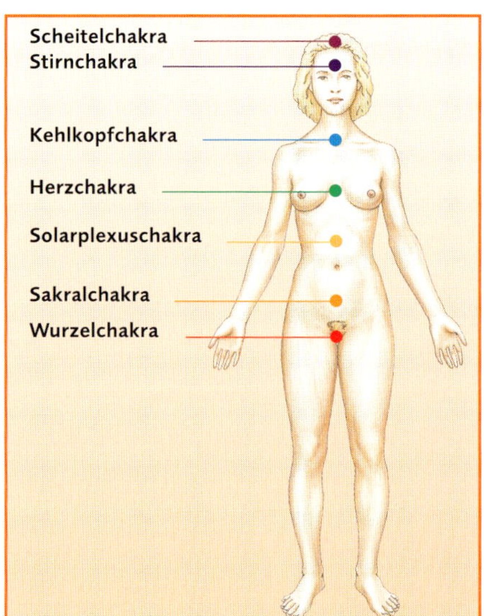

Die energetische Massage der sieben Chakras ist die sanfteste Massageform, die in diesem Buch vorgestellt wird.

So benützen Sie dieses Buch

Dieses Buch ist als Wegweiser angelegt, der Ihnen die vielen Möglichkeiten zeigen wird, sich der Heilkraft Ihrer Hände zu bedienen. Sie werden Massagetechniken aus Ost und West kennen lernen und die Geheimnisse erfahren, die den oft erstaunlichen Wirkungen dieser Techniken zugrunde liegen.

Gewusst, wie

Jeder Mensch hat die Fähigkeit, seine Hände zu Heilzwecken einzusetzen, doch die wenigsten wissen, wie sie diese Fähigkeit konkret ausbilden können. Genau darum soll es nun im Folgenden gehen. Sie werden lernen, Ihre Hände effektiv einzusetzen. Dazu brauchen Sie weder besondere Hilfsmittel noch besondere Vorkenntnisse. Alle vorgestellten Techniken sind schnell und leicht erlernbar und eignen sich sowohl für die Selbstbehandlung als auch für die Massage eines Partners.

➤ Im nächsten Kapitel erhalten Sie einige allgemeine Informationen über Einsatzmöglichkeiten, Anwendungen und Prinzipien der einzelnen Methoden.

➤ Anschließend erfahren Sie im Kapitel »Massagen bei Beschwerden von A bis Z«, wie Sie ganz konkret gegen Beschwerden vorgehen können.

Sechs Massageformen

Das Kapitel »Die wichtigsten Massagetechniken aus Ost und West« stellt Ihnen die verschiedenen Techniken zunächst einmal im Einzelnen vor. Die besten Resultate sind ja erfahrungsgemäß von jenen Massagetechniken zu erwarten, die sich weniger darauf beschränken, lediglich Muskeln zu lockern (was meist nur kurzzeitig zu

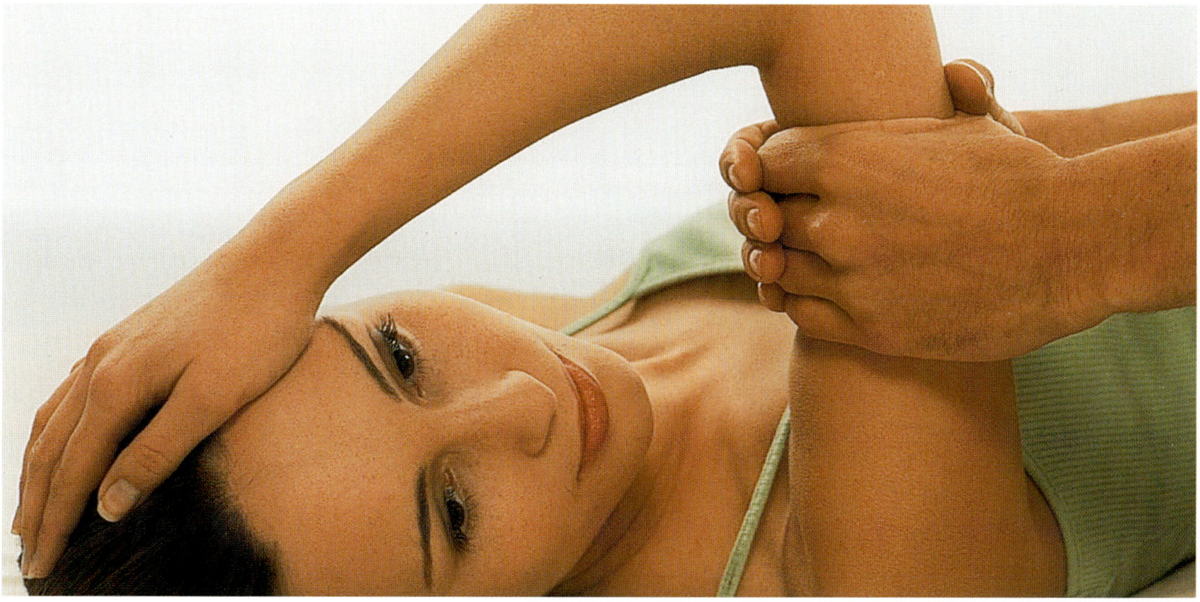

einer Linderung von Schmerzen führt), als von solchen, bei denen es darum geht, das energetische Gleichgewicht im Körper wiederherzustellen. Dazu gibt es einige hochwirksame Massagen aus Ost und West:

- Die Akupressur der traditionellen chinesischen Medizin, die über das Meridiansystem wirkt
- Die tibetische Massage, bei der die Stimulierung von 16 Energiepunkten im Mittelpunkt steht
- Die Reflexzonenmassage, durch die reflektorisch auf den ganzen Körper eingewirkt werden kann
- Die Aromaölmassage, die westliche Massagetechniken mit der Heilkraft der Düfte ätherischer Öle verbindet und somit über Körper und Seele wirkt
- Die Bauchmassage, bei der es um die Harmonisierung der »Mitte des Menschen« geht, also um die Harmonisierung des Bauchs, der zugleich Zentrum der vitalen, emotionalen und sexuellen Energien ist
- Die Chakra-Energiemassage, die darauf abzielt, auf meditative Weise unsere energetischen Zentren – die Chakras – zu aktivieren, um dadurch die Selbstheilungskräfte anzuregen und die Genesung zu unterstützen

Anwendungen bei Beschwerden

Das Kapitel »Massagen bei Beschwerden von A bis Z« greift auf die anfangs vorgestellten Techniken zurück und gibt konkrete Anleitungen zur Behandlung.

- Bei den einzelnen Beschwerden finden Sie zunächst immer eine »Erste-Hilfe-Massage«. Möglicherweise haben Sie nicht immer die Zeit für eine ausführlichere Behandlung; doch so haben Sie zumindest ein Mittel an der Hand, um schnelle Ergebnisse zu erzielen.
- Dann folgen unter der Rubrik »Die weitere Behandlung« geeignete Massagetechniken für die jeweilige Erkrankung oder Beschwerde.
- Abschließend finden Sie noch Tipps für die ganzheitliche Behandlung der entsprechenden gesundheitlichen Störungen und deren Ursachen.

Dieses Buch zeigt hauptsächlich Selbstbehandlungstechniken – doch Sie sollten sich auch ab und an verwöhnen lassen.

Ein kleiner Tipp: Bei vielen Beschwerden hat sich gezeigt, dass gerade die Kombination der unterschiedlichen Massagen oft besonders wirkungsvoll ist.

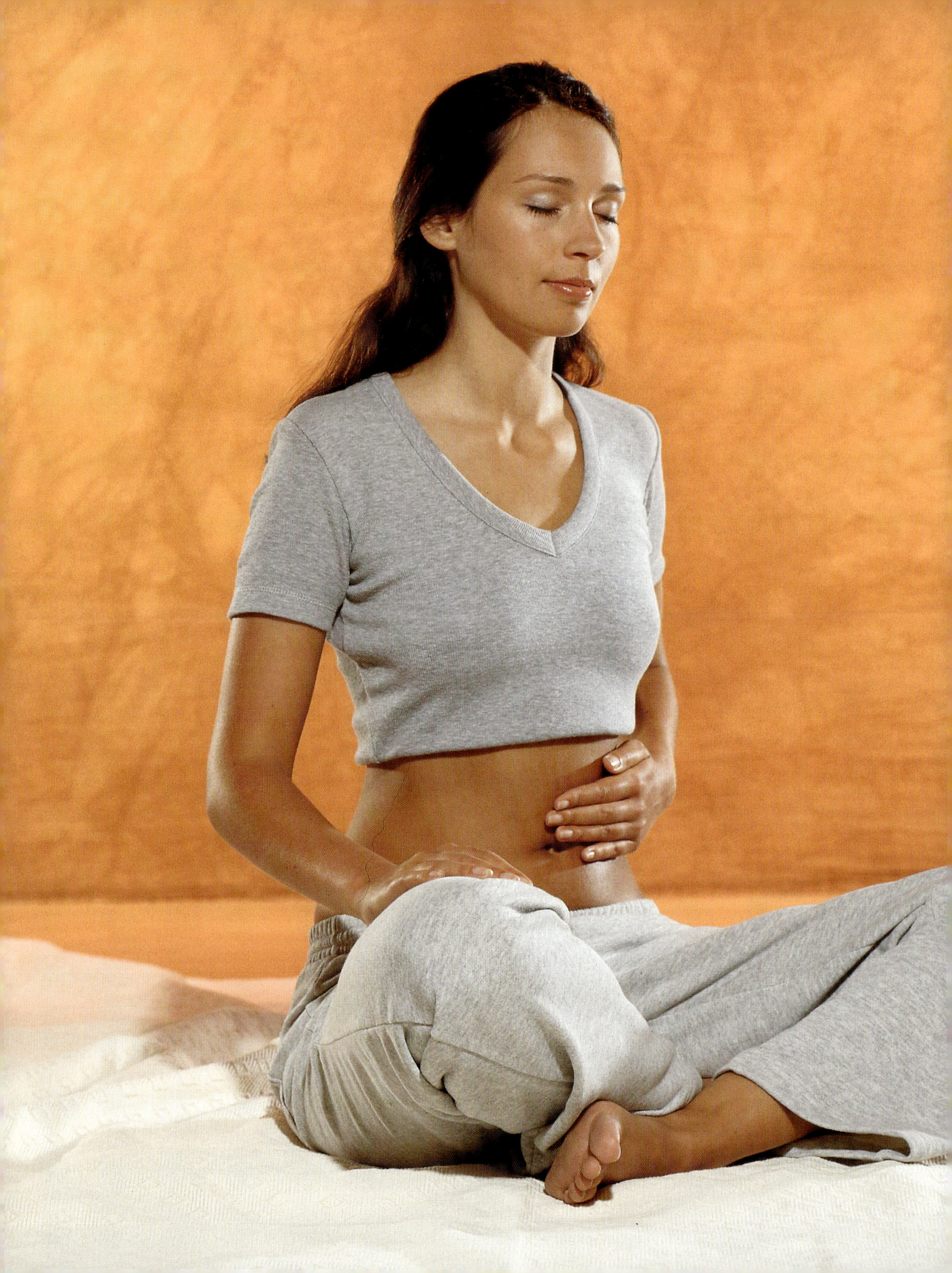

Die wichtigsten Massagetechniken aus Ost und West

Massageformen – sie reichen von der chinesischen Druckpunkttechnik Akupressur, die über das Meridiansystem wirkt, über »klassische« Techniken bis zur Stimulierung von Reflexzonen oder Energiebereichen, etwa den Chakras. In diesem Kapitel erfahren Sie alles über:

- Akupressur
- Tibetische Massage
- Reflexzonenmassage
- Aromaölmassage
- Bauchmassage
- Chakra-Energiemassage

Akupressur

Die Akupressur stellt eine wunderbare Möglichkeit dar, den eigenen Gesundheitszustand zu harmonisieren und häufig auftretende Beschwerden wirkungsvoll zu bekämpfen. Die auch als chinesische Heilmassage bzw. Druck- oder Druckpunktmassage bekannte Methode ist eng mit der Akupunktur verwandt. Doch während die Akupunktur Nadeln verwendet, um die Lebensenergie zum Fließen zu bringen, setzt die Akupressur die Heilkraft der Hände ein.

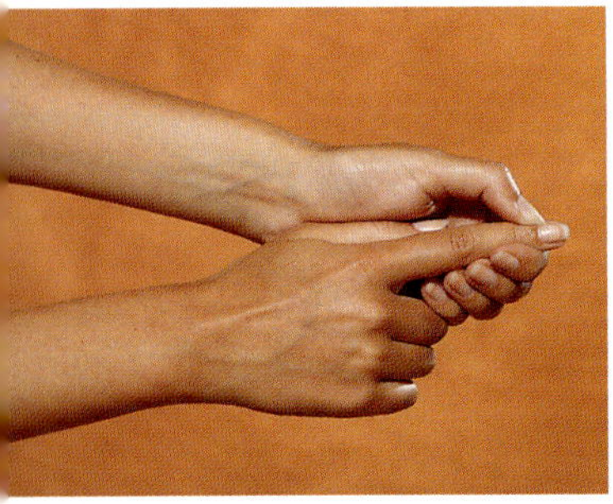

Der Druck auf die richtigen Punkte bringt die Lebensenergie zum Fließen.

Sanfte Methode mit weit reichender Wirkung

Die Akupressur ist eine sanfte Methode, die bei uns immer mehr Anhänger findet. Sie eignet sich sowohl für die Selbst- als auch für die Partnerbehandlung sehr gut. Einerseits kann die Akupressur ohne Hilfsmittel und mit minimalem Zeitaufwand durchgeführt werden; andererseits bietet sie die Gelegenheit, Erfahrungen mit der Kraft zu sammeln, die die Chinesen als Lebensenergie Qi (gesprochen »dschi«) bezeichnen.

Die Akupressur beschränkt sich darauf, bestimmte Punkte an der Hautoberfläche durch Fingerdruck zu stimulieren, doch diese Stimulierung weist weit gehende Wirkungen auf. Warum diese Methode so hilfreich ist, kann man nur im Zusammenhang mit der chinesischen Medizin verstehen.

Die Erfolge der Akupressur bei der Behandlung von Schmerzen, der Lösung von Verspannungen, der Stärkung des Immunsystems und der allgemeinen Gesundheitsvorsorge sind beeindruckend.

Qi – die Lebensenergie

Das chinesische Wort »Qi« (auch »Chi«) hat mehrere Bedeutungen: u. a. »Luft«, »Atem«, »Wind«, »Wolke«. Im Zusammenhang der traditionellen chinesischen Medizin wird es als »Lebensenergie« übersetzt.

Ursprung in der traditionellen chinesischen Medizin (TCM)

Was tun Sie, wenn Sie sich Ihren Ellbogen soeben kräftig am Kleiderschrank angestoßen haben? Was, wenn Sie von bohrenden Kopfschmerzen geplagt werden? Vermutlich werden Sie Ihren Ellbogen unwillkürlich mit der Hand reiben bzw. Ihre Finger gegen Ihre Schläfen pressen und dadurch instinktiv versuchen, Ihre Schmerzen »wegzudrücken«. Der Ursprung jeder Heilmassage dürfte in diesem natürlichen Impuls zur Selbstberührung liegen. Und so soll auch die Akupressur in Asien schon vor Tausenden von Jahren eingesetzt worden sein – nämlich um Schmerzen zu lindern.

Chinesische Heilkundige erkannten, dass der Druck auf bestimmte Körperpunkte dazu führte, dass Schmerzen verschwanden oder die Genesung von Kranken unterstützt werden konnte. Zahlreiche Experimente und Beobachtungen sowie die Erfahrung von vielen Generationen führten zu einer großen Anzahl verschiedenartiger Erkenntnisse. Die Fülle all dieser Erkenntnisse bildete die Grundlage für die Entwicklung einer Heilmethode, die heute als traditionelle chinesische Medizin (TCM) bekannt ist. Die Akupressur bildet einen Bereich dieser chinesischen Heilkunst, deren Ursprünge sich ebenso wie die des indischen Ayurveda im Dunkel der Mythen verlieren.

Der Gelbe Kaiser – sagenumwobener Ahne der TCM

Die traditionelle chinesische Medizin soll auf Huang Di, den sagenhaften Gelben Kaiser, zurückgehen, der China vor etwa 5000 Jahren regiert haben soll. Huang Di gilt als Verfasser des medizinischen Sammelwerks »Des Gelben Kaisers Klassiker der inneren Medizin« (»Huang Di Nei Jing«) und als geistiger Vater der Akupunktur. Wenngleich es aus dieser Zeit keine eindeutigen historischen Belege gibt, so haben archäologische Ausgrabungen doch immerhin Akupunkturnadeln zu Tage gefördert, deren Alter auf mindestens 4000 Jahre geschätzt wird.

Der Einfluss der chinesischen Philosophie

Zwei weitere bedeutende Männer haben die Entwicklung der chinesischen Medizin entscheidend mit beeinflusst – Lao-tse und Konfuzius. Lao-tse (um 500 v. Chr.) gilt als Begründer des Taoismus (Daoismus), der speziellem chinesischen Naturphilosophie, Konfuzius (551–479 v. Chr.) als Begründer der Staatsphilosophie im Reich der Mitte. Weder Lao-tse noch Konfuzius waren Mediziner, doch enthielten ihre Philosophiesysteme Elemente, die sich auf die Medizin auswirkten. Insbesondere die Lehre vom Tao (Dao) als Urkraft des Universums mit den beiden polaren Kräften Yin und Yang, dem weiblichen und männlichen Prinzip in allen Erscheinungen, aber auch die Theorie der fünf Elemente prägten die TCM.

Wichtige Prinzipien der Akupressur

Innerhalb der traditionellen chinesischen Medizin kommen unterschiedliche Techniken zur Anwendung. Dabei handelt es sich durchweg um Methoden, die darauf abzielen, den Energiefluss im Menschen anzuregen und die Selbstheilungskräfte zu fördern. Vielleicht kennen Sie die chinesische Atem- und Bewegungsmeditation Qi Gong, die heute auch bei uns vielerorts angeboten wird. Diese Energieübungen haben ihren Ursprung ebenfalls im chinesischen Medizinsystem.
Neben Bewegungs- und Atemübungen, Ernährungsempfehlungen und Heilkräuteranwendungen kommen in der TCM vor allem Methoden zur Anwendung, die Blockaden des Qi im Körper auflösen und den Energiefluss in den Meridianen anregen. Zu ihnen gehören die Akupunktur, die Moxatherapie, die Tuina-Massage und eben auch die Akupressur.
Anders als in der westlichen Medizin geht es bei der TCM weniger darum, einzelne Symptome von Krankheiten zu

Gemäß der TCM ist der Mensch gesund, wenn das Qi in den Meridianen frei fließen kann. Ist dieser Energiefluss gestört, wird die Lebensenergie geschwächt, und in der Folge können Krankheiten entstehen.

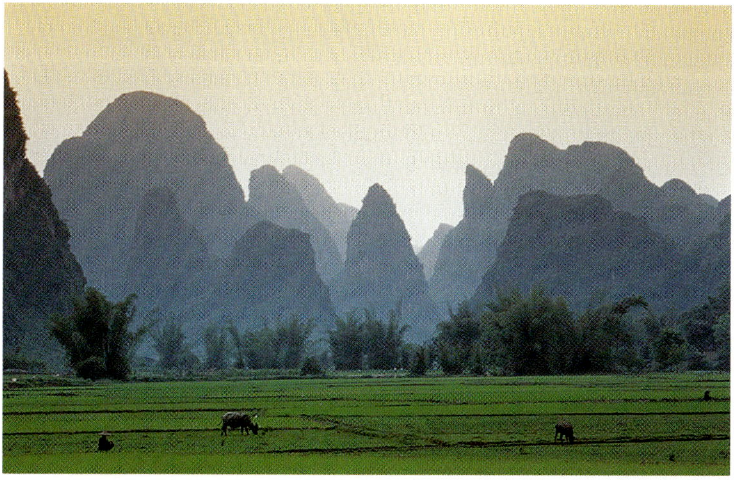

Harmonie der Natur und Harmonie des Menschen – die TCM wurzelt in der chinesische Naturphilosophie, die einen ständigen, aber ausgeglichenen Wandel im Kosmos postuliert.

behandeln und auf die Schnelle zu beseitigen, sondern vielmehr darum, Körper, Seele und Geist – chinesisch gesehen: das Qi – zu stärken und den gesamten Menschen als Einheit in die Therapie mit einzubeziehen. Die chinesische Heilkunde zielt darauf ab, die Harmonie dort, wo sie aus dem Gleichgewicht gekommen ist, wiederherzustellen. Insofern stellen die Methoden der TCM – darunter auch die Akupressur – eine hervorragende Ergänzung zu schulmedizinischen Behandlungsformen dar.

Die Akupunktur wird inzwischen übrigens auch von westlichen Medizinern mit Zusatzausbildung erfolgreich angewendet. Eine Variante der klassischen Akupunktur ist die Laserakupunktur, die an empfindlichen Stellen, etwa im Gesicht, eingesetzt wird.

Akupressur und verwandte Methoden

Bevor noch genauer auf einige Grundbegriffe der TCM, wie etwa Yin und Yang oder Qi (siehe Seite 23ff.), eingegangen wird, sollen zunächst die »Verwandten« der Akupressur betrachtet werden.

Akupunktur

Der Begriff »Akupunktur« ist hierzulande im Allgemeinen bekannter als der Begriff »Akupressur«, auch wenn die letztere Methode derzeit zunehmend begeisterte Anhänger findet. Die Akupunktur bildet eine wichtige Säule der TCM; ihre Anfänge liegen vermutlich um 4000 v. Chr. Die Akupunktur bedient sich spezieller Akupunkturnadeln aus Gold, Silber und Stahl, die in die Haut gesetzt und gegebenenfalls leicht gedreht werden – ein Vorgang, der in den meisten Fällen relativ schmerzfrei vonstatten geht, sofern ein erfahrener Akupunkteur am Werk ist. Auf der Hautoberfläche gibt es nach der traditionellen Lehre 1011 Stellen und 361 Hauptakupunkturpunkte, die je nach Beschwerden behandelt werden. Die Akupunktur wirkt sich ebenso wie die Akupressur auf den Energiefluss in den Meridianen aus. Besonders erfolgreich wirkt das Verfahren bei:

- Schmerzen
- Rheumatischen Leiden
- Allergien
- Schlaflosigkeit
- Impotenz
- Herzbeschwerden
- Suchtentwöhnung

Zum Teil wird die Akupunktur auch bei operativen Eingriffen anstelle einer lokalen Narkose angewendet. Als Form der Eigenbehandlung ist diese Methode ganz im Gegensatz zur Akupressur allerdings ungeeignet, da bei fehlerhafter Anwendung der Nadelung die Gefahr von Infektionen oder Nervenschädigungen besteht.

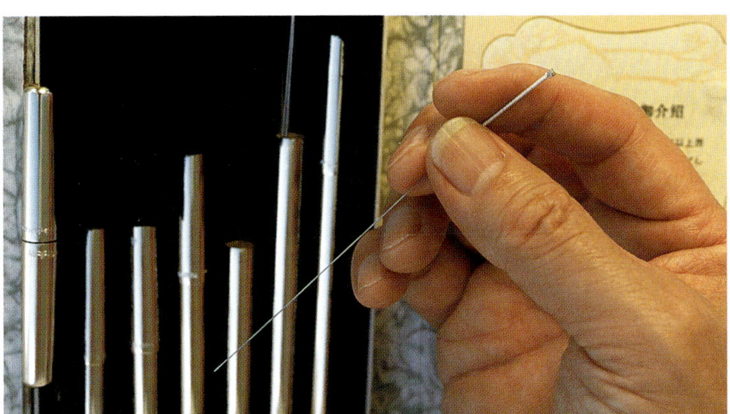

Klassisches Akupunkturnadelbesteck: Die Nadeln können aus Gold, Silber und Stahl gefertigt sein.

Moxatherapie

Neben der Akupressur und der Akupunktur stellt die Moxatherapie oder Moxibustion eine Möglichkeit dar, die Meridianpunkte direkt anzuregen. Die Moxatherapie bedient sich der Hitze. Traditionell werden hierbei kleine Kegelchen aus Beifußblättern auf den Akupunkturnadeln entzündet und

abgeglüht. Auf diese Weise werden die Energiepunkte nicht allein durch den Reiz der Nadel angeregt, sondern zusätzlich durch die Wärme und die Pflanzenheilkraft.
Es werden auch so genannte Moxazigarren verwendet, die ebenfalls weit gehend aus Beifußblättern bestehen. Sie werden an einem Ende angezündet. Sobald sie glühen, werden sie etwa einen Zentimeter über der Haut an ausgewählte Akupunkturpunkte gehalten, bis sich die Haut am gewünschten Punkt rötet. Obwohl eine intensive Wärmeentwicklung erwünscht ist, darf die Haut durch die Moxaanwendung keine Verbrennung erleiden, so dass dieses Verfahren nur bei entsprechender Erfahrung oder unter professioneller Anleitung ausgeübt werden sollte. Ferner dürfen Moxazigarren niemals im Kopfbereich gesetzt werden. Insgesamt ist die Moxibustion für die Selbstbehandlung nicht empfehlenswert. Moxakegel, die direkt auf die Haut aufgebracht werden, werden hierzulande eigentlich nicht angewendet.

Shiatsu

Die Shiatsutherapie geht auf die alte chinesische Medizin zurück. Vor mehr als 1300 Jahren wurde die chinesische Akupunktur in Japan eingeführt, wo sie sich später mit der traditionellen Heilmassage Anma (an = drücken, ma = streicheln) verband. Elemente des Do In, einer Methode, die Selbstmassagetechniken und Körperübungen beinhaltet, kamen hinzu. Die heute bekannte Shiatsutechnik entwickelte sich jedoch erst zu Beginn unseres Jahrhunderts, und das Wort »Shiatsu« taucht frühestens seit 1920 im japanischen Sprachgebrauch auf.

Ebenso wie in der Akupressur geht es auch bei Shiatsu darum, bestimmte Punkte an der Hautoberfläche zu

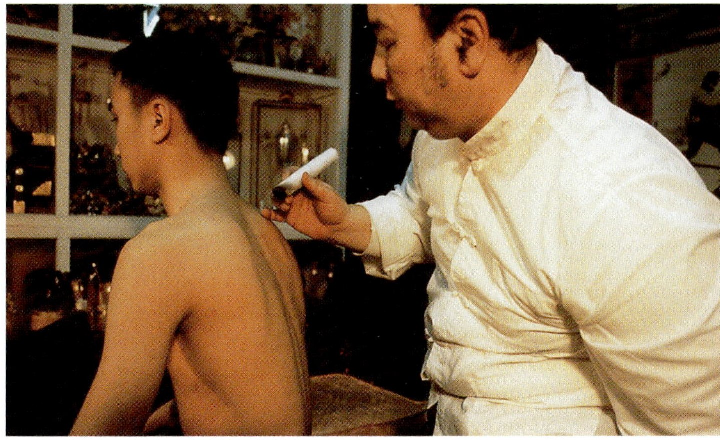

Behandlung mit der Moxazigarre: Durch Wärme und Pflanzenwirkstoffe werden die Selbstheilungskräfte angeregt.

drücken, um etwa Schmerzen zu lindern oder die Gesundheit zu stärken. Und tatsächlich bedeutet »Shiatsu« übersetzt »Fingerdruck« (shi = Finger, atsu = Druck). Akupressur und Shiatsu beruhen also auf ähnlichen Vorstellungen und verfolgen ähnliche Ziele: Es geht darum, die Lebensenergie in den Meridianen anzuregen. Diese Energie, die in China Qi genannt wird, heißt in Japan Ki.
Diese Gemeinsamkeiten mögen der Grund dafür sein, dass Akupressur und Shiatsu oft miteinander verwechselt werden. Doch es gibt einige Unterschiede.

- Shiatsu setzt sehr viel mehr Techniken ein. Die japanische Heilmassage beschränkt sich nicht darauf, bestimmte Körperpunkte zu stimulieren, sondern es kommen unterschiedlichste Druckpraktiken (z. B. auch mit Füßen, Ellbogen oder Knien) und teilweise chiropraktische Dehntechniken zur Anwendung.
- Shiatsu zielt auch nicht so sehr auf Akupunkturpunkte, sondern auf den Energiezustand der Meridiane selbst.

Shiatsu war lange Zeit im Westen unbekannt. Erst in den siebziger Jahren des 20. Jahrhunderts kam diese Massageform nach Europa und in die USA.

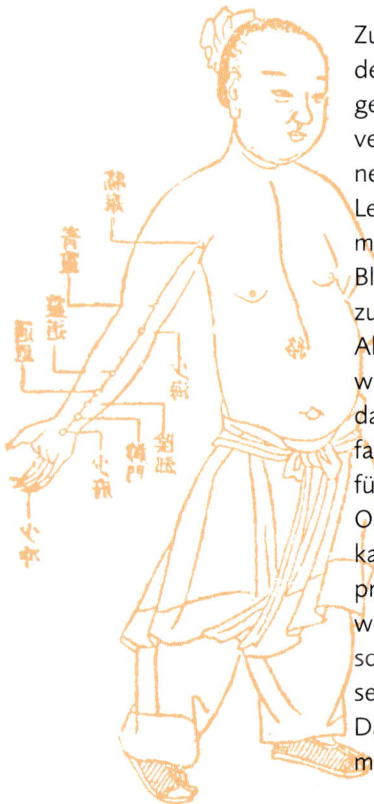

Die Wirkungen der Akupressur

Zurück zur Akupressur: Ebenso wie bei der Akupunktur und der Moxatherapie geht es auch bei der Akupressur darum, verschiedene Punkte auf den Meridianen zu stimulieren, um den Fluss der Lebensenergie im Organismus zu harmonisieren und Störungen in Form von Blockaden oder Energieüberschüssen zu beseitigen. Allerdings kommt die Akupressur dabei ganz ohne Hilfsmittel wie Nadeln oder Brennkegel aus. Sie ist das sanfteste der chinesischen Heilverfahren und eignet sich besonders gut für den »Hausgebrauch«.
Obwohl die genauen Ursprünge unbekannt sind, wissen wir, dass die Akupressur als Vorläufer der Akupunktur wesentlich älter ist als diese. Experten schätzen, dass die Akupressur in China seit über 5000 Jahren bekannt ist. Damit gehört sie zu den ältesten Heilmethoden der Menschheit.

Der Begriff »Akupressur« setzt sich aus acus (lateinisch: Spitze, Punkt) und pressum (lateinisch: gedrückt) zusammen. Und tatsächlich arbeitet die Akupressur hauptsächlich mit Fingerdruck, weshalb sie ja auch als Druckmassage bzw. Druckpunktmassage bezeichnet wird.

Nicht nachweisbar – aber erfolgreich

Es gibt bisher keine naturwissenschaftlichen Theorien, die wirklich erklären können, warum die Akupressur »funktioniert«. Fest steht allerdings – und dies wird auch vonseiten der Wissenschaft nicht angezweifelt –, dass diese Methode ebenso wie die Akupunktur sehr positive Effekte auf die Gesundheit und das körperlich-seelische Wohlbefinden zeigt. Westliche Forscher vermuten u. a., dass die Akupressur, also die Reizung der Akupressurpunkte durch Fingerdruck, die Ausschüttung von Endorphinen anregt. Diese körpereigenen Morphine wirken schmerzlindernd, da sie die Weiterleitung der Schmerzinformation zum Gehirn blockieren. Ferner haben Wissenschaftler entdeckt, dass der elektrische Hautwiderstand an einigen Akupressurpunkten deutlich erhöht ist, was für die Existenz der Meridiane spricht – eines Tages kann man sie dann wohl auch »messen«. Allerdings genügen die bisherigen Ergebnisse nicht, sie anatomisch eindeutig zu bestimmen. Hier ist die moderne Wissenschaft nun gewissermaßen ein wenig in der Klemme: Einerseits sind die Erfolge der chinesischen Medizin einfach nicht von der Hand zu weisen. Schmerzen verschwinden, Allergien werden geheilt, die Verdauung und der Kreislauf werden harmonisiert, Schlaflosigkeit und Nervosität beseitigt, rheumatische Beschwerden und chronische Leiden gelindert. Auf der anderen Seite lassen sich die der chinesischen Medizin zugrunde liegenden Prinzipien nicht fassen.
Wie es scheint, ist es nicht immer möglich, Erkenntnisse, die im Lauf der Jahrtausende durch intensive Beobachtungen und die Erfahrungen von Generationen gewonnen wurden, in eine naturwissenschaftliche Sprache zu übersetzen. Doch unabhängig von den Problemen, die wir hierzulande mit der

Was man messen kann

- **Der elektrische Hautwiderstand ist an den Akupunkturpunkten ein anderer als auf der übrigen Haut.**
- **Bei Akupunktur- und Akupressurbehandlung werden vermehrt Endorphine (körpereigene Antischmerzstoffe) und das »Entspannungshormon« Serotonin ausgeschüttet.**

Erklärung der Wirkungsweise von Akupressur & Co. haben, hat sich die traditionelle chinesische Medizin zu einer der wirkungsvollsten sanften Therapieformen weltweit entwickelt.

Wie sind die Erfolge der Akupressur zu erklären?
Östlicher Erkenntnis zufolge regt die Behandlung der Akupunkturpunkte auf den Meridianen durch Moxibustion, Akupressur oder Akupunktur den Fluss des Qi an. Yin und Yang werden dabei harmonisiert, so dass Blockaden gelöst und Störungen beseitigt werden.
Doch was bedeutet Qi, was Yin und Yang? Was sind die Meridiane, welche Bedeutung haben sie, und was sind Akupunkturpunkte?
Falls Sie sich noch nie mit der traditionellen chinesischen Medizin beschäftigt haben, können Sie leicht das Gefühl bekommen, es hier mit einer schwierigen Materie zu tun zu haben. Das ist keineswegs der Fall: Erstens »funktioniert« die Akupressur auch dann, wenn Ihnen die Zusammenhänge völlig unklar sind – ebenso wie Ihre Kopfschmerzen nach der Einnahme von Aspirin auch dann verschwinden, wenn Sie keine Ahnung davon haben, wo in Ihrem Organismus die Azetylsalizylsäure genau ansetzt; zum anderen sind die Grundprinzipien der TCM recht einfach – zumindest solange Sie nicht vorhaben, dieses fernöstliche Medizinsystem bis ins Detail zu studieren, was für eine effektive Akupressurbehandlung auch vollkommen unnötig ist.
Um etwas Licht ins Dunkel zu bringen, sollen die theoretischen Hintergründe in den folgenden Abschnitten kurz abgehandelt werden. Falls Sie sich für diese Informationen weniger interessieren, können Sie natürlich auch unmittelbar zum Behandlungsteil (ab Seite 131ff.) übergehen.

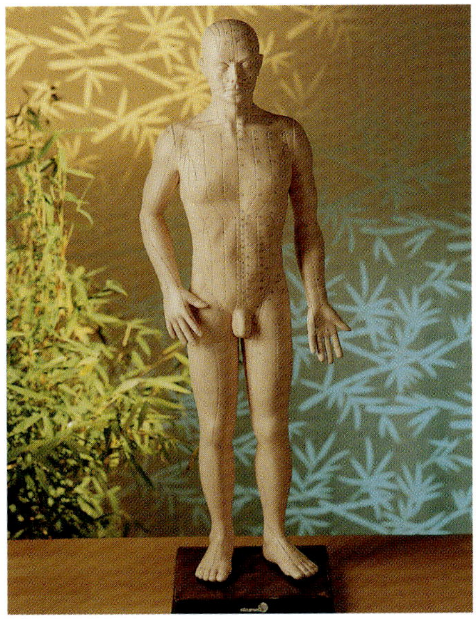

Die klassische chinesische Akupunkturausbildung dauert jahrelang. Sie wird zuerst an Modellen geübt.

Qi – die Lebensenergie
Die Vertreter der chinesischen Medizin gehen davon aus, dass Körper, Seele und Geist eine untrennbare Einheit bilden. Damit diese Ganzheit ungestört »funktionieren« kann, damit also der Gesundheit, dem Wohlbefinden und auch der geistig-seelischen Entwicklung nichts im Wege steht, ist es wichtig, dass die Lebensenergie im Menschen frei strömen kann. Diese Energie wird als Qi (Chi, ch'i) bezeichnet.
➤ Freier Fluss und Blockade: Seit je verbindet das fernöstliche Denken Gesundheit mit dem freien Fließen von Qi, Krankheit dagegen mit Blockaden dieser Urenergie.
➤ Im Menschen und außerhalb des Menschen: Qi ist die Energie, die zwar in den unterschiedlichen Erscheinungen und Phänomenen sichtbar wird, als solche jedoch nicht direkt messbar oder beweisbar, wohl aber erfahrbar ist. Qi ist

Die Lebensenergie heißt im Japanischen Ki, in Indien Prana, in der westlichen Kultur wurde sie früher als Pneuma (bei den Griechen) oder Odem bezeichnet; und wenn man heute zeitgemäß davon spricht, dass jemand viel Power hat, so könnte man auch diesen Begriff mit Qi in Verbindung bringen.

die Kraft, die es Ihnen etwa ermöglicht, Ihren Garten umzugraben, in einen Apfel zu beißen, einen anderen Menschen zu lieben oder über Ihr Leben nachzudenken.

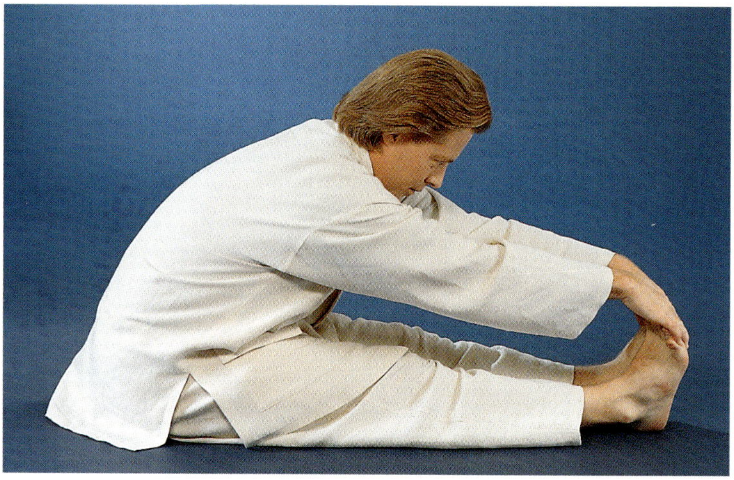

Eine der Brokatübungen des Qi Gong: die »Sprudelnden Quellen« (das sind die Yong-Quan-Punkte der Füße) fassen.

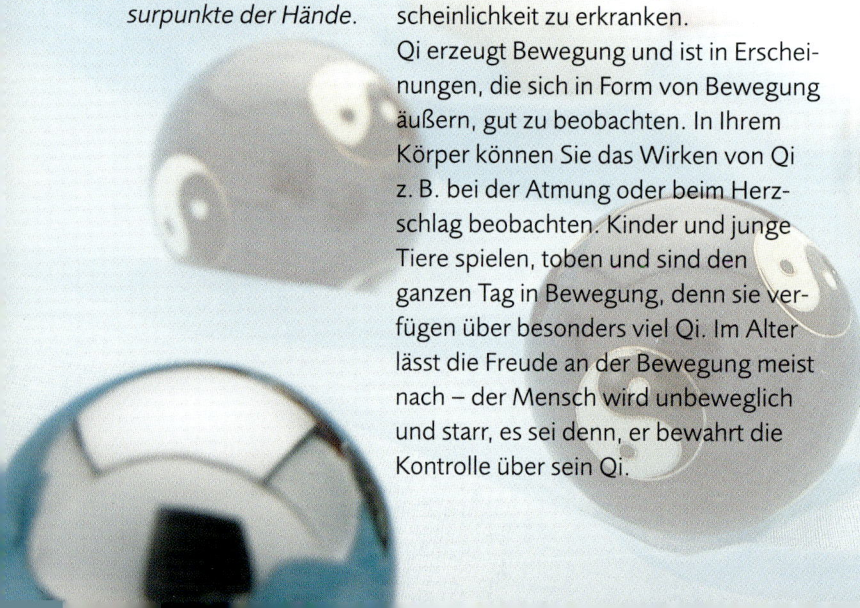

Qi-Gong-Kugeln stimulieren die Akupressurpunkte der Hände.

➤ Viel und wenig Energie: Vielleicht kennen Sie das Gefühl, topfit zu sein und Bäume ausreißen zu können. In diesem Fall haben Sie viel Qi angesammelt, das ungehindert fließen kann. Auf der anderen Seite zeugen Müdigkeit und Erschöpfung davon, dass Sie sich in einem Zustand befinden, in dem Sie »arm an Qi« sind. Ihre Lebensenergie ist blockiert, und damit steigt die Wahrscheinlichkeit zu erkranken.

Qi erzeugt Bewegung und ist in Erscheinungen, die sich in Form von Bewegung äußern, gut zu beobachten. In Ihrem Körper können Sie das Wirken von Qi z. B. bei der Atmung oder beim Herzschlag beobachten. Kinder und junge Tiere spielen, toben und sind den ganzen Tag in Bewegung, denn sie verfügen über besonders viel Qi. Im Alter lässt die Freude an der Bewegung meist nach – der Mensch wird unbeweglich und starr, es sei denn, er bewahrt die Kontrolle über sein Qi.

Bei uns ist der Begriff »Qi« wohl vor allem durch Qi Gong, die chinesische Atem- und Bewegungsmeditation, bekannt, in der es ja auch darum geht, das Qi zum Fließen zu bringen. Aber auch die Akupressur bietet uns die Möglichkeit, unser Qi zu kontrollieren, indem wir dafür sorgen, dass diese Energie frei strömen kann. Prinzipiell trägt jede gesundheitsfördernde Maßnahme und somit auch jede Form der Massage dazu bei, dass die Lebensenergie wieder ins Fließen kommt; doch im Gegensatz zur westlichen Massage zielt die Akupressur ganz direkt auf eine Harmonisierung des Energieflusses in den Meridianen ab.

Yin und Yang

Neben der Lebensenergie Qi kommt vor allem dem Wechselspiel von Yin und Yang eine wichtige Rolle in der traditionellen chinesischen Medizin zu. Und so geht es auch bei der Akupressur in erster Linie darum, die polaren Energien Yin und Yang auszugleichen und in Harmonie zu bringen.

Die Begriffe »Yin/Yang« stellen – oberflächlich betrachtet – Gegensätze dar, die sich scheinbar ausschließen. Tatsächlich ergänzen sich Yin und Yang zu einer größeren Einheit und können gar nicht unabhängig voneinander existieren.

Durch die Beobachtung der Naturphänomene wie Tag und Nacht, Ebbe und Flut usw. entwickelte sich im Fernen Osten eine Kosmologie, die das Zusammenspiel und den ewigen Wechsel zwischen den polaren Kräften Yin und Yang als die wichtigste Voraussetzung für sämtliche Entwicklungen und Veränderungen im Universum ansah. Aus der ursprünglichen Einheit – dem Tao

(Dao), dem großen Ganzen – gingen Yin und Yang hervor. Aus diesem polaren Paar wiederum entsprangen die 10 000 Dinge, also die Vielheit der Wesen und Erscheinungen.
Symbolisiert wird die Polarität der Kräfte im Osten durch das Yin-Yang-Symbol. Anhand dieses Symbols sind die Prinzipien von Yin und Yang leicht zu erkennen: Eins bedingt das andere – im schwarzen Yin ist schon der Keim des weißen Yang enthalten, aus Yin entsteht also Yang und umgekehrt. Es ist nicht möglich, Yin ohne Yang oder Yang ohne Yin darzustellen. Zeichnet man nur das Yin, den schwarzen Teil des Symbols, so erscheint Yang, der weiße Teil, von selbst. Zeichnet man auf einem schwarzen Hintergrund lediglich das Weiße, Yang, so erscheint Yin. Beide sind Hintergrund und Form zugleich – es hängt von der Betrachtungsweise ab. Beide zusammen fügen sich ineinander fließend zu einem großen Kreis – der Ganzheit des Tao (Dao), die die Quelle allen Seins ist.

Yin- und Yang-Zuordnungen

Yin	Yang
Weibliche Energie	Männliche Energie
Ruhe	Bewegung
Mond	Sonne
Erde	Himmel
Tal	Berg
Dunkelheit	Licht
Nacht	Tag
Leere	Fülle
Innen	Außen
Winter	Sommer
Kalt	Warm
Feucht	Trocken

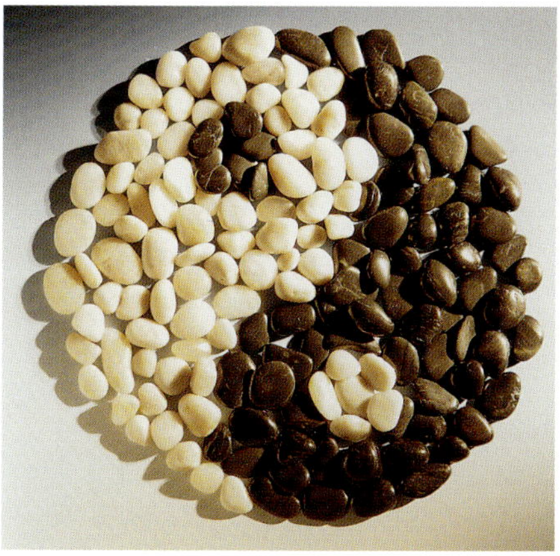

Das Yin-Yang-Symbol, auch Tai-Chi-Symbol, verdeutlicht das große Ganze des Tao (Dao), in dem die beiden polaren Kräfte Yin und Yang in ständiger Veränderung und Bewegung sind.

Einheit der Gegensätze
Ebenso wie der Makrokosmos ist auch der Mikrokosmos Mensch von den beiden polaren Kräften Yin und Yang durchdrungen und beeinflusst. In der Akupressur geht es letztendlich darum, die Harmonie im Menschen wiederherzustellen und Yin und Yang auszugleichen. Die Lebensenergie Qi kann nämlich nur dann ungehindert durch die Meridiane fließen, wenn Yin und Yang sich im Gleichgewicht befinden.
Für die Praxis bedeutet dies, dass es Yin- und Yang-Zustände gibt. Wenn etwa Erschöpfung, Schwäche und Kältegefühle auftreten, muss die Massage aktiver und energiespendender sein, muss also Yang zugeführt werden. Hingegen sollten akute Schmerzen, Entzündungen oder z. B. Bluthochdruck, also Zustände, in denen in bestimmten Bereichen des Körpers zu viel Energie auftritt, sedierend, sanft und beruhigend behandelt werden, um das Yin zu stärken.
Ziel der Akupressur wie auch der anderen fernöstlichen Heilverfahren ist also immer Ausgleich, Harmonisierung und Lenkung der Lebensenergie.

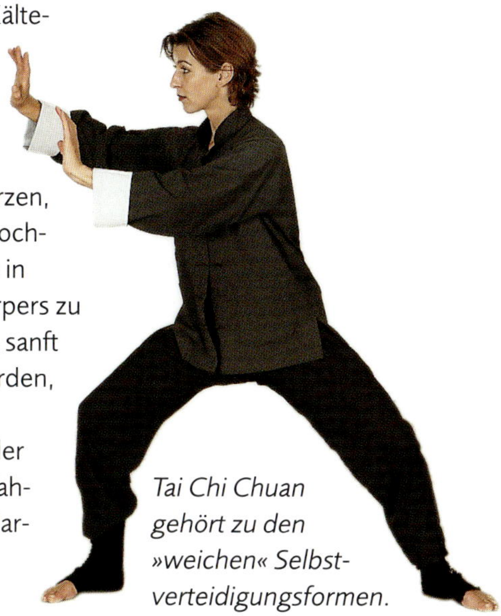

Tai Chi Chuan gehört zu den »weichen« Selbstverteidigungsformen.

Nahezu alle Kulturen bezogen sich auf jeweils etwas unterschiedliche Grundelemente der Natur, und es soll hier nicht darum gehen, welche Sichtweise die bessere ist oder welche Kultur »Recht hat«. Vielmehr geht es darum, einige interessante Zusammenhänge aufzuweisen, die das Verständnis für die chinesischen Therapieformen etwas erleichtern können.

Die fünf Elemente

Auch die Theorie der fünf Elemente hat die Entwicklung der traditionellen chinesischen Medizin in starkem Maß beeinflusst. Im Gegensatz zur griechischen – und damit gängigen westlichen – Vorstellung von den vier Elementen Erde, Feuer, Wasser und Luft geht die chinesische Philosophie von fünf Grundstoffen aus:

- Erde
- Wasser
- Feuer
- Metall
- Holz

Das Prinzip der fünf Wandlungsphasen besagt, dass alle Elemente sich gegenseitig durchdringen und beeinflussen und dass sie keinesfalls als voneinander getrennte Grundstoffe angesehen werden dürfen. In diesem Zusammenhang gibt es zwei wichtige Zyklen.

- Der erste Zyklus ist der erzeugende oder Versorgungszyklus (Wu Xing): (Brennendes) Holz erzeugt Feuer, das dann Erde (Asche) hinterlässt; die Erde bringt Metall hervor, Metall fängt Wasser auf, Wasser lässt Holz wachsen – und obwohl das »Ziel« nun erreicht zu sein scheint, beginnt der Kreislauf sogleich von neuem, denn: Holz nährt das Feuer ...
- Der zweite Zyklus ist der so genannte überwindende oder Kontrollzyklus. Hierbei wird ein anderer Zusammenhang zwischen den fünf Elementen hergestellt, nämlich: Feuer schmilzt Metall, Metall schneidet Holz, Bäume (Holz) halten mit ihren Wurzeln die Erde fest, die Erde dämmt den Fluss des Wassers ein, Wasser seinerseits überwindet das Feuer – so dass sich am Ende auch dieser Kreislauf wieder schließen kann.

Für die medizinische Praxis ist interessant, dass die Wandlungsphasen nicht nur mit Jahreszeiten und Farben, sondern vor allem mit Organen und auch Körperteilen in Verbindung gebracht werden. Wobei jedem Element sowohl ein Yin- als auch ein Yang-Organ zugeordnet ist. Beispielsweise sind dem Element Holz die Leber (ein Yin-Organ) und die Gallenblase (ein Yang-Organ) zugeordnet.

Um die Gesundheit zu erhalten, ist es wichtig, dass alle Elemente miteinander in Harmonie sind. Für das Meridiansystem, das im Folgenden erläutert wird, heißt dies, dass kein Organ ein energetisches Übergewicht erhalten darf und dass Gesundheit nur als Folge der harmonischen Wechselwirkung zwischen allen Teilen des Organismus denkbar ist.

Die fünf Elemente und einige Zuordnungen

Element	Organe	Himmelsrichtung	Jahreszeit
Holz	Gallenblase, Leber	Osten	Frühling
Feuer	Herz(beutel), Dünndarm	Süden	Sommer
Erde	Magen, Milz	Mitte	Spätsommer
Metall	Dickdarm, Lunge	Westen	Herbst
Wasser	Nieren, Blase	Norden	Winter

Das Meridiansystem

Die traditionelle chinesische Medizin gründet auf der Meridianlehre. Diese geht davon aus, dass unser Körper von einem dichten Netz von Meridianen durchzogen ist, die die Organe mit der Lebensenergie Qi versorgen. Die Meridiane, die auch als Leitbahnen oder Energiekanäle bezeichnet werden, konnten mit den heute zur Verfügung stehenden wissenschaftlichen Geräten bisher noch nicht sichtbar gemacht werden. Dennoch wissen wir inzwischen, dass die Stimulierung der Energie in den Meridianen, wie sie durch die Akupressur oder Akupunktur erfolgt, durchaus »funktioniert«. In neueren klinischen Untersuchungen konnte die Wirksamkeit der Akupunktur mehrfach bestätigt werden.
Die Meridiane sind nach Organen benannt, beispielsweise Lungenmeridian oder Lebermeridian. Der Dreifache-Erwärmer-Meridian bezeichnet dagegen ein Organ, das die westliche Medizin nicht kennt. Nach chinesischer Auffassung handelt es sich dabei um drei Körperhöhlungen, die eine Organfunktion haben. Hierbei sollte man immer bedenken, dass die TCM den menschlichen Körper nicht als eine Art Maschine, sondern als lebendiges System begreift. Daher werden einzelne Organe auch nicht als isolierte Teile des Körpers angesehen. Vielmehr herrscht jedes Organ über einen ganzen Wirkungsbereich. Der Nierenmeridian bezieht sich beispielsweise nicht nur auf das Organ Niere, sondern auch auf den gesamten Bereich, auf den sich die Nieren auswirken – u. a. auf den Wasserhaushalt, die Reinigung des Körpers, die Ausscheidung und – nach östlicher Auffassung – sogar auf die Fortpflanzungsenergie. Über die rein anatomischen Aufgaben hinaus hängt jeder Wirkungsbereich oder Funktionskreis der einzelnen Organe also mit bestimmten energetischen Aspekten zusammen. Deshalb wird die Niere als Quelle des Lebens bezeichnet, während das Herz als Zentrum des Geistes und die Leber als Meer des Blutes gilt.

Leitbahnen des Qi

Die Meridiane werden im Chinesischen Jing Mo genannt; dies bedeutet »pulsierendes Gefäß«. Nach chinesischer Vorstellung durchläuft die Lebensenergie Qi die Meridiane etwa 50-mal pro Tag. Neben den eigentlichen Meridianen gibt es noch die Gefäße – chinesisch »Mai« genannt.

Die Meridiane – Yin und Yang
In der TCM unterscheidet man zwischen Haupt- und Nebenmeridianen. Die Hauptmeridiane unterteilen sich wiederum in Primär- und Sekundärmeridiane. Die zwölf Primärmeridiane sind die gemeinhin bekannten »Organmeridiane«. Von den acht Sekundärmeridianen sind zwei besonders wichtig, die oft als »Sondermeridiane« bezeichnet werden: das Dienergefäß (Konzeptionsgefäß) und das Lenkergefäß (Gouverneurgefäß) – chinesisch »Ren Mai« und »Du Mai« genannt. Alle Primärmeridiane verlaufen paarig und unterteilen sich nach Yin und Yang.

➤ Die sechs Yang-Meridiane unter den Primärmeridianen sind: Dünn-

Die acht Sekundärmeridiane sind: Konzeptionsgefäß, Lenkergefäß, Eilender Meridian, Gürtelmeridian, Innerer schlanker Meridian, Äußerer schlanker Meridian, Innerer schützender Meridian, Äußerer schützender Meridian.

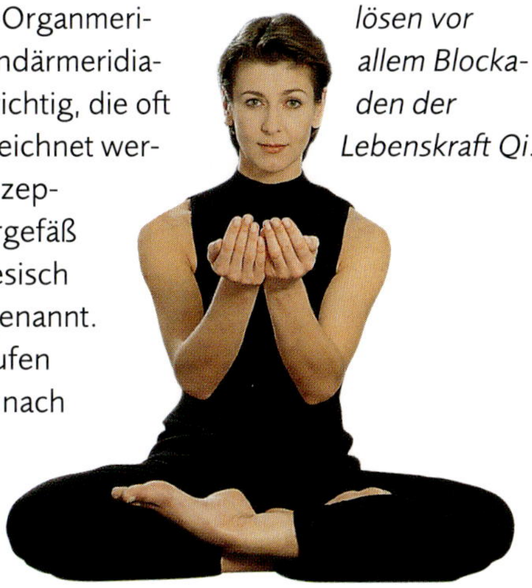

Qi-Gong-Übungen stärken das Meridiansystem und lösen vor allem Blockaden der Lebenskraft Qi.

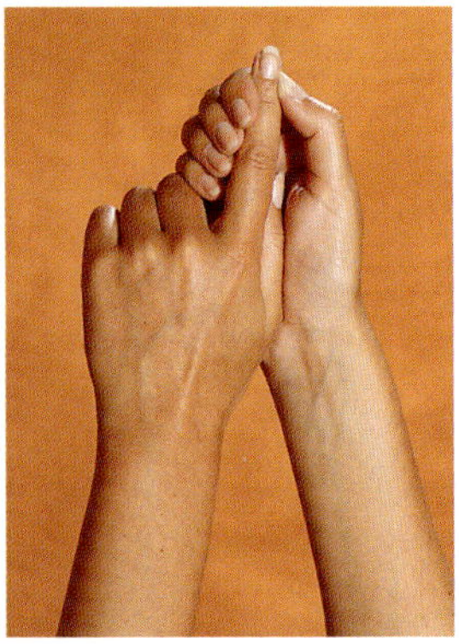

DI 1 – dieser Punkt hilft u. a. bei Akne sowie bei Hals- und Zahnschmerzen.

Die zwölf Primärmeridiane verlaufen symmetrisch – sowohl auf der linken als auch auf der rechten Körperseite. Sie entspringen oder enden jeweils an Händen oder Füßen.

darmmeridian, Dreifacher-Erwärmer-Meridian, Dickdarmmeridian, Blasenmeridian, Magenmeridian und Gallenblasenmeridian.

➤ Die sechs Yin-Meridiane sind: Herzmeridian, Kreislauf-Sexualität-Meridian (oder Perikardmeridian bzw. Herzbeutelmeridian), Lungenmeridian, Nierenmeridian, Milz-Pankreas-Meridian und Lebermeridian.

Die Bewegung des Qi auf den zwölf Primärmeridianen wird als großer Energiekreislauf bezeichnet.

➤ Die beiden Sondermeridiane sind im Gegensatz zu den Primärmeridianen nicht paarig, sondern verlaufen einzeln in der Körpermitte: das Lenkergefäß vom Dammpunkt über Rücken und Kopf bis zur Oberlippe (Yang), das Dienergefäß vom Dammpunkt über den Bauch und die Brust zur Unterlippe (Yin). Die Bewegung des Qi auf Lenker- und Dienergefäß wird als kleiner Energiekreislauf bezeichnet.

Gewusst, wo

Für die Praxis der Akupressur ist eine gewisse Kenntnis der Meridiane wichtig. Sie müssen aber nicht jedes Mal, wenn Sie etwa von Rückenschmerzen geplagt werden, nachforschen, welcher der Meridiane am ehesten mit Ihrem Leiden zusammenhängt. Im Behandlungsteil (siehe Seite 131ff.) sind die jeweils relevanten Punkte genau beschrieben und illustriert. Die im Folgenden beschriebenen und abgebildeten Meridiane und Meridianverläufe dienen zur groben Orientierung, damit Sie eine genauere Vorstellung dieses komplizierten chinesischen Systems erhalten – das, wie gesagt, 361 klassische Akupunktur- bzw. Akupressurpunkte kennt und über 1000 weitere.

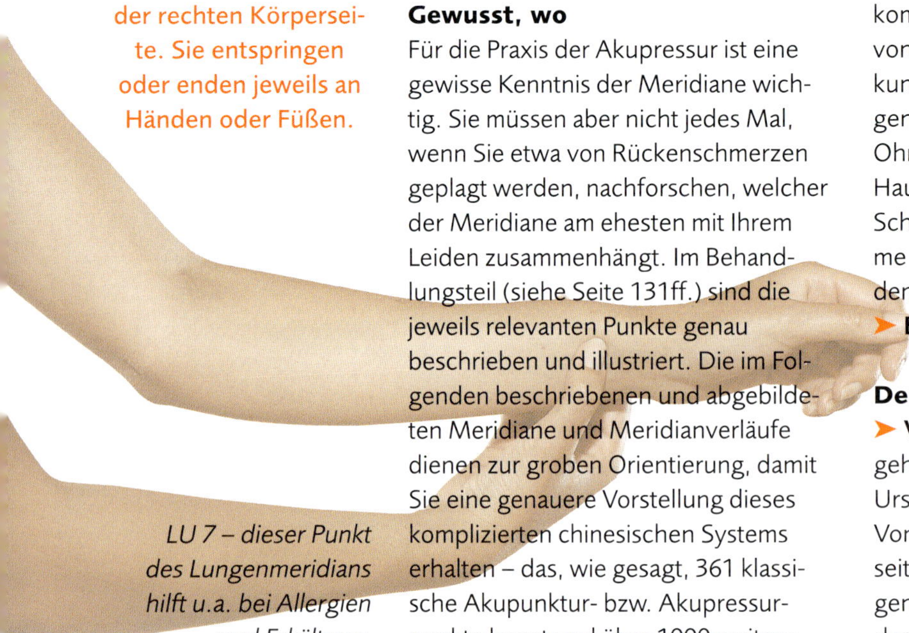

LU 7 – dieser Punkt des Lungenmeridians hilft u.a. bei Allergien und Erkältung.

Der Lungenmeridian (Yin)

➤ **Verlauf:** Der Lungenmeridian (LU) ist ein Yin-Meridian, der ebenso wie der Herz- und der Kreislauf-Sexualität-Meridian (siehe Seite 31 und 34) nahezu ausschließlich im Arm- und Schulterbereich stimuliert wird. Der Lungenmeridian entspringt etwas unterhalb des Schlüsselbeins an der Außenseite der Brust. Von dort aus zieht er über die Innenseite von Ober- und Unterarm in den Daumenballen und endet an der äußeren Kante des Daumennagels.

➤ **Wirkungsbereich:** Der Lungenmeridian reguliert die Lungenfunktion und das gesamte Atmungssystem. Er wirkt als »Schützer der Yin-Organe«, besitzt eine wichtige Entgiftungsfunktion und ist maßgeblich an der Aufnahme und Regulation von Qi beteiligt. Nicht zuletzt beeinflusst der Lungenmeridian aber auch die Nierentätigkeit und die Hautfunktion.

➤ **Therapie:** Die Stimulierung der Druckpunkte des Lungenmeridians kommt vor allem bei der Behandlung von Atembeschwerden, Lungenerkrankungen, Husten, Bronchitis, Erkältungen, Heiserkeit sowie Hals-, Nasen- und Ohrenerkrankungen infrage. Doch auch Hautbeschwerden, verschiedene Schmerzzustände und bisweilen Probleme im Bereich der Nieren können über den Lungenmeridian kuriert werden.

➤ **Beste Meridianzeit:** 3 bis 5 Uhr

Der Dickdarmmeridian (Yang)

➤ **Verlauf:** Der Dickdarmmeridian (DI) gehört zu den Yang-Meridianen. Sein Ursprung liegt an der Zeigefingerspitze. Von dort aus führt er über die Außenseite des Unterarms zur seitlichen Ellbogenfalte, weiter über die Außenseite des Oberarms bis hinauf zur Schulter und am Hals entlang bis in den Gesichtsbereich, wo er von der Lippe über die Nasolabialfalte nach oben läuft und neben der Nase endet.

➤ **Wirkungsbereich:** Der Dickdarmmeridian hängt nicht nur mit dem Organ Dickdarm, der Darmtätigkeit und der Ausscheidung der unverdaulichen Nahrungsreste, sondern auch mit der Schleimhautfunktion zusammen. Nach chinesischer Auffassung beeinflusst dieser Meridian außerdem die Atmungsorgane und fördert die seelische Entwicklung des Menschen.

➤ **Therapie:** Ist die Funktion des Dickdarmmeridians beeinträchtigt, kommt es zu Störungen im Bereich des Immunsystems. Vor allem häufige Erkältungen, aber auch Asthma und allergische Erkrankungen weisen ebenso wie einige Hautprobleme auf eine Blockade der Energie im Dickdarmmeridian hin. Natürlich werden auch Darmerkrankungen über diesen Meridian behandelt. Weniger nahe liegend scheint, dass der Dickdarmmeridian darüber hinaus auch bei einigen Lungenerkrankungen und Atembeschwerden in die Therapie mit einbezogen wird. Doch wie gesagt bezieht sich ein Meridian meist weniger auf das anatomische Organ als vielmehr auf seinen gesamten Wirkungsbereich.

➤ **Beste Meridianzeit:** 5 bis 7 Uhr

Der Magenmeridian (Yang)

➤ **Verlauf:** Der Magenmeridian (MA) ist ein Yang-Meridian. Der Ausgangspunkt des Meridians liegt unterhalb des unteren Augenlids. Von hier aus verläuft er zum Kinn und wieder in einem U-förmigen Bogen zur Schläfe hinauf, dann zum seitlichen Unterkiefer hinunter, um

Lungenmeridian und Dickdarmmeridian bilden einen Funktionskreis. Den beiden Ausscheidungsmeridianen werden in der TCM als Element Metall zugeordnet, als Jahreszeit der Herbst und als Emotion Trauer.

Lungenmeridian (LU) & Dickdarmmeridian (DI)

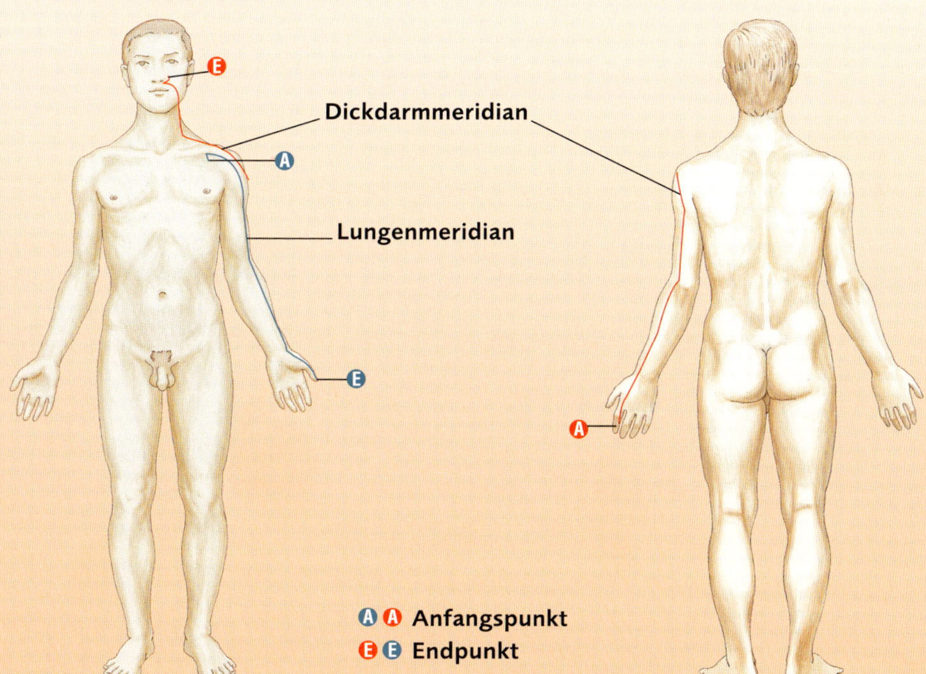

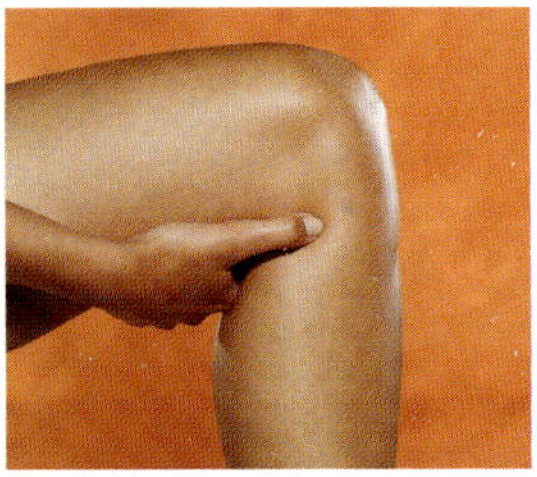

MP 9 – ein Druckpunkt bei Magen-Darm-Beschwerden.

MA und MP werden in der TCM als Element Erde zugeordnet, als Jahreszeit der Spätsommer und als Emotion Nachdenklichkeit.

am Hals entlang abwärts in Richtung Brust und Bauch zu ziehen. Von dort aus verläuft er weiter an der Vorderseite des Oberschenkels zur Außenseite des Knies und dann zur Außenseite des Unterschenkels, wo er nach einem kleinen Knick nach außen in Richtung Fußrücken zieht. Er endet an der Spitze der zweiten Zehe neben dem Nagel.

➤ **Wirkungsbereich:** Der Magenmeridian hängt mit der Magenfunktion und der Verdauung zusammen. Er beeinflusst daher nicht nur den Magen, sondern auch den Darm. Außerdem wirkt sich der Energiefluss im Magenmeridian auf den Kreislauf aus.

➤ **Therapie:** Der Magemeridian kann bei Magenschmerzen, Sodbrennen, Blähungen, Bauchschmerzen, Verstopfung und Aufstoßen ebenso behandelt werden wie bei Kreislaufschwäche, Zahnschmerzen, Neuralgien im Gesichtsbereich, Nervosität, Schlafstörungen und Müdigkeit.

➤ **Beste Meridianzeit:** 7 bis 9 Uhr

Magenmeridian (MA) & Milz-Pankreas-Meridian (MP)

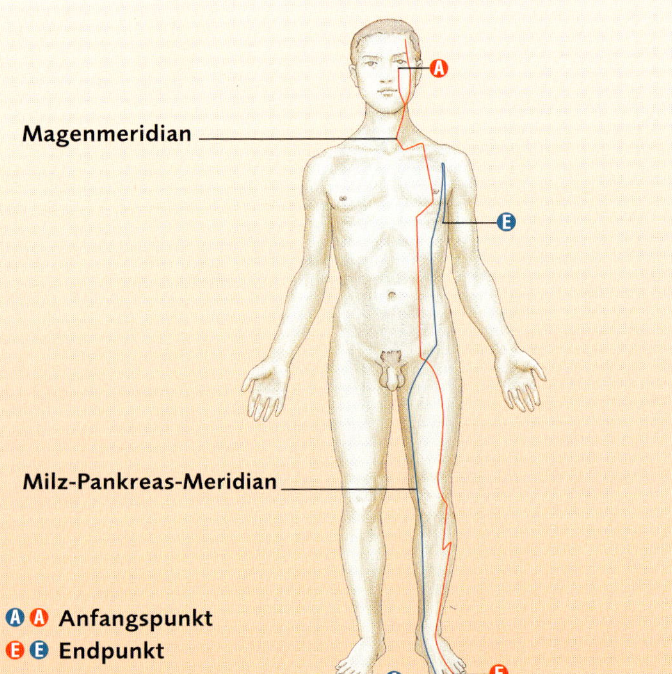

Der Milz-Pankreas-Meridian (Yin)

➤ **Verlauf:** Der Milz-Pankreas-Meridian (MP) gehört zu den Yin-Meridianen. Er beginnt an der Innenseite der großen Zehe und zieht in einer senkrechten Linie aufwärts. Dabei passiert er jeweils die Innenseite des Fußes, des Unter- und Oberschenkels, sodann Bauch, Rippenbereich und Außenseite der Brust. Er führt vom Schlüsselbein wieder ein Stück nach unten und endet schließlich unterhalb der Achselhöhle.

➤ **Wirkungsbereich:** Der Milz-Pankreas-Meridian regiert über das innere Gleichgewicht der Körperflüssigkeiten und ist für die Umwandlung und Nutzbarmachung der Lebensenergie verantwortlich: Nach chinesischer Auffassung wandelt übrigens die Milz Nahrung in Energie und Blut um. Der Milz-Pankreas-Meridian beeinflusst auch die Muskulatur, das Bindegewebe, die Entgiftung und die Körperabwehr.

➤ **Therapie:** Viele Beschwerden können über die Stimulierung des Qi in diesem Meridian behandelt werden – Allergien, Hautbeschwerden, Bluterkrankungen sowie Verdauungsstörungen, Magen-Darm-Beschwerden, Übelkeit und Menstruationsprobleme, aber auch Muskelschmerzen, Muskelschwäche oder Bindegewebsschwäche. Der erfahrene Therapeut wird den Milz-Pankreas-Meridian in einigen Fällen auch bei der Behandlung von depressiven Verstimmungen, Müdigkeit, Abgeschlagenheit, Traurigkeit, Angstzuständen und Panikattacken mit einbeziehen.

➤ **Beste Meridianzeit:** 9 bis 11 Uhr

Der Herzmeridian (Yin)

➤ **Verlauf:** Der Herzmeridian (HE), der zu den Yin-Meridianen zählt, hat seinen Anfangspunkt in der Achselhöhle und verläuft über die Innenseite des Arms zur Handinnenfläche. Er endet an der Innenseite des kleinen Fingers, etwa in Höhe des Nagelwinkels.

➤ **Wirkungsbereich:** Der Herzmeridian herrscht über die Herz-Kreislauf-Funktion – chinesisch gesehen also über das »Zentrum des Geistes«. Die einwandfreie Funktion des Herzmeridians ist Voraussetzung für das Gleichgewicht der Emotionen, aber auch für den reibungslosen Ablauf geistiger Prozesse. Der Meridian aktiviert das Denkvermögen und die Konzentrationsfähigkeit. Als »Wurzel der Lebenskraft«, wie er auch genannt wird, stärkt er zudem das Selbstbewusstsein.

➤ **Therapie:** Störungen im Bereich des Herzmeridians zeigen sich vor allem in Form von Herzbeschwerden und seelischen Problemen. Die Behandlung des Herzmeridians ist bei allen Herzerkrankungen, bei Herzklopfen, Kreislaufschwäche, Blutdruckschwankungen, Schwindel und Angina pectoris angezeigt. Auch bei der Harmonisierung seelischer Leiden, bei depressiven Verstimmungen, Ängsten, Schlaflosigkeit, Unsicherheit und bei geistiger Erschöpfung ist die Stimulierung dieses Meridians oft sehr hilfreich.

➤ **Beste Meridianzeit:** 11 bis 13 Uhr

Der Dünndarmmeridian (Yang)

➤ **Verlauf:** Der Dünndarmmeridian (DÜ) ist ein Yang-Meridian. Er beginnt in der Fingerspitze des kleinen Fingers und läuft über den Handrücken an der

HE und DÜ werden in der TCM als Element Feuer zugeordnet, als Jahreszeit die Sonne und als Emotion Freude.

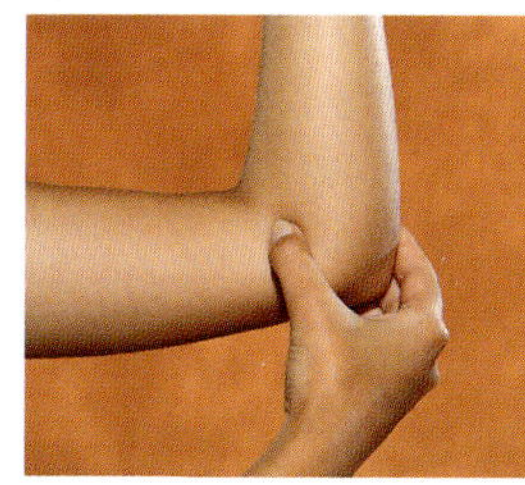

HE 3 – ein Druckpunkt bei depressiver Verstimmung.

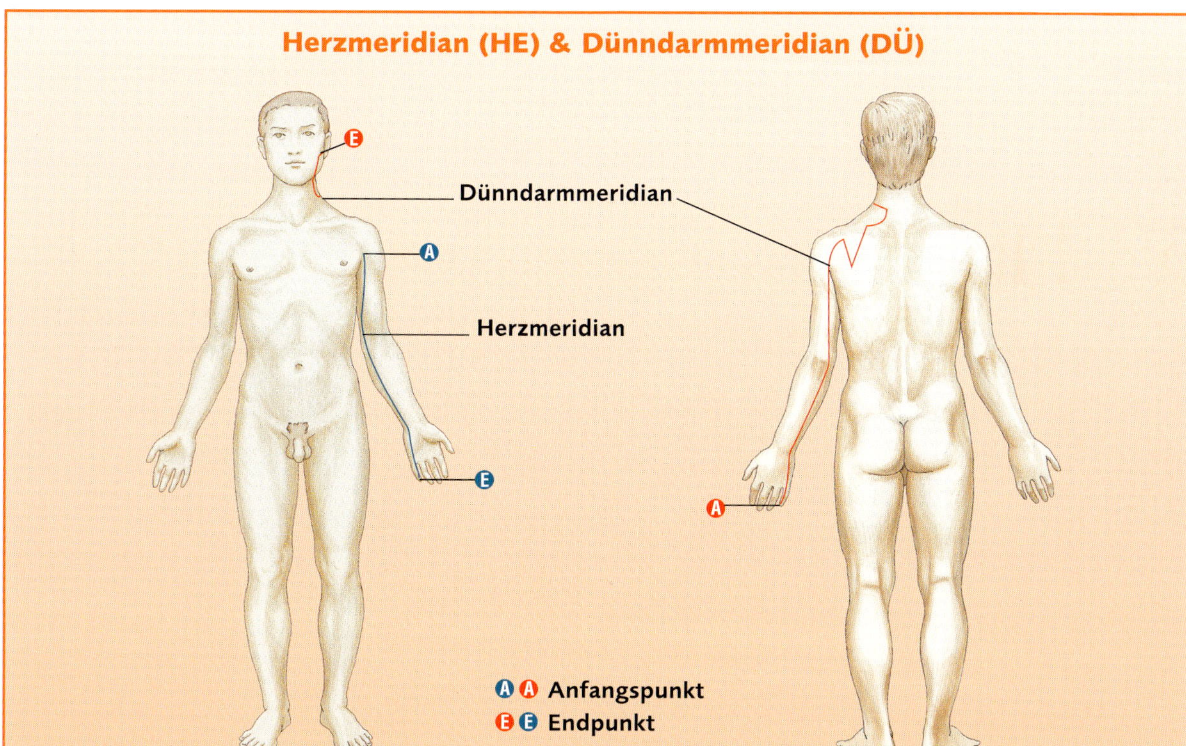

Herz- und Dünndarmmeridian bilden einen Funktionskreis. Ihnen werden in der TCM als Element Feuer zugeordnet, als Jahreszeit der Sommer und als Emotionen Freude und Lebenslust.

äußeren Seite des Unterarms entlang. Am oberen Ende des Oberarms macht er einen Knick nach unten und zieht dann mit einer kleinen Ausbuchtung am Trapezmuskel auf der Außenseite des Halses bis zum Ohr.

➤ **Wirkungsbereich:** Der Dünndarmmeridian wirkt sich auf den gesamten Darmbereich und die Darmtätigkeit aus und versorgt die Schleimhäute mit Qi. Doch auch für die seelische Harmonie ist der Dünndarmmeridian wichtig, da er indirekt dabei hilft, körperliche wie seelische Krampfzustände aufzulösen und somit die Entspannung zu fördern.

➤ **Therapie:** Der Dünndarmmeridian wird bei unterschiedlichen Beschwerden stimuliert. Einerseits werden viele Darmbeschwerden – vor allem solche, die mit Krämpfen einhergehen – und Verdauungsstörungen über diesen Meridian behandelt. Doch auch bei Gelenk-, Schulter-, Rücken- und Ohrenschmerzen sowie bei Stresssymptomen und Nervosität ist es sinnvoll, die Druckpunkte im Bereich des Dünndarmmeridians zu stimulieren.

➤ **Beste Meridianzeit:** 13 bis 15 Uhr

Der Blasenmeridian (Yang)

➤ **Verlauf:** Der Blasenmeridian (BL) ist ein Yang-Meridian und verläuft hauptsächlich auf der Rückseite des Körpers. Der Meridian entspringt am inneren Winkel des Augenlids. Er führt über Scheitel und Hinterkopf ein Stück neben der Wirbelsäule am Rücken entlang, dabei gabelt er sich. Dann zieht er über die Rückseite der Beine – im Kniegelenk vereinigen sich die beiden Zweige wieder – bis ins Grundglied der kleinen Zehe.

Blasenmeridian (BL) & Nierenmeridian (NI)

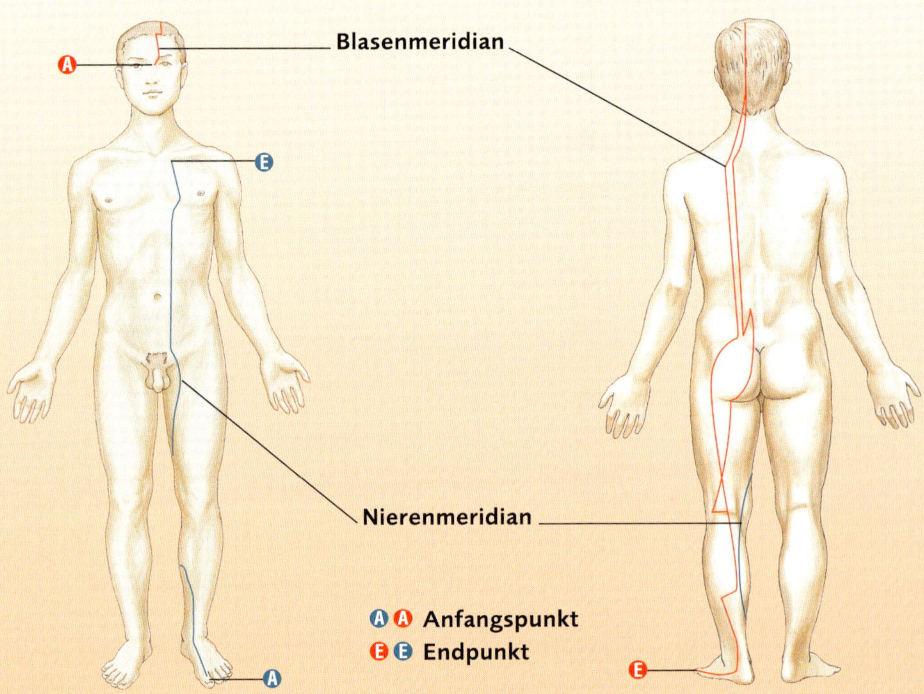

➤ **Wirkungsbereich:** Der Blasenmeridian ist für die Urinausscheidung, die Blasen- und Nierenfunktion, zuständig. Er regelt den Hormonhaushalt und versorgt die Gelenke – insbesondere den unteren Rücken – mit Qi. Der Blasenmeridian hängt eng mit dem Nierenmeridian zusammen.

➤ **Therapie:** Ist die Funktion des Meridians gestört, kann es zu Erkrankungen von Blase und Nieren kommen. Eine Harmonisierung des Blasenmeridians ist u. a. bei Inkontinenz (Blasenschwäche), Blasenentzündungen, Hämorrhoidalleiden, Gelenk- und Rückenschmerzen und hormonellen Störungen angezeigt.

➤ **Beste Meridianzeit:** 15 bis 17 Uhr

Der Nierenmeridian (Yin)

➤ **Verlauf:** Der Nierenmeridian (NI), der zu den Yin-Meridianen zählt, beginnt auf der Mitte der Fußsohle und zieht sich über die Innenseite des Fußes am Knöchel entlang aufwärts, passiert den inneren Bereich der Waden und läuft über die Kniekehle Richtung Oberschenkel, in dessen Mitte er von der Rück- auf die Innenseite des Beins wechselt. Von dort aus zieht er über Schambein und Bauch zur Brust und endet kurz unterhalb des Schlüsselbeins.

➤ **Wirkungsbereich:** Der Nierenmeridian bezieht sich nicht nur auf die anatomischen Nieren und das Ausscheiden des Urins. In China werden die Nieren als »Quelle des Lebens« angesehen, aus der die Lebensenergie gespeist wird. Der Nierenmeridian beeinflusst nicht nur die Nierentätigkeit, sondern auch die Energieversorgung sämtlicher Organe. Darüber hinaus ist er an der Regulierung des Wasserhaushalts im Körper beteiligt und wirkt sich auf die Fortpflanzung und die Funktion der Sexualorgane aus. Auch die Gesundheit von Knochen und Knochenmark und viele Stoffwechselprozesse sind von einer reibungslosen Funktion des Nierenmeridians abhängig.

➤ **Therapie:** Über den Nierenmeridian können nicht nur Nierenerkrankungen, Blasenbeschwerden und Inkontinenz, sondern auch Menstruationsprobleme (unregelmäßige oder schmerzhafte Menstruation), Potenzstörungen und Impotenz behandelt werden. Die Stimulierung des Meridians wird oft auch gegen Bluthochdruck, Gelenkbeschwerden, rheumatische Leiden und Kurzatmigkeit infrage kommen. Und auch bei Stoffwechselstörungen sowie bei Abwehrschwäche oder Schwächezuständen und Kraftlosigkeit, wie sie etwa nach langer Krankheit auftreten können, ist die Behandlung des Nierenmeridians angezeigt

➤ **Beste Meridianzeit:** 17 bis 19 Uhr

Der Kreislauf-Sexualität-Meridian (Yin)

➤ **Verlauf:** Der Kreislauf-Sexualität-Meridian (KS), der auch Perikard- oder Herzbeutelmeridian genannt wird, ist ein Yin-Meridian. Er verläuft von der Außenseite der Brustwarze aus über die Innenseite von Ober- und Unterarm in die Handfläche und endet an der Fingerkuppe des Mittelfingers.

➤ **Wirkungsbereich:** Der Kreislauf-Sexualität-Meridian besitzt einen großen Wirkungskreis. Seine Funktion beschränkt sich nicht allein auf den Blutkreislauf und den Schutz des Herzes. Der Meridian beeinflusst auch die Sexualität und den Hormonhaushalt und wirkt sich auf die Seelenlage aus.

➤ **Therapie:** Der Kreislauf-Sexualität-Meridian wird bei Kreislaufstörungen

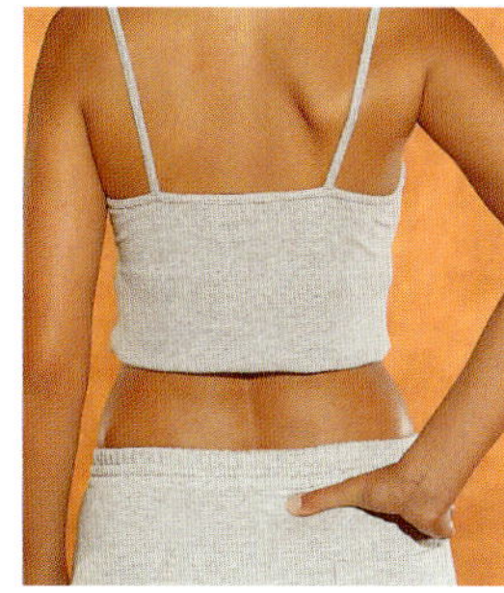

BL 31 – ein Druckpunkt bei Rückenschmerzen und rheumatischen Beschwerden.

Kreislauf-Sexualität-Meridian und Dreifacher Erwärmer bilden einen Funktionskreis des Schutzes. Der Herzbeutelmeridian schützt das Herz und der Dreifache Erwärmer die anderen Meridiane.

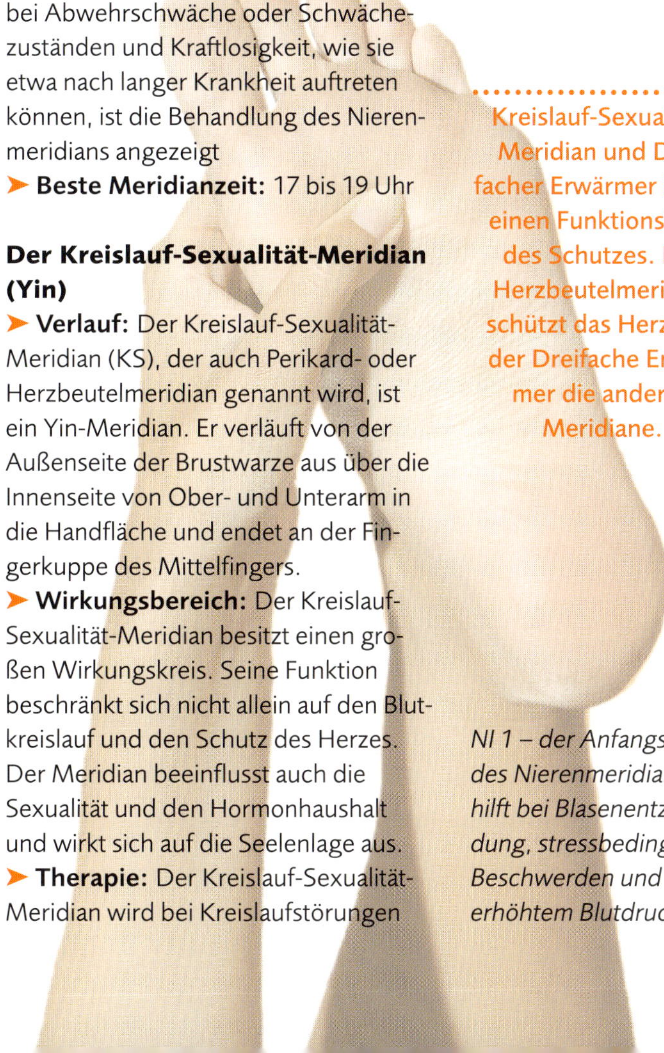

NI 1 – der Anfangspunkt des Nierenmeridians hilft bei Blasenentzündung, stressbedingten Beschwerden und erhöhtem Blutdruck.

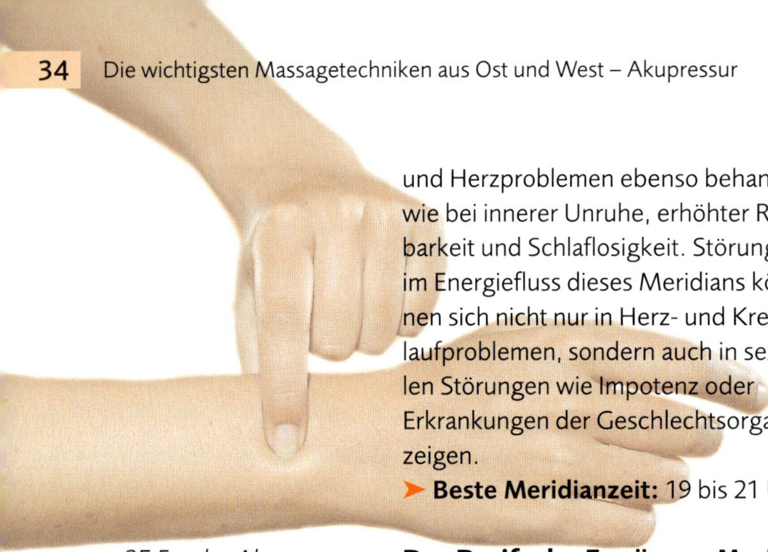

3E 5 – der Akupressurpunkt des Dreifachen Erwärmers hilft u. a. bei Ohren- und Zahnschmerzen, rheumatischen Beschwerden und Muskelkater.

und Herzproblemen ebenso behandelt wie bei innerer Unruhe, erhöhter Reizbarkeit und Schlaflosigkeit. Störungen im Energiefluss dieses Meridians können sich nicht nur in Herz- und Kreislaufproblemen, sondern auch in sexuellen Störungen wie Impotenz oder Erkrankungen der Geschlechtsorgane zeigen.

➤ **Beste Meridianzeit:** 19 bis 21 Uhr

Der Dreifache-Erwärmer-Meridian (Yang)

➤ **Verlauf:** Der Dreifache Erwärmer (3E) gehört zu den Yang-Meridianen und fließt somit an der Körperrückseite entlang. Sein Anfangspunkt liegt an der Rückseite des Ringfingers, von wo aus er über den Handrücken und an der Außenseite des Unterarms entlang nach oben läuft. Über die hintere Seite des Oberarms zieht der Dreifache Erwärmer schließlich über den Schulterbereich, um neben dem äußeren Rand der Augenbraue zu enden.

➤ **Wirkungsbereich:** Ebenso wie dem Kreislauf-Sexualität-Meridian kommt dem Dreifachen Erwärmer eine allgemeine Schutzfunktion für den Organismus zu. Der Dreifache Erwärmer harmonisiert das Zusammenspiel von Nieren, Blase, Milz, Dünndarm und Lunge. Allerdings gibt es kein spezielles Organ – d. h. kein Organ im Sinn der westlichen Medizin –, das direkt mit dem Dreifachen Erwärmer zusammenhängt. Vielmehr gilt dieser Meridian als Kanal, über den sämtliche Organe mit Qi versorgt werden.

➤ **Therapie:** Über den Dreifachen Erwärmer lassen sich Verdauungsprobleme und Atemwegserkrankungen

Kreislauf-Sexualität-Meridian (KS) & Dreifacher-Erwärmer-Meridian (3E)

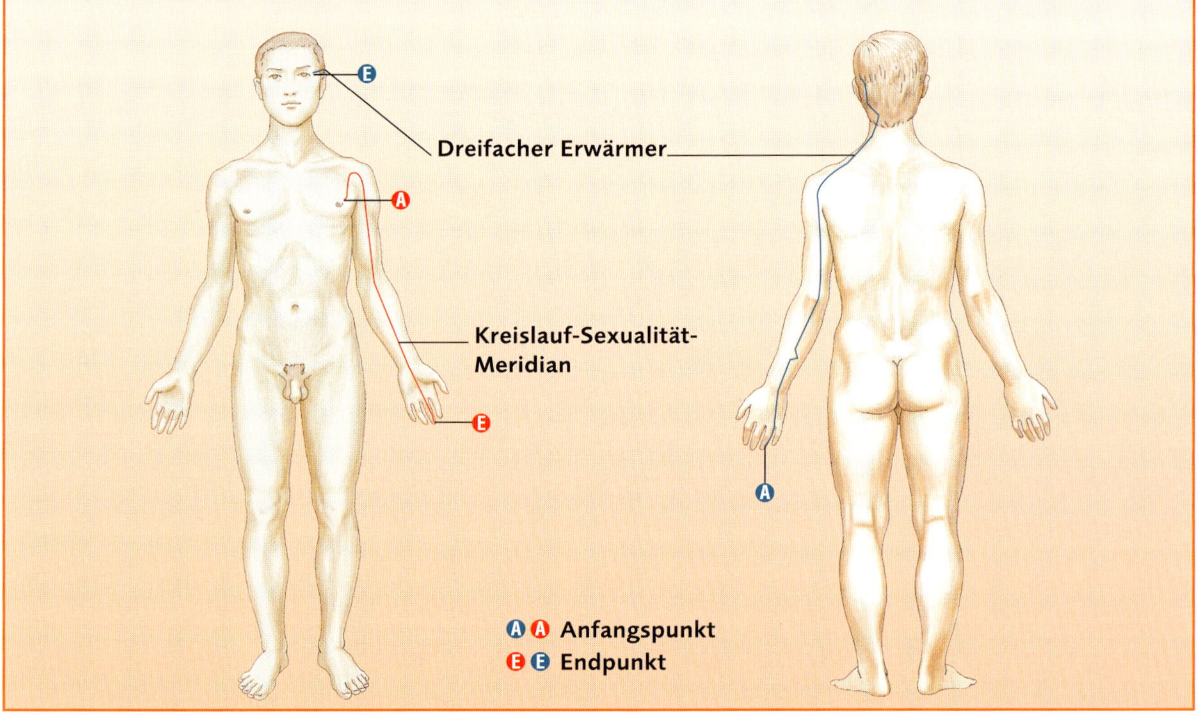

behandeln. Darüber hinaus wird der Meridian aufgrund seines weit reichenden Wirkungsbereichs oft auch bei zahlreichen anderen Erkrankungen oder Schmerzzuständen, beispielsweise bei Ohrenschmerzen und Mittelohrentzündungen, behandelt.

➤ **Beste Meridianzeit:** 21 bis 23 Uhr

Der Gallenblasenmeridian (Yang)

➤ **Verlauf:** Der Gallenblasenmeridian (GB) ist ein Yang-Meridian, der am Außenrand des Augenwinkels entspringt. In mehreren Zickzacklinien verläuft er nach oben über die Schläfe, dann am Hinterkopf abwärts bis zur Schulter, über die Körpervorderseite zum Rippenbogen und weiter abwärts zum Beckenknochen. Von dort aus zieht er – immer im Zickzackkurs zwischen Körpervorder- und Körperrückseite – am Beckenknochen entlang zur Außenseite des Ober- und Unterschenkels bis in die Spitze der vierten Zehe.

➤ **Wirkungsbereich:** Der Gallenblasenmeridian hat einen starken Einfluss auf den psychischen Zustand. Fließt die Energie in diesem Meridian ungehindert, wird es kaum zu Nervosität oder depressiven Verstimmungen kommen. Ferner wirkt der freie Energiefluss im Gallenblasenmeridian harmonisierend auf die Funktion der Gallenblase und der Leber sowie stärkend auf Bänder und Sehnen. Sein Wirkungsbereich geht jedoch noch weiter, denn auch die Gesundheit der Augen und der Stirnhöhlen hängt zumindest teilweise vom Gallenblasenmeridian ab.

➤ **Therapie:** Bei Störungen des Gallenblasenmeridians kann es leicht zu Gallensteinen und kolikartigen Schmerzen

GB 20 – der Punkt hilft u. a. bei Abwehrschwäche, Erkältung, Kopfschmerzen und Wechseljahrebeschwerden.

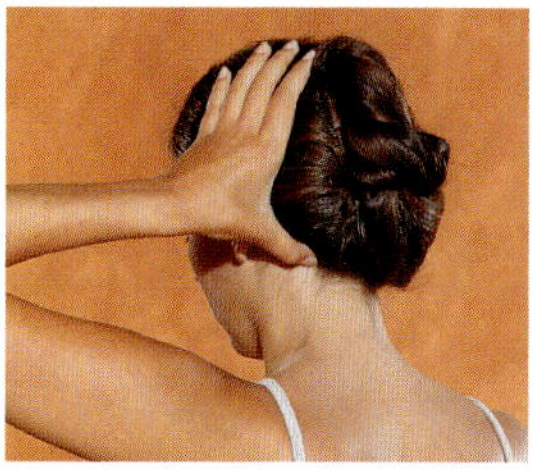

Lebermeridian (LE) & Gallenblasenmeridian (GB)

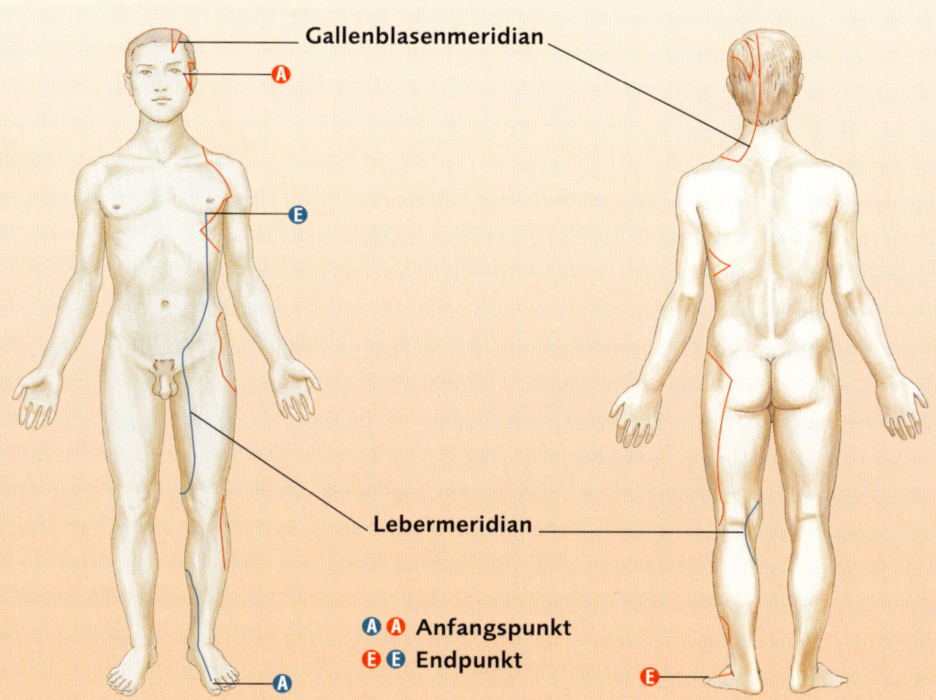

Gallenblasen- und Lebermeridian bilden einen starken psychischen Funktionskreis. Den beiden Meridianen werden in der TCM als Element Holz zugeordnet, als Jahreszeit das Frühjahr und als Emotionen Ärger und Wut.

im Bereich des Verdauungsapparats kommen. Der Meridian wird jedoch nicht nur bei Gallenblasenproblemen, Leberbeschwerden und Übelkeit behandelt, sondern auch bei Kopfschmerzen, Augen- und Ohrenbeschwerden, Verletzungen der Bänder und Sehnen, Hexenschuss, Gelenkerkrankungen sowie Beschwerden im Bereich der Knie, Knöchel und Füße. Bei Reizbarkeit, Nervosität und depressiven Verstimmungen kann die Stimulierung des Meridians ebenfalls zur Verbesserung des Wohlbefindens beitragen.

➤ **Beste Meridianzeit:** 23 bis 1 Uhr

Der Lebermeridian (Yin)

➤ **Verlauf:** Der Lebermeridian (LE) ist ein Yin-Meridian, der vom Zwischenraum zwischen der großen und der zweiten Zehe aus an den Innenseiten der Waden und Oberschenkel über die Leisten fließt. Dort macht der Meridian einen Bogen nach außen und endet unterhalb des Rippenbogens.

➤ **Wirkungsbereich:** Der Lebermeridian beeinflusst die Leber- und Gallenblasenfunktion sowie die Verdauung. Als »Meer des Blutes« wirkt er sich auf die Blutqualität und die Entgiftung aus und hat auch einen Einfluss auf das Nervensystem und die Emotionen. Auch die Augen sind ihm zugeordnet.

➤ **Therapie:** Bei Lebererkrankungen, Verdauungsstörungen und seelischer Unausgeglichenheit kommt es meist zu Störungen des Energieflusses im Lebermeridian. Eine Stimulierung des Meridians ist allerdings nicht nur bei Leber- und Verdauungsbeschwerden wie Übelkeit oder bei Bauchschmerzen, sondern auch bei Menstruationsbeschwerden, Migräne, Kopfschmerzen, Augenerkrankungen, depressiven Verstimmungen, Ängsten, Erschöpfung, geistig-seelischer Überforderung und unangemessenen Gefühlsausbrüchen angezeigt.

➤ **Beste Meridianzeit:** 1 bis 3 Uhr

Das Konzeptionsgefäß (Yin)

➤ **Verlauf:** Das Diener- oder Konzeptionsgefäß (KG) gehört zu den Yin-Meridianen und verläuft auf der Körpervorderseite. Dieser Sondermeridian entspringt am so genannten Dammpunkt (zwischen Anus und den äußeren Geschlechtsorganen) und zieht – immer in der Mitte der Körpervorderseite – über Schambein, Bauch(nabel), Brust, Hals und Unterkiefer nach oben, wo er an der Unterlippe endet.

➤ **Wirkungsbereich:** Das Konzeptionsgefäß ist ebenso wie sein Antagonist, das Lenkergefäß, weder paarig angelegt noch einem Organ oder einer Organfunktion direkt zugeordnet. Dennoch ist der Einfluss des Konzeptionsgefäßes auf den Organismus bedeutend, da dieser Sondermeridian alle sechs Yin-Meridiane kontrolliert. In der TCM wird das Konzeptionsgefäß oft als Sammelbecken aller Yin-Organe bezeichnet. Indirekt beeinflusst das Konzeptionsgefäß daher Nieren, Lunge, Leber, Herz und Milz sowie die Geschlechtsorgane.

➤ **Therapie:** Die Druckpunkte auf dem Konzeptionsgefäß werden bei unterschiedlichsten Beschwerden, beispielsweise bei Brustschmerzen, Asthma, Bauchschmerzen, Blähungen, Magenproblemen, aber auch bei vielen anderen Erkrankungen sowie zur allgemeinen Stärkung der Gesundheit behandelt. Vor allem die Urogenitalfunktion kann über das Konzeptionsgefäß mit beeinflusst werden.

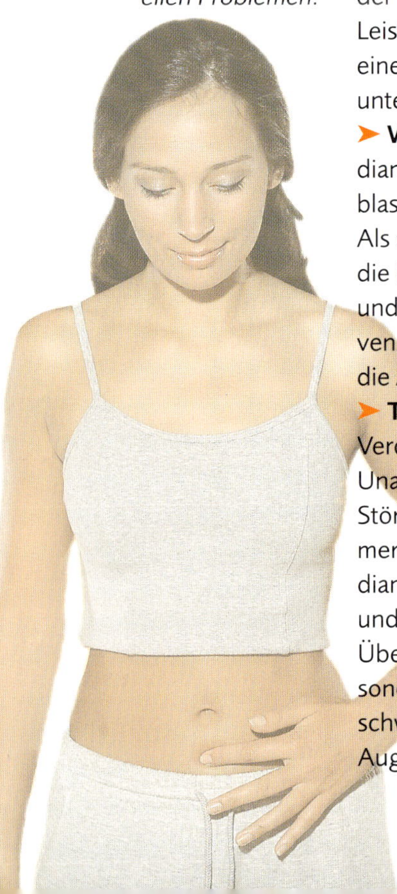

KG 6 – dieser Punkt des Konzeptionsgefäßes hilft u. a. bei Durchfall, Erschöpfung und sexuellen Problemen.

Das Lenkergefäß (Yang)

➤ **Verlauf:** Das Gouverneur- oder Lenkergefäß (LG), ein Yang-Meridian, ist neben dem Konzeptionsgefäß der zweite Sondermeridian. Auch dieser Meridian ist nicht paarig angeordnet, sondern verläuft über die Körpermitte, allerdings hauptsächlich auf der Körperrückseite. Das Lenkergefäß beginnt wie das Konzeptionsgefäß am Dammpunkt (zwischen Anus und äußeren Genitalien) und läuft über Steißbein und Kreuzbein senkrecht an der Wirbelsäule entlang nach oben zum Kopf, wo es über Hinterkopf und Schädeldach entlang nach vorn über Stirn und Nase führt. Der Meridian endet oberhalb der Oberlippe in Höhe des Zahnfleischs.

➤ **Wirkungsbereich:** Das Lenkergefäß ist der Gegenpol zum Dienergefäß. Gemeinsam bilden die beiden Sondermeridiane einen Energiekreislauf entlang der Körpermitte, der für den Fluss des Qi in allen Meridianen von großer Bedeutung ist. Das Lenkergefäß »herrscht« über die sechs Yang-Meridiane und beeinflusst so indirekt Blase, Dickdarm, Dünndarm, Gallenblase und Magen. Darüber hinaus wirkt sich der gesunde Energiefluss im Lenkergefäß auf den allgemeinen Gesundheitszustand und das Immunsystem aus.

➤ **Therapie:** An eine Behandlung des Lenkergefäßes sollte bei unterschiedlichsten Problemen gedacht werden, beispielsweise Kopfschmerzen, Migräne, Nackenschmerzen, Hexenschuss, Infektionskrankheiten, Wechseljahrebeschwerden, Blutdruckstörungen, aber auch bei vielen anderen, insbesondere chronischen Leiden sowie bei Erschöpfungszuständen.

Werden die beiden Sondermeridiane miteinander »verbunden« – dies wird mit bestimmten Qi-Gong-Übungen erreicht –, dann sind alle Leitbahnen des Körpers zusammengeschlossen. Auf diese Weise entsteht ein optimaler Energiefluss.

Lenkergefäß (LG) & Konzeptionsgefäß (KG)

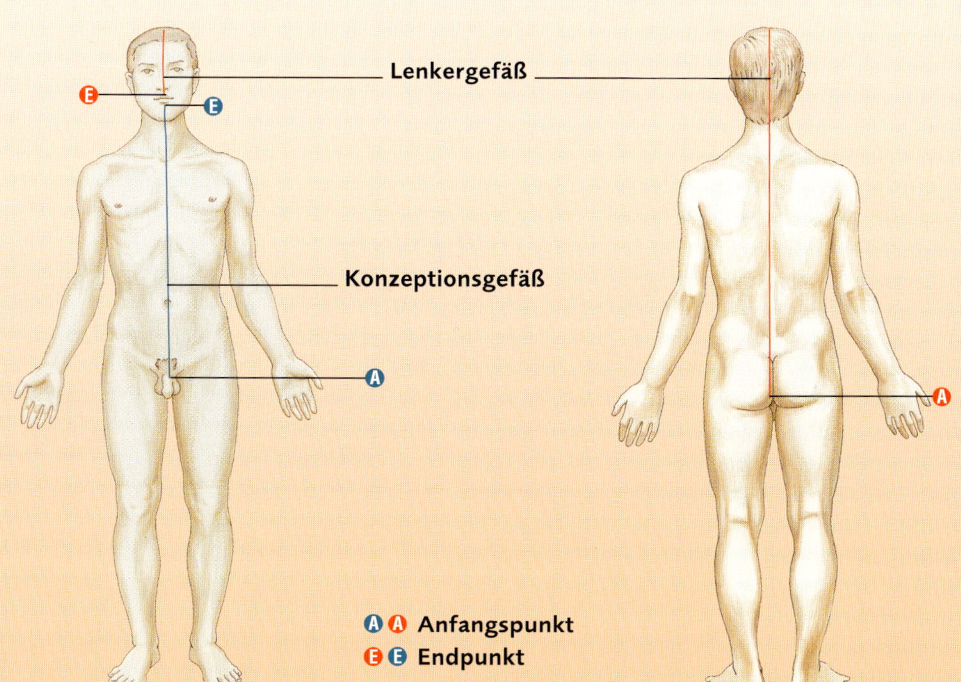

14 Meridiane auf einen Blick			
Meridianbezeichnung	**Abkürzung**	**Polarität**	**Störungshinweise und wichtigste Anwendungsgebiete**
Blasenmeridian	BL	Yang	Blasen- und Nierenbeschwerden, Blasenschwäche, Blasenentzündungen, Hämorrhoidalleiden, Gelenkschmerzen, Rückenschmerzen, rheumatische Beschwerden, Ischiasschmerzen, Hexenschuss, Muskelverspannungen, Störungen im Hormonhaushalt
Dickdarmmeridian	DI	Yang	Darmbeschwerden wie Durchfall und Verstopfung, Immunschwäche, Erkältungen, Fieber, Asthma, Allergien, Hautprobleme, Lungenerkrankungen, Atembeschwerden
Dreifacher-Erwärmer-Meridian	3E	Yang	Verdauungsprobleme, Koliken, Bauchschmerzen, Atemwegserkrankungen, Kältegefühl, Schmerzzustände, Ohrenbeschwerden
Dünndarmmeridian	DÜ	Yang	Darmerkrankungen, Unterleibskrämpfe, Verdauungsschwäche, Übelkeit, Rückenschmerzen, Gelenkbeschwerden, Schulter- und Nackenschmerzen, Mittelohrentzündung, psychosomatische Beschwerden, Stress, Nervosität
Gallenblasenmeridian	GB	Yang	Gallenblasenerkrankungen, Gallensteine, Koliken des Verdauungstrakts, Verdauungsbeschwerden, Übelkeit, Leberprobleme, Kopfschmerzen, Augen- und Ohrenbeschwerden, Bänder- und Sehnenschäden, Hexenschuss, Gelenkerkrankungen, Knie-, Knöchel- und Fußschmerzen, Reizbarkeit, Nervosität, depressive Verstimmungen
Herzmeridian	HE	Yin	Herzerkrankungen, Herzbeschwerden, Herzklopfen, Kreislaufschwäche, Bluthochdruck, niedriger Blutdruck, Schwindel, Angina pectoris, Angstzustände, Schlaflosigkeit, Unsicherheit, Erschöpfung
Kreislauf-Sexualität-Meridian	KS	Yin	Kreislaufstörungen, Herzprobleme, Angina pectoris, Nervosität, erhöhte Reizbarkeit, Epilepsie, Schlaflosigkeit, Übelkeit, Erbrechen, sexuelle Störungen, Impotenz, Erkrankungen der Geschlechtsorgane

14 Meridiane auf einen Blick			
Meridian-bezeichnung	**Abkürzung**	**Polarität**	**Störungshinweise und wichtigste Anwendungsgebiete**
Konzeptions-gefäß	KG	Yin	Brustschmerzen, Asthma, Herzerkrankungen, Bauch- und Magenschmerzen, Blähungen, Durchfall, urogenitale Erkrankungen, Impotenz, Müdigkeit
Lebermeridian	LE	Yin	Lebererkrankungen, Verdauungsstörungen, Übelkeit, Bauchschmerzen, Menstruationsbeschwerden, Migräne, Kopfschmerzen, Augenerkrankungen, depressive Verstimmungen, Ängste, Erschöpfung, Überlastung
Lenkergefäß	LG	Yang	Kopfschmerzen, Migräne, Schwindel, Nackenschmerzen, Wechseljahrebeschwerden, Blutdruckstörungen, Ischiasschmerzen, Hexenschuss, Gedächtnisstörungen, Erschöpfung, Fieber, Infektionskrankheiten
Lungenmeridian	LU	Yin	Atembeschwerden, Lungenerkrankungen, Husten, Bronchitis, Erkältungen, Fieber, Heiserkeit, Hals-, Nasen- und Ohrenerkrankungen, Nackenschmerzen, Zahnschmerzen, Hautbeschwerden, Arthritis im Ellbogengelenk, Arteriosklerose, Nierenerkrankungen
Magenmeridian	MA	Yang	Magen- und Bauchschmerzen, Sodbrennen, Blähungen, Verstopfung, Aufstoßen, Kreislaufschwäche, rheumatische Beschwerden, Nervenentzündungen im Gesichtsbereich, Augenprobleme, Zahnschmerzen, Migräne, Schwächezustände, Müdigkeit, Nervosität
Milz-Pankreas-Meridian	MP	Yin	Verdauungsstörungen, Magen- und Darmbeschwerden, Übelkeit, Bauchschmerzen, Menstruationsbeschwerden, Muskelschmerzen, Muskelschwäche, Bindegewebsschwäche, Allergien, Hautprobleme, Bluterkrankungen, depressive Verstimmungen, Müdigkeit, Abgeschlagenheit, Ängste, Panikattacken
Nierenmeridian	NI	Yin	Nierenerkrankungen, Blasenbeschwerden, Inkontinenz, Menstruationsprobleme, Potenzstörungen, Bluthochdruck, Gelenkerkrankungen, rheumatische Beschwerden, Hexenschuss, Kurzatmigkeit, Stoffwechselstörungen, Abwehrschwäche, Kraftlosigkeit

Die Akupressurpunkte

Akupressurpunkte werden im Chinesischen auch als Orte der Einflussnahme bezeichnet. Die Haut weist in diesem Bereich einen etwas anderen Widerstand auf.

Kategorisierung der Akupressurpunkte am Beispiel des Lungenmeridians.

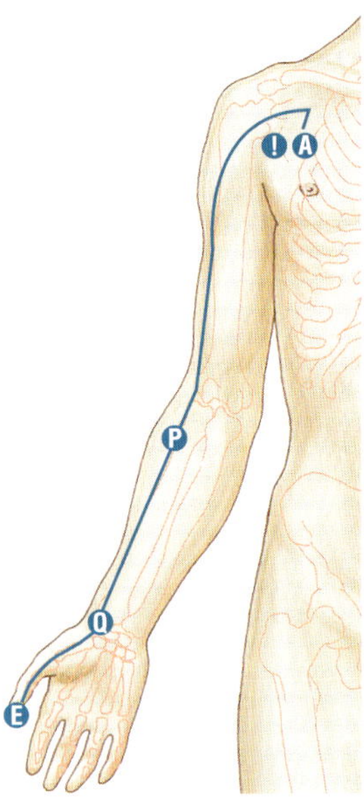

- **A Anfangspunkt**
- **E Endpunkt**
- **P Passagepunkt**
- **Q Quellpunkt**
- **! Alarmpunkt**

In der Akupressur werden Beschwerden und Erkrankungen behandelt, indem die Energie in den Meridianen aktiviert wird. Um den Energiefluss in den Meridianen anzuregen und damit Störungen aus dem Weg zu räumen, ist es notwendig, bestimmte Punkte auf den Meridianlinien durch Fingerdruck zu stimulieren. In der TCM wird von 361 klassischen Punkten ausgegangen, die auf den 14 wichtigsten Meridianen liegen. Hinzu kommen noch weitere Extrapunkte, die als »Neupunkte« bekannt sind. Da sie nicht auf den bekannten Meridianen liegen, werden sie auch als Punkte außerhalb der Meridiane bezeichnet. Etwa 90 dieser Punkte bzw. kleinen Hautzonen sind für die Praxis der Akupressur wie auch der Akupunktur von größerer Bedeutung. Natürlich müssen Sie die Akupunkturpunkte nun nicht auswendig kennen, denn im Behandlungsteil (siehe Seite 131ff.) sind für die unterschiedlichsten Beschwerden die jeweils relevanten Punkte beschrieben und illustriert.
Der Einfachheit halber werden die Punkte, die u. a. als Akupunkturpunkte, Meridianpunkte oder – bei Shiatsu – auch als Tsubos bekannt sind, im Folgenden immer als Akupressurpunkte bezeichnet.

Anregung und Beruhigung

Grundsätzlich können Sie den Energiefluss in den Meridianen sowohl dämpfen als auch anregen. Zum einen gibt es in der Akupressur dazu zwei grundlegende Massagetechniken – die beruhigende (sedierende) und die anregende (tonisierende) Technik, auf die später eingegangen wird (siehe Seite 45f.).

Zum anderen gibt es auch bestimmte so genannte besondere Akupressurpunkte, die im Hinblick auf die Behandlung von Bedeutung sind: Es handelt sich u. a. um Anregungs-, Beruhigungs- und Quellpunkte.
Von diesen Punkten geht erfahrungsgemäß eine besonders günstige therapeutische Wirkung aus. Quell- und Passagepunkte werden sehr häufig akupressiert. Bei akuten Beschwerden wird die Akupunktur bzw. Akupressur von Alarm- und Grenzpunkten angewendet, bei chronischen Leiden die Behandlung der Zustimmungspunkte.

- **Quellpunkte:** Sie gehören zu den wirkungsvollsten Punkten der Meridiane und werden häufig akupunktiert bzw. akupressiert. Quellpunkte sind etwa DI 4 oder KS 7.
- **Alarmpunkte:** Jedes Organ hat einen Alarmpunkt, der im Bauch- und Brustbereich liegt und meist zusammen mit dem Endpunkt des entsprechenden Meridians behandelt wird. Alarmpunkte sind etwa KG 12 oder MA 25.
- **Passagepunkte:** Bei der Behandlung wird oft zusammen mit dem Quellpunkt eines Meridians auch der Passagepunkt des damit in einem Funktionszusammenhang (Yin/Yang oder Außenseite/Innenseite) stehenden Meridians behandelt. Häufig behandelte Passagepunkte sind etwa KS 6 oder 3E 5.
- **Grenzpunkte:** Sie dienen der Behandlung akuter Erkrankungen. Besonders wirksame Grenzpunkte sind etwa LU 6 oder KS 4.
- **Zustimmungspunkte:** Diese Punkte liegen auf beiden Seiten der Wirbelsäule auf der inneren Gabelung des Blasenmeridians. Meist sind sie bei inneren Erkrankungen schmerzhaft und haben daher auch diagnostische Bedeutung.

Für die Behandlung braucht es etwas Gespür

Die Akupressurpunkte sind meist besonders druck- oder schmerzempfindliche Stellen, die recht leicht zu finden sind, da sie oft in Vertiefungen oder im Bereich vorstehender Knochen liegen. Lassen Sie sich bei der Suche nach den Punkten jedoch nicht nur von der Beschreibung der Lage, sondern vor allem von Ihrem inneren Gespür leiten. Die chinesische Heilkunde betrachtet jeden Menschen als einzigartiges Wesen – also auch mit individuellen Ausprägungen von Meridianen. Der Verlauf der Meridiane ist in verschiedenen Lehrbüchern über Akupunktur übrigens nicht immer vollkommen identisch dargestellt, denn sie dienen nur der allgemeinen Orientierung. Für die TCM sind Meridiane wie Flussläufe, und jeder Fluss kann sein Bett ein bisschen verändern. Dies bedeutet, dass auch die Akupressurpunkte nicht bei jedem Menschen an den exakt gleichen Stellen liegen, sondern dass es hier eine gewisse Bandbreite gibt.
Mit etwas Geduld werden Sie allerdings schnell lernen, Ihre individuellen Akupressurpunkte zu finden, da es sich bei diesen Punkten nahezu um »magnetische« Stellen handelt, die sich gewissermaßen danach sehnen, berührt zu werden. Achten Sie auch stets auf die Reaktionen nach der Behandlung. Können Sie wahrnehmen, was die Akupressur in Ihrem Körper verändert? Fühlen Sie eine angenehme Wärme und ein steigendes Wohlbefinden? Spüren Sie bereits, wie die Schmerzen nachlassen? Mit etwas Übung werden Sie bald wissen, welche Akupressurpunkte Sie massieren müssen, um besonders gute Behandlungserfolge zu erzielen.

Einsatzmöglichkeiten der Akupressur

Mit Akupressur lässt sich eine Vielzahl an alltäglich auftretenden Beschwerden behandeln. Indem Sie spezielle Akupressurpunkte durch Druck stimulieren, wird das Meridiansystem harmonisiert. Die polaren Kräfte Yin und Yang werden ausgeglichen, Blockaden im Energiefluss können aufgelöst und unerwünschte Energieüberschüsse in bestimmten Bereichen des Organismus abgeleitet werden.
Die Akupressur wird von Millionen von Menschen rund um die Welt erfolgreich angewendet. Sie wird eingesetzt, um vorzubeugen, Beschwerden zu lindern oder Erkrankungen zu heilen.

Der Qi-Strom in den Meridianen durchläuft den Körper etwa 50-mal am Tag.

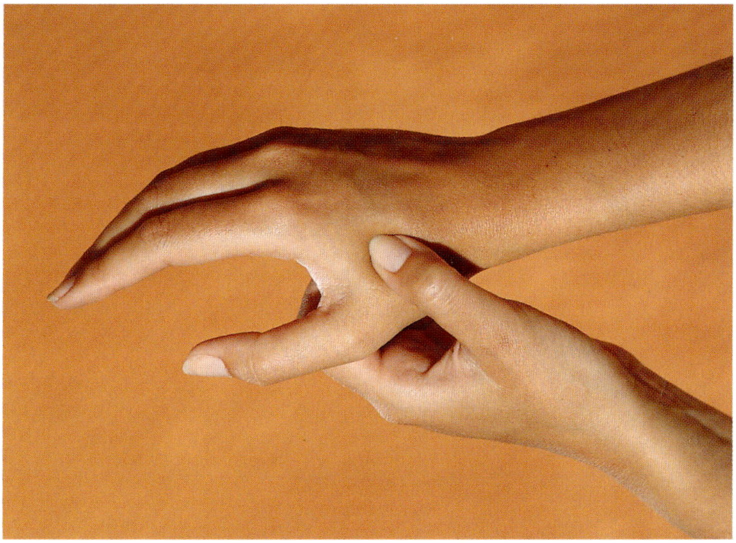

DI 4 ist der Quellpunkt des Dickdarmmeridians, ein besonders wirksamer Punkt, der bei Bauch-, Hals- und Kopfschmerzen sowie bei Allergien und Verstopfung gedrückt wird.

Die Erfahrungen der letzten Jahre haben gezeigt, dass es erstaunlich wenige Erkrankungen gibt, bei denen der Genesungsprozess durch Akupressur nicht gefördert werden könnte. Im Folgenden sind die wichtigsten Einsatzmöglichkeiten dieser chinesischen Heilmassage für Sie aufgelistet.

Die hier aufgeführten Einsatzmöglichkeiten der Akupressur orientieren sich nach westlichen Definitionen. Nach chinesischer Auffassung handelt es sich bei »Krankheiten« nicht allein um Organerkrankungen, sondern immer um eine Störung bzw. Blockade vieler verschiedener Funktionskreise. Mit der Behandlung von Akupressurpunkten des Funktionskreises eines Meridians werden viele Aspekte mit berücksichtigt.

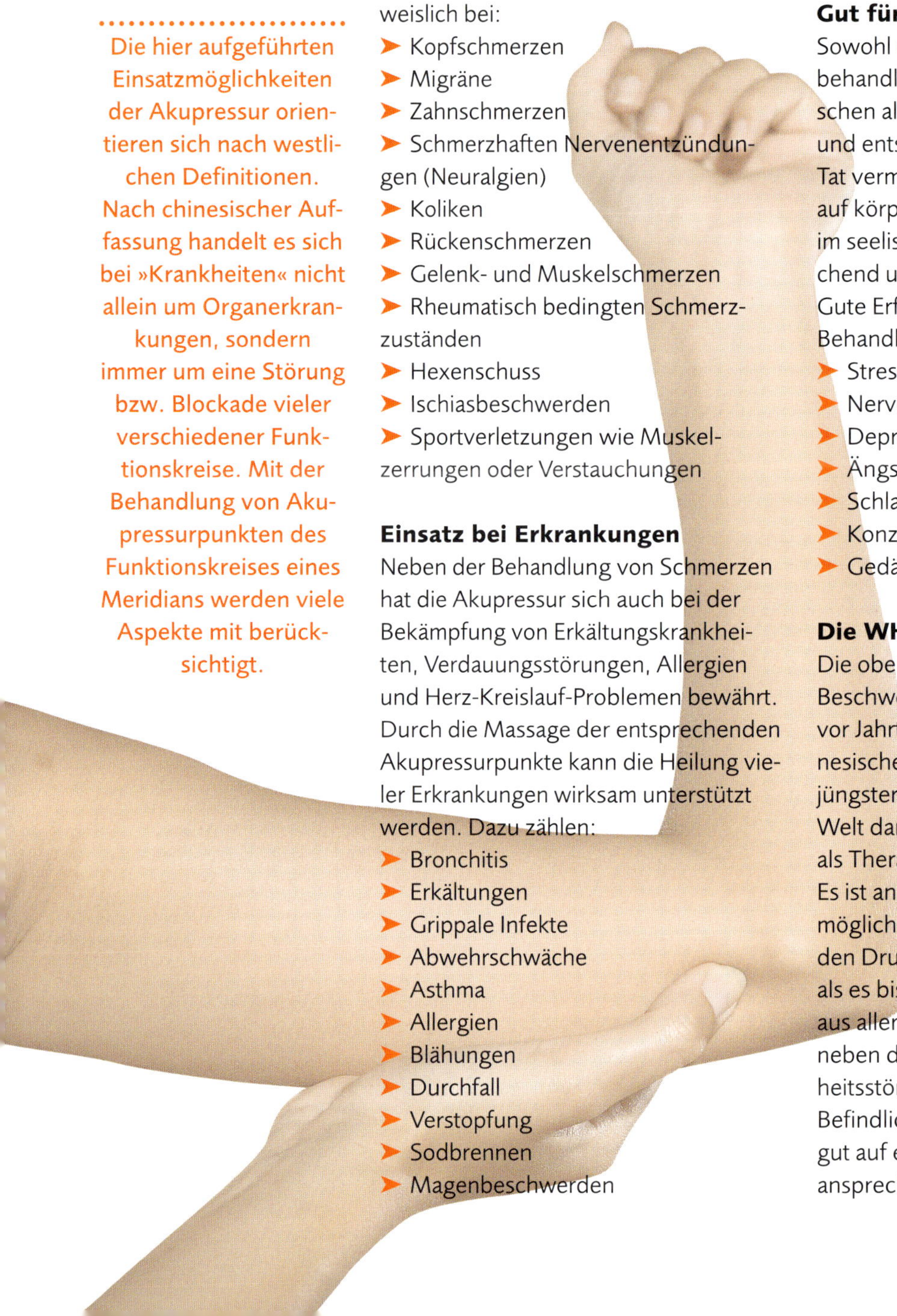

Einsatz bei Schmerzen

Der wichtigste Anwendungsbereich der chinesischen Druckpunktmassage ist wohl die Linderung bzw. Beseitigung von Schmerzzuständen. Hier konnten teilweise erstaunliche Erfolge verbucht werden. So hilft die Akupressur nachweislich bei:

- Kopfschmerzen
- Migräne
- Zahnschmerzen
- Schmerzhaften Nervenentzündungen (Neuralgien)
- Koliken
- Rückenschmerzen
- Gelenk- und Muskelschmerzen
- Rheumatisch bedingten Schmerzzuständen
- Hexenschuss
- Ischiasbeschwerden
- Sportverletzungen wie Muskelzerrungen oder Verstauchungen

Einsatz bei Erkrankungen

Neben der Behandlung von Schmerzen hat die Akupressur sich auch bei der Bekämpfung von Erkältungskrankheiten, Verdauungsstörungen, Allergien und Herz-Kreislauf-Problemen bewährt. Durch die Massage der entsprechenden Akupressurpunkte kann die Heilung vieler Erkrankungen wirksam unterstützt werden. Dazu zählen:

- Bronchitis
- Erkältungen
- Grippale Infekte
- Abwehrschwäche
- Asthma
- Allergien
- Blähungen
- Durchfall
- Verstopfung
- Sodbrennen
- Magenbeschwerden
- Blutdruckstörungen
- Herz- und Kreislaufprobleme
- HNO-Erkrankungen
- Menstruationsbeschwerden
- Impotenz
- Hauterkrankungen

Gut für Seele und Geist

Sowohl die Selbst- als auch die Partnerbehandlung wird von den meisten Menschen als sehr beruhigend, wohltuend und entspannend empfunden. In der Tat vermag die Akupressur nicht nur auf körperlicher Ebene, sondern auch im seelisch-geistigen Gebiet ausgleichend und harmonisierend zu wirken. Gute Erfolge zeigten sich bei der Behandlung von:

- Stresssymptomen
- Nervosität
- Depressiven Verstimmungen
- Ängsten
- Schlaflosigkeit
- Konzentrationsstörungen
- Gedächtnisschwäche

Die WHO empfiehlt

Die oben genannten Erkrankungen und Beschwerden wurden teilweise schon vor Jahrtausenden in Asien mit der chinesischen Akupressur behandelt. Erst in jüngster Zeit hat auch die westliche Welt damit begonnen, die Akupressur als Therapieform einzusetzen.
Es ist anzunehmen, dass die Einsatzmöglichkeiten der so einfach anmutenden Druckmassage noch größer sind, als es bisher scheint. Die Erfahrungen aus aller Welt deuten darauf hin, dass es neben den oben genannten Gesundheitsstörungen noch viele weitere Befindlichkeitsstörungen gibt, die recht gut auf eine Akupressurbehandlung ansprechen.

Die Weltgesundheitsorganisation (WHO) hat inzwischen bereits eine Indikationsliste herausgebracht, die lediglich die gut überprüften und wissenschaftlich bestätigten Anwendungsgebiete der Akupunktur enthält. Diese Liste untermauert die Wirksamkeit der chinesischen Heilkunde deutlich – wobei die Einsatzmöglichkeiten der Akupunktur erfahrungsgemäß noch wesentlich umfangreicher sind, als dies aus der Liste (siehe einen Auszug aus der WHO-Liste im Kasten) ersichtlich ist. Die von der Weltgesundheitsorganisation für die Akupunktur erstellte Liste ist ohne weiteres auf die Akupressur, die ja auf den gleichen Prinzipien aufbaut, übertragbar.

Die traditionelle chinesische Medizin ist eine Ganzheitsmedizin. Dies bedeutet, dass nicht nur Akupunktur/Akupressur als Heilmethoden eingesetzt werden, sondern auch eine spezielle Ernährungsweise, meditative Bewegungsformen und Atemübungen, Heilkräuter und Tuina-Massage. Man sollte sich also immer im Klaren sein, dass Akupressur nur ein Aspekt der Harmonisierung der Lebensenergie ist.

Einsatzmöglichkeiten der Akupunktur (WHO-Liste)

Respirationstrakt und bronchopulmonale Erkrankungen (Erkrankungen der Atemwege)	Akute Nebenhöhlenentzündung (Sinusitis), akute Nasenschleimhautentzündung (Rhinitis), Erkältungskrankheiten, akute Mandelentzündung (Tonsillitis), akute Bronchitis, Asthma bronchiale
Erkrankungen der Augen	Akute Bindehautentzündung (Konjunktivitis), Netzhautentzündung, Kurzsichtigkeit (bei Kindern), grauer Star, Trübung der Augenlinse (Katarakt)
Erkrankungen der Mundhöhle	Zahnschmerzen, Zahnfleischentzündung (Gingivitis), akute und chronische Rachenentzündung (Pharyngitis)
Gastrointestinale Erkrankungen (Erkrankungen des Verdauungstrakts)	Schluckauf (Singultus), Magensenkung (Gastroptose), akute und chronische Magenschleimhautentzündung (Gastritis), Übersäuerung des Magens (Hyperazidität), chronisches Zwölffingerdarmgeschwür (Ulcus duodeni), akute und chronische Entzündung des Dickdarms (Kolitis), akuter bakterieller Durchfall (Dysenterie), Verstopfung (Obstipation), Durchfall (Diarrhö), Darmverschluss (paralytischer Ileus)
Neurologische und orthopädische Erkrankungen (Erkrankungen im Bereich des Nervensystems und des Bewegungsapparats)	Kopfschmerzen, Migräne, Nervenentzündung im Gesichtsbereich (Trigeminusneuralgie), Lähmungen nach Schlaganfall, spinale Kinderlähmung, Bettnässen (Enuresis nocturna), Morbus Ménière, Schulter-Arm-Syndrom, Tennisarm, Entzündung im Bereich der Zwischenrippennerven (Interkostalneuralgie), rheumatoide Gelenkentzündung (Arthritis), Ischialgie, Lumbalgie (Hexenschuss)

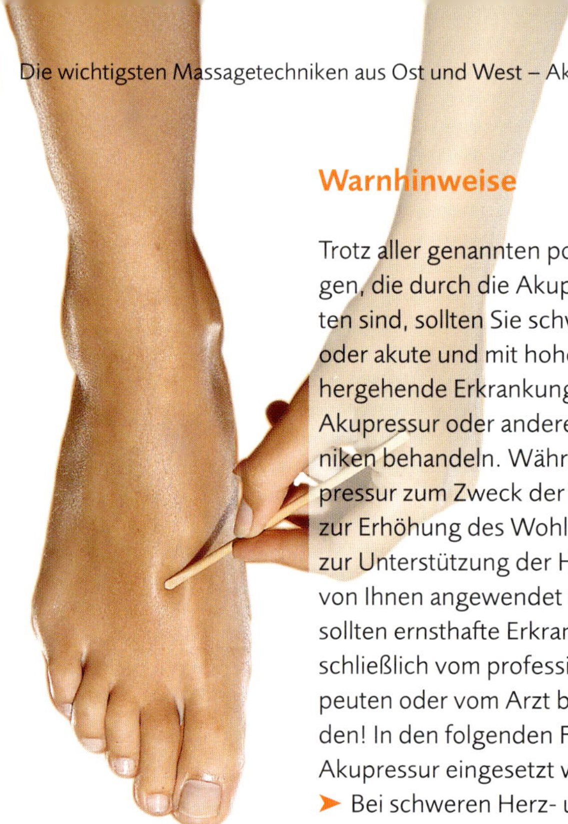

Für die Akupressur wurden früher Stäbchen benutzt – Vorläufer der späteren Akupunkturnadeln.

Warnhinweise

Trotz aller genannten positiven Wirkungen, die durch die Akupressur zu erwarten sind, sollten Sie schwer wiegende oder akute und mit hohem Fieber einhergehende Erkrankungen nicht mit Akupressur oder anderen Massagetechniken behandeln. Während die Akupressur zum Zweck der Vorbeugung, zur Erhöhung des Wohlbefindens und zur Unterstützung der Heilung jederzeit von Ihnen angewendet werden darf, sollten ernsthafte Erkrankungen ausschließlich vom professionellen Therapeuten oder vom Arzt behandelt werden! In den folgenden Fällen darf keine Akupressur eingesetzt werden:

- Bei schweren Herz- und Kreislauferkrankungen
- Bei Hautpilzbefall, Wunden oder entzündlichen Hautbeschwerden im zu behandelnden Hautbereich
- Unmittelbar nach einem operativen Eingriff
- Im Bereich nicht oder schlecht verheilter Knochenbrüche

Bedenken Sie bitte außerdem, dass die Akupressur wie jede Heilmethode weder bei allen Leiden noch bei allen Menschen in gleicher Weise wirkt: Während der eine seine Kopfschmerzen mit einigen Fingerdrucktechniken sofort loswird, benötigt ein anderer eine längere und umfassendere Behandlung. Verlieren Sie also nicht die Geduld, wenn Ihnen die Akupressur nicht jedes Mal innerhalb weniger Minuten hilft; manchmal dauert es – abhängig von Ihrer Tagesform, Ihrer Konzentration, der Tageszeit und Ihrer Krankheit – eben etwas länger.
Sie können allerdings von der Akupressur in jedem Fall profitieren: Auch wenn Ihre Symptome vielleicht nicht immer sogleich verschwunden sein werden, ist nach Anwendung der chinesischen Heilmassage zumindest mit einer Besserung Ihres Befindens und einer Linderung Ihrer Beschwerden zu rechnen.

Bitte gehen Sie beim Verdacht auf eine schwer wiegende Erkrankung unbedingt zum Arzt. Er muss die Diagnose stellen und die Therapie bestimmen. Sie können Akupressur allerdings meist auch begleitend zu einer medikamentösen Therapie machen.

Das sollten Sie beachten

- **Üben Sie niemals direkten Druck auf Operationsnarben oder Krampfadern aus.**
- **Führen Sie die Akupressur in der Umgebung der Lymphdrüsen besonders sanft durch.**
- **Vorsicht in der Schwangerschaft! Es sollten dann keine Punkte im Bereich des unteren Bauchs akupressiert werden.**

Massagetechniken der Akupressur

Für die Durchführung der Akupressur benötigen Sie nur eine kleine Anzahl von Griff- bzw. Drucktechniken. Abgesehen davon müssen Sie natürlich wissen, wo die betreffenden Akupressurpunkte liegen, was Ihnen aber im Kapitel »Massagen bei Beschwerden von A bis Z« (siehe Seite 131ff.) jeweils genau beschrieben wird.
Fürs Erste ist es wichtig, dass Sie die folgenden Massagetechniken erlernen und einige Male einüben. Dann geht es vor allem darum, herauszufinden, welche der Techniken Ihnen am meisten liegt bzw. die besten Resultate bei Ihnen zeitigt. Sie sollten also zunächst ein wenig Erfahrung auf dem Gebiet der Akupressur sammeln. Das Wichtigste ist jedoch, dass Sie stets Ihrem Gefühl und Ihrer Intuition vertrauen – dies gilt

sowohl für das Auffinden der Akupressurpunkte wie auch für die Anwendung der Drucktechniken.

Die Grundtechnik

Bei der Akupressur üben Sie mit Daumen, Zeige- oder Mittelfinger Druck auf die Akupressurpunkte aus. Da Sie dabei mit der jeweiligen Fingerkuppe arbeiten, sollten die Fingernägel natürlich entsprechend kurz sein, denn es darf nicht zu Hautverletzungen kommen.
Bei der Grundtechnik geht es darum, den gesuchten Punkt zunächst mit der Fingerkuppe zu erspüren. Sodann wird langsam Druck auf die Hautstelle ausgeübt, und schließlich wird die Zone um den Akupressurpunkt in kleinen Kreisen massiert. Die Grundtechnik wird deshalb auch als kreisendes Drücken bezeichnet. Allerdings können Sie die Technik auch ohne Kreisen ausführen, also lediglich, indem Sie konstanten Druck ausüben.
Die Dauer des Drucks, der bei der Akupressur ausgeübt wird, hängt von individuellen Faktoren ab. Hier sollten Sie unbedingt auf Ihre Intuition hören.

➤ Im Allgemeinen genügt es, einen Punkt etwa ein bis zwei Minuten lang zu akupressieren. Die Mindestdauer sollte 30 Sekunden nicht unterschreiten.

➤ Bei kleinen Kindern sollten Punkte prinzipiell nie länger als 30 Sekunden akupressiert werden.

➤ Bei Erwachsenen ist es manchmal sinnvoll, bis zu fünf Minuten lang Druck auf bestimmte Akupressurpunkte auszuüben. Spüren Sie daher immer wieder in Ihren Körper hinein, denn er weiß am besten, was Sie brauchen.

Wie Sie wissen, geht es bei der Akupressur nicht nur darum, Schmerzen zu lindern oder andere unliebsame Symptome zu beseitigen, sondern auch darum, die Energie in Körper und Seele auszugleichen. Durch die Akupressur können Sie das Verhältnis von Yin und Yang in ein gesundes Gleichgewicht bringen. Dazu stehen Ihnen zwei Varianten der beschriebenen Grundtechnik zur Verfügung: Sie können die Akupressur beruhigend oder anregend durchführen.

1. **Beruhigen** (Sedieren): Beim Sedieren geht es darum, überschüssige Energie aus dem Körper abzuleiten und eine beruhigende, dämpfende Wirkung zu erzielen. Die beruhigende Drucktechnik wird vor allem bei akuten Erkrankungen oder nervösen Zuständen angewendet. Doch auch bei Akupressurpunkten, die sehr schmerzempfindlich reagieren, sollte sedierend behandelt werden. Die beruhigende Technik verstärkt Yin; sie erfolgt gegen den Uhrzeigersinn.
➤ Durchführung: Üben Sie sanften Druck auf den zu behandelnden Akupressurpunkt aus, und massieren Sie den Bereich um den Punkt herum gegen den Uhrzeigersinn, also links herum.

2. **Anregen** (Tonisieren): Die anregende, aktivierende Akupressurtechnik wird im Allgemeinen häufiger angewendet als die sedierende. Bei dieser Technik wird mehr Druck auf die Akupressurpunkte ausgeübt; außerdem erfolgt die kreisende Massage im Uhrzeigersinn. Das Tonisieren, wie diese anregende Form der Massage auch genannt wird, regt den Energiefluss in den Meridianen besonders gut an. Es verstärkt die Yang-Energie und wird vor allem bei Energiemangel, Schwäche

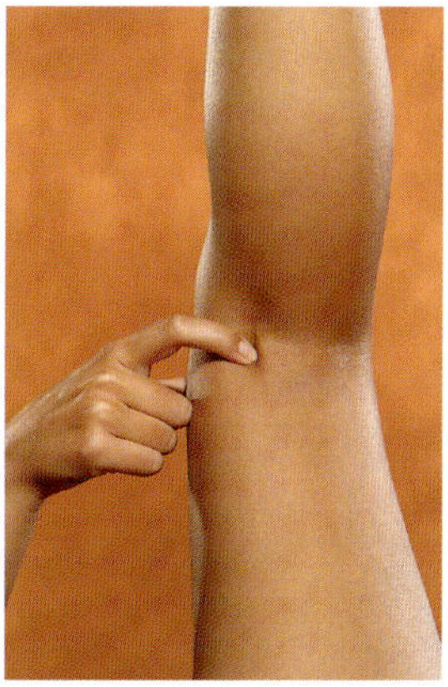

Die Tonisierung von LE 8 hilft bei Abwehrschwäche und Allergien.

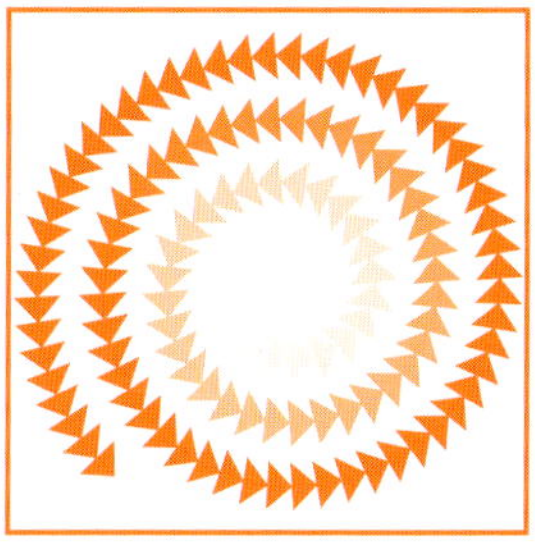

Sedieren: Kreisen gegen den Uhrzeigersinn.

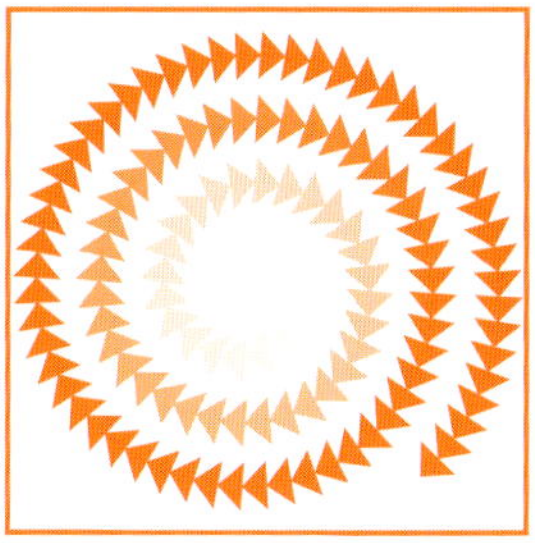

Tonisieren: Kreisen im Uhrzeigersinn.

Ursprünglich kommt das Punktieren von einer viel älteren Technik der Akupressur, nämlich der Reizung der Akupressurpunkte mittels Stäbchen. Man benutzt(e) dafür oft Rosenholzstäbchen.

und zur Behandlung chronischer Leiden sowie auch zur allgemeinen Anregung und Stärkung des Organismus angewendet.

➤ Durchführung: Üben Sie kräftigen Druck auf den zu behandelnden Akupressurpunkt aus. Massieren Sie den Punkt und den Bereich um den Punkt herum dann im Uhrzeigersinn, also rechts herum.

Schieben und Ziehen

Neben der kreisenden Grundtechnik können Sie bei der Akupressur auch schiebende und ziehende Techniken (Effleurage) anwenden. Zeige- und Mittelfinger werden hierbei benutzt, um die Haut in kleinen ziehenden oder schiebenden Bewegungen zu reiben. Diese Techniken eignen sich für die Stimulierung größerer Hautzonen ebenso wie für die Behandlung an einer Meridianlinie entlang. Wenn Sie die Zug- bzw. Schiebebewegungen auf der Haut besonders konzentriert ausführen wollen, ist es meist günstiger, nur die Zeigefingerkuppe zu benutzen.

Punktieren

Beim so genannten Punktieren geht es darum, einen leichten Reiz auf die Akupressurpunkte auszuüben. Die Technik eignet sich bei besonders schmerzempfindlichen Patienten. Auch Kinder sprechen auf diese Art der Behandlung oft sehr gut an. Bei dieser Massageart klopfen Sie sanft mit der Zeige- oder Mittelfingerkuppe auf den Akupressurpunkt. Wiederholen Sie diese Klopfbewegung, die relativ schnell erfolgen sollte, auf einem Punkt einige Male, bevor Sie zur nächsten Zone übergehen.

Beruhigen und Anregen

Technik	Wirkung	Durchführung	Einsatzgebiet
Beruhigen/ Sedieren	Dämpfend, vermindert Yang	Kreisförmig gegen den Uhrzeigersinn	Akute Erkrankungen, Nervosität, Energieüberschuss
Anregen/ Tonisieren	Aktivierend, verstärkt Yang	Kreisförmig im Uhrzeigersinn	Erschöpfung, chronische Leiden, Energiemangel

Die 15 goldenen Regeln der Akupressur

Neben den beschriebenen Techniken sind auch die Art und die Dauer des ausgeübten Drucks von Bedeutung. Die Beachtung einiger Regeln kann Ihnen den Einstieg in die Akupressur erleichtern und gleichzeitig dazu beitragen, die Behandlungserfolge zu verbessern.

➤ Bauen Sie den Druck auf einen Akupressurpunkt immer langsam auf. Steigern Sie die Druckintensität also nie plötzlich, sondern immer allmählich.

➤ Koordinieren Sie Ihre Druckbewegung mit dem Atem. Es hat sich bewährt, immer mit dem Ausatmen Druck auszuüben. Setzen Sie den Finger also auf den Akupressurpunkt, atmen Sie ein, und »gehen« Sie beim Ausatmen in den Punkt »hinein«. Anschließend fangen Sie mit dem Kreisen an, wobei Sie Ihren Atem einfach fließen lassen sollten.

➤ Obwohl der Fingerdruck normalerweise senkrecht auf den zu behandelnden Punkt erfolgen sollte, ist es ratsam, auch einmal etwas andere Winkel auszuprobieren und beispielsweise leicht schräg nach oben oder nach unten zu drücken. Manchen Menschen ist der flache Druck einfach angenehmer als der senkrechte.

➤ Übertreiben Sie es nie mit der Druckstärke! Falls Sie eine Körperwaage besitzen, können Sie einmal etwas Druck mit der Daumenkuppe auf die Waage ausüben. Der Zeiger der Waage sollte sich dabei zwischen fünf und acht Kilogramm bewegen. Denken Sie also immer daran, dass es nicht darum geht, Ihrem Partner oder Ihnen selbst blaue Flecke zu bescheren. Wenn es nach der Akupressur zu einer Rötung der Haut in den massierten Zonen kommt, ist dies hingegen vollkommen normal.

➤ Im Allgemeinen ist es am günstigsten, mit dem Daumen zu akupressieren, da er der stärkste Finger ist und nicht so leicht ermüdet. Es gibt jedoch einige Akupressurpunkte, die aufgrund ihrer Lage leichter mit dem Zeige- oder Mittelfinger stimuliert werden können. Scheuen Sie sich nicht, hier ein wenig zu experimentieren.

➤ Wenn Sie besonders schmerzempfindliche Punkte ausmachen, sollten Sie sehr vorsichtig akupressieren. Achten Sie jedoch darauf, dass sich der Hautbereich um den Akupressurpunkt bei der kreisenden Massage auch dann noch mitbewegt, wenn Sie mit sehr geringem Druck arbeiten.

➤ Behandeln Sie die Punkte auf den Meridianen immer auf beiden Körperseiten. Wenn Sie beispielsweise einen Punkt am rechten Unterarm drücken, so massieren Sie anschließend auch den entsprechenden Punkt am linken Unterarm. Abgesehen von den zwei Sondermeridianen (Lenkergefäß und Konzeptionsgefäß), sind die Meridiane paarig angelegt und durchziehen sowohl die linke als auch die rechte Körperseite.

➤ Wo es sich anbietet – vor allem im Gesichtsbereich oder am unteren Rücken –, können Sie die Akupressurpunkte gleichzeitig auf der rechten und linken Körperseite behandeln (beispielsweise beide Schläfen).

➤ Feedback ist wichtig: Falls Sie einen anderen Menschen behandeln, sollten Sie gut auf seine Reaktionen achten. Fragen Sie immer wieder nach, wie er/sie sich fühlt.

➤ Nehmen Sie bei der Akupressur immer eine Körperhaltung ein, die das Erreichen der notwendigen Punkte möglichst leicht macht. Bleiben Sie während der Druckmassage entspannt, und lassen Sie sich genügend Zeit.

➤ Akupressieren Sie nicht bei vollem Magen. Warten Sie nach einer Hauptmahlzeit etwa zwei Stunden, bevor Sie mit der Behandlung beginnen.

➤ Führen Sie keine aktivierende Akupressur vor dem Einschlafen durch.

➤ Die Häufigkeit der Behandlung richtet sich nach der Art des Leidens. Normalerweise genügt eine Behandlung am Tag; bei akuten Beschwerden und Schmerzzuständen dürfen Sie auch bis zu dreimal täglich akupressieren.

➤ Wiederholen Sie die Behandlung so lange, bis Ihre Beschwerden verschwunden sind. Dies kann sehr schnell gehen. Doch spätestens nach ein bis zwei Wochen sollten deutliche Ergebnisse spürbar sein. Lediglich bei psychischen Problemen ist oft mehr Geduld nötig.

➤ Sie können die Akupressur auch ohne weiteres bei Kindern anwenden, sofern Sie die Druckmassage sanft und einfühlsam durchführen. Vor allem die oben beschriebene Technik des Punktierens eignet sich gut.

Bitte bedenken Sie, dass die Akupressurpunkte individuell liegen. Zunächst sollten Sie die Lage des Punkts anhand der vorgegebenen Illustrationen in diesem Buch bestimmen. Doch dann sollten Sie sich auch auf Ihr (Fingerspitzen-)Gefühl verlassen.

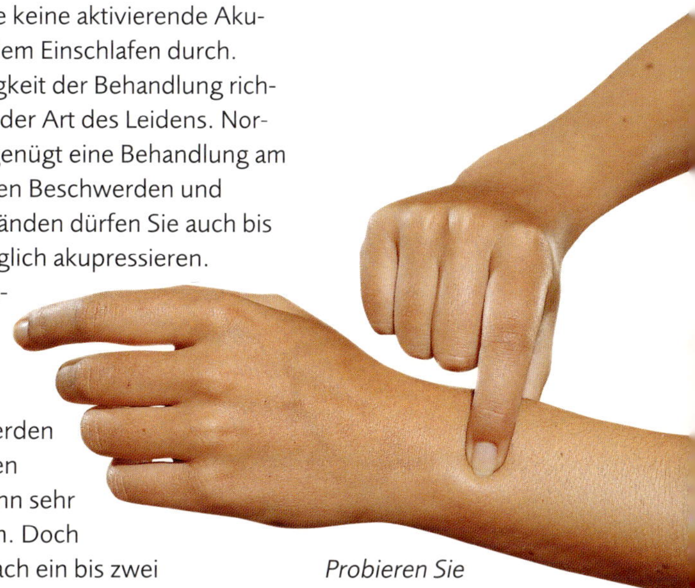

Probieren Sie aus, ob Sie das beruhigende bzw. anregende Kreisen besser mit dem Daumen, dem Zeige- oder dem Mittelfinger ausführen können.

Tibetische Massage

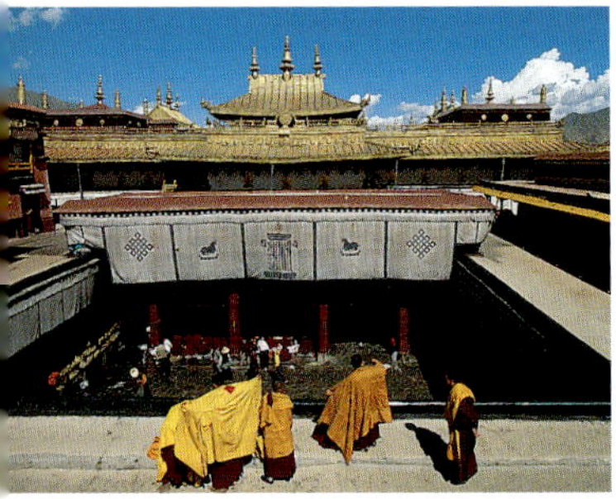

Im 15. Jahrhundert wurde in Tibet die lamaistische »gelbe Kirche« gegründet, aus der der erste Dalai Lama hervorging.

Im Gegensatz zur traditionellen chinesischen Medizin ist die tibetische Medizin bei uns bisher wenig bekannt. Erst seit kurzem beginnen immer mehr Menschen im Westen, sich mit den Therapieansätzen aus dem Hochland von Tibet – dem Dach der Welt – zu beschäftigen. Die allmähliche Verbreitung der tibetischen Medizin dürfte mit der zunehmenden Popularität des Buddhismus zusammenhängen, der auch in unseren Breiten immer mehr Anhänger findet. Und in der Tat ist die tibetische Medizin eng mit der Lehre des Buddhismus verbunden. Doch unabhängig von der Glaubenszugehörigkeit kann man auch hierzulande von den Heilmethoden der tibetischen Medizin profitieren – und dies gilt insbesondere für die tibetische Massage.

Die drei Energieprinzipien der tibetischen Energielehre können nicht nur physisch, sondern auch geistig-seelisch gestört werden – nämlich durch die drei negativen Geisteszustände Nichtwissen, falsche Selbstwahrnehmung und Begierde.

Die Ursprünge der tibetischen Medizin gehen auf das jahrtausendealte Wissen der Schamanen zurück. Als Heiler und Priester der Nomadenvölker galten die Schamanen als Vermittler zwischen dem Menschen und den Naturgeistern. Neben schamanistischen Einflüssen ist die tibetische Medizin allerdings auch stark von den Heilmethoden der Nachbarländer Indien und China geprägt. So findet man in der tibetischen Medizin neben buddhistischen Einflüssen auch Elemente aus dem indischen Ayurveda und der traditionellen chinesischen Medizin.

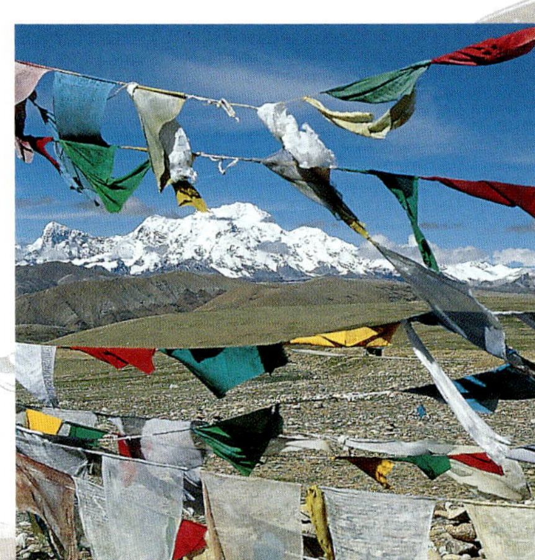

Bunte Verehrung: Im Hochland von Tibet flattern die Gebetsfahnen.

Wichtige Prinzipien der tibetischen Massage

In Tibet bilden Massagen einen festen Bestandteil der traditionellen Volksmedizin. Obwohl u. a. auch im Hauptwerk der tibetischen Medizin – im »rGyud-bzhi« (gesprochen »gü-shi«) – erwähnt, werden die althergebrachten Massagetechniken von tibetischen Ärzten heute leider kaum noch durchgeführt. Gemäß der alten Lehre führen sie jedoch ebenso wie andere Methoden der tibetischen Medizin dazu, dass die Gesundheit von Körper, Seele und Geist sowie das Gleichgewicht der drei Grundenergien im Menschen wiederhergestellt werden. Im Gegensatz zum Yin-Yang-Fließgleichgewicht der Chinesen spielen in Tibet vor allem die drei grundlegenden Energie- und Konstitutionsprinzipien »rLung« (gesprochen »lung«; die bewegende Kraft, auch Wind, Luft), »mKhris-pa« (gesprochen »tripa«; die wärmende Kraft, auch Galle) und »Bad-kan« (gesprochen »wäkän«; die erhaltende Kraft, auch Schleim) eine große Rolle; ihr harmonisches Zusammenspiel gilt als Voraussetzung für Gesundheit.

Gemeinsamkeiten und Unterschiede zur Akupressur

Auf den ersten Blick scheint die tibetische Massage, insbesondere die so genannte Energiepunktmassage, eng mit der Akupressur verwandt zu sein. Dies ist kein Wunder, denn es gibt tatsächlich einige Gemeinsamkeiten zwischen der chinesischen und der tibetischen Medizin. So beruhen beispielsweise beide auf einer Elementelehre, und bei beiden Heilmethoden geht es darum, den »ganzen Menschen« zu therapieren. Dennoch gibt es einige wichtige Unterschiede. Im Gegensatz zur Akupressur basiert die tibetische Massage nämlich nicht auf dem doch recht komplizierten Meridiansystem. Verglichen mit der chinesischen Meridianlehre und den 361 klassischen Akupunkturpunkten ist die tibetische Medizin insgesamt einfacher aufgebaut. Dies gilt vor allem für die Massage, die bei weitem nicht so ausgefeilt und kompliziert ist wie einige andere Massageformen. Dennoch gilt es auch hier, einige wichtige Besonderheiten zu beachten.

Grundlegende Techniken

Eine Eigenart der tibetischen Massage ist, dass sie mit Hilfe von angewärmtem Sesamöl durchgeführt wird, was ihre Verwandtschaft zum indischen Ayurveda verdeutlicht, wo Sesamölmassagen ebenfalls eine wichtige Rolle spielen. Abgesehen vom Einsatz des Sesamöls erinnern viele tibetische Massagetechniken an unsere westliche Massage. Es wird zwischen vier grundlegenden Massageformen unterschieden – der bewegenden, wärmenden und langen Massage sowie der Energiepunktmassage (siehe dazu Seite 50ff.).

➤ Bei der bewegenden Massage werden durch Kneten und Reiben der Schultern und der Nackenmuskulatur Verspannungen gelöst.

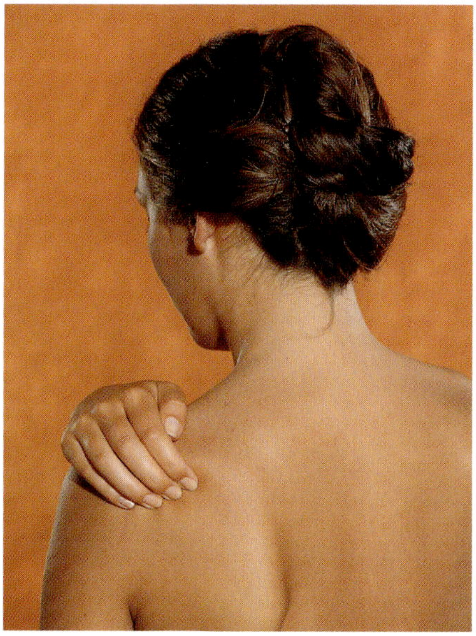

Bewegende Massage: Das Kneten und Reiben dient der Auflösung von Verspannungen.

➤ Die wärmende Massage dient dazu, in bestimmten Körperbereichen Wärme zu erzeugen. Bei dieser Technik wird mit Handfläche und Handballen massiert, wobei die Hand ganz sanft auf der Haut aufliegt und mit schnellen Bewegungen um einen Punkt herum kreist, bis sich die Haut rötet.

Wärmende Massage: Mit der flachen Hand werden schnelle Kreisbewegungen ausgeführt.

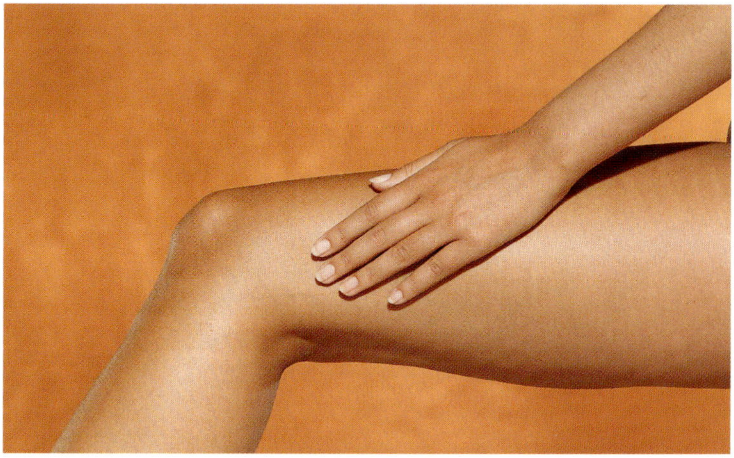

➤ Die dritte Methode, die so genannte lange Massage, setzt nur die Finger ein. Es geht darum, mit drei Fingern Striche in Längsrichtung auszuführen. Die Fingerkuppen werden dazu auf die Haut aufgesetzt und in langsamen und sanften Bewegungen an der Haut entlanggestrichen. Die lange Massage wird vor allem im Bereich der Arme – von der Schulter ausgehend in Richtung Hand – und an den Beinen – von den Knien Richtung Fußgelenk abwärts streifend – eingesetzt. Aber auch der Rücken kann auf diese Weise massiert werden, wobei die Streichbewegungen vom Nacken aus in Richtung unterer Rücken ausgeführt werden.

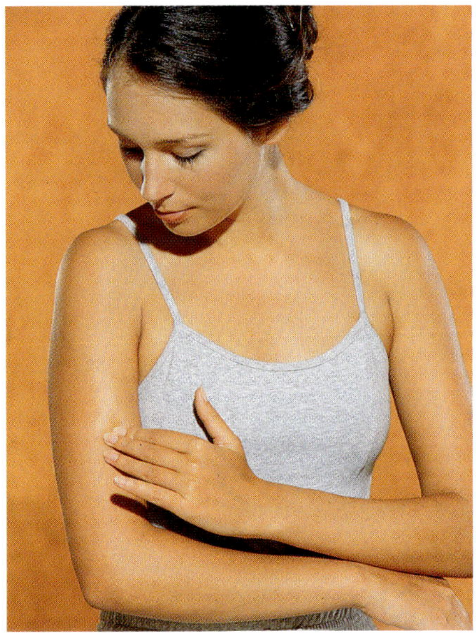

Lange Massage: Sie entspricht der klassischen Streichmassage. Mit den Fingerkuppen von Zeige-, Mittel- und Ringfinger wird sanft auf der Haut entlanggestreift.

Gerade wenn es darum geht, Stress, Unruhe und Nervosität entgegenzuwirken, können Sesamölmassagen mit den Techniken der bewegenden, wärmenden und langen Massage oft kleine Wunder bewirken.

Die drei bisher genannten Massagetechniken wirken weniger gegen spezifische Beschwerden als vielmehr allgemein wohltuend und entspannend. Für die gezielte Behandlung unterschiedlichster Erkrankungen ist aber eine andere Massagetechnik der tibetischen Medizin von besonderem Interesse: die Energiepunktmassage.

Die Energiepunktmassage

Die Energiepunktmassage bildet neben der wärmenden, langen und bewegenden Massage die vierte Haupttechnik der tibetischen Massage. Sie ähnelt der chinesischen Akupressur recht stark. Und ebenso wie die Akupressur ist auch die Energiepunktmassage in der Praxis leicht durchzuführen und sowohl für die Selbst- als auch für die Partnerbehandlung geeignet. Die theoretischen Grundlagen sind jedoch wesentlich unkomplizierter, beruht doch die Energiepunktmassage – im Gegensatz zur Akupressur – lediglich auf 87 Hautpunkten, von denen jedoch nur 16 häufiger behandelt werden.
Diese 16 Hauptpunkte, die Sie kennen müssen, um die Energiepunktmassage ausüben zu können, sind leicht zu finden. Sie liegen fast alle an den exponierten Körperstellen, also am Kopf und an den Extremitäten. Da die 16 Hauptpunkte meist recht schmerzempfindlich sind, werden Sie sie anhand der Beschreibung (siehe die Tabelle der beiden nächsten Seiten) und der Illustrationen leicht auffinden können. Mit etwas Übung können Sie sich die Punkte wahrscheinlich sogar auswendig merken.
Ebenso wie die Akupressurpunkte sind auch die Energiepunkte der Tibeter sehr effektive Wirkpunkte. Zwar beruht die tibetische Massage, wie gesagt, nicht auf dem Meridiansystem; dennoch konnten die Tibeter ebenso wie die Chinesen die Erfahrung machen, dass bestimmte Punkte am Körper schmerzhaft reagieren, wenn entsprechende Erkrankungen auftreten, und dass man über diese Punkte harmonisierend auf den ganzen Organismus einwirken kann.

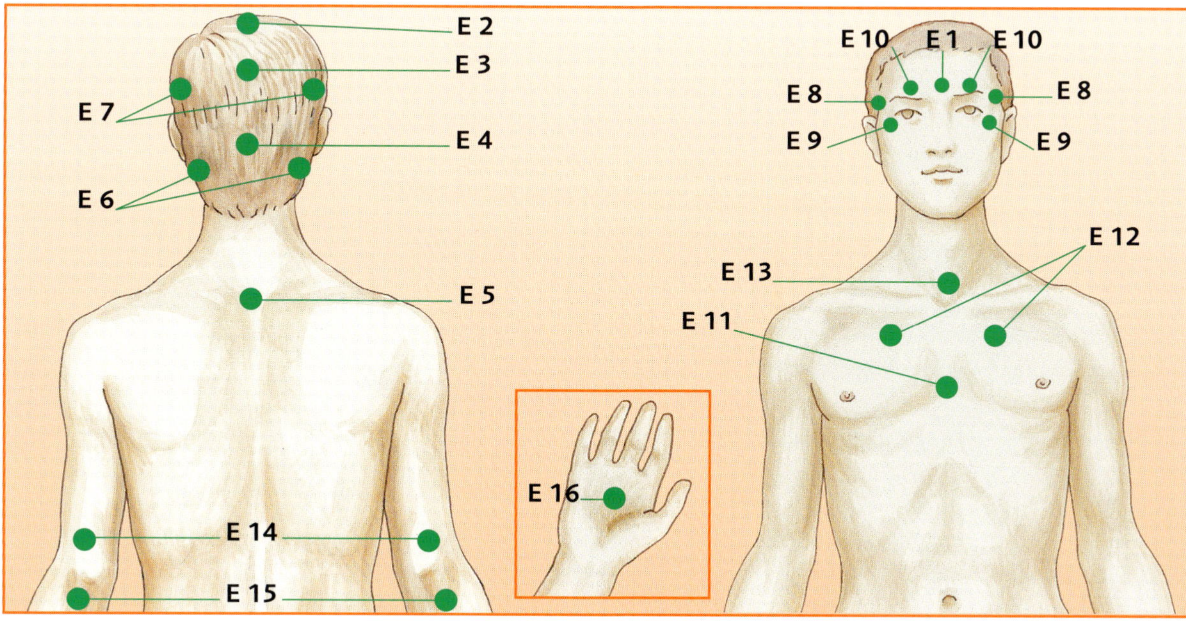

Die 16 Hauptpunkte der Energiepunktmassage

Energiepunkt	Lage	Einsatzgebiete
E 1 Stirnpunkt	In der Mitte der Stirn – 1 bis 2 Zentimeter über der Nasenwurzel	Stirnhöhlenentzündung, Müdigkeit, Augenprobleme, Kopfschmerzen, Nervosität
E 2 Scheitelpunkt	Am Scheitel, der höchsten Stelle des Kopfs	Atembeschwerden, Erschöpfung, Schlafstörungen
E 3 Punkt der kleinen Fontanelle	Einige Zentimeter hinter dem Scheitelpunkt – auf der Mittellinie des Kopfs als kleine Vertiefung spürbar	Unruhe, Nervosität, Ängste, Schlafstörungen
E 4 Schädelbasispunkt	Auf der Mittellinie des Kopfs – kurz oberhalb des ersten Halswirbels (ganz unten am Hinterkopf)	Kopfschmerzen, Atemprobleme, depressive Verstimmungen
E 5 Punkt des siebten Halswirbels	Auf der Wirbelsäule, und zwar auf dem deutlich hervorstehenden 7. Halswirbel (etwa auf Schulterhöhe)	Schwindelgefühle, niedriger Blutdruck, Verspannungen, Nervosität
E 6 Nackenpunkt (paarig)	Ungefähr 2 Zentimeter unterhalb und 2 Zentimeter seitlich des Schädelbasispunkts	Spannungskopfschmerzen, Migräne, Müdigkeit

Die 16 Hauptpunkte der Energiepunktmassage

Energiepunkt	**Lage**	**Einsatzgebiete**
E 7 Ohrspitzenpunkt (paarig)	Etwa 3 Zentimeter oberhalb der Ohrspitzen und von dort aus 1 Zentimeter in Richtung des Hinterkopfs – an der richtigen Stelle ist die Haut besonders weich	Spannungskopfschmerzen
E 8 Hinterer Schläfenpunkt (paarig)	In der Mitte zwischen Schläfen und Ohren (sehr schmerzempfindliche Punkte)	Depressive Verstimmungen, Schlafstörungen
E 9 Augenwinkelpunkt (paarig)	Jeweils an den äußeren Augenwinkeln	Augenerkrankungen, müde Augen, Müdigkeit
E 10 Augenbrauenpunkt (paarig)	Ungefähr in der Mitte der Augenbrauen	Augenerkrankungen, müde Augen, Müdigkeit
E 11 Brustmittelpunkt	In der Mitte des Brustbeins – auf Höhe der Brustwarzen	Kreislaufbeschwerden, Schwindel, Ängste, depressive Verstimmungen, Ohrenbeschwerden
E 12 Brustseitenpunkt (paarig)	In der Mitte einer gedachten Linie, die von den Brustwarzen zur Mitte der Schlüsselbeine verläuft	Lungenerkrankungen, Herzbeschwerden, Schmerzzustände
E 13 Halsgrubenpunkt	An der untersten Stelle der Halsgrube, unmittelbar über dem Brustbein	Ängste, Erschöpfung, Lustlosigkeit
E 14 Oberer Ellbogenpunkt (paarig)	Auf der Oberseite des Oberarms, etwa 2 Zentimeter vom Ellbogengelenk entfernt; (winkeln Sie den Arm an, und drehen Sie die Handfläche nach unten, um den Punkt zu finden)	Durchfall, Darmbeschwerden, Koliken
E 15 Unterer Ellbogenpunkt (paarig)	Etwa 2 Zentimeter vom Ellbogen entfernt auf der Oberseite des Unterarms (Sie finden den Punkt leichter, wenn Sie den Arm anwinkeln und dann die Handfläche zum Körper drehen)	Verstopfung, Koliken
E 16 Handmittelpunkt (paarig)	In der Mitte der Handfläche	Übergewicht, Essstörungen, Ängste

Erstaunlicherweise handelt es sich auch bei den Energiepunkten wieder um Zonen, die in keinerlei anatomischem Zusammenhang mit dem Ort der Krankheit zu stehen scheinen – eine Erkenntnis, die Ihnen aus der Akupressur bekannt vorkommen dürfte und die auch der Reflexzonenmassage (siehe Seite 54ff.) zugrunde liegt.

Massagetechnik

Bei der Durchführung der Energiepunktmassage sind zwei Punkte zu beachten.

➤ Stimulieren Sie die Energiepunkte, indem Sie mit dem Daumen oder mit Zeige- und Mittelfinger kreisende Massagebewegungen mit leichtem Druck ausüben. Im Gegensatz zur Akupressur darf bei der tibetischen Energiepunktmassage nur wenig Druck ausgeübt werden.

➤ Während die meisten tibetischen Massagetechniken mit Sesamöl durchgeführt werden, bildet die Energiepunktmassage eine Ausnahme, denn für diese Form der Massage benötigen Sie eine spezielle Massagepaste, in die Sie den Finger, mit dem Sie die Behandlung durchführen wollen – also beispielsweise die Zeigefingerkuppe oder die Daumenkuppe –, eintauchen.

Rezept für Massagepaste

Um die Paste herzustellen, vermischen Sie einfach die folgenden Zutaten gründlich:

- 2 Teelöffel Butterschmalz
- 1 Teelöffel Muskatpulver
- 1/2 Teelöffel Ingwerpulver

Tipps für die Praxis

Abgesehen von der richtigen Massagetechnik mit der speziellen Massagepaste sollten Sie noch auf die folgenden Punkte achten, wenn Sie eine Energiepunktmassage an sich selbst oder Ihrem Partner ausführen möchten.

➤ Als beste Zeit für die Energiepunktmassage gilt der späte Vormittag oder der frühe Nachmittag. Die Massage sollte weder zu sehr früher noch zu sehr später Stunde ausgeführt werden, um den Energiehaushalt des Körpers nicht durcheinander zu bringen.

➤ Bei der Energiepunktmassage sollten höchstens 5 der 16 Punkte bei einer Sitzung behandelt werden.

➤ Massieren Sie Energiepunkte mindestens vier bis fünf Minuten lang. Im Gegensatz zur Akupressur wird die Energiepunktmassage wesentlich sanfter, dafür aber auch länger ausgeführt. Die Gesamtdauer der Energiepunktmassage liegt dennoch nur bei 10 bis 15 Minuten, da für gewöhnlich nicht mehr als zwei bis drei Punkte in einer Behandlung massiert werden.

➤ Ruhen Sie sich nach der Selbstmassage mindestens zehn Minuten aus. Wenn Sie einen anderen Menschen massieren, sollte auch er sich nach der Behandlung kurz hinlegen, damit sich die Wirkungen der Massage richtig entfalten können.

➤ Die tibetische Massage darf nicht bei vollem Magen ausgeführt werden. Andererseits sollte der Patient vor der Massage auch nicht sonderlich hungrig sein.

➤ Verzichten Sie bei fiebrigen Erkrankungen, Entzündungen, Schwellungen und Hauterkrankungen auf die Durchführung der Energiepunktmassage.

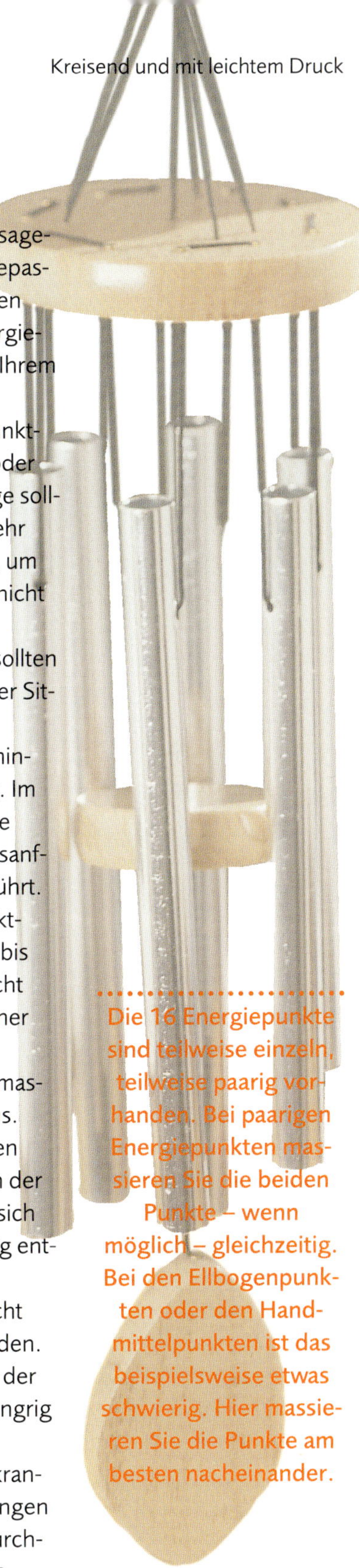

Die 16 Energiepunkte sind teilweise einzeln, teilweise paarig vorhanden. Bei paarigen Energiepunkten massieren Sie die beiden Punkte – wenn möglich – gleichzeitig. Bei den Ellbogenpunkten oder den Handmittelpunkten ist das beispielsweise etwas schwierig. Hier massieren Sie die Punkte am besten nacheinander.

Reflexzonenmassage

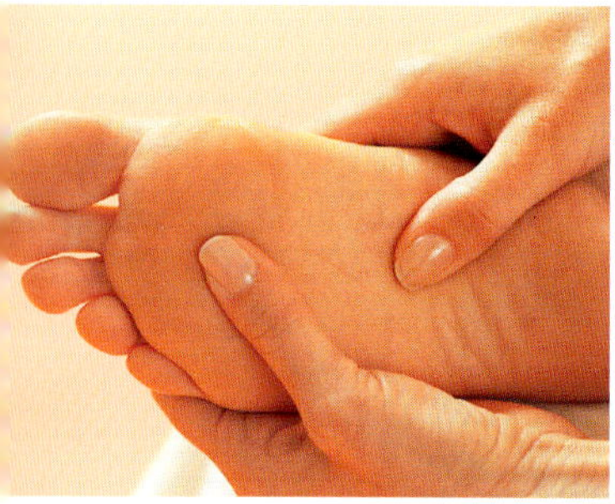

Bei der Fußreflexzonenmassage darf der Kontakt zwischen Hand und Fuß nicht unterbrochen werden. Die Handfläche liegt eng auf und fängt meist den Druck des Daumens auf.

Bei der Reflexzonenmassage handelt es sich, wie auch bei den anderen in diesem Buch vorgestellten Massagetechniken, um ein ganzheitliches Verfahren, das im Einklang mit der Natur steht. Durch die Stimulierung der Reflexzonen an Füßen und Händen haben Sie alle Möglichkeiten »in der Hand«, um Ihre Lebensenergie anzuregen und Ihr Wohlbefinden zu erhöhen. Und obwohl diese Massage durchaus dazu beiträgt, lästige Symptome loszuwerden, handelt es sich hier doch um keine rein symptomatische Behandlungsmethode. Jede Reflexzonentherapie berücksichtigt nämlich immer den ganzen Menschen. Durch das Drücken bestimmter Punkte und Zonen an Händen und Füßen werden die Organ- und Drüsenfunktionen harmonisiert; darüber hinaus werden sich jedoch auch angenehme seelische Wirkungen zeigen, so beispielsweise das Gefühl von Geborgenheit oder einer tiefen Entspannung während der Behandlung.

Ebenso wie die Akupressur eignet sich auch die Reflexzonenmassage besonders gut, wenn es darum geht, alltägliche Beschwerden zu lindern, Schmerzen zum Verschwinden zu bringen und den gesamten Organismus zu beleben.

Immer beliebter

Es gibt recht viele Gründe, warum die Reflexzonentherapie heute immer mehr Anhänger findet und sich großer Beliebtheit erfreut.

- Die Reflexzonenmassage ist verhältnismäßig leicht und schnell zu erlernen.
- Sie kommt ohne komplizierte Geräte und teure Hilfsmittel aus.
- Durch die Stimulierung der Reflexzonen können viele körperliche Beschwerden gelindert werden.
- Sowohl die Fuß- als auch die Handreflexzonenmassage eignen sich gut für die Selbstbehandlung.
- Nicht zuletzt stellt die Reflexzonenmassage auch eine gute Möglichkeit dar, sich zu entspannen und Stress abzubauen.

Ursprünge der Reflexzonentherapie

Einige Zeugnisse belegen, dass die Reflexzonenmassage schon sehr alt ist und in vielen alten Kulturen, so etwa bei den Chinesen, Ägyptern und den Indianern Nord- und Mittelamerikas, bekannt gewesen sein dürfte. Dennoch lässt sich heute leider nicht mehr genau nachvollziehen, wann und wo diese Massageform ihren Anfang nahm. Einiges spricht dafür, dass die Reflexzonenmassage ungefähr zur selben Zeit wie die Akupressur entstand, also um 4000 v. Chr. Tatsächlich gibt es auch einige gemeinsame Prinzipien zwischen Akupressur und Reflexzonenmassage. So werden beispielsweise sowohl bei der Akupressur als auch bei der Reflexzonenmassage gezielt Hautpunkte stimuliert, um die Funktion der Organe zu harmonisieren. Wie noch zu zeigen sein wird, gibt es trotz der Ähnlichkeiten der beiden Therapieformen allerdings auch einige bedeutende Unterschiede.

Innerhalb der traditionellen indischen Medizin gab es – wenn auch frühestens seit 2000 v. Chr. – Behandlungsformen, die Reflexpunkte nützten, um die Gesundheit der Patienten wiederherzustellen.

Dass das Wissen um die Reflexzonen an Händen und Füßen wesentlich früher auch bei den alten Ägyptern bekannt war, gilt als sehr wahrscheinlich. So deuten beispielsweise Wandgemälde aus einigen Grabstätten in Sakkara darauf hin, dass die Ägypter vor rund 4500 Jahren bereits eine Art von Reflexzonenmassage ausgeübt haben.

In vielen Kulturen praktiziert

Die Stimulation der Füße und Hände zu Heilzwecken ist sicherlich in vielen alten Kulturen angewendet worden. Schriftliche Zeugnisse sind indes rar. Einige Funde in Südamerika belegen den Ursprung der Reflexzonentherapie als traditionelle Heilmethode der Ureinwohner recht deutlich. In Form von Symbolen, die während der Hochkultur der Maya, also zwischen Christi Geburt und 900 n. Chr., in Steintafeln eingemeißelt wurden, sind die Zusammenhänge der Reflexzonentherapie gut dokumentiert.

Auf einem Steinaltar aus der Ruinenstätte Copán wurden vor mehr als 1000 Jahren 36 verschlüsselte Symbole eingraviert, die belegen, dass die Reflexzonenmassage nicht nur als Heil-, sondern auch als Diagnosemethode eingesetzt worden sein dürfte. Entschlüsselt und gedeutet wurden die Symbole jedoch erst in den dreißiger Jahren des 20. Jahrhunderts, und zwar durch den amerikanischen Arzt Dr. William H. Fitzgerald und die Masseurin Eunice D. Ingham-Stopfel.

Doch auch in unserer westlichen Kultur in Europa tauchten Vorläufer der Reflexzonentherapie schon relativ früh auf. So brachte ein Arzt aus Leipzig – ein gewisser Dr. Ball – bereits 1580 die erste Abhandlung einer Reflexzonentherapie aus wissenschaftlicher Sicht heraus.

Die moderne Reflexzonentherapie

Wenn heute von »Reflexzonenmassage« die Rede ist, so ist dabei immer die moderne Reflexzonentherapie gemeint, wie sie zu Beginn des 20. Jahrhunderts entstand.

Als Begründer dieser Therapieform gilt der bereits erwähnte HNO-Arzt Dr. William H. Fitzgerald (1872–1942). Bei der Entwicklung der Reflexzonentherapie machte sich Fitzgerald u. a. sein umfangreiches Wissen über die Heilweisen der südamerikanischen Inkas und Maya zunutze. Auch entdeckte er,

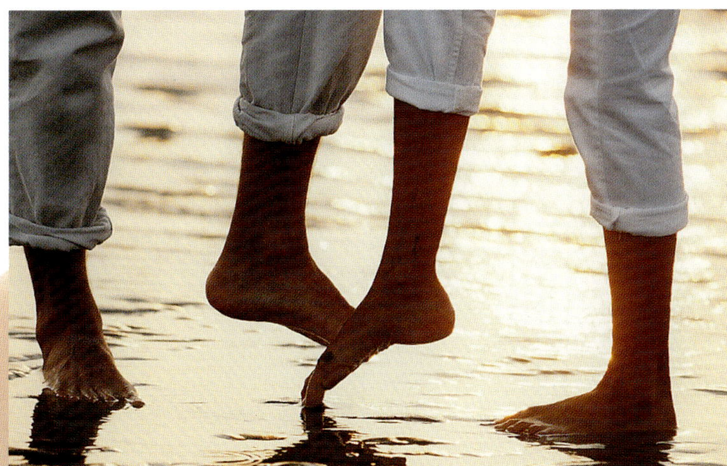

Schuhe aus und an den Strand! Beim Barfußlaufen werden die Reflexzonen der Füße stimuliert – eine einfache Form der Fußreflexzonenmassage.

dass der Druck auf bestimmte Punkte an Hand und Fingern sich nicht nur heilsam auf entfernt gelegene Körperregionen auszuwirken schien, sondern darüber hinaus auch Schmerzen linderte. Die Grundlagen seiner Erkenntnisse legte er 1917 in seinem Buch »Zonentherapie« dar, das in Columbus, Ohio (USA), erschien. Dabei baute er auf den Erkenntnissen des englischen Neurologen Sir Henry Head auf, von dem später noch die Rede sein wird. Im Lauf seiner Forschungen entdeckte Fitzgerald

»Geschichten, die die Füße erzählen können« – das Buch von Eunice D. Ingham-Stopfel wird noch heute als Standardwerk der Fußreflexzonentherapie angesehen.

schließlich immer mehr Wechselbeziehungen zwischen bestimmten Hand- und Fußzonen und den Organen, so dass er später damit begann, Lehrkurse und Seminare zu veranstalten.
Neben Dr. Fitzgerald war auch der amerikanische Arzt Dr. Riley maßgeblich an der Entwicklung der Reflexzonenmassage beteiligt. Riley legte einen weiteren Grundstein für die heutige Reflexzonenmassage, indem er sich vor allem auf die therapeutische Seite der Methode konzentrierte. Darüber hinaus war er auch der Lehrer der Masseurin Eunice D. Ingham-Stopfel. Die Amerikanerin stellte die Fußreflexzonenmassage in den Mittelpunkt ihrer Arbeit und veröffentlichte 1938 ihr Buch »Geschichten, die die Füße erzählen können«.

Verbreitung von den USA aus

Von den USA kam diese Massagemethode zunächst nach England und erreichte schließlich auch Deutschland, wo Hanne Marquardt die Verbreitung und Popularität der Reflexzonenmassage maßgeblich vorangetrieben hat.
Als relativ schnell erlernbares und gleichzeitig effektives Therapie- und Diagnoseverfahren hat sich die Reflexzonenmassage heute einen festen Platz innerhalb der sanften Heilkunde erobert. Vor allem die Fußreflexzonenmassage wird inzwischen von zahlreichen Masseuren, Physiotherapeuten und Heilpraktikern eingesetzt, um Schwachstellen im Körper aufzuspüren, Schmerzen zu lindern und die Lebenskräfte anzuregen. Immer häufiger wird die Reflexzonenmassage auch als »Hausmittel« für die Selbstbehandlung eingesetzt, um kleineren oder größeren Leiden des Alltags den Garaus zu machen.

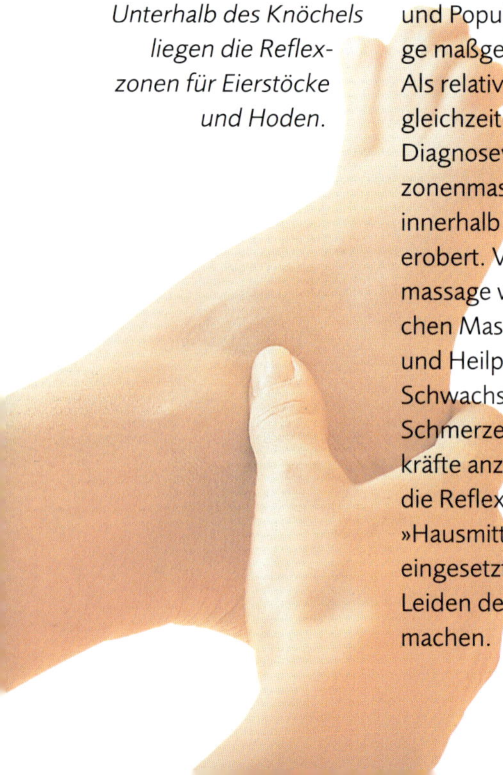

Unterhalb des Knöchels liegen die Reflexzonen für Eierstöcke und Hoden.

Die wichtigsten Prinzipien der Reflexzonenmassage

Der Reflexzonenmassage liegt die Beobachtung zugrunde, dass es an verschiedenen Stellen des Körpers Druckpunkte bzw. Zonen gibt, die bestimmten Organen und Drüsen zugeordnet sind. Die bekanntesten Reflexzonen liegen an den Füßen, insbesondere an den Fußsohlen. Dies mag der Grund dafür sein, dass Reflexzonenmassage und Fußreflexzonenmassage oft gar nicht unterschieden werden. Dennoch gibt es durchaus auch andere Reflexzonen – so etwa die Hand- oder die Ohrreflexzonen.
Die Theorie der Reflexzonen geht davon aus, dass durch Massage oder Druck einzelner Punkte – beispielsweise an Fuß- oder Handflächen – reflektorisch auf den ganzen Organismus eingewirkt werden kann. Der Körper spiegelt sich also in den Füßen oder Händen wider. Die Erfahrung hat gezeigt, dass die Funktion einzelner Organe tatsächlich über die Haut aktiviert werden kann. Indem ein Reiz auf bestimmte Reflexzonen ausgeübt wird, kommt es zu Reaktionen in Organen, die teilweise weit vom stimulierten Reflexpunkt entfernt sind.
Der Begriff »Reflexzone« ist allerdings insofern etwas irreführend, als ein Reflex eigentlich als ein »unwillkürlich und regelhaft ablaufender Vorgang als Antwort auf einen Reiz« definiert ist. Das typische Beispiel für einen einfachen Reflex ist der Kniesehnenreflex, der gut beobachtet werden kann, wenn der Arzt bei seinem Patienten mit einem kleinen Gummihammer auf die Sehne unterhalb des Knies schlägt. Der Unterschenkel schnellt daraufhin unwillkür-

lich nach oben. Aus medizinischer Sicht sind Reflexe also automatische Abläufe, die durch Nervenreize ausgelöst werden. Wenn Sie sich die Finger an der heißen Herdplatte verbrennen, wird Ihre Hand reflexartig zurückschnellen: Reflexe aktivieren Muskeln also vor allem in Situationen, in denen das Gehirn zu viel Zeit benötigen würde, um schnell genug zu reagieren. Die Reflexzonenmassage »funktioniert« jedoch nicht über anatomisch festlegbare Nervenreize. Ihr liegen andere Prinzipien zugrunde.

Die Wirkungen der Reflexzonenmassage

Um es vorwegzunehmen: Es gibt bis heute keine einzige wissenschaftliche Untersuchung, die genau belegen könnte, warum die Reflexzonenmassage so effektiv ist oder wie sie genau »funktioniert«. Dem International Institute of Reflexology zufolge strömt die Lebensenergie des Körpers ununterbrochen durch Kanäle, Bahnen oder Zonen, die in die Füße und Hände münden. Kommt es innerhalb des Energieflusses zu Blockaden oder Störungen, entstehen Spannungen und Krankheiten. Die Behandlung der Reflexzonen befreit den Energiefluss, so dass die Energie wieder ungehindert strömen kann. Sicher spielt bei der Reflexzonentherapie auch die Tatsache, dass auf die Haut ausgeübte Reize zum Rückenmark und von dort aus zu unterschiedlichen Organen weitergeleitet werden, eine Rolle. Die Grundidee, über bestimmte Hautzonen innere Organe beeinflussen zu können, lässt sich jedoch vor allem auf die Theorie der Headschen Zonen zurückführen.

Die Headschen Zonen

Alle Muskeln und Organe des menschlichen Körpers sind durch Nerven mit dem Gehirn verbunden. Das Nervensystem durchzieht den ganzen Körper netzartig, wobei die Nerven jedoch nicht einfach kreuz und quer in Richtung Gehirn verlaufen. Vielmehr treten sie an den Wirbeln in den Wirbelkanal ein und bündeln sich im Rückenmark. Die vom Gehirn kommenden Nerven verlaufen ebenfalls im Rückenmark und verlassen die Wirbelsäule durch entsprechende seitliche Öffnungen an den Wirbeln.
Die aus 24 Wirbeln sowie Kreuz- und Steißbein bestehende Wirbelsäule bildet eine Struktur aus insgesamt 26 Segmenten, die sich auch an den Reflexverbindungen, die zwischen bestimmten Hautzonen und entsprechenden inneren Organen bestehen, zeigt. Dies ist auch der Grund dafür, dass Störungen und Erkrankungen innerer Organe sich in typischen, reflektorischen Schmerzen oder Veränderungen des Bindegewebes in fest umschriebenen Hautzonen bemerkbar machen können.

Übrigens übernimmt auch die Neuraltherapie einige Thesen und Methoden der Fußreflexzonentherapie.

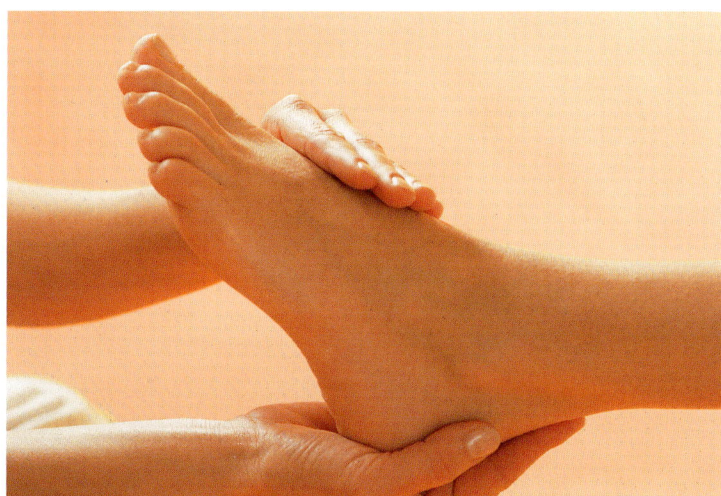

Bei einer Partnermassage ist es sinnvoll, wenn der Fuß mit einer Hand massiert und mit der anderen abgestützt wird.

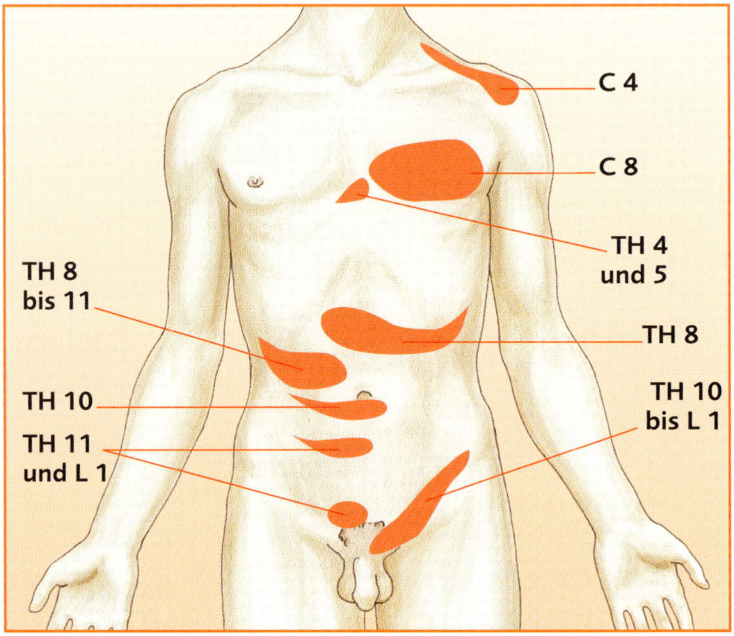

Einige der Headschen Zonen, die von Rückenmarksegmenten versorgt werden: So versorgt z. B. C 4 das Zwerchfell oder das Thorakalsegment TH 8 den Magen.

So führen Erkrankungen der Gallenblase beispielsweise zu einer starken Sensibilität der Haut im Bereich der rechten Schulter, während Störungen in der Zwerchfellfunktion z. B. die Schmerzempfindlichkeit der Hautareale oberhalb der Schlüsselbeine erhöhen.
Der englische Nervenarzt Sir Henry Head (1861–1940) erforschte die Reflexverbindungen von Hautzonen und Organen eingehend. Nachdem er die Zusammenhänge zwischen übermäßigem Schmerzempfinden der Haut bei Druck (Hauthyperalgesie) und Störungen innerer Organe hinreichend untersucht hatte, gelang es ihm schließlich, präzise Karten anzufertigen, die genau definierte Hautpartien bestimmten Organen zuordnen. Diese Zonen sind heute als Headsche Zonen oder Head-Zonen bekannt und konnten inzwischen wissenschaftlich belegt werden. Sie ergeben sich durch den gemeinsamen Verlauf von Eingeweidenerven und sensiblen Hautnerven.

Die Headschen Zonen werden entsprechend den Rückenmarksabschnitten, von denen sie versorgt werden, in verschiedene Segmente eingeteilt, und zwar in:

- Acht Halssegmente (Cervikalsegmente C 1 bis C 8)
- Zwölf Brustsegmente (Thorakalsegmente TH 1 bis TH 12)
- Fünf Lendensegmente (Lumbalsegmente L 1 bis L 5)
- Fünf Kreuzbeinsegmente (Sakralsegmente S 1 bis S 5)

Die Headschen Zonen veranschaulichen zahlreiche neurologische Abläufe. Sie werden teilweise auch herangezogen, um die Wirkungsweise der Akupunktur zu erklären, was insofern nicht ganz gelingen kann, als die Akupunktur auf dem Meridiansystem gründet, das nur wenig mit den Headschen Zonen zu tun hat.

Die Reflexzonen nach Fitzgerald

Der amerikanische HNO-Arzt Dr. Fitzgerald – ein Zeitgenosse von Sir Henry Head – unterteilte den menschlichen Körper in zehn Zonen. Diese senkrecht verlaufenden Zonenlinien, auch als Längengrade bezeichnet, durchziehen den Körper in einer Weise, die an ein vereinfachtes Meridiansystem erinnert. Und in der Tat hängen Fitzgeralds Zonen ebensowenig wie die Meridiane vom Nervensystem oder von anatomischen Strukturen ab.
Die Längengrade verlaufen parallel zu einer gedachten Mittellinie, die der Wirbelsäule entspricht, senkrecht durch den Körper. Auf jeder Körperseite sind es fünf Linien, wobei jede dieser zehn Zonenlinien jeweils einem Finger bzw. einer Zehe zugeordnet ist. Nach Fitzgerald entspringen die Zonen nämlich in Daumen, Zeige-, Mittel-, Ring- und

kleinen Fingern, laufen an den Armen entlang über Gesicht und Kopf aufwärts, von dort aus an Körpervorderseite und Körperrückseite abwärts in die den jeweiligen Fingern entsprechenden Zehen, wo sie enden.
Nach Fitzgerald liegen alle Organe in diesen Zonen, und da die Zonen den Körper gewissermaßen in Scheiben schneiden, ist jeder Teil des Fußes bzw. der Hand auch Teil einer Zone. Folglich ist das Ganze immer auch im Teil enthalten, bzw. der Teil spiegelt das Ganze wider (reflektiert das Ganze) – eine wesentliche These der Reflexologie.
Die zehn Längszonen erinnern – wie gesagt – etwas an ein vereinfachtes Meridiansystem. Auch wenn Fitzgeralds Zonenkonzept sehr viel einfacher aufgebaut ist als das jahrtausendealte chinesische Meridiansystem und auch auf anderen Prinzipien fußt, so hat es dennoch einen ebenso erfolgreichen Weg wie die chinesische Akupunktur bzw. Akupressur genommen.

Fitzgerald-Zonen

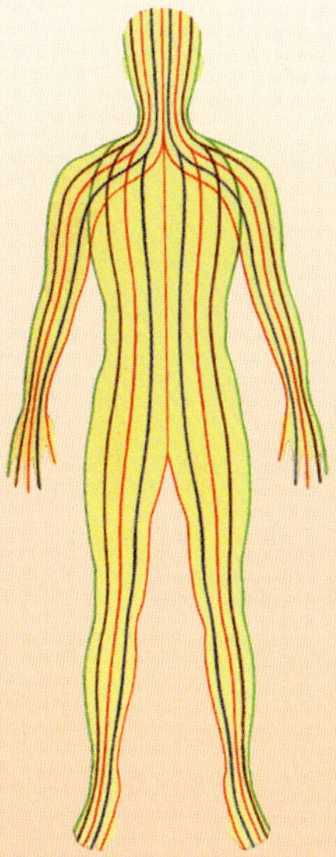

Die Fußreflexzonen

Innerhalb der Reflexzonentherapie ist die Fußreflexzonenmassage heute zweifellos in den Mittelpunkt des allgemeinen Interesses gerückt. Schon bei den alten Chinesen galt der Fuß als Wurzel des Körpers. Und natürlich liegt es nahe, den Fuß als unsere Basis anzusehen. Im Vergleich zu Naturvölkern hat der »zivilisierte Fuß« jedoch leider kein leichtes Leben. Er wird in enges Schuhwerk eingesperrt, muss auf Stöckelschuhen balancieren, und statt auf natürliche, weiche Wald- und Wiesenböden tritt er auf eine zunehmend zugepflasterte, asphaltierte Welt.
Dabei sind unsere Füße von enormer Bedeutung für uns. Nicht nur, dass sie das Gewicht unseres Körpers tragen – sie sorgen auch für unser Gleichgewicht, ermöglichen uns den aufrechten Gang, schenken uns Standfestigkeit und – sofern wir es zulassen – ein sicheres Auftreten. Darüber hinaus spiegelt sich aber auch unser Körper im Fuß wider, weshalb wir unseren gesamten Organismus durch die Fußreflexzonenmassage positiv beeinflussen können.
Neben Dr. Fitzgerald, der der Reflexzonenmassage mit seiner Zonentheorie den Weg bahnte, verdanken wir es vor allem Eunice Ingham-Stopfel, dass die Fußreflexzonenmassage als naturheilkundliche Therapie heute nicht mehr wegzudenken ist. Die amerikanische Physiotherapeutin griff die Zonentheorie Dr. Fitzgeralds auf und erweiterte sie um die Querzonen.
Da die junge Therapeutin im Lauf ihrer Arbeit beobachten konnte, dass die Füße auf Druck sensibler reagieren als die Hände, stellte sie die Fußreflexzonenmassage in den Mittelpunkt ihrer

Die Fußreflexzonenmassage ist nicht allein eine heilsame, sondern auch eine ausgesprochen entspannende Massage. Viele Menschen schlafen bei einer Behandlung (fast) ein.

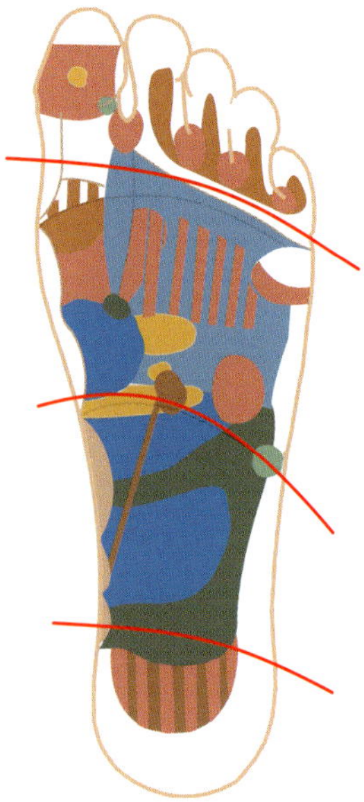

Die Aufteilung des Fußes durch drei Leitlinien in vier Zonen.

Arbeit. Nachdem sie erkannt hatte, dass die Füße ein verkleinertes Abbild des ganzen Körpers und seiner Organe darstellen, übertrug sie die Querzoneneinteilung des Körpers auf die Füße. Daraus ergeben sich drei Leitlinien, die quer über die Fußsohle verlaufen und sie in vier Zonen trennen.

- Die unterste Leitlinie ist die Taillenlinie; sie verläuft am oberen Rand des Fersenballens.
- Die zweite Linie ist die Zwerchfelllinie. Diese Linie durchzieht den Fuß etwa in der Mitte, sie verläuft vom fünften Mittelfußknochen quer über die Fußsohle.
- Die oberste Linie ist die Schulterlinie und verläuft zwischen Mittelfuß- und Zehenknochen, also unterhalb des Fußballens.

Durch die Aufteilung des Fußes in Längs- und Querzonen fällt es dem Behandelnden wesentlich leichter, die richtigen Reflexzonen aufzuspüren. Allerdings ist zusätzlich auch ein Grundwissen über die Anatomie der Füße sehr hilfreich.

Die Anatomie der Füße

Da Sie sich bei der Fußreflexzonenmassage teilweise an den Knochen des Fußes orientieren müssen, sollten Sie einen kurzen Blick auf die Fußanatomie werfen. Der Fuß besitzt 26 Knochen und ähnelt in seinem Aufbau entfernt der Hand. Jeder Fuß besteht aus:

- Sieben Fußwurzelknochen
- Fünf Mittelfußknochen
- 14 Zehenknochen

Die kurzen Fußwurzelknochen bilden die Ferse sowie den hinteren Abschnitt des Fußrückens. Die als lange Knochen in der Mitte des Fußes spürbaren Mittelfußknochen laufen nach vorn auseinander und bilden den Fußballen. Gemeinsam bilden die Fußwurzel- und Mittelfußknochen das Fußgewölbe. Die Zehen setzen sich aus 14 kleinen Knochen zusammen – zwei in der großen Zehe und jeweils drei in den anderen Zehen. Die Fußknochen werden durch Bänder zusammengehalten.

Die vorher erwähnten Leitlinien oder Querzonen entsprechen im Wesentlichen der Anatomie der Füße, trennt

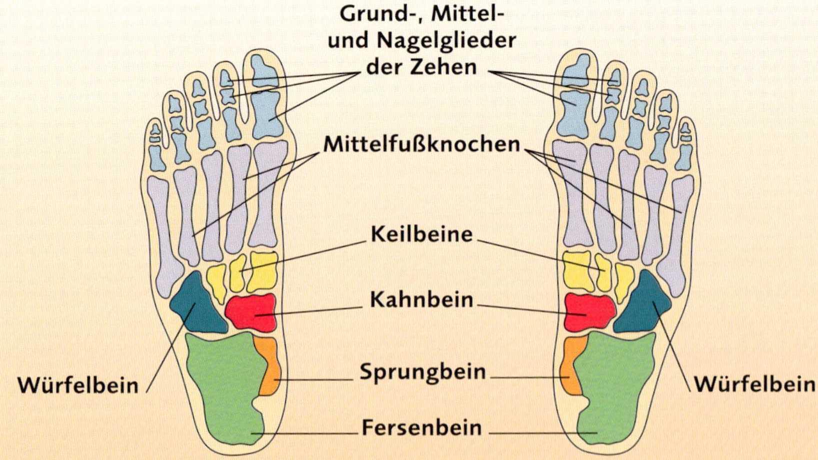

Der anatomische Aufbau der Füße mit je 26 Knochen.

doch die Schulterlinie Zehen- und Mittelfußknochen, während die Zwerchfelllinie am unteren Rand der Mittelfußknochen entlang läuft.

Die Fußreflexzonen und die Prinzipien der Reflexzonentheorie

Wenn Sie Ihren Partner oder sich selbst in den Genuss einer Fußreflexzonenmassage kommen lassen oder bestimmte Punkte gezielt stimulieren wollen, ist es vor allem anfangs günstig, einen Blick auf die Fußreflexzonenkarte (siehe die beiden nächsten Seiten) zu werfen. Die dort eingezeichneten Zonen und Punkte ergeben sich aufgrund der erwähnten Zonentheorie.

Sowohl bei der Fußreflexzonenmassage als auch bei der Handreflexzonenmassage ist es immer wichtig, sich zu vergegenwärtigen, dass die menschliche Anatomie sich in den Fußsohlen bzw. in den Handflächen widerspiegelt.

Bei der Lokalisierung der Reflexzonenpunkte am Fuß können Sie immer auf die Grundprinzipien der Reflexzonentheorie zurückgreifen – auch dann, wenn Sie einmal keine Reflexzonenkarte zur Hand haben sollten.

- Der linke Fuß entspricht der linken, der rechte der rechten Körperseite.
- Jeder Fuß ist der Länge nach in fünf Längszonen unterteilt, dabei repräsentiert jede Zehe eine Zone. Die Zonenlinien verlaufen zwischen den Zehenspitzen und der Ferse.
- Zusätzlich sind die Fußsohlen in Querzonen unterteilt. Diese Querzonen werden durch die besprochenen Leitlinien (Schulter-, Zwerchfell- und Taillenlinie) unterteilt.
- Der obere Fußbereich mit Zehen und Fußballen, der auch als Vorfuß bezeichnet wird und oberhalb der Schulterlinie liegt, entspricht dem Kopf- und oberen Schulterbereich.
- Unterhalb der Schulterlinie befindet sich der Mittelfuß. Dieser Teil des Fußes korreliert oberhalb der Zwerchfelllinie mit Lunge, Brustkorb, Armen, Schilddrüse, Herz und Luftröhre und darunter mit den Organen des Bauch- und Beckenraums.
- Im Fersenbereich, unterhalb der Taillenlinie, finden Sie die Zonen für Blase, Mastdarm, Kreuzbein, Steißbein und Ischiasnerv.
- Üblicherweise finden Sie die Organe auf beiden Fußsohlen; einige liegen allerdings nur auf einem Fuß. Die Zone für die Gallenblase befindet sich nur auf der rechten Fußsohle, die der Milz dagegen nur auf der linken.
- Die Bereiche für die Wirbelsäule liegen an der Innenseite der Fußsohlen; Sie finden sie, wenn Sie an der Seite der Fußsohle von der großen Zehe ausgehend in Richtung Ferse wandern.
- Die Bereiche für Eileiter und Samenleiter liegen an der Außenseite der Füße, etwa in Höhe der Knöchel bzw. des Fußspanns.
- Auf den Fußrücken finden sich z. B. die Reflexzonen der Zähne (sie sind auch alle auf der Fußsohle) oder der Brustdrüsen.

Obwohl die Behandlung der Fußsohlen sehr effektiv und auch für die Selbstbehandlung leicht durchführbar ist, gibt es doch einige interessante Reflexpunkte an den Fußrücken wie auch an den Innen- und Außenseiten der Füße. Auf den folgenden Reflexzonenkarten finden Sie die wichtigsten Reflexzonen in diesen Bereichen. Bei der Behandlung konkreter Probleme im Behandlungsteil (siehe Seite 131ff.) wird die Lage noch einmal genau beschrieben.

Fußreflexzonenmassage hat einiges mit Erfahrung zu tun. Je länger und intensiver man sich damit beschäftigt, desto sensibler wird man für die Beschaffenheit der Füße und desto eher kann man auch Veränderungen feststellen.

Fußreflexzonenkarte

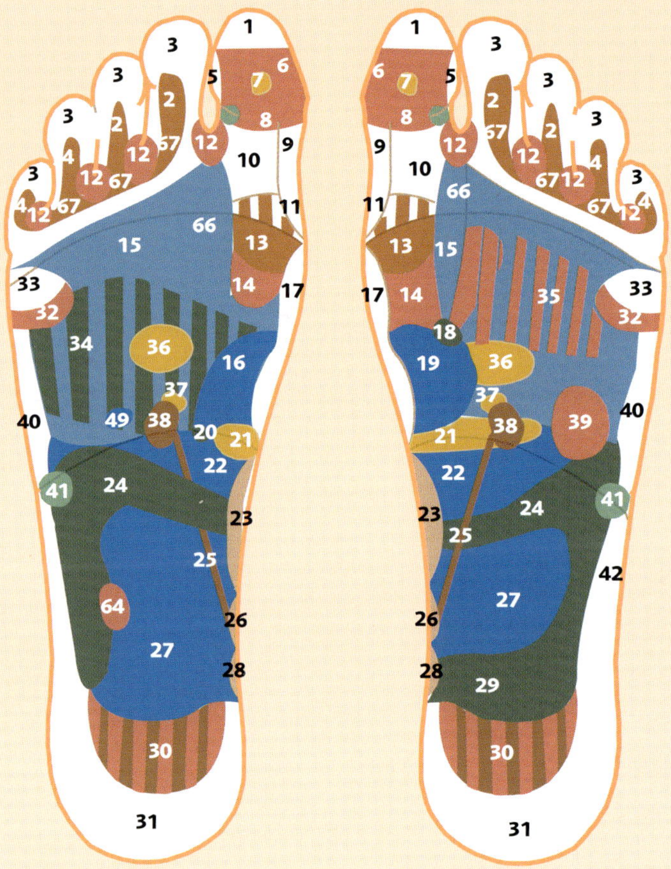

Rechte Fußsohle

Linke Fußsohle

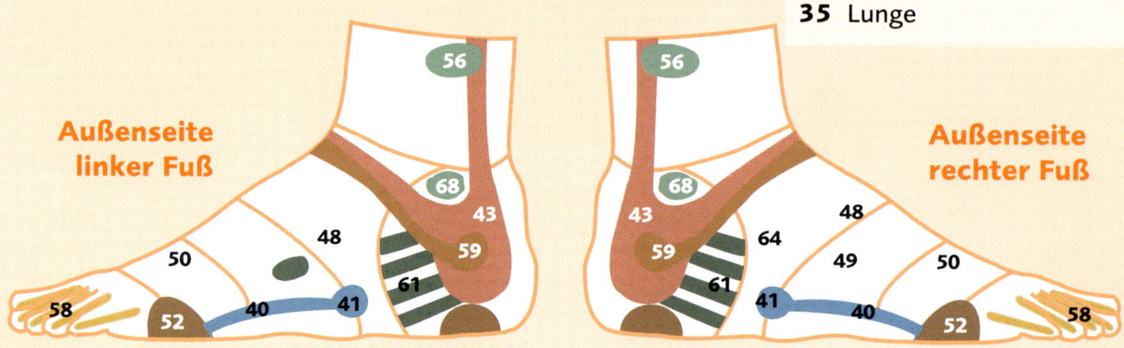

1 Schädeldach
2 Augen
3 Stirnhöhle, Kieferhöhle, Zähne
4 Ohr, seitliche Lymphstränge
5 Schläfen, seitliche Kiefer
6 Großhirn
7 Hirnanhangsdrüse (Hypophyse)
8 Kleinhirn
9 Schädelbasis
10 Nacken
11 Halswirbelsäule
12 Obere Lymphwege
13 Schilddrüse, Hals
14 Herz
15 Luft- und Speiseröhre, Bronchien
16 Magen (rechts)
17 Brustwirbelsäule
18 Mageneingang
19 Magen, Leber (links)
20 Magenausgang
21 Bauchspeicheldrüse
22 Zwölffingerdarm
23 Lendenwirbelsäule
24 Quer liegender Dickdarm
25 Harnleiter
26 Kreuzbein
27 Dünndarm
28 Steißbein (und 62)
29 Mastdarm
30 Kleines Becken
31 Beckenraum
32 Lymphknoten
33 Schultergelenk (und 52)
34 Leber
35 Lunge

Fußreflexzonenkarte

36 Solarplexus, Zwerchfell
37 Nebennieren
38 Nieren
39 Milz
40 Oberarm
41 Ellbogen
42 Unterer Rippenrand
43 Lymphknoten, Leiste
44 Leistenkanal, Eileiter
45 Beckenbereich, Unterbauch
46 Appendix (Wurmfortsatz) (und 64)
47 Hüftgelenk
48 Bauchdecke
49 Gallenblase
50 Rippen
51 Brustdrüsen
52 Schultergelenk (und 33)
53 Herz (Bezugszone)
54 Brustbein
55 Nasenraum, Rachenraum, Mundhöhle
56 Knie
57 Blase
58 Kopf
59 Eierstöcke, Hoden (Bezugszone)
60 Uterus (Gebärmutter), Prostata, Hoden
61 Gesäßzone
62 Steißbein (und 28)
63 Kreuzbein-, Darmbeinfuge
64 Blinddarm (und 46)
65 Männliche und weibliche Genitalien
66 Thymusdrüse
67 Ohrtrompeten
68 Symphyse

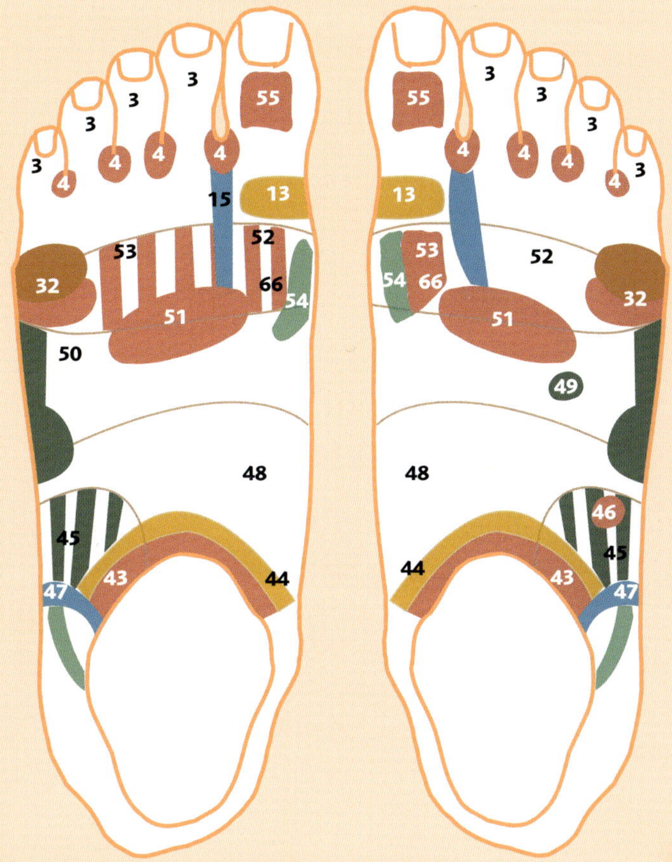

Linker Fußrücken **Rechter Fußrücken**

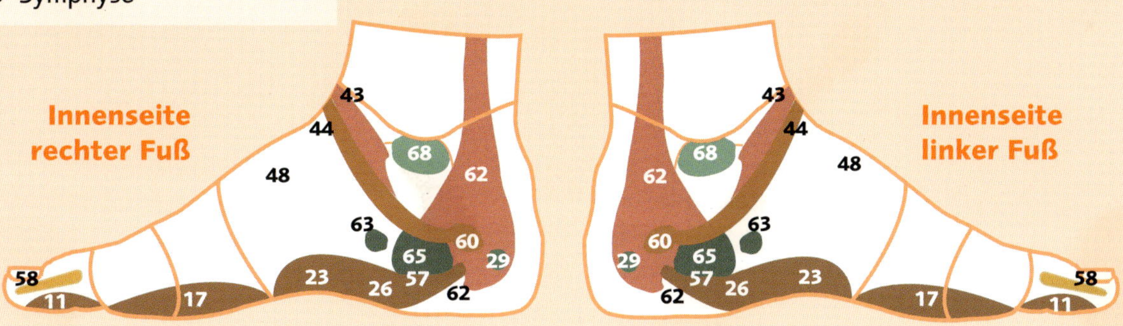

Die Handreflexzonen

Nachdem Eunice Ingham-Stopfel ihr Konzept von den Fußreflexzonen entwickelt hatte, lag es natürlich nahe, die Idee von der verkleinerten Abbildung des Körpers auch auf die Hände zu übertragen. Immerhin hatte Dr. Fitzgerald, Begründer der Zonentheorie, bereits zu Beginn des 20. Jahrhunderts bemerkt, dass es an Händen und Fingern Punkte gibt, die mit bestimmten Organen zusammenhängen.

Die Fußreflexzonenmassage ist sicherlich die populärste Form der Reflexzonenbehandlung. Doch, wie gesagt, gibt es auch an anderen Körperstellen Zonen und Punkte, deren Stimulierung sich auf Organe und Vorgänge in unserem gesamten Organismus auswirkt. Beispielsweise kennt man auch die Ohr- und Bauchreflexzonen – doch für die Praxis ist neben der Fußreflexzonenmassage vor allem die Handreflexzonenmassage von Bedeutung.
In jüngster Zeit haben sich verschiedene Therapeuten um die Entwicklung dieser Massage bemüht, unter ihnen der Masseur und Fußreflexzonentherapeut Jürgen Kaiser, der die Handreflexzonen zwischen 1983 und 1993 erforschte und topografisch ordnete.

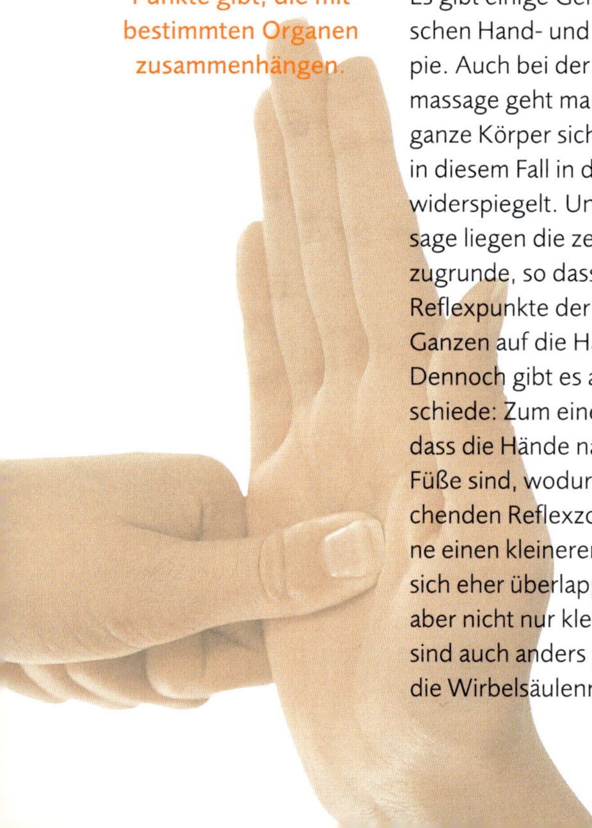

Die kleinen Unterschiede

Es gibt einige Gemeinsamkeiten zwischen Hand- und Fußreflexzonentherapie. Auch bei der Handreflexzonenmassage geht man davon aus, dass der ganze Körper sich in einem Körperteil – in diesem Fall in den Handflächen – widerspiegelt. Und auch dieser Massage liegen die zehn Zonenlinien zugrunde, so dass sich die Lage der Reflexpunkte der Füße im Großen und Ganzen auf die Hände übertragen. Dennoch gibt es auch einige Unterschiede: Zum einen ist zu beachten, dass die Hände natürlich kleiner als die Füße sind, wodurch auch die entsprechenden Reflexzonen der inneren Organe einen kleineren Platz einnehmen und sich eher überlappen. Die Hände sind aber nicht nur kleiner als die Füße, sie sind auch anders proportioniert. So sind die Wirbelsäulenreflexzonen an der Hand relativ kurz. Da die Finger der Hand im Vergleich zu den Zehen des Fußes einen viel größeren Platz einnehmen, sind der Kopfbereich und die Sinnesorgane an den Händen dafür besonders stark repräsentiert. Deshalb eignet sich die Handreflexzonen recht gut für die Diagnose und Behandlung dieser Bereiche.
Grundsätzlich können alle Organ-, Knochen- und Wirbelsäulenreflexpunkte auch an der Hand stimuliert werden. Allerdings liegen die Reflexpunkte an den Händen tiefer als an den Füßen. Bei der Handreflexzonenmassage muss daher im Allgemeinen stärkerer Druck ausgeübt werden. Der Vorteil: Die Hände lassen sich im Alltag wesentlich bequemer behandeln als die Füße.

Handfläche und Handrücken

Vor allem für Anfänger ist eine Handreflexzonentafel hilfreich, wenn es darum geht, die richtigen Punkte aufzuspüren. Anhand der nebenstehenden Abbildungen können Sie die Reflexpunkte an Handflächen und Handrücken leicht finden. Auch hier gilt wieder: Die Finger und oberen Teile der Handfläche entsprechen den oberen Teilen des Körpers, also Gehirn, Kopfbereich, Nebenhöhlen, Augen, Ohren usw. Gerade durch die Stimulation der Fingerzonen, etwa durch Reiben und Drücken, können auch geistige Funktionen wie Konzentrationsfähigkeit oder Gedächtnisleistung angeregt werden.
Im mittleren Teil der Handfläche finden Sie die Organe des Brustraums, im unteren die des Bauch- und Beckenraums. Ansonsten gilt auch bei der Handreflexzonenmassage, dass die linke Hand mit der linken Körperseite, die rechte mit der rechten zusammenhängt.

Handreflexzonenkarte

1 Kopfbereich, Gehirn (inklusive Zähne und Nebenhöhlen)
2 Obere Lymphe
3 Brust
4 Achsellymphknoten
5 Iliosakralgelenk
6 Eierstöcke, Hoden
7 Hüftgelenk
8 Knie
9 Arm
10 Schulter
11 Leistenlymphe
12 Kreuzbein
13 Steißbein
14 Eileiter
15 Herz
16 Augen
17 Lymphe
18 Milz
19 Lunge, Brust
20 Ohren
21 Dickdarm
22 Leber
23 Dünndarm
24 Magen/Bauchspeicheldrüse
25 Ischiasnerv
26 Mastdarm
27 Prostata
28 Harnblase
29 Schilddrüse
30 Nacken
31 Harnleiter
32 Sonnengeflecht
33 Hirnanhangsdrüse
34 Nieren
35 Halswirbelsäule
36 Brustwirbelsäule
37 Lendenwirbelsäule

Handrücken

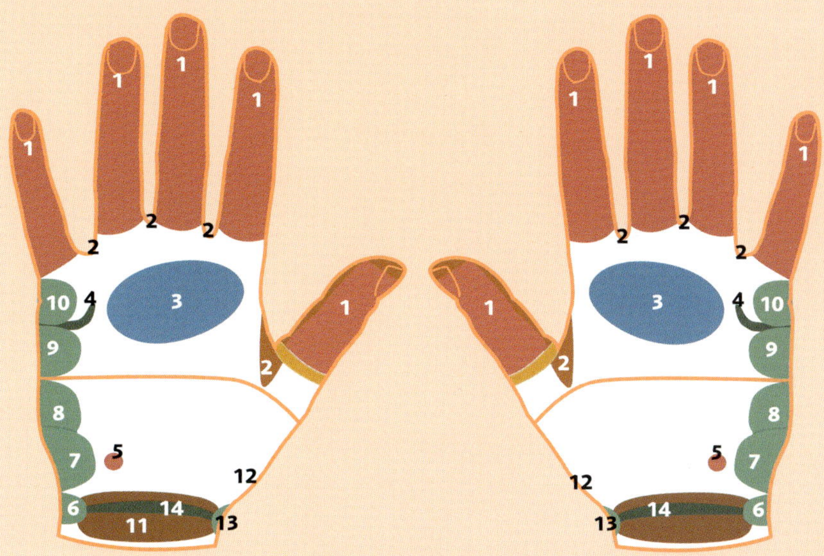

Handflächen

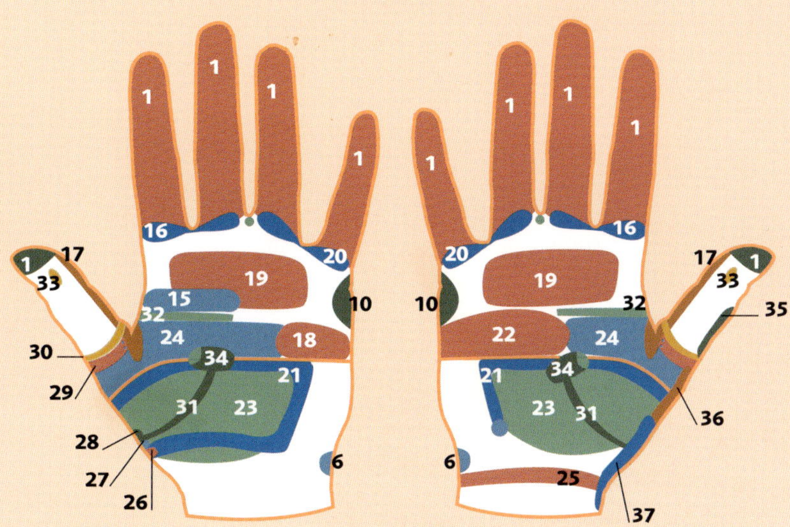

Einsatzmöglichkeiten der Reflexzonenmassage

Die Reflexzonenmassage mag auf den ersten Blick den Eindruck erwecken, als würde sie nur separate Körperbereiche wie die Füße oder Hände behandeln.

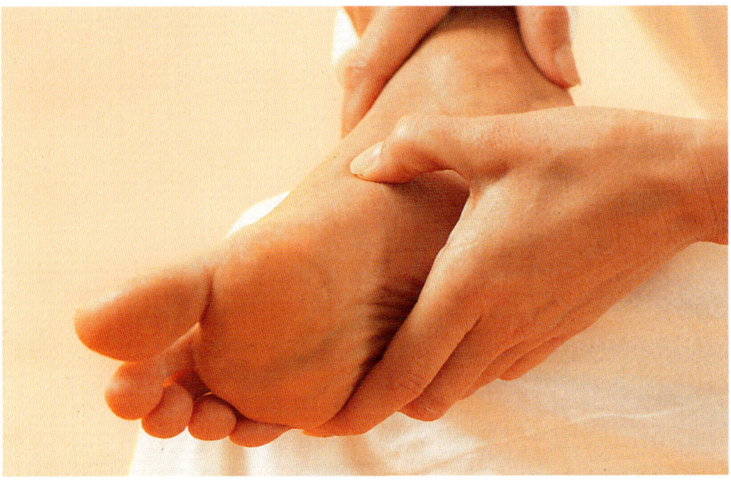

An der Innenseite der Füße verlaufen die Reflexzonen der Wirbelsäule: an der großen Zehe entlang die Halswirbelsäule, dann Brustwirbel- und Lendenwirbelsäule.

Doch es handelt sich um eine Ganzheitstherapie, da die Reize, die durch die Massage ausgeübt werden, über die Reflexzonen an alle Organe weitergeleitet werden. Die Reflexzonentherapie ist vor allem eine energetisierende Behandlungsweise, die bei den wirklichen, tieferen Ursachen der Erkrankungen ansetzt und die Lebensenergie anregt. Nur so sind die vielfältigen Wirkungen zu erklären, über die inzwischen Tausende von Menschen berichten können.

Grundsätzlich kann die Reflexzonenmassage dazu beitragen, jede schulmedizinische oder alternative Therapie zu unterstützen. Bei richtiger, d. h. bei vorsichtiger, einfühlender Behandlung, können die Fußreflexzonen- und die Handreflexzonenmassage sowohl bei chronischen als auch bei akuten Leiden sehr hilfreich sein. Beispielsweise können Sie die Reflexzonenmassage gegen Verdauungsprobleme, Kopfschmerzen, Rückenleiden, Herzerkrankungen, Erkältungen, Asthma, Allergien oder rheumatische Beschwerden einsetzen. Auf der anderen Seite ist die Reflexzonenmassage, sofern sie regelmäßig betrieben wird, auch ein wertvolles Mittel, um Krankheiten vorzubeugen.

Durch die Anwendung der Reflexzonenmassage werden die Abwehrkräfte gestärkt, die Heilung wird unterstützt und beschleunigt, und Medikamente müssen oft nicht so lange eingenommen werden.

Wohltat für Körper und Seele

Ein weiteres Einsatzgebiet der Reflexzonenmassage sind stressbedingte Beschwerden. Die Behandlung von Reflexpunkten wird meist als sehr beruhigend und entspannend empfunden. Und so tut die Reflexzonentherapie nicht nur dem Körper, sondern auch der Seele gut.

Erfahrungsgemäß kann stressbedingten und psychosomatischen Erkrankungen, wie sie in unserer Gesellschaft leider weit verbreitet sind, durch Reflexzonenmassagen gut entgegengewirkt werden. Die Reflexzonenmassage hilft:

- Schmerzen zu lindern
- Erkrankungen vorzubeugen
- Die Abwehrkräfte zu stärken
- Entzündungen entgegenzuwirken
- Stress abzubauen
- Das seelische Wohlbefinden zu erhöhen
- Die Herz- und Kreislauffunktion zu stärken
- Verdauungsstörungen zu beheben
- Die Drüsenfunktion zu harmonisieren
- Die Konzentration zu steigern
- Müdigkeit und Erschöpfung zu vertreiben
- Die Behandlung chronischer Erkrankungen zu ergänzen
- Die Ausscheidung und Entgiftung des gesamten Organismus optimal anzuregen

Ein diagnostisches Mittel

Neben den zahlreichen Behandlungsmöglichkeiten wird die Reflexzonenmassage nicht zuletzt auch als Diagnoseverfahren eingesetzt. Vor allem bei der ersten Behandlung wird der erfahrene Fußreflexzonentherapeut Ihre Füße genau »unter die Lupe« nehmen. So wird er beispielsweise nach Verdickungen oder Knötchen im Unterhautgewebe suchen, Verhärtungen aufspüren und nach besonders schmerzempfindlichen Zonen suchen. Reagieren bestimmte Zonen auf Druck mit einem stechenden Schmerz, so deutet dies auf akute Organstörungen wie beispielsweise Entzündungen hin. Treten hingegen dumpfe, länger anhaltende Schmerzen auf, könnte eine chronische Erkrankung vorliegen.

Die Diagnose von Organstörungen über Reflexzonen erfordert viel Erfahrung in diesem Bereich. Nur der professionell ausgebildete Heilpraktiker, Arzt oder Physiotherapeut, der eine Zusatzausbildung im Bereich der Reflexzonentherapie absolviert hat, kann Erkrankungen einigermaßen zuverlässig diagnostizieren. Sollten Sie bei der Selbst- oder Partnerbehandlung jedoch auf extrem sensible Hand- oder Fußreflexzonen stoßen, könnte dies ein Hinweis auf eine vorliegende Störung oder zumindest auf eine Schwachstelle im Organismus sein.

Warnhinweise

Trotz der guten Ergebnisse, die durch Reflexzonenmassagen erzielt werden können, sollten Sie diese Behandlungsform natürlich nicht als Allheilmittel ansehen. Gerade bei ernsthaften Erkrankungen ist die Hilfe eines professionellen Therapeuten oder Arztes immer in Anspruch zu nehmen. Darüber hinaus sollten die Wirkungen einer Selbst- oder Partnerbehandlung über die Reflexzonen nicht unterschätzt werden. Gerade durch eine unvorsichtige Vorgehensweise können zu starke und somit ungünstige Reize ausgeübt werden. Wenn Sie sich jedoch um eine behutsame, feinfühlige Behandlungsweise bemühen und auf die Reaktionen achten, die der Druck auf die Reflexzonen auslöst, können Sie sichergehen, dass Ihre Massage sich sehr positiv und harmonisierend auswirken wird.

Dennoch gibt es für die Reflexzonenmassage auch Gegenanzeigen. In einigen Fällen sollten Sie vorsichtshalber sowohl auf die Selbst- als auch auf eine Partnermassage verzichten und die Behandlung einem Arzt oder Heilpraktiker überlassen. Stimulieren Sie keine Reflexzonen, wenn Sie oder der Partner, den Sie behandeln wollen:

- An lebensbedrohlichen Erkrankungen oder dramatischen psychischen Störungen leidet
- Fußpilz, Hauterkrankungen, offene Wunden oder Hautentzündungen im zu behandelnden Bereich hat
- Unter Bluthochdruck leidet (über 160/95 mmHg)
- An akuten Venenentzündungen leidet oder Krampfadern hat

! Grundsätzlich ist in der Schwangerschaft Vorsicht geboten. Gerade bei Risikoschwangerschaften kann die Reflexzonenmassage der Unterleibszonen zu Früh- oder Fehlgeburten führen. Deshalb sollte diese Behandlungsform dann vorsichtshalber nicht ausgeübt werden.

Achten Sie auf Knötchen oder Verhärtungen unter der Haut bzw. auf Dellen. Sollten Sie so etwas spüren, suchen Sie vorsichtshalber einen professionellen Therapeuten auf.

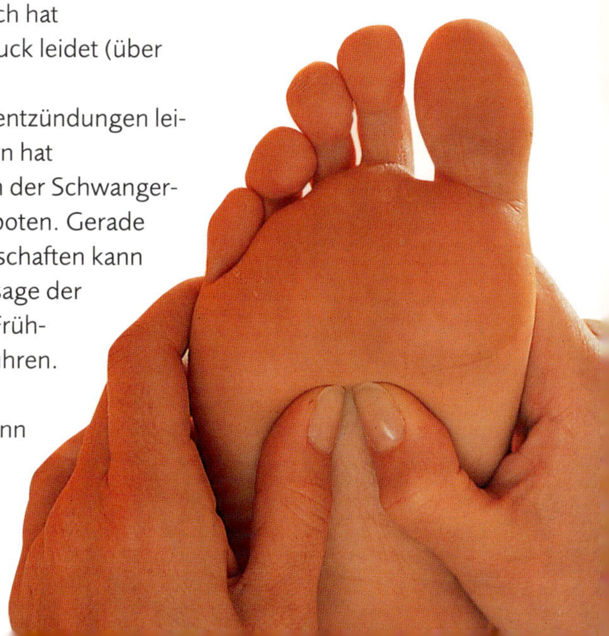

Reflexzone des Solarplexus, des zentralen Nervengeflechts unseres Organismus.

Allgemeine Voraussetzungen

Ebenso wie bei der Akupressur wird bei der Reflexzonenmassage vor allem mit Drucktechniken gearbeitet. Denken Sie daran: Jeder Druck auf eine Reflexzone übt einen Reiz aus, deshalb muss der Druck richtig dosiert werden. Kleine Reize genügen bereits, um die Lebenskraft anzuregen. Zu starke Reize behindern sie hingegen nur.

Als alternative Heilmethode setzt die Reflexzonentherapie vorsichtiges, einfühlsames und bewusstes Vorgehen voraus. Spüren Sie also in sich hinein, hören Sie auf Ihre Intuition, und vermeiden Sie es, mechanisch vorzugehen – dann sind Sie auf dem besten Weg und werden schnell positive Wirkungen erfahren.

Bei der Reflexzonentherapie gibt es keinerlei Altersgrenze, die gegen eine Behandlung sprechen würde.

➤ Bei jeder Behandlung einer oder mehrerer Reflexzonen sollten Sie sich am Schmerzempfinden orientieren. Sobald die Schmerzen zu stark werden, müssen Sie den Druck auf jeden Fall verringern.

In der Zwischenzeit gibt es auch viele Hilfsmittel zur Reflexzonenmassage, etwa Rollen oder Kugeln. Diese Hilfsmittel sind nicht erforderlich. Wesentlich besser ist der direkte Handkontakt, der wohltuend und lindernd wirkt.

Selbstbehandlung und Partnerbehandlung

Alle in diesem Buch vorgestellten Techniken eignen sich sowohl für die Selbstbehandlung als auch für die Massage des Partners. Das gilt natürlich auch für die Reflexzonenmassage. Das Wichtigste ist, dass Sie entspannt sitzen und es bequem haben. Während die Handreflexzonenmassage überall einfach durchführbar ist, sollten Sie bei der Massage der Fußreflexzonen auf einige Dinge achten.

➤ Andererseits darf eine Fußreflexzonenmassage ruhig auch ein bisschen »wehtun«. Bis zu einem gewissen Maß werden Schmerzen meist durchaus noch als angenehm empfunden – zeigt der Schmerz schließlich an, dass wieder etwas im Körper in Bewegung kommt. Doch wie gesagt: Übertreiben Sie es nicht.

Wenn Sie sich selbst behandeln

Wenn Sie Beschwerden wie beispielsweise Kopfschmerzen oder Erkältungen »wegmassieren« wollen, können Sie sich neben der Anwendung der Akupressur und anderer Techniken vor allem auch durch Druck auf bestimmte Reflexzonen selbst behandeln. Um die Fußsohle mit einer Hand stützen und mit der anderen massieren zu können, brauchen Sie allerdings die richtige Sitzhaltung.

Eine Möglichkeit besteht darin, sich auf einen Stuhl oder Sessel zu setzen und z. B. den einen Fuß über den Oberschenkel des ausgestreckten anderen Beins zu schlagen. Indem Sie den Fuß entspannt auf dem Oberschenkel aufliegen lassen, können Sie die Reflexzonen an Fußsohle und Fußseite recht gut erreichen.

Eine andere Möglichkeit ist es, sich im Schneidersitz auf den Boden – am besten auf eine dicke Decke – zu setzen und die Füße möglichst nah an den Körper heranzuziehen.

Wenn Sie sehr gelenkig sind, können Sie den zu behandelnden Fuß auch auf den Unterschenkel des anderen Beins legen. Diese Haltung, die dem aus dem Yoga bekannten Lotossitz ähnelt, eignet sich allerdings nur für flexible Menschen. Versuchen Sie keinesfalls, diesen Sitz gewaltsam einzunehmen, da es sonst zu Schädigungen der Kniegelenke kommen kann! Das Wichtigste ist wirklich, dass Sie Ihre Fußsohle gut erreichen können, und dazu genügt es natürlich auch, einfach ein Bein über das andere zu schlagen.

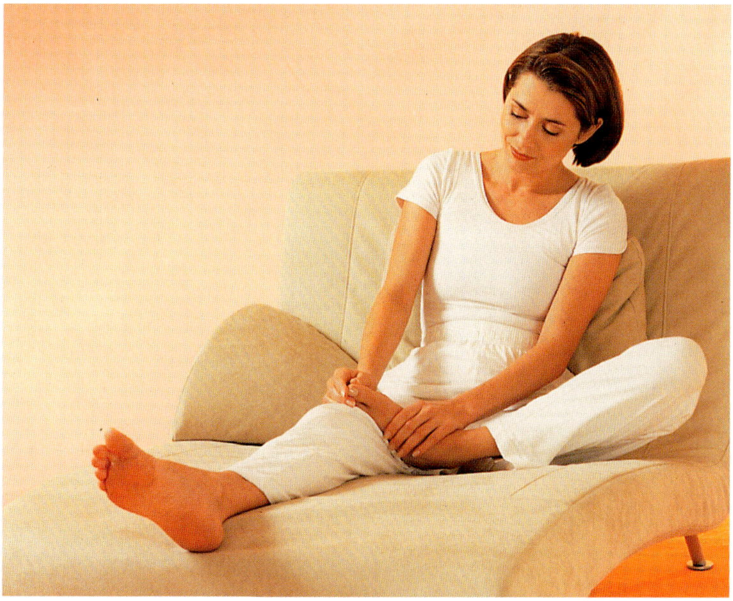

Für die Selbstbehandlung legen Sie den Fuß auf den Oberschenkel des anderen Beins.

Wenn Sie Ihren Partner behandeln

Denken Sie daran, dass Ihr »Patient« es vor allem bequem haben sollte. Dies gilt auch, wenn es nur darum geht, ein oder zwei Reflexzonenpunkte zu drücken, um Schmerzen oder andere Beschwerden zu lindern.

Erfahrungsgemäß ist es günstig, die Füße Ihres Partners etwa in Höhe Ihres Schoßes zu lagern. Am besten eignet sich dazu ein Fernseh- oder Liegesessel, da die Füße dabei hoch genug gelagert werden können. Eine Massagebank ist natürlich ideal, wenn auch selten in einem Normalhaushalt anzutreffen. Notfalls genügt daher auch ein Stuhl oder ein einfacher Sessel mit einem Fußschemel. Etwas bequemer wird es für Ihren Partner, wenn er auf einem Bett oder einer Liege liegen kann. Lagern Sie seine Beine in diesem Fall hoch, indem Sie einige Kissen übereinander stapeln, auf die Ihr Partner seine Unterschenkel legen kann.

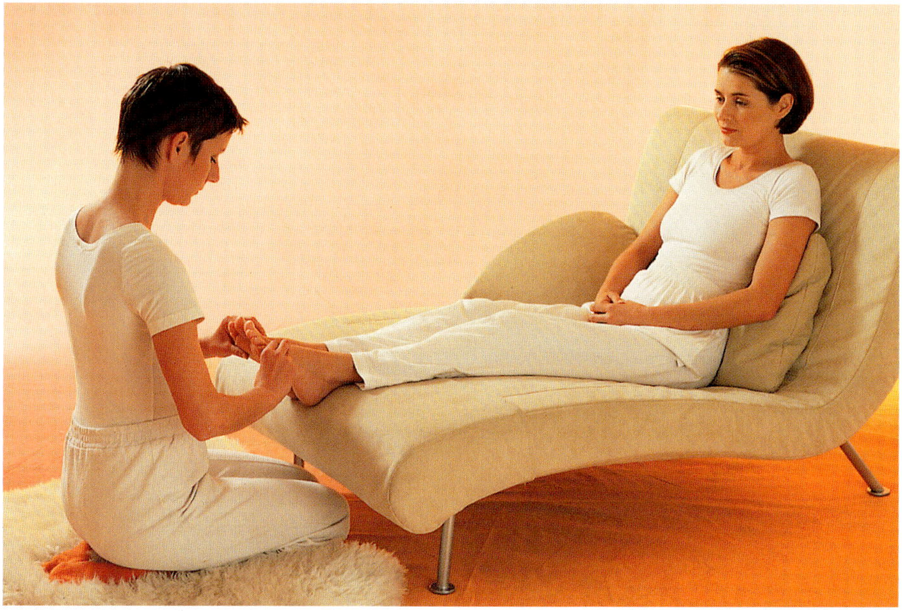

Bei einer Partnerbehandlung sollte der Behandelte so sitzen oder liegen, dass die Beine etwas hochgelagert sind.

Grundtechniken der Reflexzonenmassage

Da die Reflexzonenmassage auf einzelne Punkte und Zonen ausgerichtet ist, wird selten mit Streichbewegungen, eher mit Drucktechniken gearbeitet. Die Behandlung der Fuß- und Handreflexzonen erfolgt dabei hauptsächlich mit dem Daumen, seltener mit dem Zeigefinger.
In der Reflexzonenmassage gibt es zahlreiche unterschiedliche Griff- und Massagetechniken. Während diese Techniken von professionellen Reflexzonentherapeuten natürlich beherrscht werden müssen, genügt es für Ihre Zwecke, sich auf die wichtigsten Techniken zu konzentrieren. Aber auch schon mit ein paar einfachen Drucktechniken können Sie bereits sehr gute Ergebnisse erzielen. Ohnehin sind Einfühlungsvermögen und Sensibilität bei der Massage meist sehr viel wichtiger als die Beherrschung zahlreicher Techniken.

Ebenso wie bei der Akupressur sollten Sie auch bei der Reflexzonenmassage darauf achten, dass Sie kurze Fingernägel haben, damit es nicht zu Hautverletzungen kommt.

Vorbereitung

Eine kurze Vorbereitung auf die Reflexzonenmassage ist auch dann sinnvoll, wenn Sie nur ein oder zwei Punkte stimulieren wollen. Reiben Sie kurz die Handflächen aneinander, und schütteln Sie Ihre Hände und Finger dann kräftig aus.

Ausstreichen und Kneten

Bevor Sie einzelne Punkte drücken, sollten Sie zunächst die Fußsohle oder Handfläche, die Sie behandeln wollen, vorsichtig ausstreichen. Streichen Sie dazu mit Ihren Fingerkuppen oder der ganzen Handfläche einfach einige Male über die Haut, und nehmen Sie bewusst Kontakt auf.

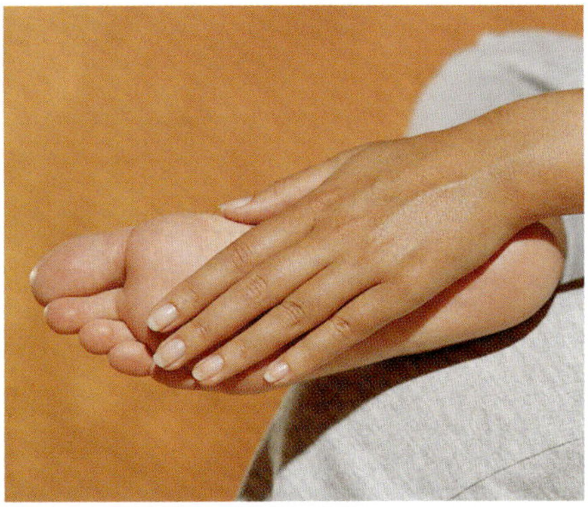

Vorbereitung: Fußsohle ausstreichen.

Falls der zu behandelnde Fuß bzw. die Hand kalt ist, sollten Sie Fußsohle bzw. Handfläche zuerst gründlich durchkneten und dadurch aufwärmen. Massieren und lockern Sie bei der Fußreflexzonenmassage auch die Fußgelenke und Waden, bei der Handreflexzonenmassage entsprechend die Handgelenke und Unterarme durch kräftiges Reiben und Ausstreichen.

Knöcheldrehung

Bei der Fußreflexzonenmassage lockern Sie den Fuß, indem Sie ihn einige Male abwechselnd passiv in beide Richtungen kreisen lassen. Halten Sie dazu mit der einen Hand die Ferse, mit der anderen umgreifen Sie die Fußsohle. Drehen Sie den Fuß dabei langsam und behut-

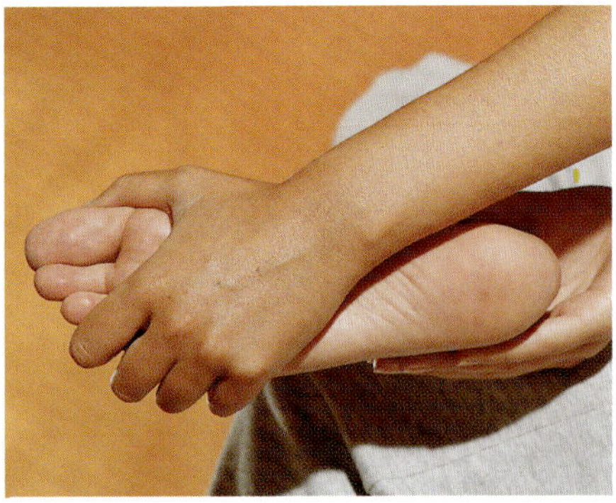

Vorbereitung: Knöcheldrehung.

Sie können den Sedierungsgriff bei akuten Schmerzzuständen wie etwa Koliken, Zahnschmerzen, Ohrenschmerzen, Nervenschmerzen oder rheumatischen Schüben einsetzen. Auch wenn dadurch Schmerzen oft wirksam gelindert werden, sollten Sie es anschließend nicht versäumen, den eigentlichen Ursachen dafür auf den Grund zu gehen.

4. Die kreisende Massage: Die kreisende Massage eignet sich sehr gut für die Selbstbehandlung der Handflächen, kann aber ebenso gut im Fußbereich eingesetzt werden. Bei dieser Technik geht es darum, mit der Daumen- oder Zeigefingerkuppe kleine kreisende Bewegungen auf der entsprechenden Reflexzone auszuführen. Führen Sie diese kreisende Bewegung mit festem Druck aus. Diese Technik wirkt anregend und aktivierend.

5. Die Reflexrotation: Die Reflexrotation kommt ausschließlich bei der Fußreflexzonenmassage zur Anwendung. Sobald Sie auf empfindliche Punkte im mittleren Bereich der Fußsohle stoßen, können Sie die Technik ausüben. Halten Sie Ihren Daumen dazu passiv, aber kräftig gegen die schmerzende Reflexzone, während Sie den Fußrücken mit der Stützhand gleichzeitig umfassen und den Fuß mit leicht kreisenden Bewegungen gegen den passiv drückenden Daumen »hineindrehen«. Achten Sie jedoch auch hier wieder auf die Schmerzgrenze.

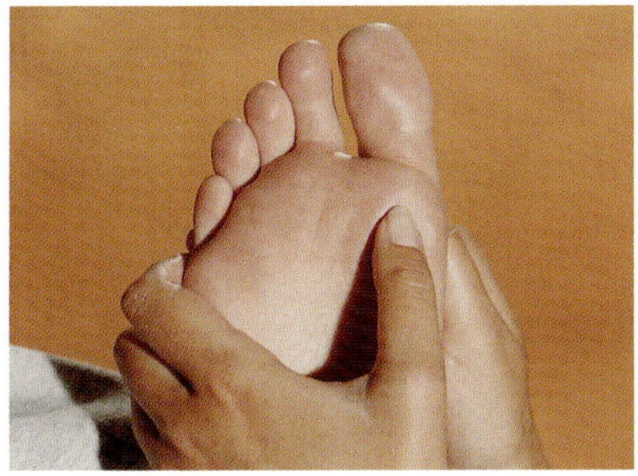

Kreisende Massage: Hierbei werden mit der Fingerkuppe drückende Kreisbewegungen ausgeführt.

6. Die Zeigefingertechnik: Diese Technik wird bei der Reflexzonenmassage wesentlich seltener eingesetzt als die Daumentechniken. Prinzipiell können Sie die Reflexzonen von Hand oder Fuß aber auch mit der Zeigefingerkuppe stimulieren. Die Zeigefingertechnik wird vor allem dort angewendet, wo Sie mit dem Daumen schlecht hinkommen, so etwa an oder zwischen den Zehen, zuweilen auch im Bereich der Fuß- oder Handrücken. Im Übrigen gilt alles, was zu den Anwendungen der Daumentechniken gesagt wurde (siehe Seite 71f.), auch für die Zeigefingertechnik.

Bei der kreisenden Massage werden Oberhaut und Bindegewebe gegeneinander verschoben. Dies hat einen anregenden Effekt.

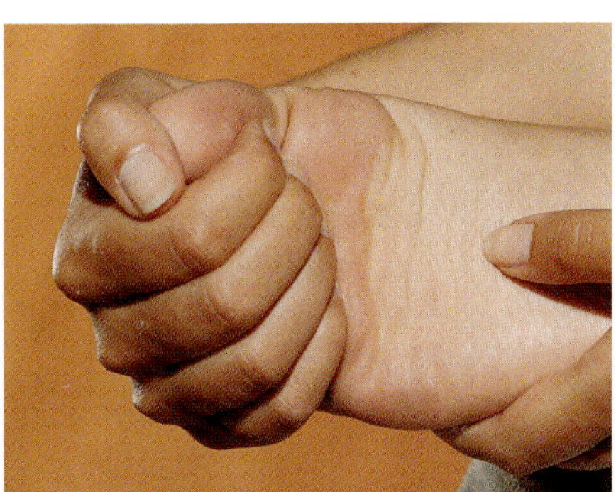

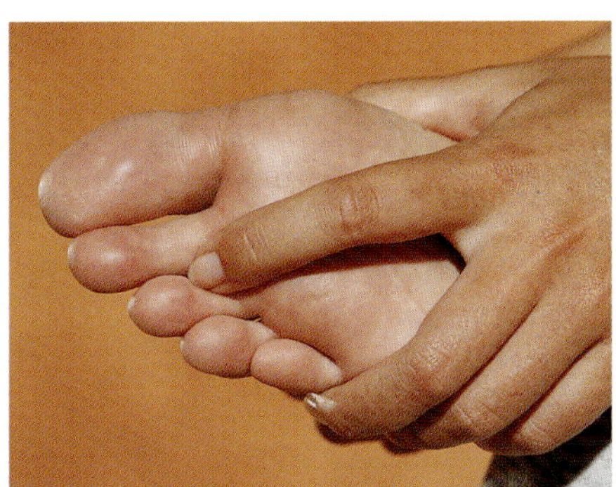

Bei der Reflexrotation drückt die Stützhand gegen den Daumen (links). Bei der Zeigefingertechnik wird anstelle des Daumens der Zeigefinger eingesetzt (rechts).

Wenn bei der Massage Unterarm und Oberarm einen rechten Winkel bilden, kann mehr vom Schultergelenk her gearbeitet werden, und die Handgelenke werden weniger beansprucht.

Tipps für die Praxis

➤ Bei der Reflexzonenmassage sollten die Gelenke der Finger weder durchgedrückt noch zu stark angewinkelt werden. Vielmehr sollten die Finger immer leicht gekrümmt sein, um die Fingergelenke nicht unnötig zu belasten.

➤ Der Druck darf nie direkt aus dem Daumen kommen, sondern er sollte immer aus der ganzen Hand hervorgehen.

➤ Achten Sie auch bei der Reflexzonenmassage darauf, Ihre Schultern und Kiefermuskeln weit gehend zu entspannen. Arbeiten Sie also mit Druckgewicht und nicht mit Kraft.

➤ Passen Sie sowohl das Tempo als auch die Intensität Ihrer Massage an die jeweiligen individuellen Bedürfnisse an. Wenn Sie Energie zuführen wollen – was etwa bei Müdigkeit, Erschöpfung und Energiemangel sinnvoll ist –, dürfen Ihre Druckbewegungen anregender, d. h. intensiver und schneller sein. Wollen Sie hingegen einen nervösen, übererregten Zustand ausgleichen, so sollten Sie mit langsameren, weicheren Druckbewegungen vorgehen.

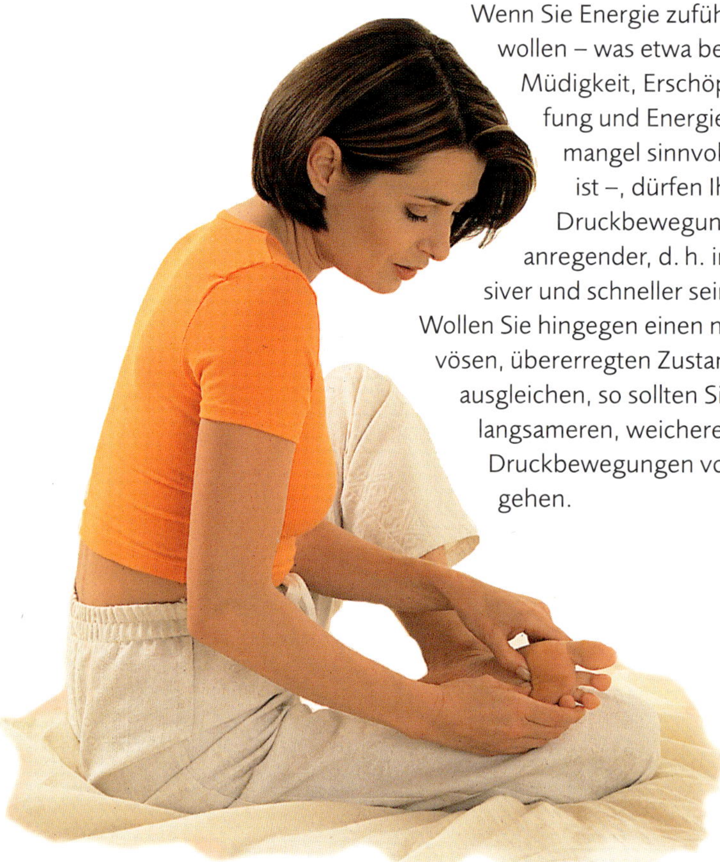

Kurzes Grundprogramm der Fußreflexzonenmassage

Bei der Behandlung zahlreicher Alltagsbeschwerden ist es sinnvoller, einige wenige Reflexzonen an Händen und Füßen zu behandeln und diese Massage mit Techniken aus der Akupressur und Aromaölmassage zu kombinieren, als jedes Mal gleich eine vollständige Fußreflexzonenmassage auszuführen. Gleichwohl steht an dieser Stelle eine kurze Grundsequenz der Fußreflexzonenmassage, bei der Sie mit geringem Zeitaufwand gute Resultate erzielen können. Durch dieses kleine Grundprogramm können Sie die Funktion sämtlicher Organe, die Funktion des Bewegungsapparats und auch der Drüsen anregen sowie das allgemeine Wohlbefinden steigern. Doch auch wenn Sie dafür nur 10 bis 15 Minuten aufwenden wollen, sollten Sie immer ruhig und konzentriert vorgehen. Führen Sie also lieber wenige Techniken mit viel Zeit als viele mit wenig Zeit durch.

➤ Lagern Sie den Fuß, den Sie behandeln möchten, so, dass die Fußsohle gut zugänglich ist. Es ist zweckmäßig, immer erst die rechte Fußsohle zu behandeln. Sitzen Sie während der Massage entspannt und gleichzeitig möglichst aufrecht. Lassen Sie den Atem ruhig kommen und gehen.

➤ Nehmen Sie Kontakt zum Fuß auf. Kneten Sie ihn ein wenig durch, streichen Sie die Fußsohle aus, und reiben Sie den Fuß, bis er warm ist. Führen Sie anschließend einige Knöcheldrehungen und Fußdehnungen aus.

➤ Benützen Sie bei der Massage eine Hand als Stützhand, die andere als Druckhand. Führen Sie anfangs eher sanfte Druckimpulse mit dem Daumen durch. Wenden Sie vor allem kleine kreisende Bewegungen und den Raupengriff an. Sollten Sie eine besonders schmerzempfindliche Stelle aufspüren, so üben Sie hier längere Zeit einen gleich bleibenden Druck aus, bis der Schmerz allmählich schwindet.

➤ Obwohl eine feste Reihenfolge der Behandlung kein Muss ist, fällt es vor allem anfangs leichter, nach dem folgenden Schema vorzugehen. Vergessen Sie trotzdem nie, dass jede Massage immer auch intuitiv und einfühlsam erfolgen sollte. Geben Sie Ihren Impulsen daher ruhig nach.

➤ Massieren Sie zunächst den rechten Fuß. Beginnen Sie mit den Kopfzonen am rechten Fuß, und gehen Sie dann zu den Kopfzonen am linken. Nehmen Sie sich dann die Zonen des Bewegungsapparats vor – wieder erst am rechten, dann am linken Fuß usw.

1. Zonen des Kopfbereichs: Bearbeiten Sie zuerst die Zehen – hier befinden sich die Reflexzonen des Kopfs. Konzentrieren Sie sich vor allem auf die beiden großen Zehen, vergessen Sie jedoch auch die anderen Zehen und den Bereich zwischen den Zehengliedern bis hinunter zur Grundgelenkslinie nicht. Während Sie sich bei der Fußreflexzonenmassage eigentlich vor allem auf die Behandlung der Fußsohlen beschränken sollten, bilden die Zehen eine wichtige Ausnahme: Drücken und massieren Sie die Zehen immer an allen Seiten. Umkreisen Sie jede einzelne Zehe langsam und vorsichtig, und massieren Sie sie dann kräftig von jeder Seite. Wenden Sie an den fleischigen Bereichen der Zehen die Daumentechniken, zwischen den Zehen die Zeigefingertechnik an.

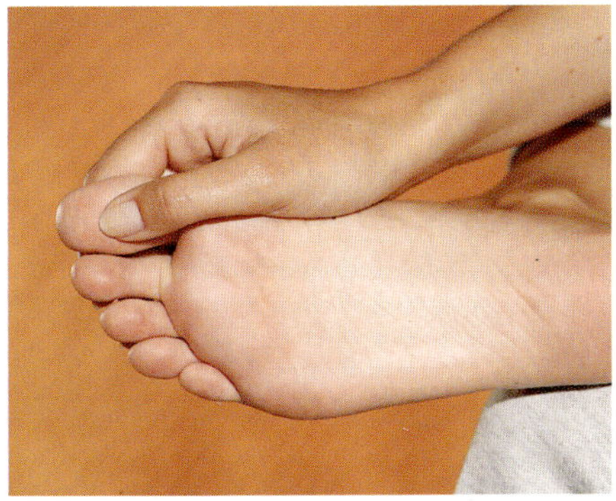

1. Schritt: Auf den Zehen liegen die Reflexzonen des Kopfs. Im oberen, fleischigen Abschnitt der großen Zehen sind Gehirnzonen situiert.

2. Zonen des Bewegungsapparats: Konzentrieren Sie sich nun auf die Reflexzonen der Wirbelsäule sowie auf die Nacken- und Schulterzonen. Beginnen Sie daher mit der Massage der entsprechenden Zonen an den Innenseiten beider Füße. Behandeln Sie zuerst die Zonen der Halswirbelsäule vom ersten Gelenk bis zum Grundgelenk der großen Zehe. Wandern Sie dann von oben nach unten an den Zonen für Brust- und Lendenwirbelsäule entlang. Gehen Sie bis hinunter zum Kreuz- und Steißbein, also an der Fußinnenseite hinab bis zum Ende des Fersenbeins, wo Sie besonders kräftigen Druck ausüben dürfen. Behandeln Sie danach die Nacken- und Schulterzonen. Sie laufen entlang der Zehengrundgelenkslinie über die ganze Fußsohle und den Fußrücken. Hier sollten Sie wieder etwas sanfter vorgehen.

Die Wirbelsäule – Garant für den aufrechten Gang – ist für die Gesundheit von großer Bedeutung.

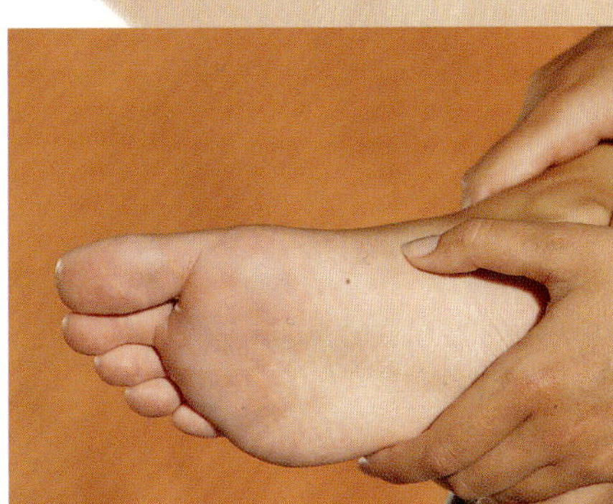

2. Schritt: Die Zonen für die Wirbelsäule ziehen sich an der Innenseite des Fußes entlang. Hier liegt die Reflexzone für die Lendenwirbelsäule.

Während die Atemwegszonen ruhig kräftig angeregt werden können, sollten Sie im Herzbereich behutsam vorgehen.

3. Zonen der Atmungsorgane, des Herzes und des Kreislaufs: Bearbeiten Sie als nächstes die Atemwegs- sowie die Herz- und Kreislaufzonen. Beginnen Sie mit der Lungenzone im Bereich der Fußballen unterhalb der großen Zehe. Drücken Sie dann an der Schulterlinie entlang, die unter dem Fußballen verläuft. An der Innenkante des linken Fußes bearbeiten Sie dann den Herzbereich.

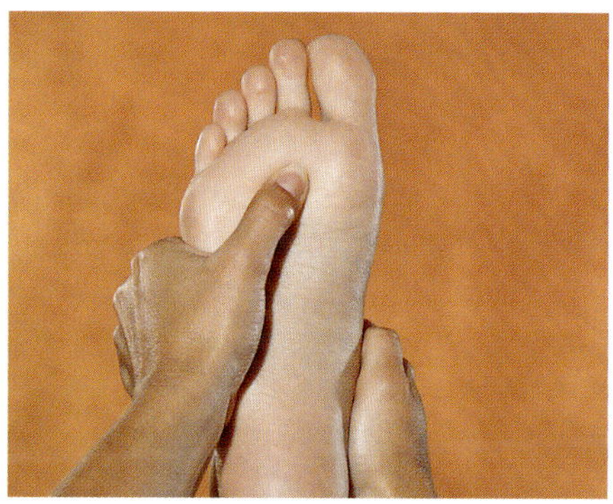

3. Schritt: Auf dem Fußballen liegt die Reflexzone für die Bronchien. Weiter rechts vom hier abgebildeten Daumen findet sich die Herzzone.

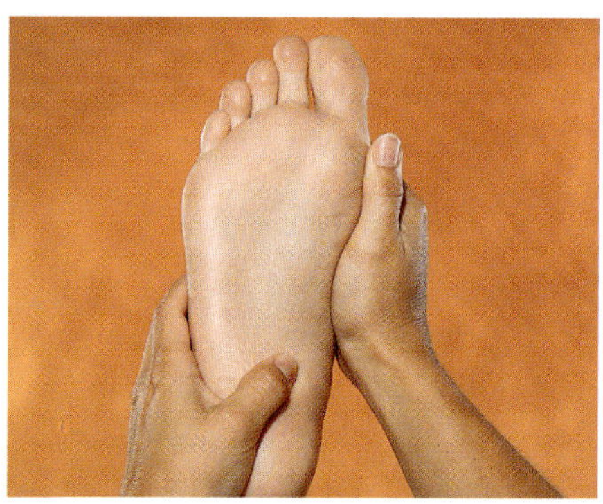

4. Schritt: Der linke Daumen drückt auf die Dünndarmzone. Darüber verläuft der Dickdarm quer nach links.

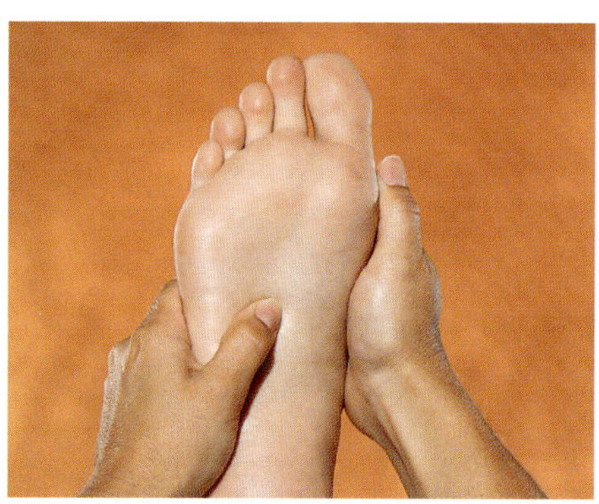

5. Schritt: In der Mitte der Fußsohle liegen die Nierenzonen, knapp darüber die Nebennierenpunkte.

4. Zonen der Verdauungsorgane: Zu den Zonen der Verdauungsorgane gehören Speiseröhre, Magen, Zwölffingerdarm, Dünndarm, Dickdarm, Blinddarm, Wurmfortsatz, Leber und Gallenblase. All diese Zonen liegen im mittleren und unteren Fußbereich. Um das Verdauungssystem zu behandeln, wandern Sie mit Hilfe der Daumentechnik in einer Diagonale von der Zwerchfelllinie hinauf zur Schulterlinie. Danach nehmen Sie sich den Bereich zwischen Taillen- und Zwerchfelllinie vor, wobei Sie wiederum von unten nach oben vorgehen.

5. Zonen der Nieren, Harnwege und Geschlechtsorgane: Behandeln Sie abschließend die Reflexzonen der Nieren und der Harnwege. Die Nierenzone befindet sich genau in der Fußmitte; wenden Sie hier beruhigende, sanfte Druckimpulse, wenn nötig auch den Sedierungsgriff an. Massieren Sie anschließend sanft und langsam die Harnleiterzone am Innenrand des Fußes von oben nach unten absteigend – Millimeter für Millimeter. Wenden Sie sich dann noch kurz den Geschlechtsorganen und Drüsen zu. Hier tut eine etwas aktivierendere Massage gut, es sei denn, dass konkrete Störungen vorliegen. Die Reflexzonen für Hypophyse, Schilddrüse, Nebenschilddrüse, Nebennieren und Bauchspeicheldrüse liegen auf den Fußsohlen; die Zonen für Eierstöcke bzw. für die Hoden stimulieren Sie, indem Sie rund um den Knöchel (auf der Innenseite des Fußes) drücken. Wann immer Sie sich über die Lage der entsprechenden Reflexzonen unsicher sind, sollten Sie einen Blick auf die Fußreflexzonenkarten (siehe Seite 62f.) werfen.

Kurzes Grundprogramm der Handreflexzonenmassage

Die Wirkungen einer Fußreflexzonenmassage auf Organe und körperliche Abläufe sind im Allgemeinen besser als die einer Handreflexzonenmassage. Dies liegt vor allem daran, dass die Reflexzonen in den Handflächen tiefer liegen als auf der Fußsohle und somit schwerer zu stimulieren sind. Um dies auszugleichen, müssen Sie bei der Massage der Handreflexzonen recht kräftigen Druck in Richtung Handwurzel ausführen.

Die Handreflexzonenmassage hat aber auch Vorteile gegenüber der Fußreflexzonenmassage. So können Sie Ihre Hände jederzeit und überall leicht behandeln. Ein weiterer wichtiger Vorteil ist, dass in den Handflächen die reflektorischen Zonen für die Sinne – also für Sehen, Hören, Riechen und Schmecken – besonders stark repräsentiert sind. Und auch die Zonen für geistige Funktionen wie Wachheit, Sprache, logisches Denken, Konzentrationsfähigkeit usw. können im Bereich der Hände besonders gut angeregt werden.

Im Folgenden wird ein Schnellprogramm für die Behandlung der Handreflexzonen vorgestellt. Es dauert kaum länger als zehn Minuten und hilft nicht nur, den Organismus zu stärken, sondern es trägt auch dazu bei, dass sich Ihre Konzentration und Ihre Wachheit erhöhen werden, was beispielsweise in Prüfungssituationen oder beruflichen Stresssituationen interessant sein kann.

➤ Verwenden Sie auch bei der Handreflexzonenmassage den Daumen, um die Zonen in der Handfläche zu behandeln. Am besten arbeiten Sie mit kleinen kreisenden Bewegungen.

➤ Wie Sie auf der Handreflexzonenkarte (siehe Seite 65) sehen können, gibt es nicht nur in den Handflächen, sondern auch auf dem Handrücken Reflexzonen. Diese können oft leichter mit der Zeigefingerkuppe als mit dem Daumen aktiviert werden.

1. Die Organzonen: Der erste Schritt des Grundprogramms für die Handreflexzonen besteht darin, sich kurz den Organzonen zuzuwenden. Üben Sie mit dem Daumen starken, intensiven Druck auf die einzelnen Punkte aus, und gehen Sie zügig von Zone zu Zone weiter. Beginnen Sie auch bei der Handreflexzonenmassage an der rechten Handfläche.

➤ Massieren Sie zunächst die Lungen- und Brustzonen in der Handmitte. Gehen Sie dabei von außen nach innen vor. Behandeln Sie die Handfläche mit dem Daumen – die Zonen liegen jeweils unterhalb des Zeige-, Mittel- und Ringfingers. Am Handrücken stimulieren Sie die Punkte, die zwischen den Mittelhandknochen liegen, mit dem Zeigefinger.

➤ Gehen Sie nun zur Herzzone, die Sie direkt unterhalb der Lungenzone in der linken Handfläche finden. Üben Sie mit dem Daumen konstanten Druck auf diese Zone aus.

Bitte bedenken Sie: Auch für die Kurzprogramme der Reflexzonenmassage benötigen Sie immer eins – eine ruhige Atmosphäre.

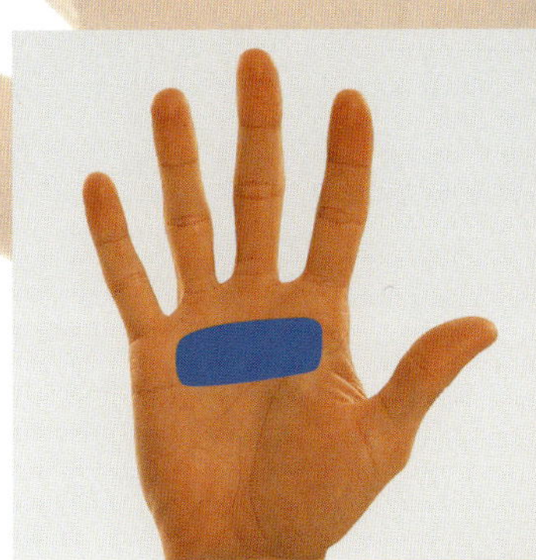

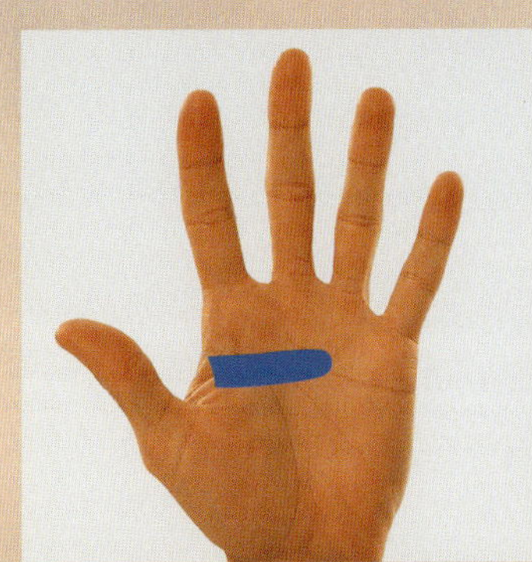

1. Schritt: Lungen- und Brustzonen befinden sich auf den Handflächen (links). Auf den Handrücken liegen an gleicher Stelle die Magenzonen. Die Herzzone befindet sich nur auf der linken Handfläche (rechts).

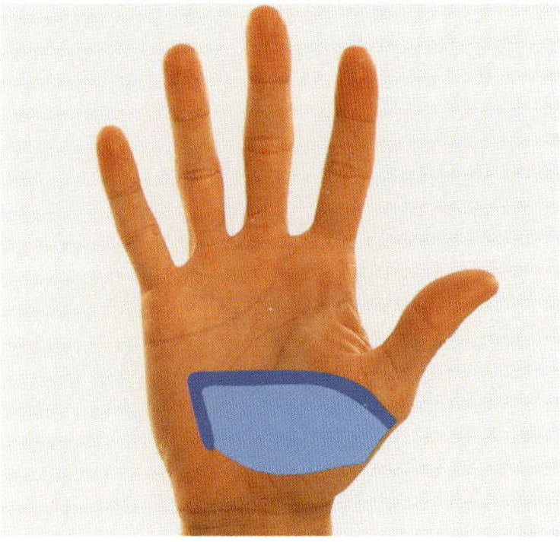

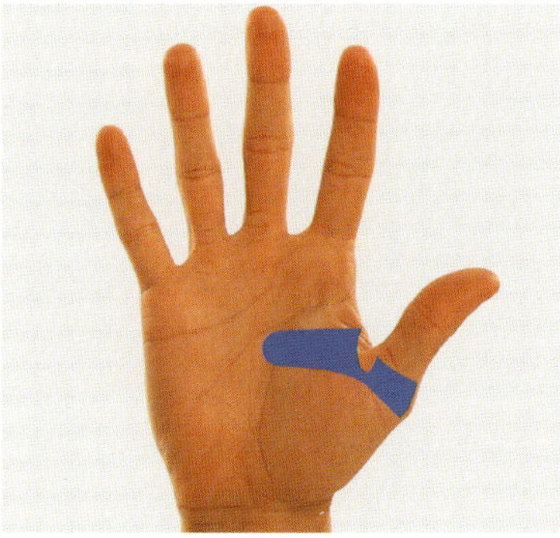

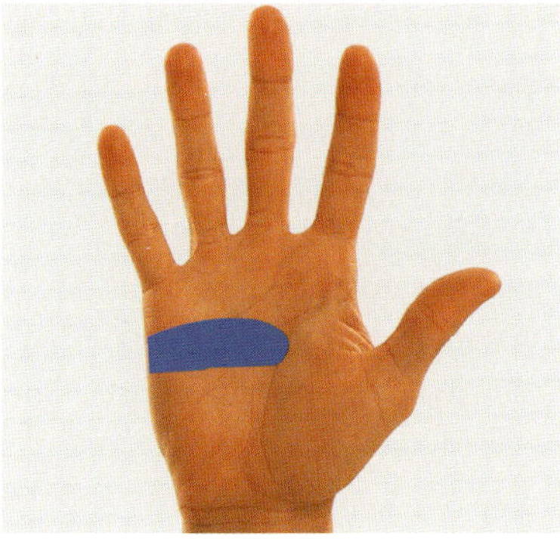

1. Schritt: Zonen für die Verdauungsorgane (links), Magen- und Bauchspeicheldrüse (Mitte) und für die Leber (rechts).

➤ Als nächstes massieren Sie die Reflexpunkte für die Verdauungsorgane. Sie befinden sich allesamt in den Handflächen. Die Darmzonen finden Sie an den Handinnenseiten auf Höhe der Mittelhandknochen. Die Magen- und die Bauchspeicheldrüsenzone reichen von unterhalb des Daumenansatzes bis in die Mitte der Handfläche hinein. Die Leberzone aktivieren Sie auf halber Höhe der rechten Handfläche unterhalb des kleinen Fingers und des Ringfingers.

2. Die Reflexzonen für die Wirbelsäule: Nachdem Sie die wichtigsten Organzonen durchgearbeitet haben, wenden Sie sich nun den Wirbelsäulenreflexzonen zu. Durch die Behandlung dieser Zonen können Sie indirekt Verspannungen in der Lenden-, Brust- und Halswirbelsäule lockern und Schmerzen, die die Folge von Fehlhaltungen und einer sitzenden Lebensweise sind, entgegenwirken. Die Wirbelsäulenreflexzonen befinden sich auf der äußeren Seite der beiden Daumen. Sie beginnen am oberen Daumengelenk und verlaufen bis zur Handwurzel hinunter.

➤ Massieren Sie zunächst die Außenseite des Handballens. Wandern Sie dann mit dem massierenden Daumen aufwärts, wenden Sie also wieder die Raupentechnik an. Beginnen Sie mit den Reflexzonen der unteren Lendenwirbelsäule – sie liegen im Bereich der Handwurzel.

➤ Bearbeiten Sie jetzt die Brustwirbelsäulenzone, vom Daumengrundgelenk bis zum zweiten Gelenk.

➤ Schließlich stimulieren Sie die Reflexpunkte für die Halswirbelsäule – Sie finden sie zwischen dem ersten und zweiten Daumengelenk.

2. Schritt: Die Zonen für die Lendenwirbelsäule (links), Brustwirbelsäule (Mitte) und Halswirbelsäule (rechts) können Sie auf der Handfläche und am Handrücken massieren.

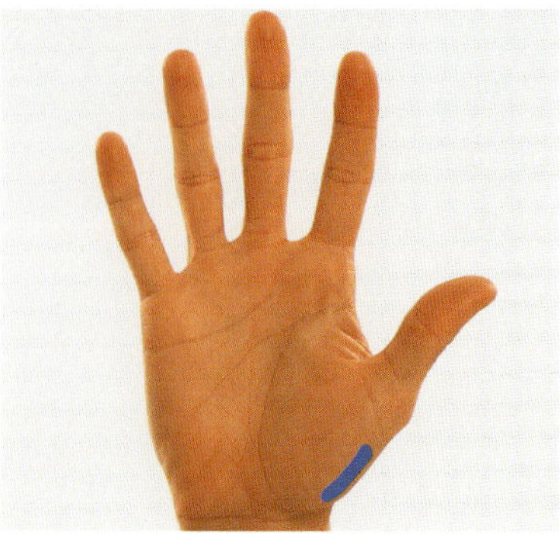

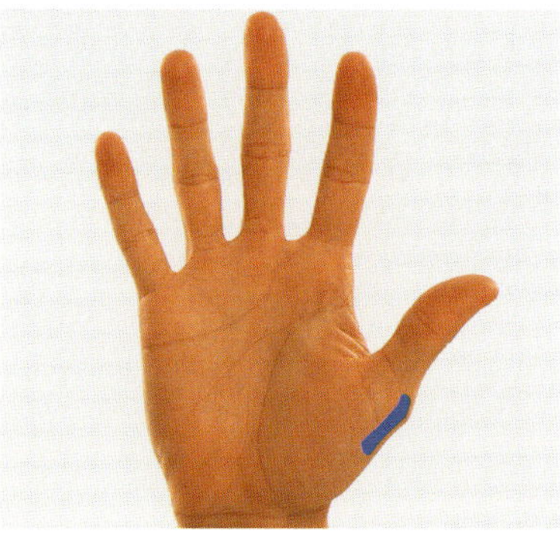

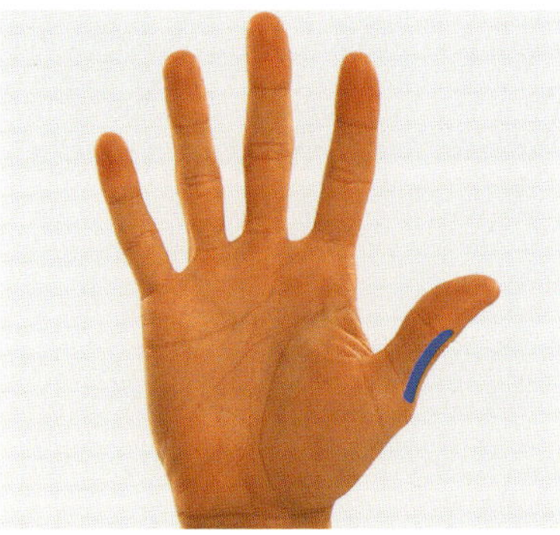

3. Die Reflexzonen für Wahrnehmung und geistige Funktionen: Der letzte Schritt des Grundprogramms für die Handreflexzonenmassage besteht darin, sich denjenigen Reflexzonen zuzuwenden, die mit den Sinnesorganen und den geistigen Funktionen wie Konzentrationsvermögen, Gedächtnis, logischem Denken usw. zusammenhängen.

Massieren Sie dazu zunächst jeden einzelnen Finger kräftig durch, indem Sie ihn mit dem Daumen auf der einen sowie Zeige- und Mittelfinger auf der anderen Seite reiben. Reiben Sie von unten nach oben, also in Richtung Fingerkuppe. (Diese Technik ist auch beim japanischen Shiatsu üblich. Die Energie aus den Meridianen fließt zu den Zehen- bzw. Fingernägeln hin.)

➤ Behandeln Sie dann die Zonen für die Augen und die Ohren am unteren Rand der Finger. Massieren Sie dabei mit mittelstarkem Druck und kleinen Kreisbewegungen die jeweiligen Reflexzonen.

Die Zonen des Denkvermögens liegen – entsprechend der Verteilung der Zonen in den beiden Gehirnhälften – in der jeweils entsprechenden Hand. Reiben Sie zunächst die Handflächen etwa eine Minute lang kräftig zusammen. Um die einzelnen Zonen anzuregen, genügt es, mäßigen Druck auszuüben. Manchmal fällt es leichter, mit dem Zeigefinger zu drücken und den zu behandelnden Finger dabei mit dem Daumen zu stützen.

➤ Stimulieren Sie nun nacheinander die Zonen des Denkvermögens. Beginnen Sie bei der Gehirnzone: Massieren Sie dazu den unteren Teil Ihrer Zeigefinger. Stimulieren Sie dann die Gedächtniszone: Dazu massieren Sie den oberen Teil der Zeigefinger und die Fingerspitze. Gehen Sie dann abschließend zu den Zonen für die räumliche Vorstellung und das logische Denken. Reiben Sie dazu noch die Fingerspitzen der beiden kleinen Finger (die Zone für die räumliche Vorstellung liegt in der rechten, die für das logische Denken in der linken Fingerspitze).

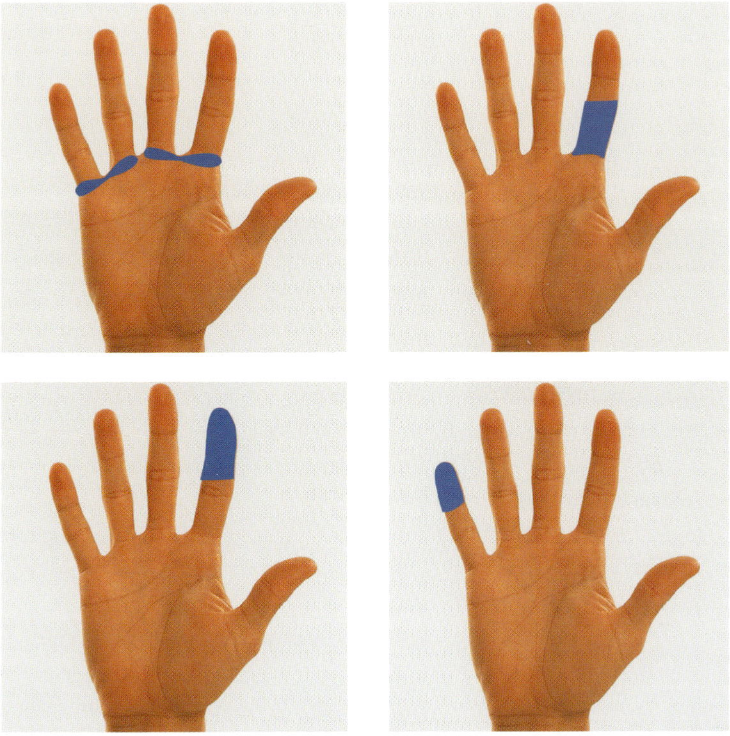

3. Schritt: Zonen für die Ohren und Augen (links oben), das Gehirn (rechts oben), das Gedächtnis (links unten) und die räumliche Vorstellung (rechts unten).

Nur entspannt massieren

Sorgen Sie dafür, dass Ihre Hände bzw. Ihre Finger ganz entspannt sind. Wenn Sie zu zittern beginnen, haben Sie sich verkrampft. Hören Sie dann kurz auf zu massieren, entspannen Sie die Hände, schütteln Sie sie locker aus, und reiben Sie sie ein bisschen aneinander.

Aromaölmassage

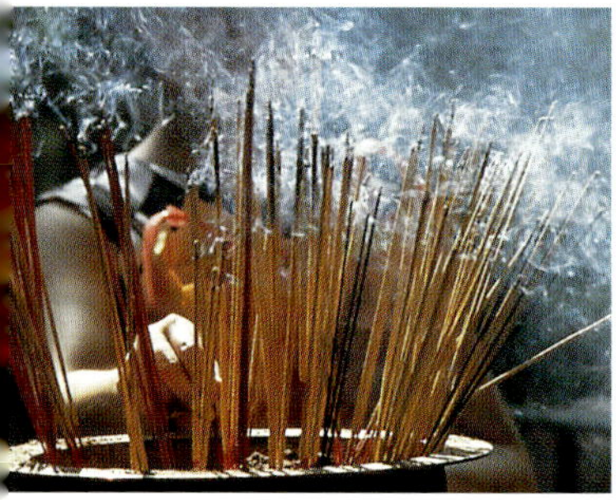

Seit die Menschen das Feuer kennen: Räuchern ist der jahrtausendealte Vorläufer der Aromatherapie.

Es gibt viele Möglichkeiten, die Heilkraft Ihrer Hände zu entdecken und zu kultivieren. Einige Heilmassagen wie die Akupressur, die tibetische Massage oder die Reflexzonentherapie haben Sie bereits kennen gelernt. Im Folgenden wollen wir auf eine weitere wichtige Massagetechnik, die bei der Bekämpfung vielerlei Beschwerden wertvolle Dienste leisten kann, zu sprechen kommen – auf die Aromaölmassage. Die Aromaölmassage ist eine ganzheitlich ausgerichtete Therapieform, die die Grundelemente der klassischen westlichen Massage nutzt, darüber hinaus jedoch Erkenntnisse und Erfahrungen aus der Aromatherapie mit einbezieht.

Vorteile der Aromaölmassage

Die Aromaölmassage hat viele Vorteile: Sie hilft auf sanfte Weise, das körperliche und seelische Gleichgewicht wiederherzustellen, indem sie duftende Essenzen aus dem Pflanzenreich mit entspannenden Massagetechniken kombiniert. Sie ist einfach auszuführen und eignet sich auch vorzüglich für die Selbstbehandlung – was nicht heißt, dass Sie nicht auch Ihren Partner jederzeit mit einer duftenden Massage verwöhnen können.

Schon der griechische Arzt Hippokrates, der noch heute als Vater der Medizin gilt, schrieb um 400 v. Chr.: »Der Heiler muss Erfahrung in vielerlei Methoden besitzen, vor allem aber im Reiben ...«

Wie dieses »Reiben« genau auszuführen ist, welche Aromaöle sich dazu am besten eignen und in welchen Fällen duftende Massagen besonders gut helfen, erfahren Sie auf den folgenden Seiten – und natürlich auch später im Behandlungsteil (siehe Seite 131ff.).

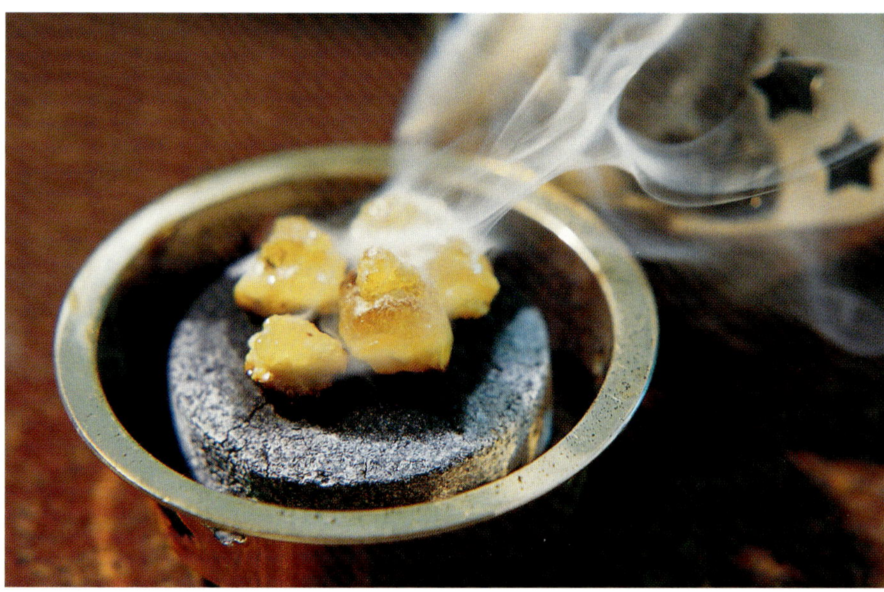

Das klassische Räucherwerk ist der Weihrauch. Sein balsamischer Duft trägt zu weihevoller Atmosphäre und meditativer Stimmung bei. Schon die Ägypter verwendeten ihn.

Ursprünge der Aromaölmassage

Die Aromaölmassage erfreut sich heute, da immer mehr Menschen nach sanften und ungefährlichen Heilmethoden suchen, wachsender Beliebtheit. Neben anderen populären Massagemethoden wie der Reflexzonenmassage, der Lymphdrainage, dem Rolfing oder der Biodynamischen Massage nach Boyesen hat sich die Aromaölmassage – auch als Aromamassage oder Duftmassage bezeichnet – inzwischen einen festen Platz innerhalb der manuellen Therapien erobert. Doch im Gegensatz zu vielen anderen Methoden ist die Aromaölmassage alles andere als ein neuer Trend. Aromatische Substanzen waren in der Heilkunst der alten Griechen, Araber, Chinesen und Inder seit je von großer Bedeutung. Und so waren Massagen und Salbungen mit wohlriechenden Pflanzenessenzen und wertvollen Ölen auch schon in vielen alten Kulturen bekannt.

Die alten Ägypter verwendeten duftende Natursubstanzen wie Weihrauch nachweislich schon vor etwa 5000 Jahren. Parfümöle und balsamische Substanzen, die nicht nur mit Weihrauch, sondern auch mit Arnikawurzeln, Zedernholz, Koriander, wildem Majoran o. Ä. angereichert waren, erfreuten sich bei den Ägyptern großer Beliebtheit. Die Duftöle, die aus gewaltigen Pflanzenmengen destilliert wurden, wurden auch in rituellen Salbungen verwendet, wobei in Ägypten nicht nur Könige und hoch stehende Persönlichkeiten, sondern sogar die Götter gesalbt wurden. Und natürlich wurden aromatische Salbungen und Massagen damals schon zu Heilzwecken eingesetzt.

Von Ayurveda bis Franzbranntwein

Auch in vielen anderen Traditionen können wir erste Ursprünge der heutigen Aromaölmassage entdecken. Vielleicht erinnern Sie sich an die mit Ingwer und Muskatnuss aromatisierte Massagepaste, die im Zusammenhang mit der tibetischen Energiepunktmassage (siehe Seite 53) vorgestellt wurde. Aromatische Ölmassagen waren aber nicht nur in Tibet, sondern auch im Ayurveda, der traditionellen indischen Heilkunst, gut bekannt. So behandelt man verschiedene Leiden im Ayurveda z. B. mit Sesam-, Kokos- oder Mandelöl.

Julius Cäsar soll sich mit Aromaölmassagen behandelt haben lassen, um sich Linderung von seiner schmerzhaften Nervenentzündung und seinen Kopfschmerzen zu verschaffen.

Der persische Arzt, Philosoph und Naturwissenschaftler Avicenna (980–1037), der sich u. a. mit der Verbesserung von Destillationsverfahren beschäftigte, empfahl Rosenölmassagen als heilsame Behandlungsmethode.

Krönung einer ayurvedischen Sesamölmassage: der Stirnguss.

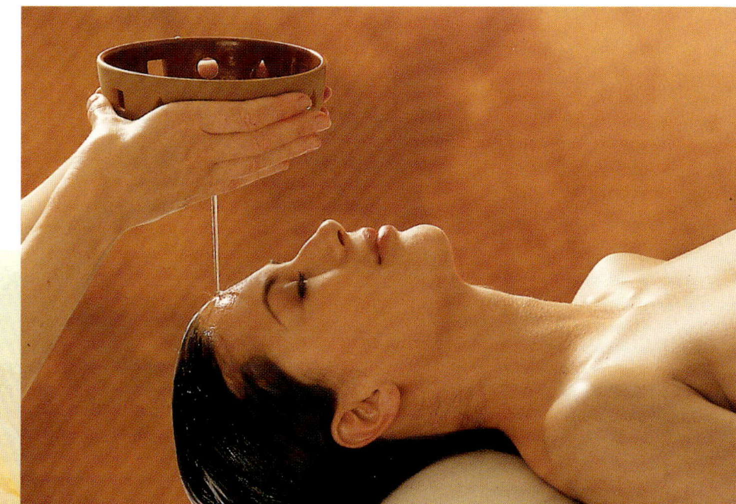

Auch Plinius, der berühmte römische Historiker, ließ sich täglich mit duftenden Ölen abreiben, um sein Asthma loszuwerden.

Von den nordamerikanischen Indianern wissen wir ebenfalls, dass sie Mischungen aus wohlriechenden Kräutern benutzten, um ihren Körper kräftig damit abzureiben – ein schamanistisches Ritual, das böse Geister vertreiben sollte.

Natürlich kannte auch unsere europäische Volksmedizin, die vom Wissen der Kräuterhexen ebenso beeinflusst wurde wie von den Erfahrungen der Klostermedizin, duftende Essenzen aus dem Reich der Pflanzen. Ein bis in unsere Tage überliefertes Rezept zur Behandlung von Schmerzen und rheumatischen Beschwerden ist beispielsweise der Franzbranntwein, der ja auch in die Muskeln eingerieben wird und somit eine Form der aromatischen Massage darstellt.

Die Grundlagen der Aromaölmassage

Obgleich die Aromaölmassage eine eigenständige Therapieform bildet, ist sie doch wesentlich von zwei Methoden geprägt – der westlichen Massage und der Aromatherapie. Um verstehen zu können, warum die Aromaölmassage in erstaunlich vielen Fällen dazu beitragen kann, Leiden zu lindern und die Heilung zu fördern, ist es wichtig, einen Blick auf die beiden wesentlichen Elemente dieser Massageform zu werfen.

Faszinierende Welt der Düfte: Über die Nase erreichen die Aromen sofort das limbische System des Gehirns und lösen unmittelbar Reaktionen aus.

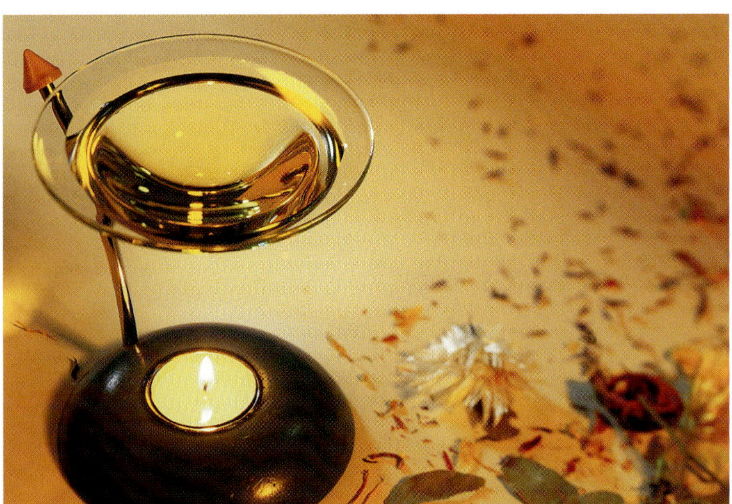

Die Verwandtschaft zur Aromatherapie

Bei Aromaölmassagen werden verschiedene ätherische Öle eingesetzt, um die heilsamen Wirkungen der Massage zu steigern. Somit ist die Aromaölmassage mit der Aromatherapie verwandt. Auch die Aromatherapie ist eine ganzheitliche Behandlungsmethode, bei der es darum geht, ätherische Öle aufgrund ihrer spezifischen Wirkungen auf Körper und Seele gezielt einzusetzen.
Falls Sie noch keine Erfahrungen mit der Aromatherapie gesammelt haben, so werden Sie dennoch wissen, wie stark Düfte unser Leben beeinflussen können. Viele Menschen lieben es daher, sich mit wohlriechenden Substanzen zu umgeben – sei es in Form von duftenden Kosmetika, Parfüms oder auch, indem sie Räucherstäbchen oder Duftkerzen anzünden.
In der Aromatherapie wie auch in der Aromaölmassage wird die jahrtausendealte Erfahrung, dass Düfte die Stimmung innerhalb von Sekundenbruchteilen verändern, das Wohlbefinden erhöhen und Heilimpulse übermitteln können, bewusst eingesetzt. Obwohl das Wissen um die Heilkraft der Düfte sehr alt ist, hat sich die moderne Aromatherapie erst im Lauf der letzten Jahrzehnte entwickelt. Als Begründer gilt der französische Chemiker René-Maurice Gattefossé (1818–1950), der den Begriff »Aromatherapie« in den dreißiger Jahren prägte.
Im Mittelpunkt der Aromatherapie stehen die ätherischen Öle, die ja auch für die Aromaölmassage benötigt werden. Ätherische Öle sind in jeder Pflanze in Form winziger Öltröpfchen enthalten, die sowohl aus Wurzeln und Blättern als auch aus Blüten, Rinden oder Schalen

gewonnen werden können. Die ätherischen Öle sind hoch konzentrierte Essenzen, die unter großem Aufwand vor allem durch Wasserdampfdestillation und Kaltpressung extrahiert werden. Die ätherischen Öle haben teilweise sehr spezifische Wirkungen und lassen sich leicht anwenden. So können sie in Duftlampen verdampft oder in Form von Bädern und Inhalationen eingesetzt werden. Bei richtiger Anwendung sind die natürlichen Öle, die auch für die Herstellung von Kosmetika verwendet werden, frei von Nebenwirkungen. All das ist wohl der Grund dafür, dass die Aromatherapie bei uns mittlerweile so beliebt geworden ist.

Die Heilkraft der ätherischen Öle

In der Aromaölmassage werden die ätherischen Öle sowohl aufgrund ihrer direkten Wirkungen auf die Haut als auch wegen der indirekten Wirkung ihrer Düfte eingesetzt. In wissenschaftlichen Untersuchungen konnte inzwischen nachgewiesen werden, dass ätherische Öle sehr vielseitige Wirkungen haben. Je nach Art des verwendeten Öls können diese sehr unterschiedlich sein. Allein schon auf der körperlichen Ebene tragen viele ätherische Öle dazu bei, den Gesundheitszustand zu verbessern und das Wohlbefinden zu erhöhen.

Regelmäßige Aromaölmassagen führen dazu, dass sich die Atmung vertieft und die Hautfunktion verbessert wird: Hautreizungen beruhigen sich, die Haut wird genährt und gepflegt. Ferner regen Aromaölmassagen den Kreislauf an, die Entgiftung wird unterstützt, und die Muskulatur entspannt sich.

Wir wissen heute, dass die Heilwirkungen der ätherischen Öle äußerst vielfältig sind. Daher werden sie in Form von Salben, Einreibemitteln, Badezusätzen oder Inhalationspräparaten immer öfter in Apotheken, Reformhäusern oder Drogerien angeboten. Ätherische Öle wirken u. a.:

- Krampflösend
- Antiseptisch (Wundinfektionen verhindernd)
- Desinfizierend
- Schleimlösend
- Hustenstillend
- Tonisierend (stärkend)
- Schmerzstillend
- Adstringierend (zusammenziehend)
- Entzündungshemmend

Sparsamer Umgang mit wertvollen Essenzen

Dosieren Sie die hoch konzentrierten ätherischen Öle bei der Aromaölmassage immer bewusst niedrig. Erstens schadet eine Überdosierung mehr, als sie nützt. Zweitens werden gewaltige Pflanzenrohstoffe benötigt, um wenige Tropfen ätherisches Öl zu gewinnen. Für 800 Gramm Eukalyptusöl werden beispielsweise 100 Kilogramm Pflanzen benötigt, und 100 Kilogramm Römische Kamille ergeben lediglich 50 Gramm ätherisches Öl!

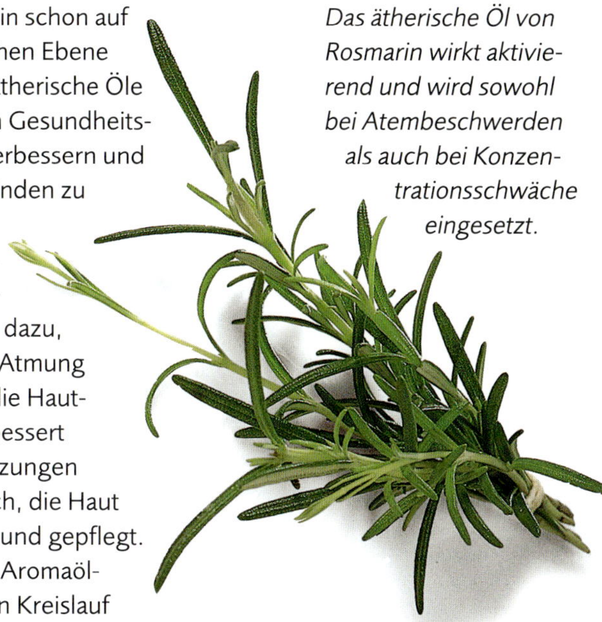

Das ätherische Öl von Rosmarin wirkt aktivierend und wird sowohl bei Atembeschwerden als auch bei Konzentrationsschwäche eingesetzt.

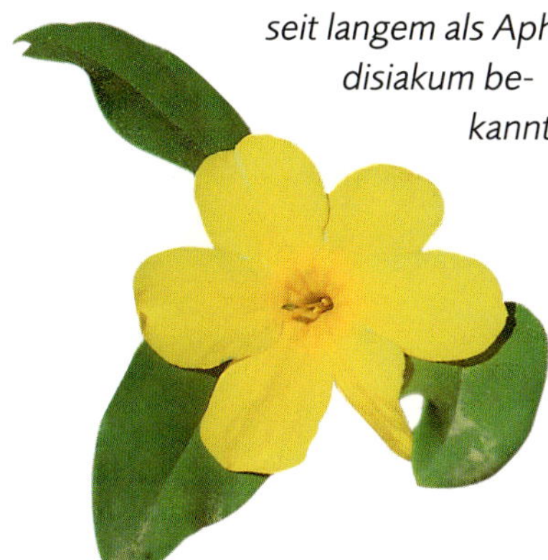

Jasminblüten riechen nachts besonders intensiv. Der betörende Duft von Jasminöl ist schon seit langem als Aphrodisiakum bekannt.

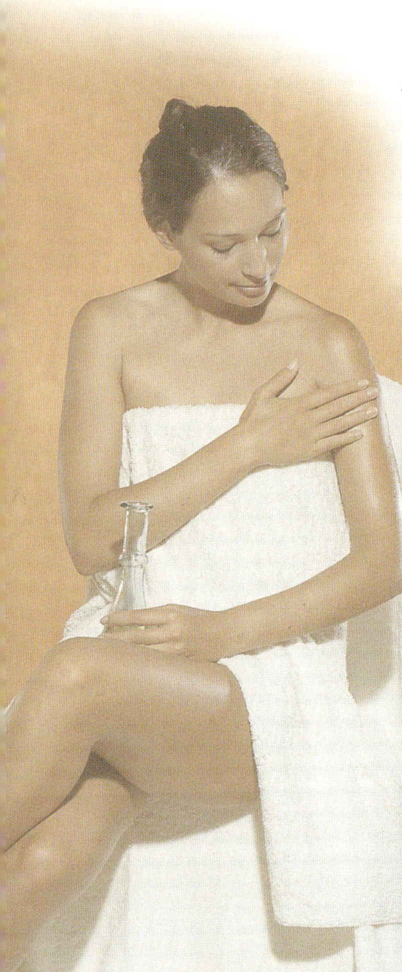

Die wohlriechenden Stoffe der Aromaöle stammen aus bestimmten Zellen der Pflanze, den so genannten Chloroplasten, in denen die Stoffwechselreaktionen stattfinden. Bis heute ist es der Wissenschaft nicht gelungen, ein synthetisches Aromaöl herzustellen, das die gleiche Wirkung aufweist wie ein natürliches.

Auf Schleichwegen ins Unterbewusste

Neben den »rein körperlichen« Wirkungen haben ätherische Öle den besonderen Vorteil, dass sie den Geruchssinn anregen. Über den Geruchssinn schleichen sich Düfte ins Unterbewusstsein und wirken sich harmonisierend auf die Gefühle aus. Wenn Sie z. B. sagen, dass Sie jemanden »nicht riechen können« oder Ihnen »etwas stinkt«, dann bringen Sie dadurch bestimmte Emotionen zum Ausdruck, die sich wiederum auf den Körper auswirken – die Atemtiefe und Atemfrequenz, den Muskeltonus und die Verdauung, um nur einige Beispiele zu nennen. Wenn der Geruchssinn im Allgemeinen auch wenig beachtet wird, so ist er für den Menschen doch wesentlich wichtiger, als man gemeinhin annimmt.

Durch den Atem über die Nase ins Gehirn

Bei der Aromaölmassage werden die ätherischen Öle nicht nur über die Haut, sondern auch durch die Atmung aufgenommen. Im Zuge der Inhalation kommen die Moleküle des Duftstoffs mit der Nasenschleimhaut in Berührung, und zwar mit dem »Riechfeld«, einem Bereich im oberen Teil der Nase, in dem sich mehrere Millionen Riechnervenzellen befinden. Auf diese Weise werden durch den Duftreiz Nervenimpulse an das Gehirn weitergeleitet. Der Teil des Gehirns, der direkt mit der Nase verbunden ist, ist das so genannte limbische System. Dieses Gehirnareal ist entwicklungsgeschichtlich sehr alt. Es trägt die Verantwortung für lebenserhaltende Bedürfnisse und bildet zugleich die Zentrale, die die Verbindung zwischen Bewusstseinsabläufen, Emotionen und körperlichen Vorgängen, etwa dem Hormonhaushalt, herstellt. Über Nase und limbisches System gelangen Düfte letztendlich ins Unterbewusstsein, von wo aus sie unsere Stimmung und unser Wohlbefinden spontan beeinflussen können.

Die besten ätherischen Öle für die Massage

Im Behandlungsteil finden Sie zahlreiche Ölmischungen, die sich für die Behandlung der entsprechenden Beschwerden besonders gut eignen. Prinzipiell können Sie aber auch jederzeit Ihre eigenen Massageöle für die Aromaölmassage mischen, sofern Sie die richtige Dosierung (siehe Seite 94) beachten.

➤ Sie sollten ausschließlich hochwertige, naturreine ätherische Öle bester Qualität kaufen, da Sie ohnehin nur sehr geringe Mengen benötigen.

➤ Bewahren Sie ätherische Öle immer licht- und luftgeschützt auf – am besten in dunklen Glasfläschchen mit Tropfaufsatz.

➤ Sie können die Essenzen u. a. in Reformhäusern, Apotheken und »Bioläden« kaufen. Fragen Sie jedoch vorsichtshalber immer nach, ob es sich wirklich um naturreine und nicht etwa nur um naturidentische Öle handelt; Letztere sind synthetisch hergestellt und nicht zu empfehlen.

Im Folgenden sind einige der wichtigsten Pflanzenessenzen aufgelistet. Sie eignen sich erfahrungsgemäß besonders gut für Aromaölmassagen, da sie ein breites Wirkungsspektrum aufweisen. Entsprechend der genannten Wirkungen können Sie die Öle gegen unterschiedlichste körperliche und seelische Leiden anwenden.

Die wichtigsten ätherischen Öle auf einen Blick

Aromaöl	Körperliche Wirkung	Seelische Wirkung	Anwendung
Anis *(Pimpinella anisum)*	Krampflösend, menstruationsfördernd, schleimlösend, magenstärkend, milchtreibend, abführend, harntreibend	Entspannend, beruhigend	Verdauungsstörungen, Verstopfung, Magenbeschwerden, Übergewicht, Husten, Bronchitis, Stresssymptome, Übermüdung
Basilikum *(Ocimum basilicum)*	Verdauungsfördernd, schweißtreibend, schleimlösend, antiseptisch, blähungstreibend, krampflösend, fiebersenkend	Entkrampfend, aufmunternd, nervenstärkend, antidepressiv	Bronchitis, Erkältung, fieberhafte Erkrankungen, Übelkeit, Erbrechen, Erschöpfung, Müdigkeit
Bergamotte *(Citrus aurantium bergamia)*	Hautberuhigend, hautreinigend, antiseptisch, antiviral, schleimlösend	Beruhigend, angstlösend	Ekzeme, Akne, Hautunreinheiten, Schuppenflechte, trockene Haut, Ängste, Schlaflosigkeit
Cajeput *(Melaleuca cajeputi leucadendron)*	Schmerzlindernd, durchblutungsfördernd, muskelentspannend, antiseptisch	Beruhigend, entkrampfend	Schmerzen, rheumatische Beschwerden, Muskelschmerzen, Muskelkater, Koliken, Schwindel, Nervosität, Überforderung
Eukalyptus *(Eucalyptus globulus)*	Schleimlösend, desinfizierend, keimtötend, harntreibend, blutreinigend, das Immunsystem stärkend	Anregend, belebend, befreiend	Atembeschwerden, Husten, Lungenerkrankungen, Bronchitis, Erkältungen, Nebenhöhlenentzündung, Halsschmerzen, Mandelentzündung, Nierensteine, Harnwegsinfektionen, depressive Verstimmungen, geistige Erschöpfung
Geranie *(Pelargonium odorantissimum)*	Hautpflegend, hautheilend, wundheilend, entschlackend, schmerzlindernd, antibakteriell, entzündungshemmend	Antidepressiv, anregend, reinigend	Hautbeschwerden, leichte Verbrennungen, Gicht, Nervenentzündungen, Ohrenschmerzen, Konzentrationsstörungen, geistige Erschöpfung, Verwirrung
Jasmin *(Jasminum grandiflorum, Jasminum officinale)*	Tonisierend, krampflösend, antiseptisch, menstruationsfördernd, den Milchfluss fördernd, die Geschlechtsorgane stärkend	Entkrampfend, lösend, aphrodisisch, gefühlsverstärkend	Unterleibserkrankungen, Potenzstörungen, Menstruationsprobleme, Blasenerkrankungen, Wechseljahrebeschwerden, in der Rekonvaleszenz, Versagensängste, Schüchternheit, Hemmungen

Die wichtigsten ätherischen Öle auf einen Blick

Aromaöl	Körperliche Wirkung	Seelische Wirkung	Anwendung
Kamille *(Matricaria chamomilla)*	Schmerzlindernd, krampflösend, entzündungshemmend, antiseptisch, gallentreibend, magenberuhigend, leberstärkend, milzwirksam, verdauungsfördernd, hautreinigend, hautberuhigend	Harmonisierend	Koliken, Verdauungsstörungen, Durchfall, Magenschmerzen, Gastritis, Leberprobleme, Blähungen, Kopf-, Zahn-, Ohren- und Nervenschmerzen, Migräne, rheumatische Beschwerden, Gelenkerkrankungen, stressbedingte Beschwerden, Wechseljahrebeschwerden, Hyperaktivität bei Kindern
Lavendel *(Lavandula vera, Lavandula officinalis)*	Antiseptisch, pilztötend, keimtötend, entzündungshemmend, wundheilend, schmerzlindernd, durchblutungsfördernd, herzstärkend, kreislaufanregend, insektenabweisend, desodorierend	Erfrischend, anregend, inspirierend	Hautbeschwerden, Akne, Furunkel, Ekzeme, Schuppenflechte, Sonnenbrand, stabile Angina pectoris, Herzklopfen, Schwindel, niedriger Blutdruck, Erschöpfung, unerwünschte Körpergerüche, übermäßige Schweißbildung, zum Schutz gegen Insekten, zur Anregung der Kreativität, bei Abgespanntheit
Muskatellersalbei *(Salvia sclarea)*	Blutdrucksenkend, sedativ, nervenwirksam, entkrampfend, entzündungshemmend	Beruhigend, entspannend, nervenstärkend	Bluthochdruck, Kreislaufbeschwerden, Nervenschwäche, Hysterie, Schlaflosigkeit, innere Unruhe
Pfefferminze *(Mentha piperita)*	Antiseptisch, krampflösend, schleimlösend, verdauungsfördernd	Gedächtnisanregend, geistig erfrischend, konzentrationsfördernd	Kopfschmerzen und Migräne, Konzentrationsschwierigkeiten, Müdigkeit, Muskel- und Gelenkschmerzen, rheumatische Erkrankungen, Hexenschuss, Verdauungsbeschwerden, Übelkeit, unreine Haut
Rose *(Rosa damascena, Rosa centifolia, Rosa gallica)*	Krampflösend, schmerzstillend, antiviral, antiseptisch, blutstillend, adstringierend, menstruationsfördernd, hautglättend, gewebestraffend	Antidepressiv, beruhigend, entkrampfend, aphrodisisch	Depressionen, Ängste, Überforderung, Menstruationsbeschwerden, unregelmäßige oder schmerzhafte Periode, Erkrankungen der Gebärmutter, Brustdrüsenentzündung, Wechseljahrebeschwerden, trockene oder unreine Haut, zur Anregung der Sinnlichkeit

Die wichtigsten ätherischen Öle auf einen Blick			
Aromaöl	**Körperliche Wirkung**	**Seelische Wirkung**	**Anwendung**
Rosmarin *(Rosmarinus officinalis)*	Durchblutungsfördernd, hautreinigend, blutdrucksteigernd, entschlackend, stoffwechselanregend, schmerzlindernd, schleimlösend, lungenstärkend, entgiftend	Aktivierend, konzentrationsfördernd, gedächtnisstärkend, energiespendend	Asthma, Bronchitis, Atembeschwerden, Erkältungen, Schwindel, niedriger Blutdruck, Herzschwäche, chronische Erkrankungen, Gicht, rheumatische Beschwerden, nervöse Leiden, Schmerzen, trockene Haut, gegen Faltenbildung, leichte Verbrennungen, Pflege vernarbter Haut, Gedächtnisschwäche, Konzentrationsstörungen vor Prüfungen
Sandelholz *(Santalum album)*	Regenerierend, kräftigend, das Immunsystem stärkend, hautpflegend, harntreibend, entzündungshemmend, die Unterleibsorgane stärkend, krampflösend	Erotisierend, die Sinnlichkeit anregend, das Selbstvertrauen stärkend	Blasenentzündung, Nierenerkrankungen, Erkrankungen der Gebärmutter, Durchfall, in der Rekonvaleszenz, zur Vorbeugung gegen Infektionen, bei sexuellen Problemen, geistig-seelische Erschöpfung, Mangel an Selbstbewusstsein
Teebaumöl *(Melaleuca alternifolia)*	Antibakteriell, antiviral, antimykotisch (gegen Pilze)	Anregend, antiseptisch	Atemwegsinfektionen, Hautkrankheiten, Pilzinfektionen, Insektenstiche, Insektenabwehr, rheumatische Erkrankungen, Muskelschmerzen
Weihrauch *(Boswellia thurifera, Boswellia serrata)*	Adstringierend, schleimlösend, auswurffördernd, schmerzstillend, entzündungshemmend, antiseptisch, tonisierend, blähungstreibend, harntreibend, verdauungsfördernd	Die Sinne weckend, die Spiritualität anregend, beruhigend, stresslösend	Atemwegserkrankungen, Bronchitis, Asthma, Husten, Nebenhöhlenentzündungen, grippale Infekte, Hauterkrankungen, zur Hautpflege, Wunden, Verdauungsstörungen, Brustdrüsenentzündung, Muskel- und Gelenkschmerzen, Krämpfe, Schmerzen, vertieft die Meditation
Zitrone *(Citrus limonum)*	Keimtötend, entzündungshemmend, fiebersenkend, kreislaufanregend	Aktivierend, konzentrationsfördernd, stimmungsaufhellend, antidepressiv, energiezuführend	Erkältungskrankheiten, entzündliche Prozesse, Müdigkeit, Depressionen, Konzentrationsschwierigkeiten, Gedächtnisstörungen, Alterserscheinungen, Lustlosigkeit, Unzufriedenheit, Erschöpfung

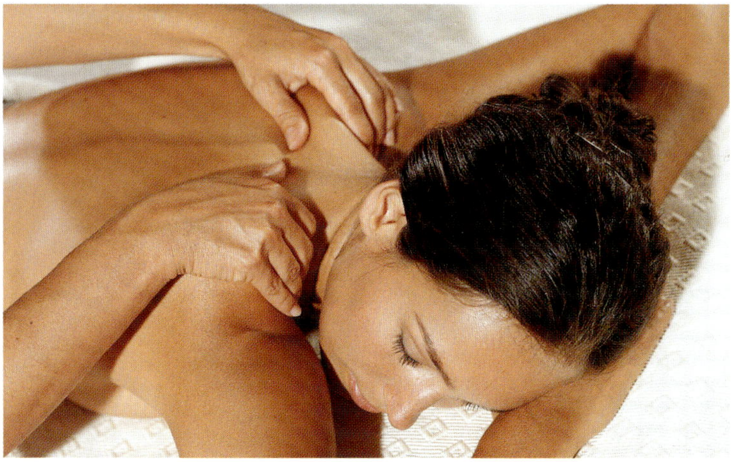

Traditionelle Bindegewebsmassage: Sie dient der Lockerung von Verspannungen.

Vorsicht bei manchen Ölen! Sie können Allergien auslösen (z. B. Teebaumöl, Bergamotteöl, Lemongrasöl, Orangenöl). Bei der Anwendung von Angelikaöl, Bergamotteöl, Zistrosenöl, Orangen- und Zitronenöl sollte man sich vor starker Sonneneinstrahlung schützen. In der Schwangerschaft ist besondere Vorsicht geboten.

Neben den auf den vorhergehenden Seiten genannten ätherischen Ölen gibt es natürlich noch eine Fülle anderer wohlriechender Essenzen, etwa Angelika, Benzoe, Siam, Estragon, Fenchel, Grapefruit, Ingwer, Kampfer, Koriander, Lemongras, Patschuli, Rosenholz, Ylang-Ylang, Zypresse u. a. m. Wenn es darum geht, einige Leiden gezielt zu behandeln, ist der Einsatz dieser teils weniger vielseitigen Öle durchaus sinnvoll – und so werden einige von ihnen im Kapitel »Massagen bei Beschwerden von A bis Z« (siehe Seite 131ff.) als Zutaten für Massageöle noch auftauchen; für die kleine »Aromaöl-Hausapotheke« reichen im Grund jedoch schon wenige der oben aufgezählten Essenzen aus.

Massage als Grundlage der Aromaölmassage

So groß der Einfluss der Aromatherapie auf die Aromaölmassage auch ist, so sollten diese beiden Methoden doch nicht miteinander verwechselt werden. Die Aromatherapie verwendet ätherische Öle zwar auch für Massagen – hauptsächlich jedoch in Duftlampen, Bädern, für Inhalationen oder sogar zum Einnehmen. Im Gegensatz dazu bildet die Aromaölmassage ein eigenständiges System, in dem neben der Verwendung duftender Essenzen vor allem der Einsatz von speziellen Massagetechniken im Mittelpunkt steht.

Die Grundlage für die Aromaölmassage bildet die Schwedische Massage nach Dr. Ling. Anfang des 19. Jahrhunderts entwickelte Dr. Pehr Henrik Ling (1776–1839), der sich auch als Begründer der Schwedischen Gymnastik einen Namen gemacht hat, verschiedene Massagetechniken. Diese bilden den Grundstock der modernen, westlichen Massage. Lings ursprünglich für die Sportmassage angelegte Methode beinhaltet u. a. Techniken, die aus China und Ägypten stammen, und solche, die römischen und griechischen Ursprungs sind. Die Schwedische Massage gehört heute weltweit zum Grundrepertoire von Physiotherapeuten, medizinischen Bademeistern und Masseuren.

Vielleicht haben Sie sich bei einem Kuraufenthalt oder in einem öffentlichen Bad schon einmal »durchkneten« lassen oder sind anderweitig in den Genuss einer klassischen Massage gekommen. Dann werden Sie wahrscheinlich die Erfahrung gemacht haben, dass die vor allem als Muskel- und Bindegewebsmassage angelegte Technik meist relativ mechanisch durchgeführt wird und der »Genuss« dabei zuweilen recht fragwürdig ist. Im Gegensatz zur Schwedischen Massage handelt es sich bei der Aromaölmassage um eine ganzheitliche Methode. Hier wird die Seele nämlich ganz gezielt in die Behandlung mit einbezogen.

Das Massieren mit wohlriechenden Pflanzenessenzen wird in der Regel als wohltuendes, sinnliches Erlebnis erfahren. Die angewandten Massagetechniken sind vergleichsweise einfach. In der Hauptsache werden bei der Aromaölmassage streichende, gleitende und reibende Massagegriffe verwendet. Durch diese Techniken werden die ätherischen Öle optimal auf der Haut verteilt. Die Wärme, die bei der Massage erzeugt wird, führt dazu, dass die Aromaöle die Hautbarriere überwinden, über die Poren in die tief gelegenen Hautschichten und schließlich über den Blutkreislauf in den Organismus gelangen, so dass sie ihre heilsamen Wirkungen entfalten können.

Einsatzmöglichkeiten der Aromaölmassage

Wie bereits gesagt, setzt die Aromaölmassage auf mehreren Ebenen an. Grundsätzlich können zwei Wirkungsbereiche dieser Massageform unterschieden werden – die direkten und die indirekten Wirkungen.

Vielfältige Einsatzgebiete

Die Einsatzgebiete der Aromaölmassage reichen von Atemwegserkrankungen, Erkältungen und Kopf- oder Halsschmerzen über rheumatische Beschwerden, Hautleiden, organische Störungen, Verdauungsstörungen und Kreislaufbeschwerden bis hin zu chronischen Erkrankungen. Hinzu kommen viele psychische Wirkungen, die den Einsatz bei Nervosität, Schlaflosigkeit, Ängsten, depressiven Verstimmungen, Stresssymptomen usw. empfehlenswert machen.

- Über das Reiben der Haut wird die Hautdurchblutung gefördert, die Entgiftung über die Haut wird unterstützt, Muskeln werden gelockert, das Bindegewebe gestrafft, Stoffwechsel und Kreislauf werden aktiviert.

Die Streichmassage fördert die Hautdurchblutung und den venösen Rückstrom.

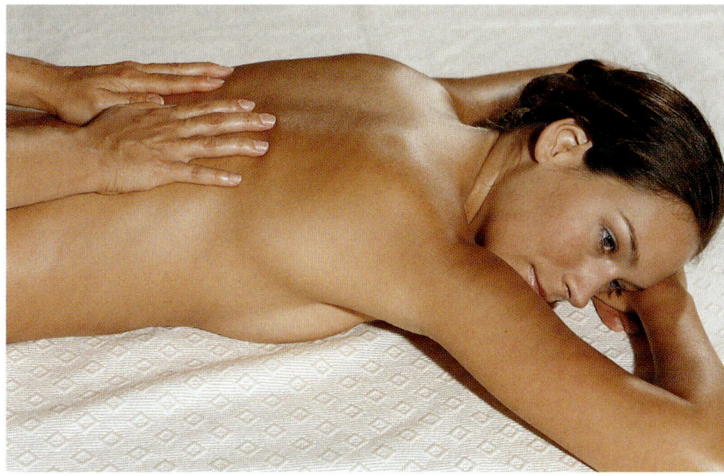

- Je nach Art des verwendeten Aromaöls kommen noch hautreinigende, hautpflegende, entzündungshemmende, pilztötende oder adstringierende (zusammenziehende) Wirkungen dazu.
- Doch nicht nur die körperlichen, sondern vor allem auch die seelischen Wirkungen der Aromaölmassage sind beachtlich. Die meisten Therapeuten zielen darauf ab, die emotionale Harmonie wiederherzustellen, das Nervensystem zu pflegen, Stress abzubauen und psychosomatische Beschwerden ihrer Patienten in den Griff zu bekommen. Die Kombination aus Düften und entspannenden Massagetechniken, die Vertrauen, Geborgenheit und Entspannung vermitteln, führt bei den meisten Patienten zu einer schnellen Verbesserung des Befindens.

Damit Sie sich über den richtigen Einsatz und die richtige Durchführung der Aromaölmassage nicht den Kopf zerbre-

Die ätherischen Öle beeinflussen Körper und Seele auch indirekt. Sie gelangen über die Atmung in den Organismus und können dort ihre schmerzstillenden, krampflösenden, schleimlösenden, hustenstillenden, entzündungshemmenden, das Immunsystem stärkenden, antiviralen, entgiftenden und harmonisierenden Wirkungen entfalten.

Die Aromaölmassage eignet sich sowohl für die Selbstbehandlung wie auch für die Partnerbehandlung. Und sie ist hervorragend für eine erotische Massage geeignet.

chen müssen, werden Sie im Behandlungsteil »Massagen bei Beschwerden von A bis Z« (siehe Seite 131ff.) detaillierte Tipps und Rezepte für die Behandlung spezieller Beschwerden finden.

Warnhinweise

Es gibt einige Kontraindikationen für die Aromaölmassage. In den folgenden Fällen sollten Sie diese Massageform nicht durchführen:

- Bei Krebserkrankungen
- Wenn der zu behandelnde Bereich Wunden, Verbrennungen oder Hauterkrankungen wie Pilzentzündungen, Geschwüre usw. aufweist
- Bei Hauttuberkulose
- Bei Beschwerden, die mit hohem Fieber einhergehen
- Bei akuten Entzündungen der Muskulatur oder der Schleimbeutel
- Bei Thromboseneigung, Krampfadern oder Venenentzündungen
- Bei ansteckenden Infektionskrankheiten
- Bei schweren Herzleiden
- Bei beginnendem Bluthochdruck (ab 160/95 mmHg)
- Nach Operationen oder im Bereich schlecht verheilter Knochenbrüche

Auch im Hinblick auf den Einsatz ätherischer Öle, die für die Aromaölmassage benötigt werden, sind einige Sicherheitshinweise zu beachten.

- Verwenden Sie die Öle nicht im Bereich der Augen oder Schleimhäute.
- Halten Sie ätherische Öle von Kindern fern.
- Bedenken Sie mögliche allergische Reaktionen: Allergien sind auf dem Vormarsch. Wie alle anderen Substanzen – ob natürlich oder nicht – können auch ätherische Öle in seltenen Fällen zu allergischen Reaktionen führen.
- Beachten Sie stets die richtige Dosierung. Im Behandlungsteil finden Sie die entsprechenden Angaben.
- Benützen Sie ätherische Öle niemals unverdünnt, da es sonst zu unangenehmen Hautreizungen kommen kann.

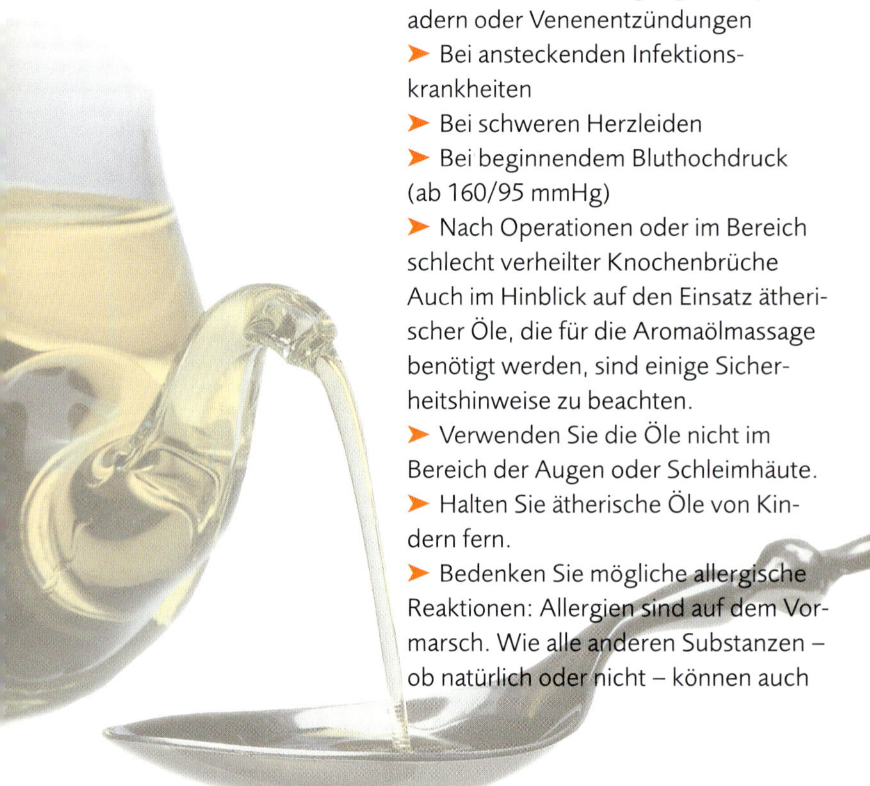

Die Praxis der Aromaölmassage

Um die Aromaölmassage durchzuführen, benötigen Sie natürlich das entsprechende Massageöl. Bevor beschrieben wird, wie Sie dieses Öl selbst mischen können (siehe Seite 94), sollen zunächst die Massagetechniken vorgestellt werden, die die Grundlage der Aromaölmassage bilden.
Wichtig ist, dass vorwiegend Techniken verwendet werden, die eine gute Verteilung der ätherischen Öle auf der Haut und ihre optimale Aufnahme ermöglichen. Es handelt sich dabei um einfache Massagegriffe, die die Hautdurchblutung fördern.

Aromaöle testen

Testen Sie ein ätherisches Öl, bevor Sie es großflächig in der Aromaölmassage einsetzen. Geben Sie dazu ein bis zwei Tropfen des gewählten Öls auf einen Teelöffel Hautcreme, und reiben Sie die Mischung auf eine kleine Stelle auf der Innenseite Ihres Unterarms. Beobachten Sie dann, ob es in der Folge zu Rötungen oder Reizungen kommt. Wenn ja, dürfen Sie das ätherische Öl nicht einsetzen.

1. Ausstreichen: Zu Beginn jeder Massage müssen Sie das Massageöl zunächst einmal auf dem Körperbereich verteilen, den sie behandeln wollen. Nachdem Sie das Öl in Ihre Handfläche gegeben haben, verstreichen Sie es mit langsamen, gleitenden Griffen auf der Haut. Dieses beruhigen-

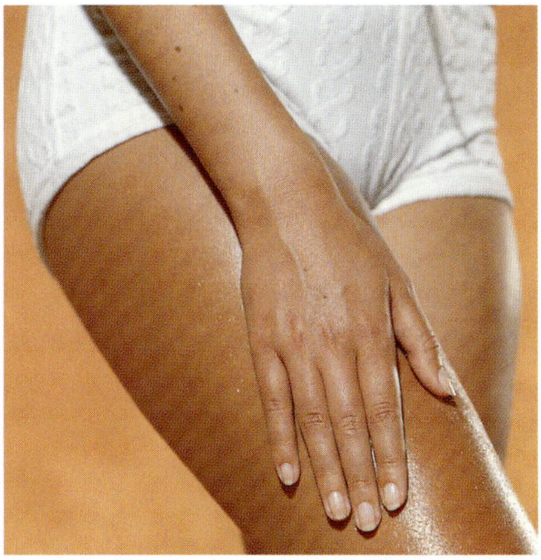

Bei der Effleurage wird die Haut sanft ausgestrichen.

de Streichen wird auch als Effleurage bezeichnet. Bei der Effleurage geht es darum, das Öl mit der flachen Hand zu verteilen und die Haut zu glätten. Massieren Sie bei gleitenden Bewegungen immer in Richtung Herz.

2. Kreisen: Das Kreisen dient dazu, die ätherischen Öle sanft in die Haut einzumassieren und ihre heilenden Wirkungen über Haut und Atmung auf Körper und Seele zu übertragen. Das Kreisen ist eine besonders wichtige Technik. Beschreiben Sie mit einer oder mit beiden Handflächen große Kreise. Durch diese sanfte kreisende Massage wird das Unterhautgewebe besser durchblutet, allerdings nur, wenn Sie hier ein wenig Druck ausüben.

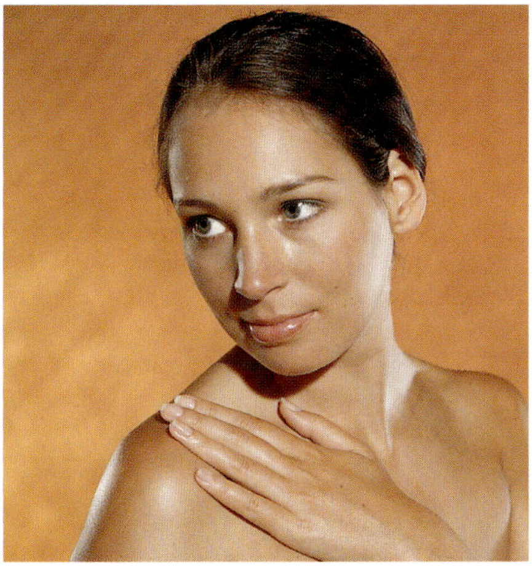

Bei größeren Flächen kreisen Sie mit den Handflächen.

Auf größeren Hautzonen wie etwa Oberschenkel oder Bauch führen Sie die Kreise immer mit den Handflächen aus. Wenn Sie aber kleinere Hautbereiche wie etwa die Wangen oder den Hals massieren, können Sie das Kreisen besser mit den Fingerkuppen von Zeige-, Ring- und Mittelfingern ausüben. Versuchen Sie auch einmal, spiralförmig zu kreisen. Dazu beginnen Sie mit großen, langsamen Kreisbewegungen (mit den Handflächen) und lassen diese Kreise dann allmählich nach innen immer kleiner, zugleich aber etwas schneller werden.

Bei kleineren Hautbereichen sollten Sie mit den Fingerkuppen kreisen.

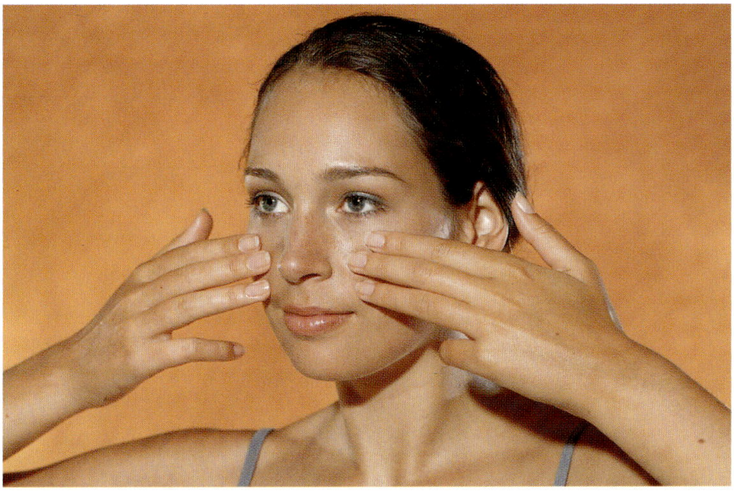

3. Federn: Das Federn ist eine besonders sanfte, entspannende Technik. Das Federn gleicht einem zarten Streicheln, bei dem die Haut nur leicht gestreift werden darf. Um dies auszuführen, müssen Ihre Hände voll-

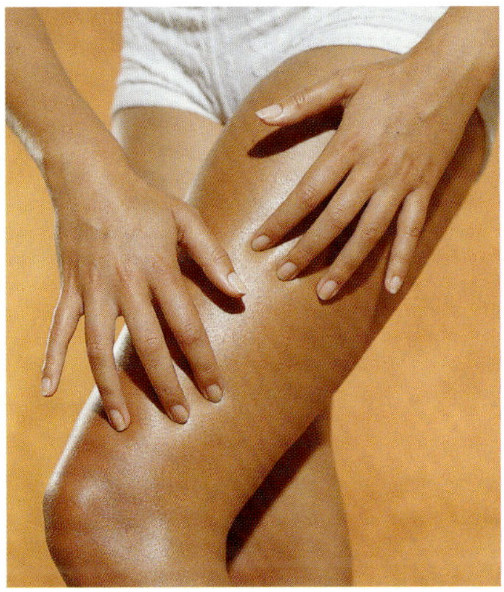

Federn bedeutet, die Haut nur leicht zu streifen.

kommen entspannt sein. Streichen Sie dann mit den Fingerspitzen federleicht über die Haut, am besten mit beiden Händen abwechselnd.

4. Kneten: Beim Kneten wird die Durchblutung von Haut, Unterhaut und Muskulatur besonders gründlich angeregt. Es geht darum, das Gewebe wie einen Teig durchzukneten. Umfassen Sie dazu das Gewebe, beispielsweise die Wade oder den Oberschenkel, mit der ganzen Hand. Führen Sie dann kräftige Knetbewegungen aus, wobei Sie den Muskel ein wenig zusammendrücken und nach oben ziehen können. Wiederholen Sie diese Technik immer mehrere Male. Auch wenn es dabei etwas »gröber« zugeht, sollten Sie nicht vergessen, dass die Aromaölmassage immer einfühlsam durchgeführt wird. Vermeiden Sie mechanische Bewegungen, und überschreiten Sie nie Ihre Schmerzgrenze bzw. die Ihres Partners.

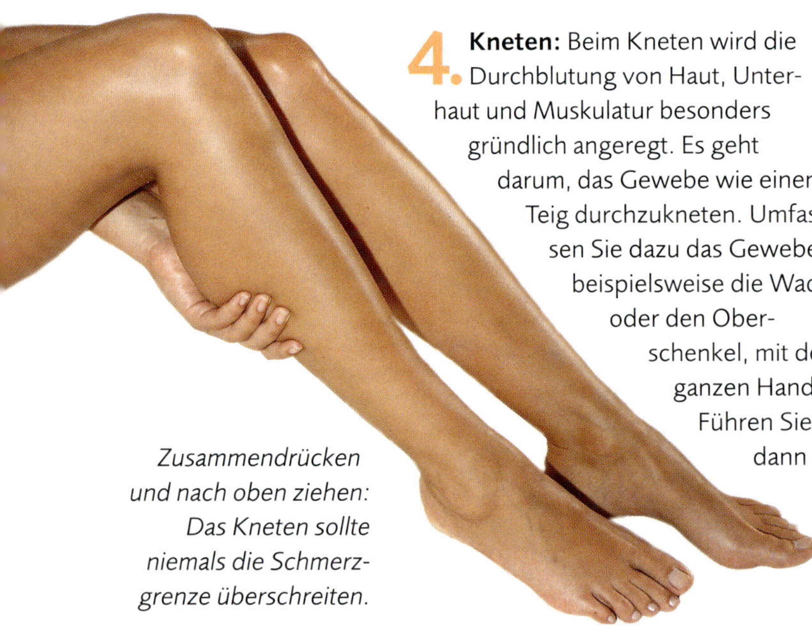

Zusammendrücken und nach oben ziehen: Das Kneten sollte niemals die Schmerzgrenze überschreiten.

Trägeröle und Massageöle

Ätherische Öle dürfen nie pur angewendet werden. Für die Aromaölmassage benötigen Sie deshalb ein Basisöl. Da dieses Öl die Trägersubstanz für ätherische Öle bildet, wird es auch als Trägeröl bezeichnet. Das Massageöl ist also eine Mischung aus dem Träger- oder Basisöl (z. B. Jojobaöl) und wenigen Tropfen ätherischem Öl (z. B. Eukalyptusöl). Es gibt gebrauchsfertige Massageölmischungen zu kaufen, doch besser ist es, wenn Sie Ihr Massageöl selbst zubereiten (siehe dazu Seite 94). Als Trägeröle kommen vor allem kaltgepresste Pflanzenöle infrage. Besonders bewährt haben sich Avocado-, Calendula-, Jojoba-, Mandel- und Sesamöl. Obwohl die Öle etwas unterschiedliche Eigenschaften haben, ist es letztendlich wichtig, dass Sie ein Trägeröl verwenden, das Ihrem Geschmack entspricht und Ihrer Haut gut tut. Wichtig ist auch, ausschließlich hochwertige Pflanzenöle einzusetzen. Das Öl darf nicht raffiniert sein, sondern muss naturrein und kaltgepresst sein. Lagern Sie die Öle dunkel und kühl, und kaufen Sie nie zu große Mengen ein, da die Qualität der Öle durch lange Lagerung leidet.

Avocadoöl
Das Öl, das aus der tropischen Frucht gewonnen wird, ist relativ fett. Es enthält jedoch viele wertvolle Vitamine, vor allem die Vitamine A, B, D und E sowie Lezithin und Pantothensäure. Da Avocadoöl gut einzieht, ist es sowohl für trockene als auch für fettige Haut durchaus zu empfehlen – zumindest gilt dies für hochwertiges, kaltgepresstes Avocadoöl, das eine helle, grünliche Farbe haben sollte. Auch im Gesichtsbereich kann Avocadoöl bedenkenlos verwendet werden. Es wirkt der Faltenbildung entgegen und entfaltet bei der Massage schnell seine hautberuhigenden, nährenden Eigenschaften.

Calendulaöl
Das Öl wird aus den gelben bis orangefarbenen Blüten der Ringelblume gewonnen. Es eignet sich als Trägeröl vor allem, weil es entzündungswidrig und sehr hautfreundlich ist. Calendulaöl enthält relativ viel Beta-Karotin (Provitamin A) und mischt sich gut mit ätherischen Ölen. Bei der Behandlung von Sonnenbrand und empfindlichen Hautbereichen empfiehlt sich sein Gebrauch ebenso wie bei rheumatischen Schmerzen, Muskelkater, Rückenschmerzen oder entzündlichen Erkrankungen. Auch für die Schönheitspflege kann Calendulaöl effektiv eingesetzt werden.

Jojobaöl
Jojobaöl ist ein hervorragendes Basisöl für die Aromaölmassage. Das Öl wird aus den Samen der Wüstenpflanze Simmondsia chinensis gewonnen, einer Pflanze, die selbst bei Temperaturen bis zu 60 ° C noch gedeihen kann. Schon die Indianer nutzten das Öl für Heilzwecke. Chemisch gesehen handelt es sich bei Jojobaöl um ein flüssiges Wachs. Dies ist auch der Grund, weshalb es bei kühler Aufbewahrung schnell fest wird. Jojobaöl hat den Vorteil, dass es nicht oxidiert, d. h., es wird nicht ranzig und weist eine hohe Haltbarkeit (bis zu zweieinhalb Jahre) auf.

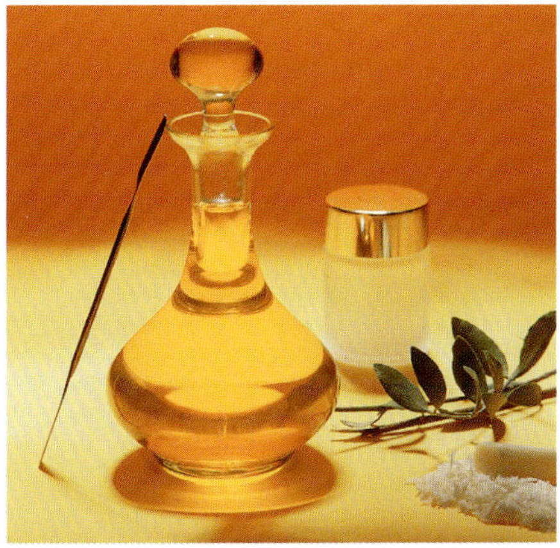

Jojobaöl (gesprochen »Hohobaöl«) besitzt einen natürlichen UV-Filter und ist Grundbestandteil vieler Cremes und Lotionen.

Mandelöl
Die Verwendung von Mandelöl hat eine lange Tradition – schon im Altertum galt es als klassisches Heil- und Kosmetiköl. Mandelöl wird aus den Früchten der Süßen Mandeln gewonnen. Es zählt zu den besten Basisölen für die Aromaölmassage, da das klare, kaltgepresste Mandelöl selbst von sehr sensibler Haut bestens vertragen wird. Insbesondere für die Massage von Kindern und Kleinkindern, aber auch für die Pflege älterer Haut hat sich das dezent nach Nüssen duftende Öl bewährt.

Sesamöl
Sesamöl ist das klassische Massageöl im indischen Ayurveda, wird aber seit je auch bei der tibetischen Massage verwendet. Sesamöl ist nicht nur besonders lange haltbar – bei guter Lagerung hält es mindestens ein Jahr –, es enthält auch einen hohen Anteil an essenziellen

Das entzündungshemmende Jojobaöl enthält zahlreiche Hautschutzvitamine; es lässt sich leicht auftragen und einmassieren. Durch seine pflegenden, nährenden Eigenschaften eignet sich Jojobaöl für sämtliche Hauttypen.

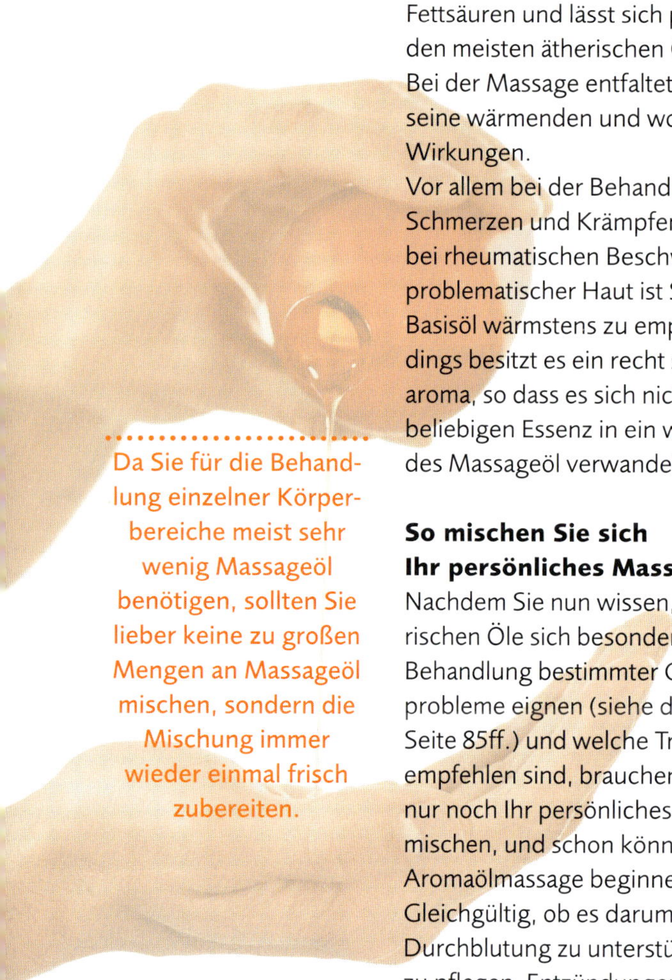

Da Sie für die Behandlung einzelner Körperbereiche meist sehr wenig Massageöl benötigen, sollten Sie lieber keine zu großen Mengen an Massageöl mischen, sondern die Mischung immer wieder einmal frisch zubereiten.

Fettsäuren und lässt sich problemlos mit den meisten ätherischen Ölen mischen. Bei der Massage entfaltet es schnell seine wärmenden und wohltuenden Wirkungen.
Vor allem bei der Behandlung von Schmerzen und Krämpfen, aber auch bei rheumatischen Beschwerden und problematischer Haut ist Sesamöl als Basisöl wärmstens zu empfehlen. Allerdings besitzt es ein recht starkes Eigenaroma, so dass es sich nicht mit jeder beliebigen Essenz in ein wohlriechendes Massageöl verwandeln lässt.

So mischen Sie sich Ihr persönliches Massageöl
Nachdem Sie nun wissen, welche ätherischen Öle sich besonders gut für die Behandlung bestimmter Gesundheitsprobleme eignen (siehe die Tabelle Seite 85ff.) und welche Trägeröle zu empfehlen sind, brauchen Sie sich jetzt nur noch Ihr persönliches Massageöl zu mischen, und schon können Sie mit der Aromaölmassage beginnen.
Gleichgültig, ob es darum geht, die Durchblutung zu unterstützen, die Haut zu pflegen, Entzündungen zu lindern oder Schmerzen zu bekämpfen – zunächst einmal benötigen Sie ein hochwertiges Trägeröl. Für die Behandlung der meisten Erkrankungen gilt jedoch, dass es vor allem eine Frage Ihres persönlichen Geschmacks ist, ob Sie dabei Sesam-, Jojoba-, Mandel- oder Avocadoöl verwenden. Natürlich können Sie auch mit anderen Trägerölen experimentieren. So lassen sich z. B. auch mit Haselnuss-, Kokos- oder Aloevera-Ölen gute Massagemischungen herstellen, sofern hochwertige Pflanzenöle benützt werden. Manche Öle, beispielsweise Olivenöl, haben einen relativ starken Eigengeruch und mischen sich daher nicht so gut mit ätherischen Ölen. Probieren Sie einfach aus, welche Kombinationen Sie persönlich »gut riechen« können.
Um die Haltbarkeit Ihres Massageöls zu erhöhen, können Sie ihm 10 bis 20 Prozent Weizenkeimöl als natürliches Konservierungsmittel beimengen.

Grunddosierung für Massageöle

Für kleine Hautbereiche	1 Teelöffel Basisöl 2 bis 3 Tropfen ätherisches Öl
Für Teilmassagen	1 Esslöffel Basisöl 3 bis 5 Tropfen ätherisches Öl
Für große Hautflächen	2 Esslöffel Basisöl 5 bis 10 Tropfen ätherisches Öl

Tipps für die Praxis

Die folgenden Tipps werden Ihnen dabei helfen, problemlos in die Aromaölmassage einzusteigen und unnötige Fehler zu vermeiden. Denken Sie trotz aller »Regeln« jedoch immer daran, auf Ihren gesunden Menschenverstand und Ihre Intuition zu vertrauen.
Für die Behandlung eignet sich eine Massagebank oder ein Futon ebenso wie ein dicker Teppich oder eine zusammengefaltete Decke. Legen Sie ein großes Badetuch unter, damit keine unerwünschten Ölflecken auf Teppich oder Futon gelangen. Halten Sie außerdem ein kleines Handtuch bereit, um sich die Hände gegebenenfalls abzutupfen.
Mischen Sie das Massageöl aus Basis- und ätherischem Öl möglichst unmittelbar vor der Massage. Füllen Sie das

Massageöl in eine Schale oder – falls Sie das Öl öfter verwenden wollen – in ein gut verschließbares, dunkles Glasfläschchen. Wenn eine besonders wärmende Wirkung erwünscht ist – etwa bei der Behandlung von Erkältungen oder Schmerzen –, können Sie das Basisöl im Wasserbad leicht (!) anwärmen. Geben Sie das ätherische Öl jedoch immer erst kurz vor der Massage hinzu, da sich das flüchtige Aroma sonst allzu schnell in Luft auflöst.

10 kleine Regeln für die Aromaölmassage

- Achten Sie darauf, dass es im Raum warm genug ist und dass es nicht zieht. Der Körper sollte immer gut gewärmt sein, damit sich die Heilkraft der ätherischen Öle optimal entfalten kann.
- Sorgen Sie vor der Massage für eine angenehme Atmosphäre (siehe dazu auch Seite 132ff.).
- Wärmen Sie Ihre Hände etwas an, bevor Sie mit der Selbst- oder Partnerbehandlung anfangen. Beginnen Sie die Aromaölmassage keinesfalls mit kalten Händen.
- Träufeln Sie das Massageöl zuerst in Ihre Handfläche, und verteilen Sie das Öl erst dann auf dem gewünschten Körperbereich.
- Wenden Sie ätherische Öle im Gesicht vorsichtig an. Selbst wenn sie wie bei der Aromaölmassage stark verdünnt sind, können sie im Bereich der Augen immer noch zu Reizungen führen.
- Besonders gut werden die im Massageöl enthaltenen ätherischen Öle über die Handflächen und Fußsohlen aufgenommen. Wenn Sie kleine Hautbereiche behandeln, genügt im Allgemeinen ein Teelöffel Massageöl.
- Für die Massage großflächiger Körperbereiche wie Brust, Rücken, Bauch oder Oberschenkel benötigen Sie natürlich relativ viel Öl. Aber auch trockene Haut sowie behaarte Hautbereiche können eine größere Menge Massageöl vertragen.

In der Duftlampe sollte das Öl-Wasser-Gemisch möglichst langsam verduften.

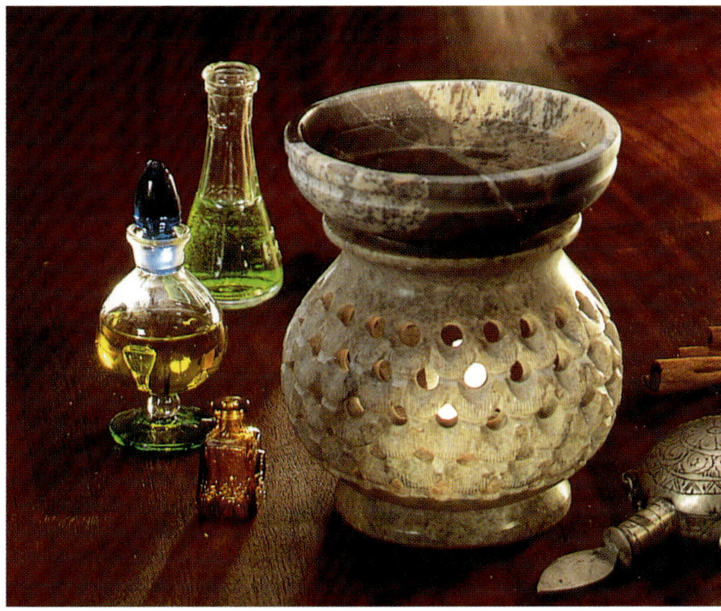

- Führen Sie die Aromaölmassage immer in Ruhe und entspannt durch. Lassen Sie sich Zeit, achten Sie darauf, dass Sie sich nicht verspannen: Auch wenn Sie einen Partner behandeln, darf die Massage für Sie selbst nicht anstrengend oder unangenehm werden.
- Damit sich die Wirkungen der Aromaölmassage richtig entfalten können, sollten Sie die Haut nach der Massage warm halten. Schützen Sie sie gegebenenfalls durch Decken vor Auskühlung.
- Je nachdem, ob Sie eine Selbst- oder Partnerbehandlung durchführen, sollten Sie sich oder Ihrem Partner nach der Massage etwas Zeit lassen, um zu entspannen und der Behandlung nachzuspüren.

Das Duftambiente einer Aromaölmassage können Sie verstärken durch Räucherstäbchen, indem Sie Öl in der Duftlampe verdunsten, aber auch durch Duftkerzen und Dufthölzer.

Bauchmassage

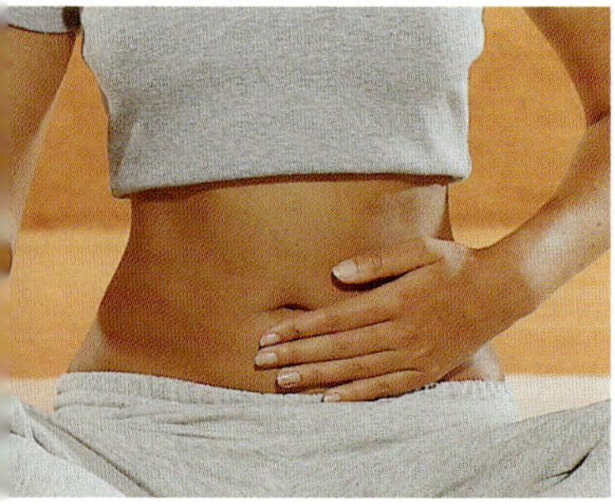

Die Bauchmassage stimuliert die Bauchreflexzonen.

Die hier vorgestellte Bauchmassage ist eine Methode, die östliche Erkenntnisse mit westlichen Massagetechniken vereint. Sie ist eine westliche Weiterentwicklung der japanischen Ampuku-Massage, die als Bestandteil der Shiatsutherapie eine lange Tradition hat.

Bei der so sanft wirkenden Bauchmassage geht es um viel mehr als lediglich um das Massieren des anatomischen Bauchs. Es geht darum, den Bauch als Zentrum der vitalen, emotionalen und sexuellen Energien zu erfahren. Über den Bauch ist es besonders leicht möglich, sich seiner Mitte und der Verbindung zwischen Leib und Seele bewusst zu werden.

Bei der Bauchmassage handelt es sich um eine sanfte, ungefährliche Therapieform, die zahlreiche Vorteile in sich vereint: Durch die Massage der Leibmitte werden Meridiane, Akupressurpunkte und Bauchreflexzonen stimuliert. Dadurch kommt es zu reflektorischen Wirkungen, die den Gesundheitszustand ebenso wie die seelische Verfassung positiv beeinflussen.

In der Werbung ist die Ablehnung des Bauchs täglich zu beobachten. Dies übt auf all jene Menschen eine negative Wirkung aus, die dem gängigen Schönheitsideal nicht entsprechen. So wird verständlich, dass wir mit unserem Bauch meist relativ lieblos umgehen oder ihn weit gehend ignorieren.

Ursprünge der Bauchmassage

Es mag hierzulande seltsam erscheinen, wenn behauptet wird, dass unsere Gesundheit, Vitalität und nicht zuletzt auch unser seelisches Wohlbefinden eng von der Verbindung abhängen, die wir zu unserem Bauch haben. Aufgrund zivilisatorischer Einflüsse und der Kopflastigkeit, die die Folge einer Überbetonung des rationalen Denkens ist, hat der moderne westliche Mensch meist kein besonders gutes Verhältnis zu seinem Bauch. Hinzu kommt, dass der verbreitete Schlankheitswahn unserer Tage den Bauch, sofern er sich nicht durch makellose Festigkeit und Schlankheit auszeichnet, schlichtweg ablehnt.

Der Bauch – Sitz der Lebenskraft seit alters

In anderen Kulturen ist die Bedeutung des Bauchs – oder besser gesagt der Körpermitte und damit des energetischen Zentrums des Menschen – sehr viel deutlicher. Im Kaukasus gibt es etwa einige Völker mit überdurchschnittlicher Lebenserwartung. In den entsprechenden Gebieten wird eine traditionelle Massage gepflegt: Mit Blättern und groben Tüchern wird der Bauch täglich kräftig abgerieben, um die Lebenskraft zu wecken. Das Reiben des Bauchs mit Blättern und Kräutern kann auch bei einigen Stämmen der Regenwaldindianer noch heute beobachtet werden.

Abgesehen von den naturverbundenen Völkern haben sich viele spirituelle Gruppen mit der Energie des vitalen Zentrums Bauch beschäftigt: unter ihnen die Rosenkreuzer, Sufis und Schamanen. Bei verschiedenen schamanistischen Ritualen spielt beispielsweise der Nabel eine große Rolle, denn die Schamanen gehen davon aus, dass der Mensch über eine unsichtbare Nabelschnur, die kurz unterhalb des anatomischen Nabels entspringt, mit dem »Geist von Mutter Erde« verbunden ist.

Hara – das vitale Zentrum

Der japanische Begriff »Hara« bedeutet wörtlich übersetzt »Bauch«, bezieht sich jedoch weniger auf den anatomischen Bauch als vielmehr auf den gesamten Bauch-Becken-Raum. Hara ist das Zentrum der vitalen Energie. Zugleich ist Hara die Kraft, die uns mit der Erde verbindet – ja mehr noch eine innere Haltung, in der der Mensch sich vertrauensvoll zentriert hat und durch nichts mehr so leicht aus der Fassung zu bringen ist.

In der japanischen Kultur spielt Hara eine außerordentlich große Rolle. Beeindruckendes Beispiel dafür, welche Kräfte mobilisiert werden können, wenn der Schwerpunkt im Hara liegt, sind die japanischen Sumoringer. Auch in den Kampfkünsten, beispielsweise bei Aikido oder der Kunst des Bogenschießens, taucht Hara als zentraler Begriff auf. Wenn Sie sich mit der Philosophie des Zen beschäftigt haben, werden Sie wissen, dass der richtige Schwerpunkt im Bauch-Becken-Raum auch in der buddhistischen Meditationspraxis – dem Zazen – von entscheidender Bedeutung ist.

In Japan wird Hara auch das Meer der Lebenskraft genannt. Als Urquell der Energie im Hara wird dabei ein Punkt festgemacht, der zwei bis drei Finger breit unterhalb des Bauchnabels in der Bauchmitte liegt – der Tanden.

Die Chinesen kennen diese Energiequelle ebenfalls und bezeichnen sie als unteres Dan Tien. Meditative Übungswege aus China, wie etwa Tai Chi Chuan oder Qi Gong, nutzen u. a. auch die Konzentration auf den Bauch, vor allem auf diesen Dan-Tien-Punkt. Dan Tien ist das Zentrum, in dem der Übende die Qi-Energie, von der schon bei der Akupressur die Rede war, bei entsprechender Praxis als Wärme- oder Lichtenergie erfahren kann.

Kraft und Ästhetik der Leibesfülle – Sumoringer agieren aus ihrem Zentrum heraus.

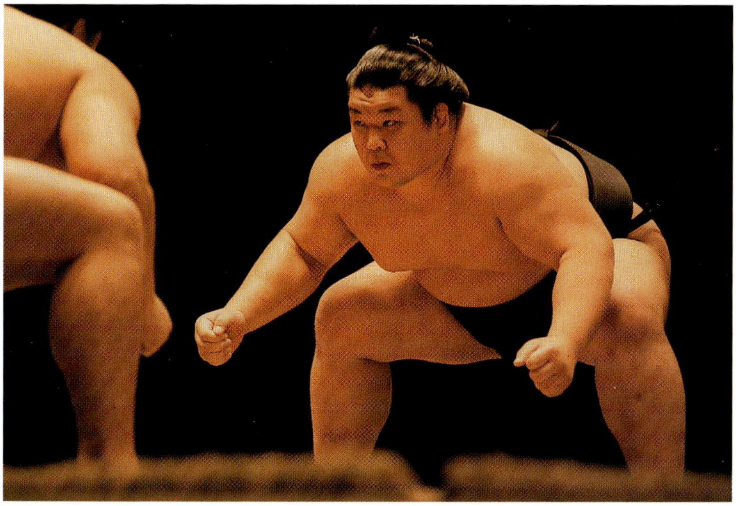

Tanden und Dan Tien

Die Region unterhalb des Bauchnabels wird sowohl in Japan als auch in China als Hauptspeicherort der Lebenskraft (chinesisch Qi, japanisch Ki) betrachtet. Die Lage des Tanden oder unteren Dan Tien ist individuell verschieden. Jeder muss spüren, wo sie bei ihm ist.

Ampuku – die japanische Bauchmassage

Die Praxis der modernen Bauchmassage hat ihren Ursprung in der japanischen Bauchmassage Ampuku. Ampuku ist Bestandteil der japanischen Fingerdruckmassage Shiatsu, einer der Akupressur (siehe Seite 18ff.) verwandten Technik. Schon seit je waren die Zusammenhänge zwischen dem Energiezentrum Bauch und der allgemeinen Gesundheit in Japan bekannt; so konn-

Innerhalb der Shiatsutherapie wird die Behandlung des Bauchs, oder besser gesagt des Hara, heute noch oft als Ampuku bezeichnet. Allerdings ist Ampuku als Heilkunst wesentlich älter als Shiatsu selbst. Lange bevor Shiatsu in seiner heutigen Form angewendet wurde, galt die Ampuku-Therapie bereits als Heilverfahren, durch das sogar ernste Erkrankungen erfolgreich behandelt werden konnten.

ten erfahrene Masseure viele Gesundheitsstörungen allein durch die Stimulierung des Hara beheben.
Im Gegensatz zur hier vorgestellten Bauchmassage ist Ampuku eine sehr komplizierte Form der Massage (und auch der Diagnose), die nur von gut geschulten Therapeuten ausgeführt werden sollte. Die moderne Bauchmassage hingegen vereint Prinzipien aus der Ampuku-Therapie mit westlichen Massagetechniken und eignet sich deshalb hervorragend für die Selbstbehandlung. Darüber hinaus ist sie für den »Hausgebrauch« ganz leicht erlernbar.

Der Bauch – d. h. der Darm – spielt eine wichtige Rolle für das Immunsystem. Eine gesunde Darmflora trägt zu einer funktionierenden Körperabwehr bei.

Wichtige Prinzipien der Bauchmassage

Der Bauchmassage liegen einige wichtige Thesen zugrunde, die im Folgenden kurz beleuchtet werden sollen.

Der Bauch als vitales Zentrum und Basis der Gesundheit

Der Bauch beinhaltet gewissermaßen das Chemielabor unseres Körpers. In Magen und Darm spielt sich der Großteil der Verdauung ab. Wichtige Nährstoffe werden aufgenommen und umgewandelt, um sie für die Versorgung

Die Bauchreflexzonen

Im Gegensatz zu den Fuß- und Handreflexzonen ist die Bedeutung der Bauchreflexzonen bisher wenig bekannt. Dabei liegt es nahe, dass der Bauch als zentraler Körperbereich reflektorisch auf den ganzen Körper einwirkt. Im Bauchbereich liegen zahlreiche Reflexzonen, über die man auf Organe, Kreislauf, Verdauung, Stoffwechsel usw. Einfluss nehmen kann. Wie bei jeder Reflexzonentherapie gilt dabei auch für die Bauchreflexzonen, dass diese nicht mit der anatomischen Lage der entsprechenden Organe übereinstimmen, sondern mit diesen korrespondieren.
Die Bauchreflexzonen sind sehr einfach angeordnet: Sie bestehen aus sieben Zonen, die kreisförmig um den Bauchnabel liegen. Die inneren Kreise stehen mit Kopf und Oberkörper, die äußeren mit der unteren Körperhälfte in Verbindung. Zwar ist eine gezielte Behandlung einzelner Reflexzonen am Bauch schwierig, da sie oft nur wenige Millimeter groß sind und teilweise sehr nah am Bauchnabel liegen, auf den nie Druck ausgeübt werden darf; doch durch die Bauchmassage werden alle Bauchreflexzonen automatisch mitbehandelt.

1. Zone: Nabel – Spiritualität, reines Bewusstsein
2. Zone: Nabelrand, erster Kreis – Denken, rationaler Bereich, Logik
3. Zone: zweiter Kreis – Sinne, Schilddrüse, Kopf, Gehirn, Wahrnehmung, Kreativität
4. Zone: dritter Kreis – Hals, Schulterbereich, Arme, Handlung
5. Zone: vierter Kreis – Brustbereich, Atmung, Lunge, Gefühle
6. Zone: fünfter Kreis – Bauch, Verdauungs- und Geschlechtsorgane, Triebe, Ängste
7. Zone: Außenbereich des Bauchs, sechster Kreis – Beine, Füße, Selbstsicherheit, Standfestigkeit

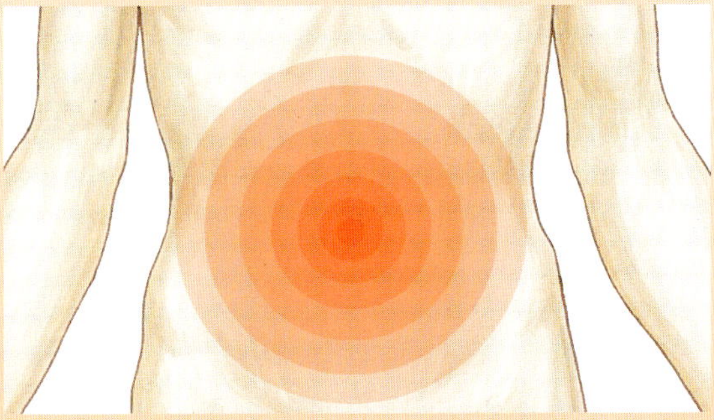

der Zellen brauchbar zu machen. Die Bauchmassage trägt dazu bei, die Verdauung zu aktivieren.

➤ Dabei wird nicht nur die Funktion der Bauchorgane verbessert, sondern es wird auch die Entgiftung gefördert. Vielerlei Erkrankungen hängen mit einer beeinträchtigten Darmfunktion zusammen: Können Giftstoffe nicht ausgeschieden werden, überschwemmen sie den Organismus und stören die Funktion von Organen wie Leber und Nieren. In der Folge können sogar Hautleiden, Lungenerkrankungen, Gicht und weitere rheumatischen Erkrankungen sowie andere scheinbar nicht unmittelbar mit der Verdauung zusammenhängende Beschwerden auftreten.

➤ Durch den Bauch ziehen einige wichtige Meridiane, und hier liegen außerdem auch elementare Akupressurpunkte. Weniger bekannt ist, dass der Bauch ebenso wie Füße oder Hände Reflexzonen aufzuweisen hat (siehe Kasten). Durch die Bauchreflexzonen ist auch der Bauch reflektorisch mit dem ganzen Organismus verbunden.

➤ Besonders oft ist der Bauchbereich der Schauplatz, an dem sich psychosomatische Leiden – also Symptome, die durch seelische Faktoren verursacht wurden – abspielen. Verdauungsstörungen, Magen- und Darmbeschwerden sowie Unterleibsleiden sind häufig die Folge einer schlechten seelischen Verfassung.

Der Bauch als Zugang zu unseren Gefühlen

Der Bauch ist nicht nur Mittelpunkt der vitalen, sondern auch der emotionalen Energien und auf diese Weise eng mit den Gefühlen verbunden. Im Bauch lauern so »unheimliche« Gefühle wie Wut oder Trauer. Wer sich von diesen Urgefühlen abschneidet, etwa in dem Wunsch, die Kontrolle über sein Leben zu behalten, wird allmählich den Kontakt zu seinem Bauch und damit zu seiner Lebendigkeit verlieren. Wo nur noch der Kopf herrscht, wird es schwierig, etwas »aus dem Bauch heraus« zu entscheiden. Das Vertrauen in die eigene Intuition schwindet.

Auch wenn es oft leichter scheint, Gefühle hinunterzuschlucken, als sie auszuleben, wird sich diese Strategie irgendwann schädlich auswirken, denn Gefühle sind Energien, die sich ausdrücken wollen. Wer negative Emotionen wie Angst oder Traurigkeit unterdrückt, wird sich auch schwer tun, Gefühle der Freude und Begeisterung tief zu empfinden.

Die Bauchmassage stellt eine Möglichkeit dar, sich seiner Gefühle wieder bewusster zu werden und Blockaden zu lösen.

Der Bauch als Zentrum der Lust

Viele sexuelle Probleme hängen damit zusammen, dass der Kontakt zum Zentrum der Lust – also zum Bauch und zu den sexuellen Energien, die sich dort abspielen – verloren gegangen ist. In vielen Traditionen gilt der Bauch als weiblicher Pol, der Mütterlichkeit, Geborgenheit und Empfängnis repräsentiert. Doch neben der Bedeutung, die der Bauch als Zentrum der Weiblichkeit hat, wurde in vielen Kulturen auch auf den engen Zusammenhang hingewiesen, der zwischen der Leibesmitte und den sexuellen Energien besteht.

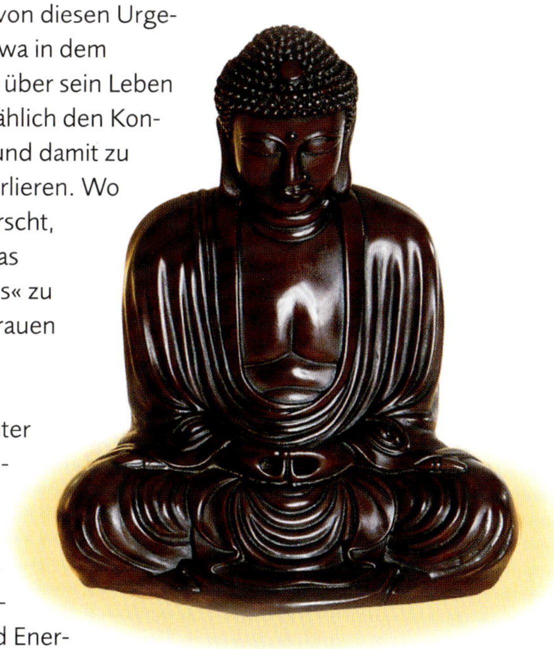

Im Schwerpunkt ruhen – auch Buddhafiguren zeigen demonstrativ Bauch.

Im Volksmund finden wir einige Ausdrücke, die den Zusammenhang zwischen Angst, Sorgen und Nervosität auf der einen und körperlichen Beschwerden auf der anderen Seite deutlich machen: »Es liegt uns etwas auf dem Magen« oder: »Wir können etwas nicht verdauen« bzw. »müssen etwas in uns hineinfressen« usw.

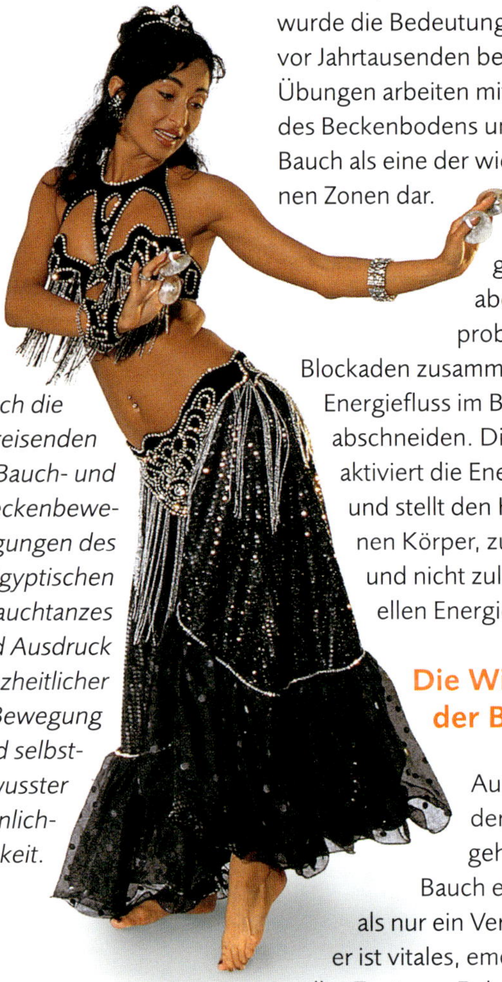

Auch die kreisenden Bauch- und Beckenbewegungen des ägyptischen Bauchtanzes sind Ausdruck ganzheitlicher Bewegung und selbstbewusster Sinnlichkeit.

Neuere medizinische Untersuchungen deuten darauf hin, dass der Bauch als zweites Gehirn eingestuft werden kann. Nicht nur die Steuerzentralen unseres Gehirns regulieren die Körpervorgänge, sondern auch der Bauch mit seinem Verdauungstrakt hat daran wesentlichen Anteil.

Im Tantra, der indischen Liebeskunst, wurde die Bedeutung des Bauchs schon vor Jahrtausenden betont. Tantrische Übungen arbeiten mit der Muskulatur des Beckenbodens und stellen den Bauch als eine der wichtigsten erogenen Zonen dar.

Sexuelle Störungen wie Impotenz, aber auch Orgasmusprobleme hängen mit Blockaden zusammen, die den Energiefluss im Beckenraum abschneiden. Die Bauchmassage aktiviert die Energien im Bauch und stellt den Kontakt zum eigenen Körper, zu den Gefühlen und nicht zuletzt auch zur sexuellen Energie wieder her.

Die Wirkungen der Bauchmassage

Aus den Grundlagen der Bauchmassage geht hervor, dass der Bauch eben viel mehr ist als nur ein Verdauungsapparat – er ist vitales, emotionales und sexuelles Zentrum. Es lassen sich drei wesentliche Wirkungsbereiche der Bauchmassage aufzeigen.

Unmittelbare Wirkungen

Durch die Bauchmassage wird die Durchblutung von inneren Organen wie Magen, Leber, Darm, Milz usw. ebenso verbessert wie die der Geschlechtsorgane.

Reflektorische Wirkungen

Die Bauchmassage wirkt sich reflektorisch auf den ganzen Organismus aus. Über Reflexzonen, Energiepunkte und Meridiane können zahlreiche Organe, Kreislauf, Hormonsystem usw. aktiviert oder harmonisiert werden.

Seelische Wirkungen

Die Bauchmassage beinhaltet die Chance zur körperlich-seelischen Kommunikation. Ferner wirkt sich die sanfte Massage des Bauchs sehr beruhigend auf die Psyche aus, wodurch innere Unruhe, Nervosität und durch Stress erzeugte Beschwerden beseitigt oder doch zumindest gelindert werden können.

Einsatzmöglichkeiten der Bauchmassage

Die Einsatzmöglichkeiten der Bauchmassage ergeben sich aus den drei genannten Wirkungsbereichen. Bei den folgenden Problemen sollten Sie die Bauchmassage in die Selbstbehandlung aufnehmen:

- Chronische Verdauungsstörungen, chronische Magenbeschwerden, Darmerkrankungen, Unterleibsschmerzen, Übelkeit, Gewichtsprobleme
- Erkrankungen der Geschlechtsorgane, Impotenz, Frigidität, Orgasmusprobleme
- Immunschwäche, Erkältungen, häufige Infektionen
- Kreislaufbeschwerden, Schwindel, Kältegefühl
- Erschöpfung, Müdigkeit, depressive Verstimmungen
- Ängste, Nervosität, Schlaflosigkeit, innere Unruhe

Warnhinweise

Trotz aller positiven Wirkungen einer regelmäßig durchgeführten Bauchmassage sollte auch diese Massageform natürlich nicht als Allheilmittel betrachtet werden. Es gibt einige Erkrankungen, bei denen keine Bauchmassage durchgeführt werden darf. Dazu zählen alle schwer wiegenden oder akuten Krankheiten.

- Während die Bauchmassage bei chronischen Verdauungsbeschwerden sehr hilfreich sein kann, sollte sie bei akuten Magenschleimhautentzündungen, starkem Durchfall, starken Koliken und Magengeschwüren ebenso wenig durchgeführt werden wie bei schweren Herzleiden oder Krebserkrankungen.
- Für die Bauchmassage gilt zudem, dass erkrankte Hautbereiche nicht behandelt werden dürfen. Wenn Sie also an Ekzemen oder anderen Hauterkrankungen im Bauchbereich leiden, sollten Sie von der Massage unbedingt absehen.
- Natürlich darf die Bauchmassage auch nicht nach Operationen oder im Bereich von Operationsnarben ausgeübt werden.
- In der Schwangerschaft und während der Menstruation ist die Bauchmassage besonders behutsam auszuführen.

Die Praxis der Bauchmassage

Im Folgenden wird eine einfache Form der Bauchmassage vorgestellt, die sich besonders gut für die Selbstbehandlung eignet. Obwohl Sie eigentlich nur wenig Zeit benötigen, um diese Massagetechnik auszuführen, ist diese kleine Form der Bauchmassage vollkommen ausreichend, um über Meridiane, Akupressurpunkte und reflektorische Zonen all jene positiven Wirkungen zu erzielen, von denen weiter oben die Rede war.

Bevor Sie beginnen – Tipps für den Anfang

Bei der Bauchmassage werden verschiedene Methoden angewendet, darunter Handflächen-, Handballen- und Fingerkuppentechniken. Bei der Beschreibung der Selbstbehandlung werden diese Techniken Schritt für Schritt vorgestellt. Zuvor stehen jedoch noch einige allgemeine Tipps und Regeln für die Bauchmassage – so können Sie Fehler vermeiden und den höchstmöglichen Nutzen aus der Behandlung ziehen.

- Bedenken Sie bitte stets, dass der Bauch ein äußerst empfindlicher Körperbereich ist, der entsprechend vorsichtig und sanft behandelt werden sollte. Üben Sie im Bauchbereich niemals starken Druck aus.
- Da es sich bei der Bauchmassage nicht um eine Muskelmassage, sondern um eine energetische Methode handelt, sollten Sie Techniken wie Trommeln, Hacken oder Klopfen ebenso vermeiden wie tiefe Griffe.
- Lassen Sie mindestens zwei Stunden nach einer Mahlzeit vergehen, ehe Sie mit der Massage beginnen.
- Denken Sie daran, dass die Würze oft in der Kürze liegt. Die Massage soll-

Sitzen oder liegen

Sie können die Bauchmassage auch im Liegen durchführen, empfehlenswerter ist eine sitzende Haltung. Dadurch fällt es erfahrungsgemäß leichter, sich zu konzentrieren. Als Grundregel gilt: Behandeln Sie einen Partner, sollte er liegen; behandeln Sie sich selbst, sollten Sie sitzen!

Vermeiden Sie bei der Bauchmassage grundsätzlich hektische, ruckartige Bewegungen. Gehen Sie behutsam vor. Wenn Sie Druck ausüben, so tun Sie dies langsam steigernd. Beachten Sie stets Ihre Schmerzgrenze. Sie sollten sich bei der Bauchmassage rundum wohl fühlen.

Nur wenn Ihnen das Sitzen wirklich Probleme bereitet, ist es sinnvoll, die Selbstbehandlung im Liegen durchzuführen. Wählen Sie auf jeden Fall eine bequeme, aber nicht zu weiche Unterlage, etwa eine mehrmals zusammengefaltete Decke, die Sie auf den Boden legen.

Es gibt viele verschiedene Formen von Bauchmassage. Bekannte westliche Varianten sind die Bauchmassage nach Rosendorff und die Kolonmassage, bei der fünf spezielle Punkte des Dickdarms massiert werden.

te nie länger als 20 Minuten dauern – meist genügen schon fünf bis zehn Minuten.

- Bleiben Sie während der Massage entspannt. Vertrauen Sie auf Ihre Intuition, und spüren Sie immer wieder, was Ihr Körper gerade braucht.
- Üben Sie niemals direkten Druck auf den Nabel oder das Sonnengeflecht (Solarplexus) aus.
- Falls während der Massage Gurgelgeräusche im Darmbereich auftreten, so handelt es sich hier um ganz natürliche Entspannungsreaktionen.

Im Fersensitz oder Schneidersitz

Die beste Sitzhaltung für die Bauchmassage ist der Fersensitz, bei dem Sie sich einfach hinknien und sich auf Ihre Fersen setzen. Sollte Ihnen diese Sitzhaltung Schwierigkeiten bereiten, können Sie ein kleines Kissen zwischen Ober- und Unterschenkel legen. Natürlich können Sie die Massage auch im Schneidersitz durchführen, sofern Sie sich dabei wohler fühlen. Die Bauchmassage besteht aus acht Stufen, die fließend ineinander übergehen sollten.

Schrittweiser Ablauf der Bauchmassage

Im Folgenden wird der Ablauf der Bauchmassage Schritt für Schritt erklärt. Bevor Sie die Massage durchführen, sollten Sie die Beschreibungen der einzelnen Stufen kurz durchlesen. Noch besser wäre es, die jeweiligen Schritte erst einmal isoliert auszuführen. Auch wenn die Bauchmassage aus mehreren Teilen besteht, bildet sie doch eine zusammenhängende Einheit, weshalb es störend wäre, das Buch zwischen den einzelnen Schritten zur Hand nehmen zu müssen, um nachzulesen.

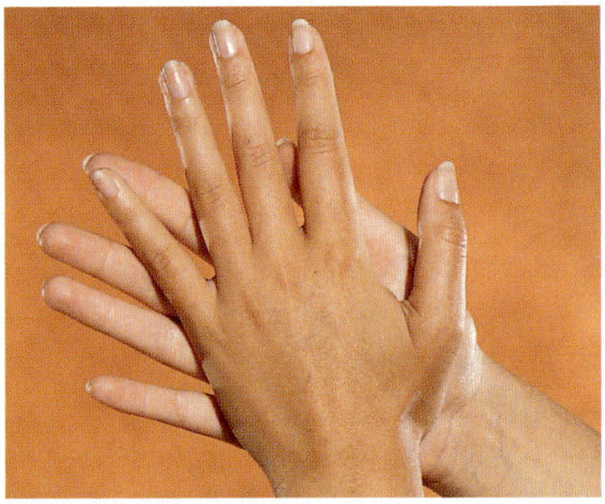

1. Stufe »Kontakt aufnehmen«: Reiben Sie beide Hände, um sie auf diese Weise zu erwärmen.

1. Kontakt aufnehmen: Wärmen Sie zunächst kurz Ihre Hände etwas an. Dazu reiben Sie einfach Ihre Handflächen einige Sekunden lang fest aneinander. Legen Sie dann beide Handflächen auf den Bauch, und schließen Sie Ihre Augen. Beide Hände liegen waagrecht – die eine Hand oberhalb, die andere unterhalb des Nabels. Spüren Sie Ihren Bauch, die Wärme der Hände und die Atembewegung – nehmen Sie konzentriert Kontakt zu Ihrer Leibesmitte auf.

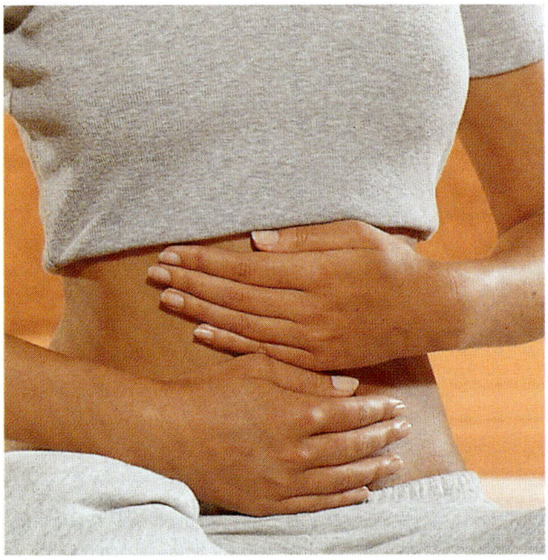

1. Stufe »Kontakt aufnehmen«: Spüren Sie Ihren Bauch.

2. Stufe »Lockern«: Führen Sie mit den Fingern unterhalb und auch oberhalb des Bauchnabels Vibrationen aus.

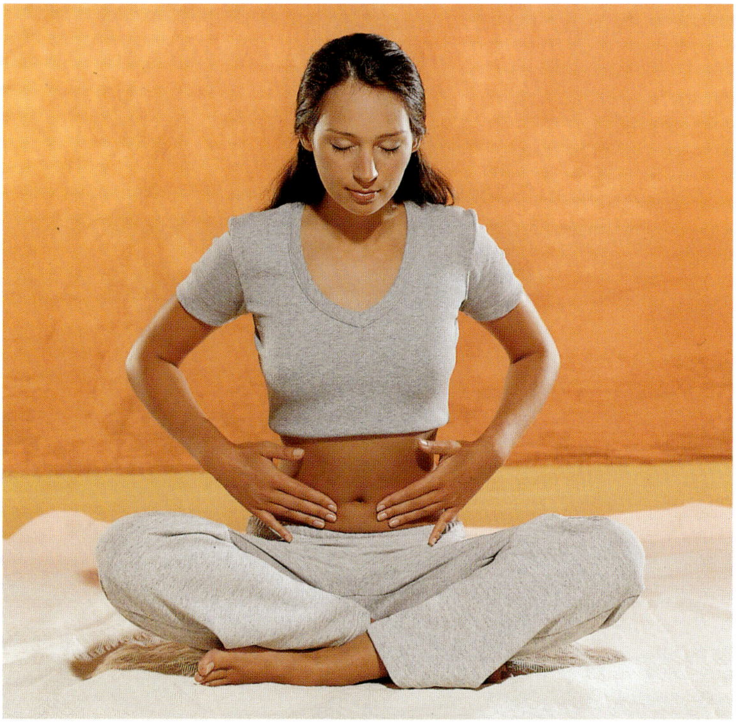

2. Lockern: Um die Bauchdecke ein bisschen zu lockern und zu entspannen, können Sie eine Vibrationstechnik anwenden. Dazu legen Sie Zeige-, Mittel- und Ringfinger beider Hände flach auf den Bauch, und zwar jeweils auf die rechte und linke Seite des Bauchs, etwas unterhalb des Bauchnabels. Führen Sie dann mit den Fingern kleine Vibrationen aus. Der Bauch sollte dabei allerdings vollkommen entspannt bleiben, was besonders leicht gelingt, wenn Sie den Oberkörper ein wenig nach vorn beugen. Führen Sie die gleiche Technik dann auch etwas höher durch.

3. 36 Kreise: Diese Stufe steht im Mittelpunkt der Bauchmassage. Es handelt sich um eine traditionelle Massagetechnik aus dem Fernen Osten, bei der es darum geht, Wärme zu erzeugen und die Lebensenergie im Hara anzuregen. Auf Wunsch können Sie ein wenig Sesam- oder Mandelöl auf Ihrem Bauch verteilen. Legen Sie dann eine Hand entspannt auf dem Oberschenkel ab. Mit der anderen Hand, genauer gesagt mit der Handfläche, führen Sie nun große Kreisbewegungen um den Bauchnabel aus. Kreisen Sie 36-mal mit wenig Druck, dafür jedoch relativ schnell mit der flachen Hand über den Bauch. Wichtig ist, dass Sie die Kreisbewegungen im Uhrzeigersinn ausführen.

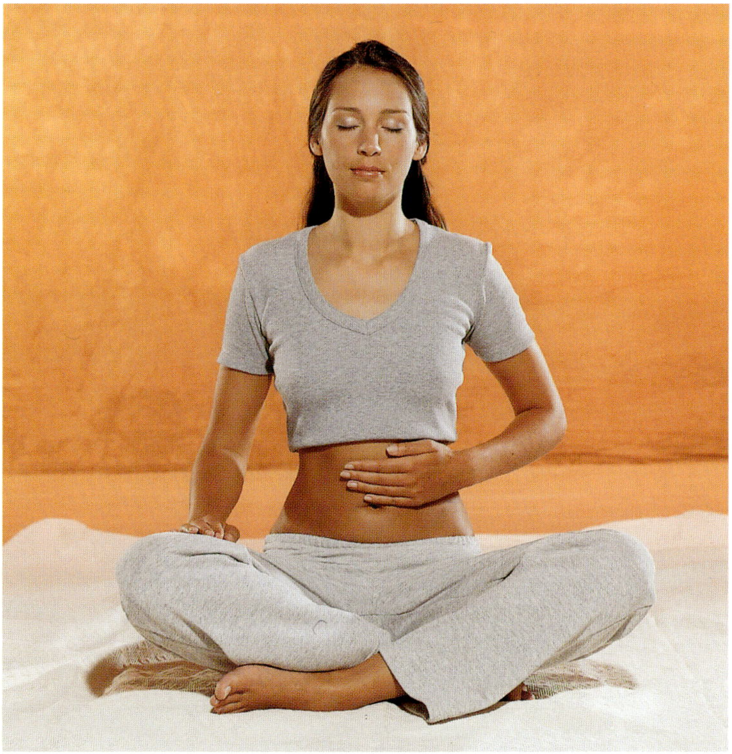

3. Stufe »36 Kreise«: Die Hand kreist im Uhrzeigersinn um den Bauchnabel.

4. Die Handballenmassage: Nachdem Sie die 36 Kreisbewegungen ausgeführt haben, benutzen Sie nun Ihre Handballen, um die Mitte des Bauchs anzuregen. Es geht darum, die langen Bauchmuskeln einige Male zusammenzuschieben. Bilden Sie dazu

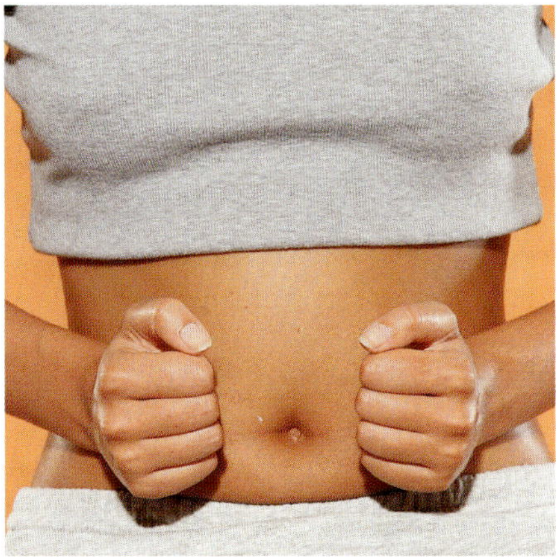

4. Stufe »Handballenmassage«: Die obere Bauchschicht wird zum Nabel hin zusammengedrückt.

lockere Fäuste, und legen Sie Ihre Handballen rechts und links auf die Seite des Bauchs, und zwar oberhalb des Hüftbereichs. Drücken Sie die Handballen dann vom äußeren Rand des Bauchs sanft nach innen, so dass die obere Fettschicht in Richtung Bauchnabel leicht zusammengedrückt wird. Führen Sie die Bewegung ruhig und langsam aus, und verbinden Sie sie mit dem Ausatmen. In der Endstellung sollten die beiden Handballen etwa drei Finger breit neben dem Bauchnabel aufliegen. Halten Sie den Druck nur kurz. Mit der Einatmung lassen Sie die Bauchdecke wieder entspannt nach außen treten. Wiederholen Sie das Nachinnenschieben der Handballen mit der Ausatmung erneut – insgesamt sollte die Technik drei- bis viermal ausgeführt werden. Beachten Sie, dass die Handballenmassage keine Schmerzen verursachen darf; üben Sie nicht zu viel Druck aus.

Bitte denken Sie daran, dass der empfindliche Bauch nicht »ruppig« behandelt werden möchte. Nur bei der Handballenmassage massieren Sie ein bisschen nach klassischer Manier.

5. Harmonisierung des Magens: Als nächstes legen Sie Ihre linke Handfläche genau auf die Mitte Ihres Magens. Die rechte Hand sollte dabei auf dem linken Handrücken aufliegen. Beugen Sie den Oberkörper ein klein wenig nach vorn. Mit der nächsten Ausatmung üben Sie mit der gesamten Handfläche leichten Druck auf den Magenbereich aus. Halten Sie diesen sanften Druck einige Sekunden lang. Normalerweise darf diese Massagetechnik bei richtiger Ausführung keinerlei Schmerzen bereiten. Sollten doch Schmerzen auftreten, so kann dies ein Hinweis auf eine Magenerkrankung sein – letzte Sicherheit darüber kann hier aber nur die ärztliche Diagnose geben. Nachdem Sie den Druck einige Sekunden aufrechterhalten haben, lösen Sie ihn mit der nächsten Einatmung langsam wieder. Auf Wunsch können Sie diese Technik noch ein zweites und drittes Mal wiederholen – im Allgemeinen genügt jedoch auch die einmalige Ausführung.

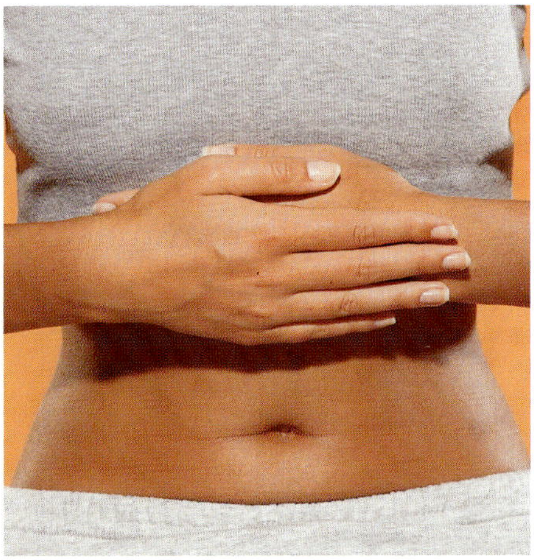

5. Stufe »Harmonisierung des Magens«: Mit aufeinander liegenden Händen wird sanfter Druck auf den Magen ausgeübt – ohne dass Schmerzen auftreten.

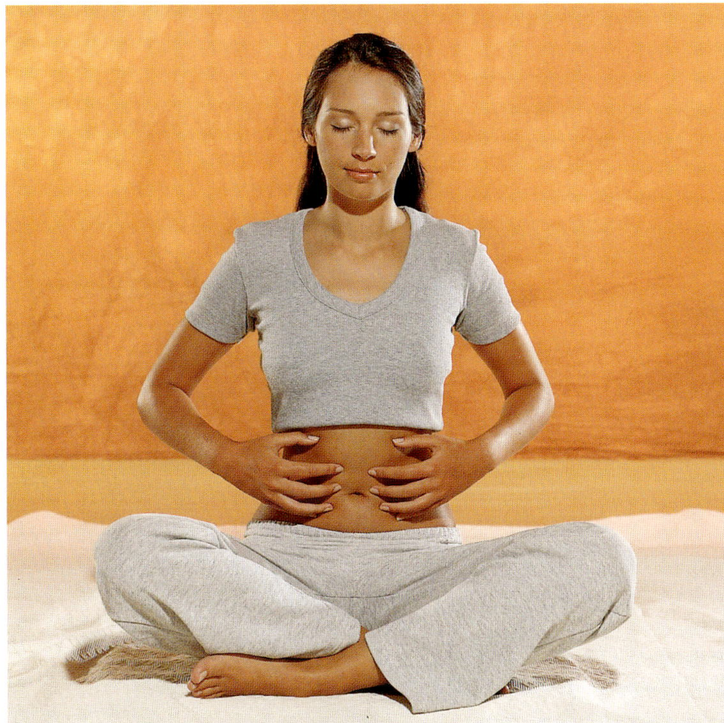

6. Stufe »Verteilen der Energie«: Die Fingerspitzen vibrieren auf der Bauchdecke – möglichst ohne Druck.

6. Verteilen der Energie: Legen Sie die Fingerkuppen beider Hände in die Mitte des Bauchs, und zwar jeweils rechts und links neben den Bauchnabel. Entspannen Sie Ihre Bauchdecke so gut es geht. Lassen Sie Ihre leicht gespreizten Finger dann sanft auf der Bauchdecke vibrieren, wobei Sie keinen Druck ausüben sollten. Die Vibrationstechnik sollte mindestens 30 Sekunden, nach Möglichkeit jedoch etwas länger durchgeführt werden. Damit Sie sich während der Vibration nicht verspannen, ist es wichtig, die Hände möglichst locker zu lassen. Achten Sie außerdem darauf, die Schultern nicht nach oben zu ziehen und die Muskulatur des Gesichts zu entspannen. Wenn Sie möchten, können Sie sich für das Verteilen der Energie im Bauch-Becken-Raum, das durch die sanften Vibrationen erfolgt, auch auf den Rücken legen. Führen Sie die Technik nicht nur in der Mitte des Bauchs, sondern auch im oberen und schließlich im unteren Bauchbereich aus.

7. Erwecken der Lebensquelle: Nach östlicher Auffassung ist das untere Dan Tien das energetische Zentrum im Bauch-Becken-Raum, dem Hara. Dieser Bereich liegt zwei bis drei Finger breit unterhalb des Bauchnabels und gilt als Zone, in der sich die vitalen Kräfte konzentrieren. Das Dan Tien wird auch als Quelle und Speicherort

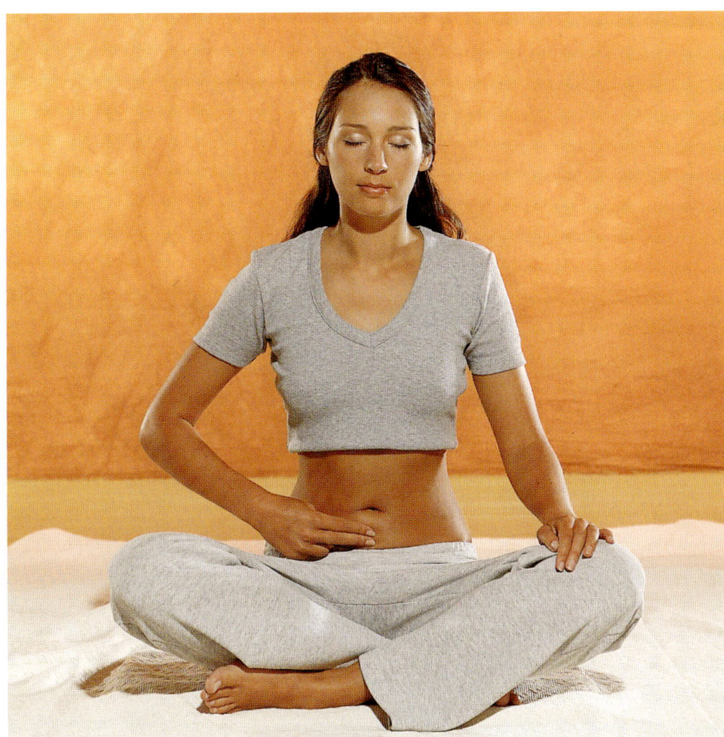

7. Stufe »Erwecken der Lebensquelle«: Die Fingerkuppen kreisen auf dem unteren Dan Tien.

Das Dan Tien ist nach einiger Übung als kleiner runder warmer »Ball« im Inneren des Bauchs zu spüren.

der Lebensenergie Qi betrachtet. Die letzte Massagetechnik zielt darauf ab, das Dan Tien zu stimulieren, um das Qi, das den ganzen Körper gesund erhält, anzuregen. Die Ausführung ist sehr einfach und erinnert an die oben beschriebenen »36 Kreise«. Im Gegensatz zu den großen Kreisbewegungen geht es diesmal allerdings darum, sehr kleine Kreise auszuführen. Wenn Sie möchten, können Sie einige Tropfen Sesam- oder Mandelöl auf die Haut unterhalb des Bauchnabels träufeln, da dies die Massage erleichtert. Für die Massage des Dan Tien legen Sie Zeige- und Mittelfinger der Hand, mit der Sie behandeln wollen, zusammen. Führen Sie dann mit den Fingerkuppen etwa drei Zentimeter unterhalb des Bauchnabels kleine, sanfte Kreisbewegungen durch. Zählen Sie mit, denn Sie sollten wiederum 36 Kreise ziehen. Wichtig ist, dass Sie die

8. Stufe »Nachspüren«: Können Sie eine Veränderung fühlen, wenn Ihre Hände sanft auf Bauch und Magen liegen?

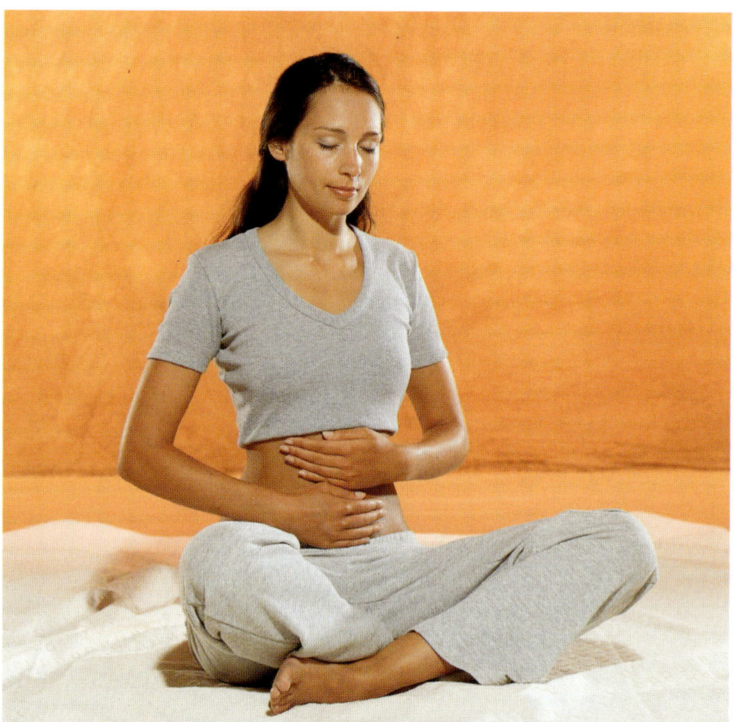

Die acht Stufen der Bauchmassage

1. Kontakt aufnehmen
2. Lockern
3. 36 Kreise
4. Handballenmassage
5. Harmonisierung des Magens
6. Verteilen der Energie
7. Erwecken der Lebensquelle
8. Nachspüren

Kreisbewegungen im Uhrzeigersinn ausführen und dass Sie das Kreisen sehr langsam beginnen, um dann allmählich schneller zu werden. Gegen Ende der 36 Kreise verlangsamen Sie die Kreisbewegung wieder.

8. **Nachspüren:** Beenden Sie die Selbstbehandlung des Bauchs, indem Sie beide Hände weich auf Ihre Leibesmitte legen – die eine Hand auf Magenhöhe, die andere auf den Unterbauch. Schließen Sie die Augen, atmen Sie einige Male tief in den Bauch hinein. Spüren Sie mit den Handflächen, wie der Bauch sich hebt und senkt, und fühlen Sie den Wirkungen der Bauchmassage nach. Ist Ihr Bauch jetzt wärmer und lebendiger als vor der Massage? Hat sich etwas verändert? Können Sie vielleicht spüren, wie Ihr ganzer Körper mehr Energie bekommen hat? Lassen Sie sich ein wenig Zeit, um die Entspannung und die Wärme zu genießen. Wenn Sie sich wieder Ihrem Alltag zuwenden oder noch einige andere Massagetechniken aus der Akupressur oder der Reflexzonenmassage durchführen wollen, dann öffnen Sie die Augen, und strecken Sie sich erst einmal gründlich durch.

Die Kurzform der Bauchmassage

Falls Sie einmal wenig Zeit haben sollten und dennoch nicht auf eine Bauchmassage verzichten möchten, können Sie eine Kurzform durchführen. Dazu genügt es, die ersten drei Schritte der Bauchmassage anzuwenden:

- »Kontakt aufnehmen«
- »Lockern«
- »36 Kreise«

Mit diesen einfachen Techniken können Sie bereits dazu beitragen, Ihre Verdauung zu unterstützen und die Energie im Hara – der Leibesmitte – anzuregen, um so Ihre Gesundheit zu stärken und Heilungsprozesse zu unterstützen.

Gerade die Technik der »36 Kreise« lässt sich auch leicht in den Alltag integrieren. Sie können sie beispielsweise beim Duschen mit Wasser, Seife und einem Schwamm ausführen. Ebenso können Sie die Kreise auch mit etwas Körperöl ziehen, was sich insbesondere beim Eincremen nach dem Baden oder Duschen empfiehlt.

Bauchmassage als Partnerbehandlung

Die für die Selbstbehandlung beschriebenen Techniken können Sie natürlich auch in gleicher Form übernehmen, wenn Sie eine Bauchmassage bei jemand anderem ausführen möchten – mit dem kleinen Unterschied, dass dann der Behandelte besser auf dem Rücken liegen sollte.

Da der Bauch ein sehr empfindlicher und relativ intimer Bereich ist, empfiehlt sich eine Partnerbehandlung allerdings nur dann, wenn Sie Ihren Partner wirklich gut kennen und wenn gegenseitiges Vertrauen herrscht.

Die drei Stufen der Kurzform.

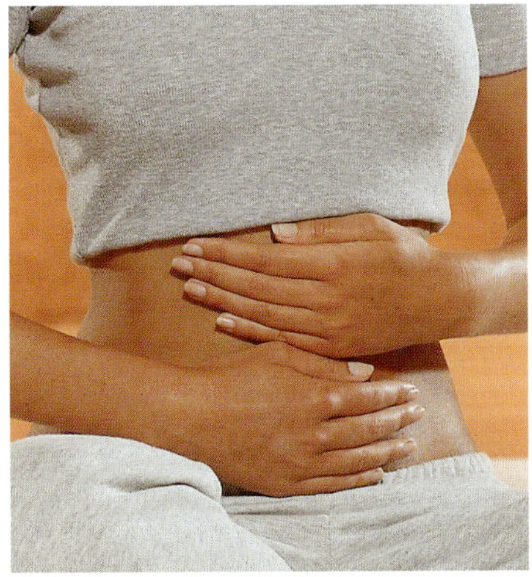

1. Stufe »Kontakt aufnehmen«.

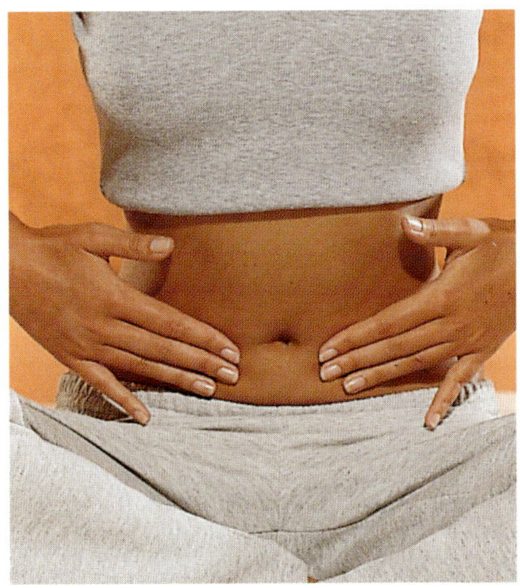

2. Stufe »Lockern«.

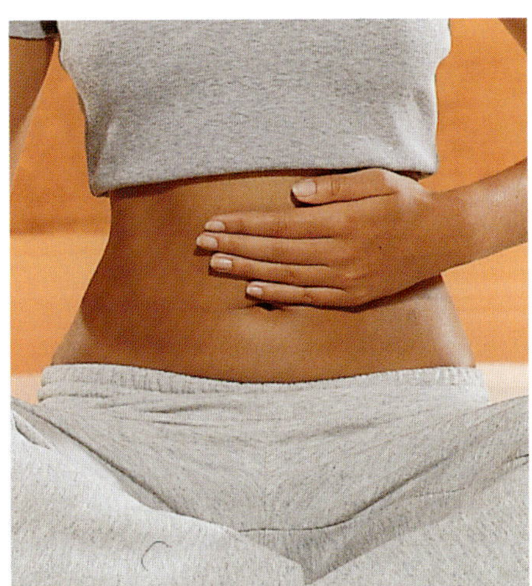

3. Stufe »36 Kreise«.

Chakra-Energiemassage

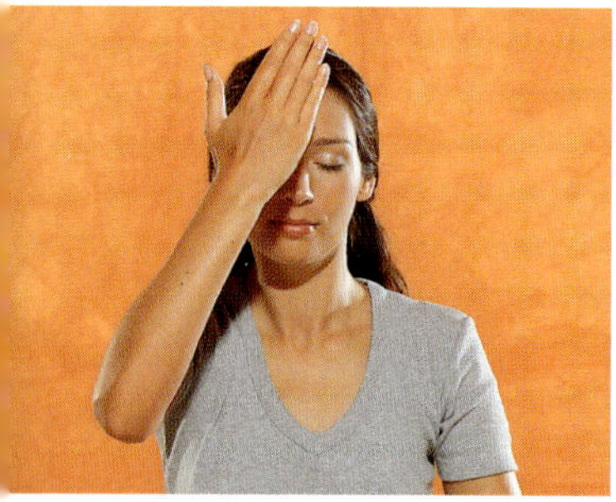

Energieaufladung der Handflächen – eine Vorübung zur Chakra-Energiemassage.

Die Chakra-Energiemassage ist eine spirituell orientierte Massageform, die auf sehr subtile und doch wirkungsvolle Weise dazu beitragen kann, die körperliche und seelische Harmonie zu bewahren oder sie, falls nötig, wiederzuerlangen. Darüber hinaus handelt es sich aber auch um eine Methode, die die geistig-seelische Entwicklung unterstützt und dabei hilft, das persönliche Potenzial zu verwirklichen. Durch die Chakra-Energiemassage können Sie nicht nur die Heilung von Erkrankungen beschleunigen – Sie können sie auch einsetzen, um Ausgeglichenheit und innere Ruhe zu entwickeln oder an Ihren persönlichen Schwächen zu arbeiten.

Das Wort »Chakra« stammt aus dem Sanskrit und bedeutet so viel wie »Wirbel« oder auch »Rad«. Chakras muss man sich als Energiewirbel vorstellen, die Lebensenergie transportieren.

Die Bezeichnung »Chakra-Energiemassage« ist etwas irreführend, da der Begriff »Massage« im Allgemeinen mit manuellen Techniken wie Kneten, Klopfen oder Streichen verbunden wird; diese Techniken kommen bei der Chakra-Energiemassage jedoch nicht zur Anwendung. Andererseits wird der Begriff »Massage« in diesem Buch sehr weit gefasst und dient als Oberbegriff für alle Methoden, die besonders gut geeignet sind, die Heilkraft der Hände zu entwickeln.

Vorteile der Chakra-Energiemassage

Die Chakra-Energiemassage ist ohne besondere Vorkenntnisse durchführbar und kann auch in Fällen eingesetzt werden, in denen andere Massagetechniken besser nicht ausgeübt werden sollten – so etwa bei schweren chronischen Krankheiten oder bestimmten Hauterkrankungen.
Darüber hinaus ist die Chakra-Energiemassage eine sehr sanfte Therapieform, die sich auch ganz direkt gegen psychische Probleme einsetzen lässt und die zudem frei von Nebenwirkungen ist. Nicht zuletzt eignet sie sich auch besonders gut für die Selbstbehandlung.

Ursprünge der Energiemassage

Bei keiner der Massageformen, die in diesem Buch vorgestellt werden, handelt es sich um eine rein »manuelle« Therapie. Immer spielen die energetischen Zusammenhänge, die sich hinter der physiologischen und anatomischen Ebene abspielen, die Hauptrolle. Sie erinnern sich bestimmt, dass es etwa bei der Akupressur darum geht, den Energiefluss in den Meridianen anzuregen, oder die Reflexzonenmassage darauf abzielt, reflektorisch, also indirekt, auf bestimmte Organe einzuwirken. Dennoch arbeiten Akupressur, Reflexzonenmassage oder auch Aromaölmassage immer noch mit Druck- oder Streichtechniken – dies ist bei der Chakra-Energiemassage nicht mehr der Fall!

Heilen durch Handauflegen

Die hier vorgestellte Energiemassage stellt im Grund eine Form des »Heilens durch Handauflegen« dar. Es geht darum, heilende Lebensenergie im Körper anzuregen – und alles, was Sie dazu brauchen, sind die Heilkraft Ihrer Hände und das Wissen darüber, wie Sie diese Energie einsetzen können.

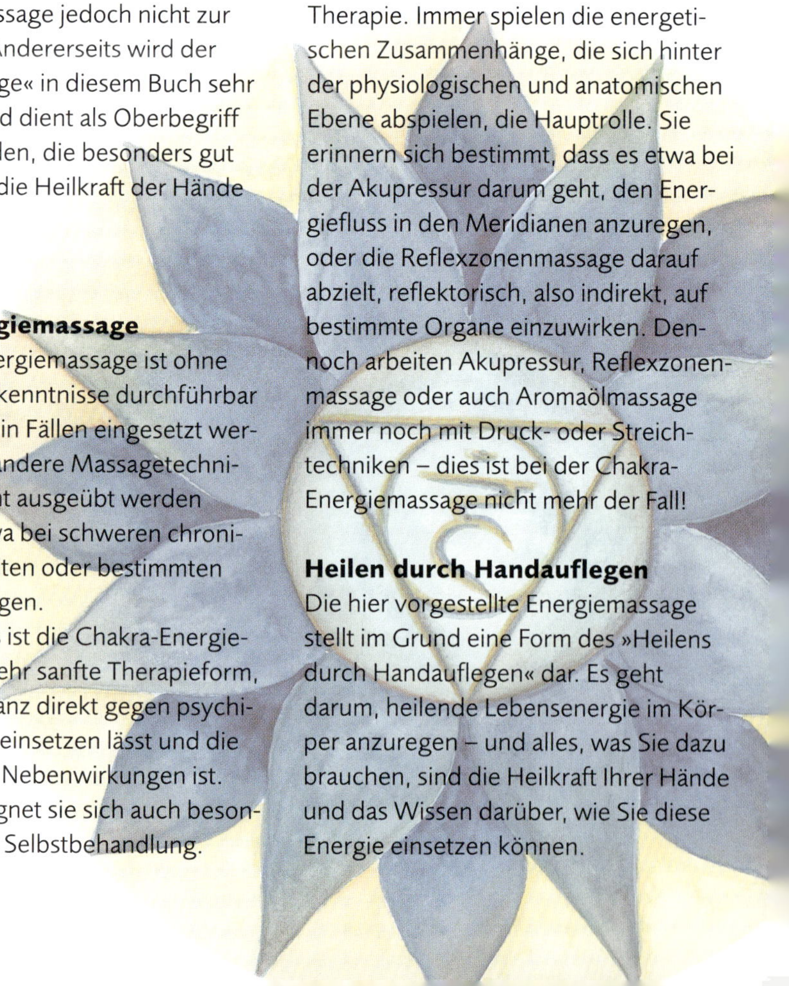

Es gibt viele Formen des Handauflegens. Das Auflegen der Hände und das Übermitteln von Heilkraft durch Berührung war in allen alten Kulturen bekannt. So heilten afrikanische Medizinmänner und indianische Schamanen seit je durch Handauflegen – und auch im Christentum sind Methoden bekannt, die heilende »Kraft Gottes« auf diese Weise zu übertragen.
Die Prinzipien, die der Heilung durch Handauflegen zugrunde liegen, sind im Wesentlichen immer die gleichen – unabhängig davon, ob die Technik nun von Indianern in den Regenwäldern Südamerikas oder von so genannten Hexen oder Heilerinnen im bayrischen Allgäu eingesetzt wird.

Die Signalwirkung von Reiki

Nachdem das Handauflegen lange Zeit in Vergessenheit geraten war, hat eine japanische Schule in letzter Zeit dafür gesorgt, dass diese traditionelle Heilkunst wieder bekannter geworden ist. Die Rede ist von Reiki – einer Lehre, die die kosmische Energie bei der Heilung durch Handauflegen nützt.
Reiki (die korrekte Aussprache lautet »Rëi-ki«) ist eine sehr wirksame Methode des Handauflegens. Ihre Wurzeln sind uralt und lassen sich bis auf die tibetischen Sutras zurückverfolgen. Wieder entdeckt und bekannt gemacht wurde Reiki allerdings erst gegen Ende des 19. Jahrhunderts, und zwar von Dr. Mikao Usui, dem Leiter einer christlichen Priesterschule im japanischen Kyoto.
Nach der klassischen Auffassung kann der Öffnungsprozess, der einen Menschen zum »Reikikanal« macht und ihn mit der kosmischen Heilenergie in Kontakt bringt, nur durch die Einweihung bei einem Reikimeister erfolgen. Auf der anderen Seite gesteht auch die Reikilehre ein, dass die Lebensenergie universell und für jedermann zugänglich ist – könnte doch nichts ohne ihr Wirken existieren. Deshalb ist es prinzipiell auch möglich, die Reikikraft durch Meditation und eine Ferneinweihung zu entfalten. Allerdings ist es dazu nötig, sich intensiver mit diesem Thema zu beschäftigen und entsprechend viel Zeit zu investieren.
Im Gegensatz zu Reiki stammt die Chakra-Energiemassage ursprünglich aus Indien. Es handelt sich hier um eine für

Die drei Reikigrade

Erster Grad
Öffnung der Energiekanäle

Zweiter Grad
Erlernen der drei Symbole (Schutz vor negativen Energien, Verbindung zum Unbewussten, Öffnung für Zeit und Raum)

Dritter Grad
Verwirklichung des inneren Menschenbilds

Bei Reiki gibt es den so genannten Chakren-Ausgleich. Dabei hält der Reikimeister seine Hände über die Chakras, die er verbinden will, beispielsweise über das dritte und fünfte Chakra.

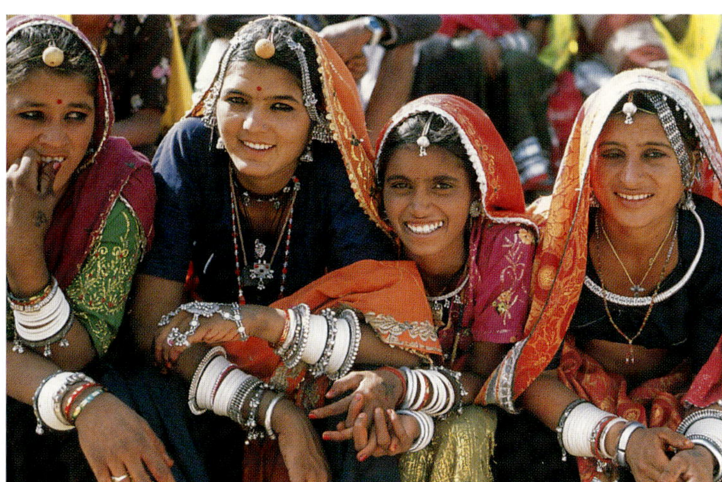

Indien ist das Ursprungsland der Chakra-Energiemassage.

Fernöstliche Hilfsmittel für Konzentration, Meditation und Vorstellungskraft: Sitzkissen und Sitzbank. Die Klänge der Klangschale bringen die Seele zum Schwingen.

den westlichen Menschen angepasste Form der »Pranaheilung«. Da es sich dabei um eine einfache, intuitive Art des Handauflegens handelt, ist eine Initiation bei einem Meister nicht erforderlich. Mit ein wenig Übung, Einfühlungsvermögen und dem Einsatz Ihrer bildlichen Vorstellungskraft werden Sie diese wirkungsvolle Massageform schnell erlernt haben.

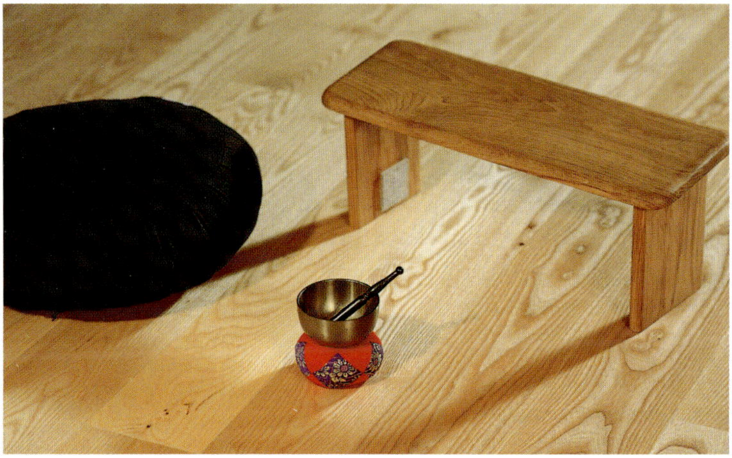

Die Prinzipien der Chakra-Energiemassage

Die Chakra-Energiemassage gründet im ältesten uns überlieferten Übungssystem für die ganzheitliche Entwicklung des Menschen – dem Yoga. Um die Wirkungsweise der Chakra-Energiemassage verstehen zu können, ist es notwendig, einen Blick auf die wichtigsten Prinzipien dieser Methode zu werfen.

Prana wird auch mit »Atem« übersetzt. Bestimmte yogische Atemübungen heißen in Sanskrit daher Pranayama.

Prana – die universelle Lebensenergie

Bei der Chakra-Energiemassage geht es in erster Linie darum, Lebensenergie im Körper zu lenken und sie auf diese Weise für die Heilung von Beschwerden einzusetzen. Wie schon erwähnt, ist der Umgang mit der Lebensenergie in vielen alten Heiltraditionen bekannt. Ob in der Akupressur oder Akupunktur, ob bei meditativen Übungswegen wie Tai Chi Chuan oder Qi Gong – immer geht es darum, sich der Energie bewusst zu werden, die unsere Lebendigkeit ebenso ausmacht, wie sie unseren Gesundheitszustand beeinflusst.

Es ist leider alles andere als leicht, Phänomene wie »Prana« in Worten auszudrücken. Und wenn hier von »Lebensenergie« oder »Energiekanälen« zu lesen ist, so vor allem deshalb, weil diese Wörter sich noch am ehesten eignen, Bilder und Assoziationen zu wecken, die für die Praxis ganz hilfreich sind. Vergessen Sie dabei jedoch nicht, dass die »feinstoffliche Energie«, von der hier die Rede ist, nicht mit der physikalischen Energie verwechselt werden darf!

Prana wird vor allem in seinen Auswirkungen erfahrbar. An einem Beispiel wird dies deutlicher: Es ist uns nicht möglich, die Schwerkraft direkt zu sehen. Stürzen wir hingegen zu Boden oder beobachten wir, wie ein Apfel vom Baum fällt, können wir sehr wohl etwas über die Auswirkungen der Schwerkraft sagen und damit auch handfeste Erfahrungen machen.

Wenn Sie anfangen, sich praktisch mit Methoden wie der Akupressur oder der Chakra-Energiemassage zu beschäftigen, werden Sie diese Lebensenergie – ob sie nun als Qi oder als Prana bezeichnet wird – wahrscheinlich bald »erspüren« und ihre Wirkungen erfahren können, was aus pragmatischer Sicht sehr viel wichtiger ist, als sie messen oder »nachweisen« zu können. Übrigens: Für Chinesen wie für Inder ist ein Messwert unerheblich.

Yoga – Prana fließen lassen

In der jahrtausendealten Yogalehre wird darauf hingewiesen, dass Prana in feinen Kanälen, den Nadis, durch den Körper strömt. Alten Yogatexten zufolge ist von 72 000 Nadis die Rede. Trotz einiger Unterschiede finden wir durchaus Parallelen zwischen der chinesischen Lehre der Meridiane und der in ihnen strömenden Lebenskraft Qi auf der einen und der indischen Auffassung mit dem in den Nadis fließenden Prana auf der anderen Seite.

Für die Praxis sind nur drei der ungeheuer vielen Nadis bedeutsam.

- Pingala ist der positiv geladene Energiestrom, der durch die Sonne symbolisiert wird.
- Ida ist der negativ geladene, durch den Mond repräsentierte Energiestrom.
- Diese beiden »Nebenkanäle«, Pingala und Ida, umkreisen den Hauptkanal Sushumna, der auf physischer Ebene dem Rückenmark entspricht.

Kann die Lebensenergie Prana ungehindert durch die Nadis fließen, bedeutet dies Gesundheit, Erfüllung und optimale Entwicklung des Menschen.

Im Yoga und insbesondere im Kundalini-Yoga geht es darum, Prana durch den Sushumna-Kanal zu lenken und durch den ganzen Körper strömen zu lassen. Eine Möglichkeit dazu besteht in spirituellen Übungen, die meist mit dem Atem verbunden sind – denn Prana heißt nicht nur Lebensenergie, sondern auch Atem.

Kundalini-Yoga stammt aus der tantrischen Philosophie. »Kundalini« ist der Name für eine zusammengerollte Schlange, die am unteren Ende der Wirbelsäule ruht. Durch bestimmte Übungen wird diese Schlangenenergie (Kundalini-Energie) geweckt und steigt vom unteren Ende der Wirbelsäule nach oben – und zwar durch die einzelnen Chakras hindurch. Auf diese Weise können weibliche und männliche Energie miteinander verbunden werden.

Yogische Entspannungsübung: die Totenstellung (Savasana).

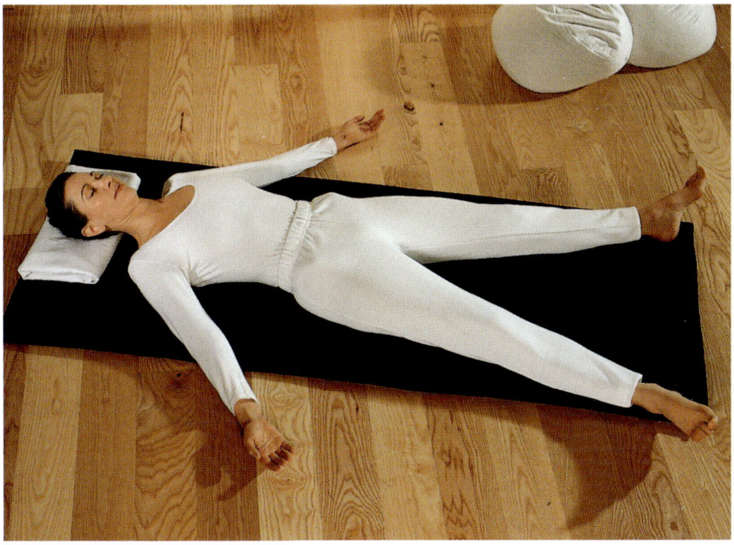

Neben den verschiedenen Atem-, Yoga- und Meditationsübungen kann Prana insbesondere durch Handauflegen beherrscht und gelenkt werden. Die einfachste Möglichkeit bildet dabei die Chakra-Energiemassage.

Yogische Entspannungsübung: der Delphin (Makarasana).

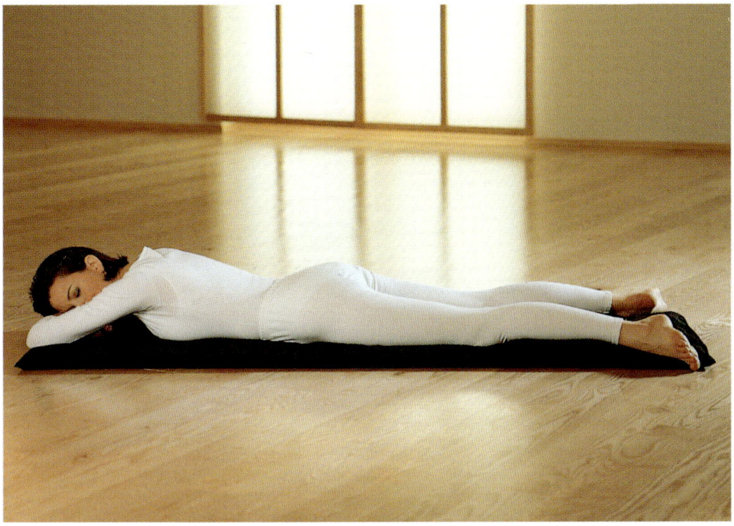

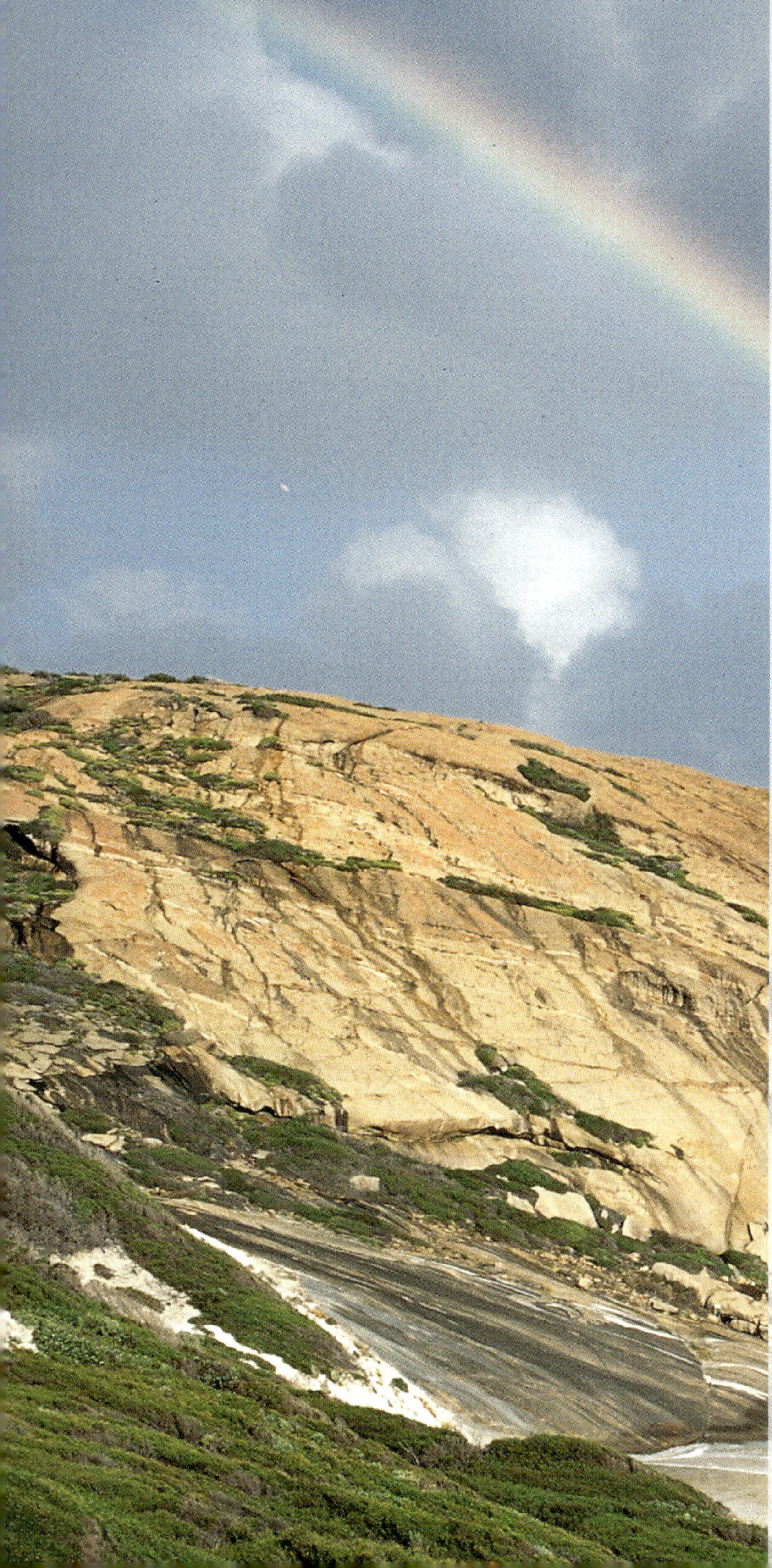

Die Chakras

Im Mittelpunkt der Chakra-Energiemassage stehen die Chakras (oder Chakren). Das Wort »Chakra« ist ein Sanskritbegriff, der so viel wie »Rad« oder »Wirbel« bedeutet. Da es sich auf Energie- bzw. Bewusstseinszentren im menschlichen Körper bezieht, wird es zuweilen auch mit »Energiewirbel« oder »Kraftzentrum« übersetzt.
Der Yogalehre zufolge sind die Chakras keine materiellen, anatomisch festlegbaren Zentren, sondern sie sind energetischer Natur und gehören zur menschlichen Aura. Somit liegen die Chakras hinter dem sichtbaren Bereich, strahlen jedoch entsprechend ihrer Lage in den physischen Leib hinein und beeinflussen Organfunktionen, Kreislauf, Hormontätigkeit, aber auch Emotionen und geistige Prozesse.
Die Chakras werden innerhalb der Yogatradition meist als Lotosblüten dargestellt. In der meditativen Versenkung sammelten die Seher und Heiler im alten Indien das Wissen über die Chakras, das bis in die heutige Zeit überliefert ist.

Sieben Hauptchakras

Es gibt sieben Hauptchakras, die auf einer imaginären, vom Schambein bis zum Scheitel verlaufenden Linie liegen. Darüber hinaus werden noch einige Nebenchakras erwähnt, von denen für die Chakra-Energiemassage jedoch lediglich die in den Handflächen gelegenen Handchakras von Bedeutung sind. Die Chakras wirken auf mehreren Ebenen – auf der körperlichen, geistigen und seelischen (spirituellen). Die sieben Kraftzentren, die wie eine Art Nervengeflecht mit den Nadis verbunden sind,

gelten als Speicherplätze für Prana. Darüber hinaus stehen die Chakras über die zahlreichen Nadis mit allen Organen, Drüsen und dem Gewebe in Verbindung und nähren den Organismus mit Energie.
Ist der Energiefluss blockiert, kommt es zu Störungen im körperlichen Bereich; da die Chakras aber auch Seele und Geist mit Lebensenergie versorgen, kann eine mangelnde Chakraaktivität auch zu Problemen im seelisch-geistigen Bereich führen bzw. sich durch diese Probleme bemerkbar machen.
Durch ungünstige Lebensgewohnheiten wie Fehlernährung, zu viel oder zu wenig Schlaf, Überarbeitung, Stress, aber auch durch negatives Denken wird die Aufnahme von Prana gestört.
Die sieben Hauptchakras sind – von unten nach oben:

- Wurzelchakra (Muladhara-Chakra)
- Sakralchakra (Svadhisthana-Chakra)
- Solarplexus- oder Nabelchakra (Manipura-Chakra)
- Herzchakra (Anahata-Chakra)
- Kehlkopfchakra (Vishuddha-Chakra)
- Stirnchakra (Ajna-Chakra)
- Scheitelchakra (Sahasrara-Chakra)

Allen Chakras sind bestimmte Farben und Klanglaute (Mantras) zugeordnet, die den energetischen Schwingungsfrequenzen dieser Chakras entsprechen. Die Beschreibung der Lage, Farben, Mantras usw. macht es leichter, intuitiven Zugang zur Chakra-Energiemassage zu bekommen, sie ist jedoch seit je als Orientierungshilfe und nicht als »festes Regelwerk« gedacht.
Auf den beiden nächsten Seiten erhalten Sie dazu einen tabellarischen Überblick.

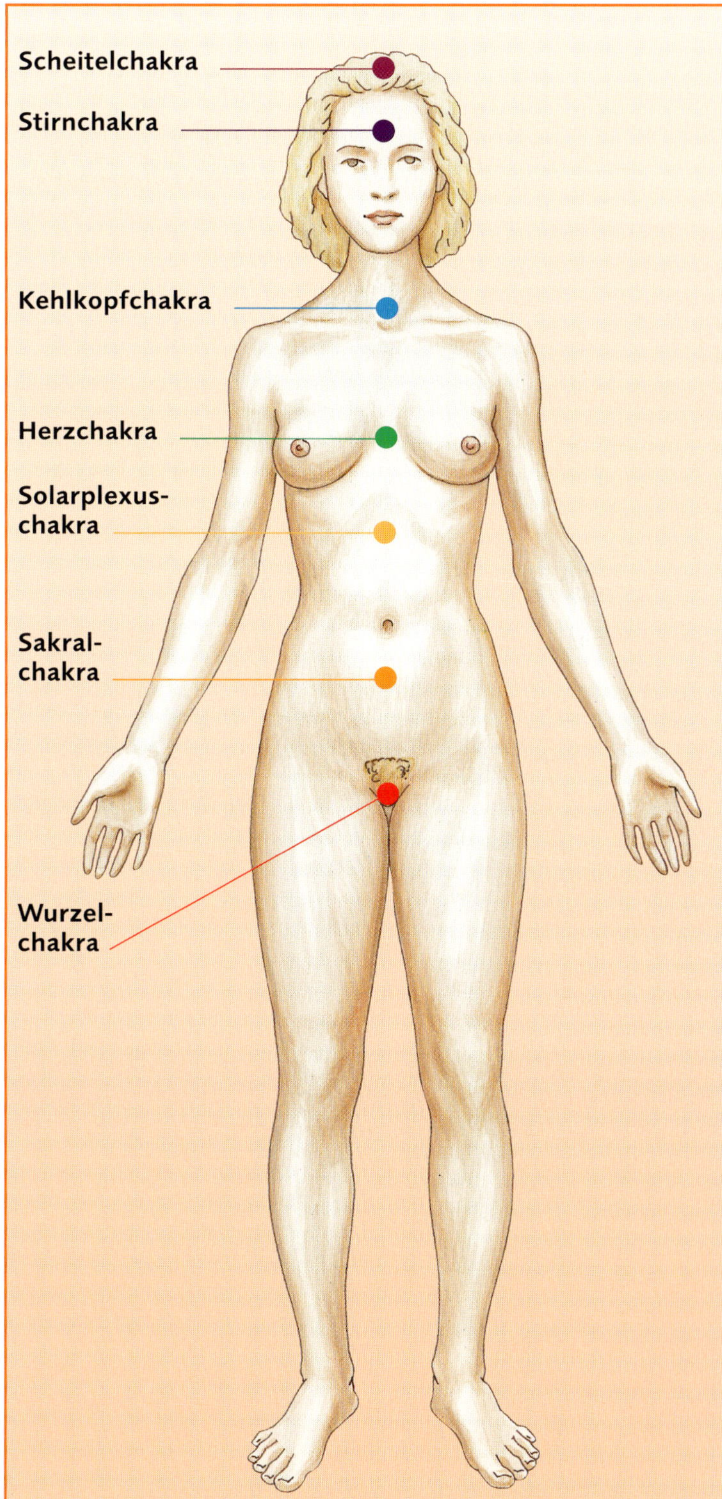

Die sieben Chakras

Sanskritname	Farbe	Lage	Mantra	Zentrale Bedeutung	Einflussbereich	Seelische Störungen
Muladhara-Chakra	Rot	Steißbein, Dammbereich, Beckenboden	LAM	Überleben	Nebennieren, Nieren, Dickdarm, Enddarm, Ausscheidungsorgane, Knochen, Steißbein	Ängste, Kraftlosigkeit, Depressionen, Mangel an Vertrauen
Svadhisthana-Chakra	Orange	Kreuzbein, oberhalb der äußeren Geschlechtsorgane	VAM	Sexualität	Geschlechtsorgane, Keimdrüsen, Unterleibsorgane, Kreuzbein, Beckenraum	Kraftlosigkeit, schöpferische Krisen, sexuelle Unlust, depressive Verstimmung
Manipura-Chakra	Gelb	Oberhalb des Nabels, Magenbereich, Lendenwirbelsäule, Sonnengeflecht	RAM	Gefühle	Bauchspeicheldrüse, Magen, Gallenblase, Leber, Milz, Bauchhöhle, vegetatives Nervensystem	Gereiztheit, Wut, Ängste, Schlafstörungen, Alpträume
Anahata-Chakra	Grün	Brustwirbelsäule, auf Herzhöhe, in der Brustmitte	YAM	Liebe, Menschlichkeit	Thymusdrüse, Herz, Kreislauf, Blut, oberer Rücken, Brustkorb	Gefühlskälte, Einsamkeit, Gefühl des Isoliertseins, Kontaktschwierigkeiten
Vishuddha-Chakra	Hellblau	Halswirbelsäule, Kehlkopfbereich	HAM	Mentale Energie und Kommunikation	Schilddrüse und Nebenschilddrüsen, Hals, Kiefer, Kehlkopf, Speise- und Luftröhre, Atmung, Stimme, Halswirbelsäule	Schüchternheit, Hemmungen, Verwirrung; Angst davor, ausgeschlossen zu werden
Ajna-Chakra	Dunkelblau	Zwischen den Augenbrauen, in der Mitte der Stirn	KSHAM	Intuition, Weisheit	Kleinhirn, Gesicht, Augen, Ohren, Nase, Nebenhöhlen, Hormonsystem, Nervensystem	Konzentrationsschwäche, Gedankenflucht; Gefühl von Sinnlosigkeit, Richtungslosigkeit; Ängste
Sahasrara-Chakra	Weiß, violett	Scheitel	OM	Spiritualität, Erfahrung geistiger Welten	Mittelhirn, Zirbeldrüse, Augen, gesamter Organismus	Dumpfheit, Mangel an Lebensfreude, geistige Erschöpfung; Gefühl, unglücklich zu sein

Die sieben Chakras		
Körperliche Hinweise auf Störungen	**Positive Bewusstseinsaspekte**	**Negative Bewusstseinsaspekte**
Darmerkrankungen, Verstopfung, Hämorrhoidalleiden, Blasen-Nieren-Erkrankungen, Prostataleiden, Knochenerkrankungen, Blutarmut, Blutdruckprobleme	Lebenswille, Lebenskraft, Selbsterhaltung, Ausdauer, Rhythmus, Erd- und Naturverbundenheit, Urvertrauen	Selbstsucht, Triebhaftigkeit, Trägheit, existenzielle Ängste
Erkrankungen von Blut und Lymphe, Geschlechtskrankheiten, Menstruationsbeschwerden, Prostataerkrankungen, Impotenz, Rückenschmerzen in der Kreuzbeingegend, Hauterkrankungen	Körperbewusstsein, Vitalität, Attraktivität, Kreativität, heilende Energie, Zeugungskraft, Leidenschaft, Lebensfreude	Lustabhängigkeit, Triebhaftigkeit, Aggressivität, Zwanghaftigkeit, Aggressionen, Zerstörungswut
Magenbeschwerden, Erkrankungen von Leber, Milz und Gallenblase, Bauchschmerzen, Verdauungsstörungen, Rückenschmerzen (Lendenwirbelsäule), Nervenerkrankungen, Übergewicht	Ichgefühl, Emotionalität, Mitgefühl, Empathie, Sensibilität, Sehnsucht, Durchsetzungsvermögen	Gefühlskälte, Sentimentalität, Selbstmitleid, Eifersucht, Machtbesessenheit, Rücksichtslosigkeit
Herzbeschwerden, Angina pectoris, Herzklopfen, Herzrhythmusstörungen, Schmerzen im Brustbereich, Blutdruckprobleme, Lungenerkrankungen, Atembeschwerden, Asthma, Erkältungen	Liebe, Kommunikation, Gefühlswärme, Gruppenbewusstsein, Selbstwertgefühl, Nächstenliebe, künstlerische Ausdruckskraft	Eigenliebe, Überheblichkeit, Lieblosigkeit, Härte
Halsschmerzen, Mandelentzündung, Zahnschmerzen, Beschwerden im Bereich der Halswirbelsäule, Nacken- und Schulterschmerzen, Schilddrüsenleiden, Sprachstörungen	Kommunikationsfähigkeit, harmonisches Ichbewusstsein, Interesse, Lern- und Konzentrationsfähigkeit, rationales Denken, Unterscheidungskraft, Beherrschung von Wort, Sprache und Ton, Bewusstsein von Individualität, Klarheit im Denken	Ruhmsucht, Ehrgeiz, Intoleranz, Realitätsflucht, Illusion, Überbetonung des Intellekts, Machtstreben in Verbindung mit Manipulation anderer
Kopfschmerzen, Migräne, Gehirnerkrankungen, Augenleiden, nachlassende Funktion der Sinnesorgane, Erkrankungen des Nervensystems, Schizophrenie, Geisteskrankheiten	Selbstbewusstsein, Seelenverbundenheit, schöpferische Energie, Intuition, Erfahrung der Ganzheit, geistige Erkenntnisse, Erleuchtung, heilende Energie, Vorstellungskraft, selbstverantwortliches Handeln	Selbstsucht, Selbstverherrlichung, Machtstreben, verantwortungsloses Handeln
Kopfschmerzen, chronische Erkrankungen, Immunschwäche, Nervenleiden, Atemstörungen, Krebserkrankungen	Verbundenheit mit dem Universum, geistige Kraft, Spiritualität, Religiosität	Schwarze Magie, Ichauflösung, Desinteresse am weltlichen Dasein, Zurückgezogenheit

Die Chakras werden innerhalb der Yogatradition oft als Lotosblüten dargestellt. Auf den folgenden Seiten finden Sie diese symbolhafte Blütendarstellung. Die Kästen machen Sie auf weitere Zuordnungen, die mit den Chakras verbunden sind, aufmerksam.

Einsatzmöglichkeiten der Chakra-Energiemassage

Die Chakra-Energiemassage kann prinzipiell für die Behandlung sämtlicher Erkrankungen angewendet werden. Es gibt manche Erkrankungen, bei denen Massagetechniken wie die Akupressur oder die Aromaölmassage nicht eingesetzt werden dürfen, so etwa bestimmte Hauterkrankungen, schwere Gefäß- oder Herzkrankheiten, einige lebensbedrohliche Leiden oder Knochenerkrankungen bzw. Knochenbrüche. Gerade in diesen Fällen liegt in der Chakra-Energiemassage eine wertvolle Alternative, da es für diese Methode keine Gegenindikationen gibt.
Der wichtigste Einsatzbereich der Chakra-Energiemassage liegt jedoch auf seelischer, geistiger und spiritueller Ebene. So eignet sich das Heilen durch Handauflegen beispielsweise besonders gut, wenn es darum geht, Ängste, Unsicherheit, Zwänge oder Suchtprobleme zu behandeln. Und auch wenn es darum geht, die Lebensfreude zu steigern, mehr Kreativität und schöpferische Ausdruckskraft zu entwickeln, die Verbindung zu anderen Menschen zu vertiefen und damit dem Gefühl der Einsamkeit entgegenzuwirken, die Konzentration zu steigern oder einfach nur klarere Gedanken zu entwickeln, sollte die Chakra-Energiemassage das Mittel der Wahl sein.
Noch ein kleiner Exkurs zur spirituellen Ebene der Chakra-Energiemassage: Die Chakras werden der Aura eines Menschen zugeordnet, also der feinstofflichen Hülle, die den Körper umgeben soll. Dieses Strahlungsfeld gilt als Schutzschild, das negative Einflüsse abhält und zugleich anzeigt, ob ein Mensch gesund ist. Alle Chakra-Energiemassagen dienen auch dem Aufbau einer starken und gesunden Aura.

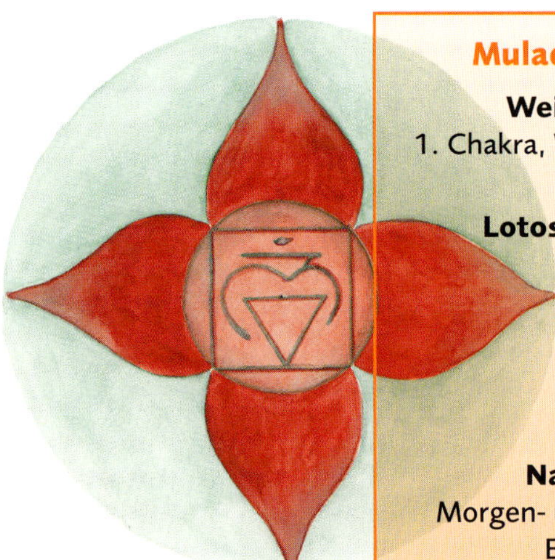

Muladhara-Chakra

Weitere Namen
1. Chakra, Wurzelchakra, Basiszentrum

Lotosblütenblätter
Vier

Sinn
Riechsinn

Symbol
Quadrat

Naturbezüge
Morgen- und Abendrot, rote Erde, Feuer

Warnhinweise

Der wichtigste Warnhinweis, den man in Bezug auf die Chakra-Energiemassage geben kann, heißt: Bleiben Sie sich Ihrer eigenen Grenzen bewusst! Sobald Sie bei der Selbstbehandlung das Gefühl haben, dass Sie mit der Chakra-Energiemassage oder anderen Techniken nicht weiterkommen, sollten Sie möglichst bald einen Arzt oder Heilpraktiker aufsuchen, um sich professionell behandeln zu lassen.

➤ Wenn Sie die Chakra-Energiemassage einsetzen möchten, um einen Partner zu behandeln, sollten Sie bedenken, dass der Behandlungserfolg nicht ausschließlich vom Energiefluss, sondern natürlich auch von Faktoren wie Sympathie und Antipathie, Vertrauen oder Misstrauen usw. abhängt.

➤ Verzichten Sie darauf, jemanden zu behandeln, der an einer ansteckenden Krankheit leidet. Auch wenn Sie Ihre körpereigenen Abwehrkräfte erhöhen können, indem Sie vor der Fremdbehandlung eine Eigenbehandlung der Chakras durchführen – sollten Sie sich doch nicht unnötig der Gefahr aussetzen, sich zu infizieren.

➤ Führen Sie die Chakra-Energiemassage nicht am späten Abend durch. Dies gilt vor allem für die oberen Kraftzentren. Eine abendliche Aktivierung des Stirn- oder Scheitelchakras kann z. B. zu Schlafstörungen führen.

➤ Sollte es bei der Chakra-Energiemassage wider Erwarten einmal zu unangenehmen Empfindungen kommen, so brechen Sie sie einfach ab, indem Sie sich strecken, tief durchatmen und dann wieder zum Alltag übergehen.

Die Praxis der Chakra-Energiemassage

Der Umgang mit heilenden Energien mag vielleicht neu für Sie sein. Falls Sie auf diesem Gebiet noch keinerlei Erfahrungen gesammelt haben, sollten Sie sich langsam an die Möglichkeit der Energieheilung herantasten. Wenn Sie Zweifel an Methoden hegen, die sich weniger auf manueller als auf energetischer Ebene abspielen, wird es erfahrungsgemäß besonders interessant für Sie sein, einmal auf diesem Gebiet zu experimentieren. Manche Menschen sind außerordentlich fasziniert, wenn Sie zum ersten Mal Energieströme in Ihren Händen oder Ihrem Körper erspüren und die Realität der Chakras erleben können.

Svadhisthana-Chakra

Weitere Namen
2. Chakra, Sakralchakra, Geschlechtszentrum

Lotosblütenblätter
Sechs

Sinn
Geschmackssinn

Symbol
Mondsichel

Naturbezüge
Fließendes Wasser, Mondlicht

Das Erspüren der Lebensenergie – Vorübungen

Bei der Chakra-Energiemassage fließt Prana aus Ihren Händen in Ihre Chakras bzw. in die Chakras eines anderen Menschen. Obwohl die Handchakras in der Mitte der Handfläche nicht zu den sieben Hauptchakras zählen, sind sie für die Behandlung gleichwohl besonders wichtig.

Die Lebensenergie wird vor allem mit der Atmung aufgenommen, weshalb Atemübungen in vielen östlichen Gesundheitslehren und Meditationsformen von großer Bedeutung sind. Bevor die eigentliche Chakra-Energiemassage und die dazugehörige Atem- und Konzentrationstechnik erläutert werden, soll es zunächst darum gehen, praktische Erfahrungen mit der Lebensenergie zu sammeln.

Jeder Mensch ist in der Lage, seine Hände zu einem Werkzeug zu machen, das heilende Energien ausstrahlt. Um die Heilkraft der Hände jedoch wirklich spüren zu können, müssen Sie Ihre Wahrnehmung schärfen und lernen, Prana bewusst einzusetzen. Die folgenden kleinen Übungen können hierbei sehr hilfreich sein und dienen zugleich als Vorbereitung auf die Chakra-Energiemassage.

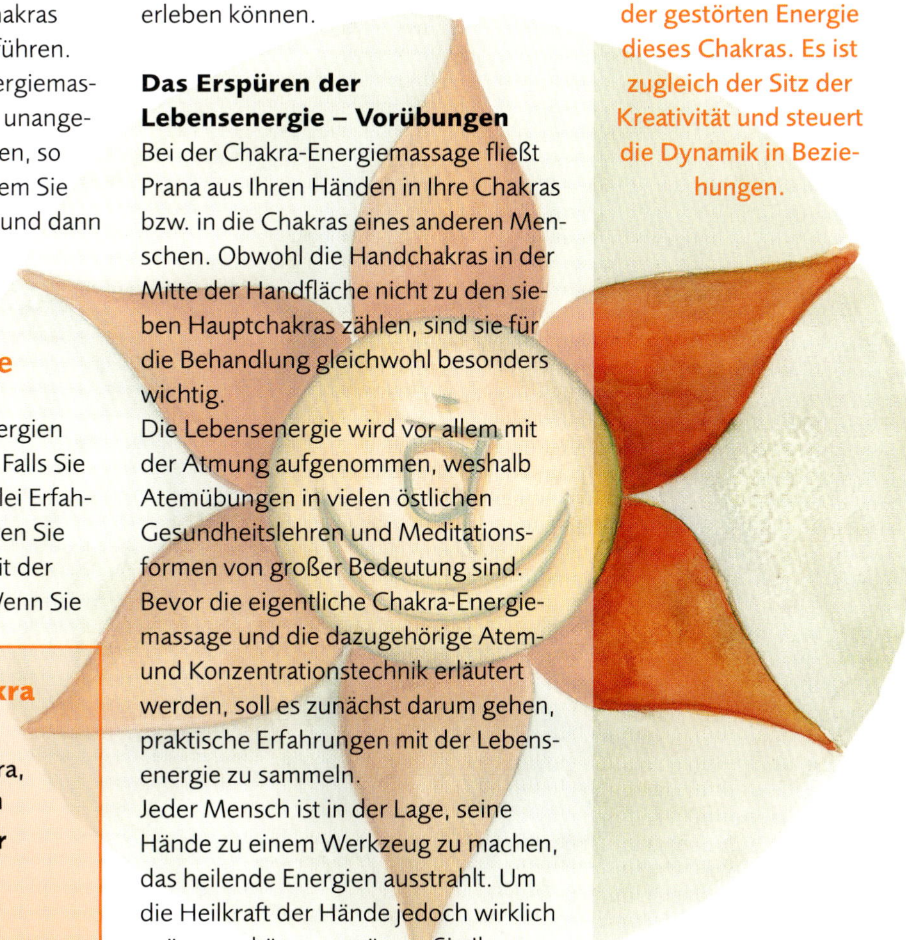

Das Sakralchakra symbolisiert das Zentrum der Sexualität. Sexuelle Probleme haben ihren Ursprung oft in der gestörten Energie dieses Chakras. Es ist zugleich der Sitz der Kreativität und steuert die Dynamik in Beziehungen.

1. Sensibilisierung der Hände: Reiben Sie die Hände kreisend aneinander. Nehmen Sie die Handflächen dann allmählich ganz langsam und behutsam auseinander – nur wenige Zentimeter. Nehmen Sie die Wärmeausstrahlung wahr. Sie können sich vorstellen, dass Sie einen kleinen Lichtball zwischen den Händen halten. Vergrößern Sie den Abstand der Handflächen, die jedoch immer noch zueinander zeigen sollten. Können Sie die Ausstrahlung der Hände immer noch spüren? Wie weit können Sie die Hände auseinander nehmen, ohne das Gefühl für den Wärme- und Energiestrom zu verlieren?
Spielen Sie ein bisschen mit dieser Übung: Nehmen Sie die Hände noch weiter auseinander, lassen Sie sie wieder zusammenkommen. Drehen Sie den Energieball, indem Sie eine Hand nach oben und die andere nach unten nehmen, so dass beispielsweise die rechte Handfläche nach unten, die linke nach oben weist, wobei die Handflächen einander immer zugewandt bleiben. Drehen Sie den Lichtball nach links und nach rechts, nach oben und nach unten. Beenden Sie die Übung, indem Sie Ihre Hände kurz ausschütteln.

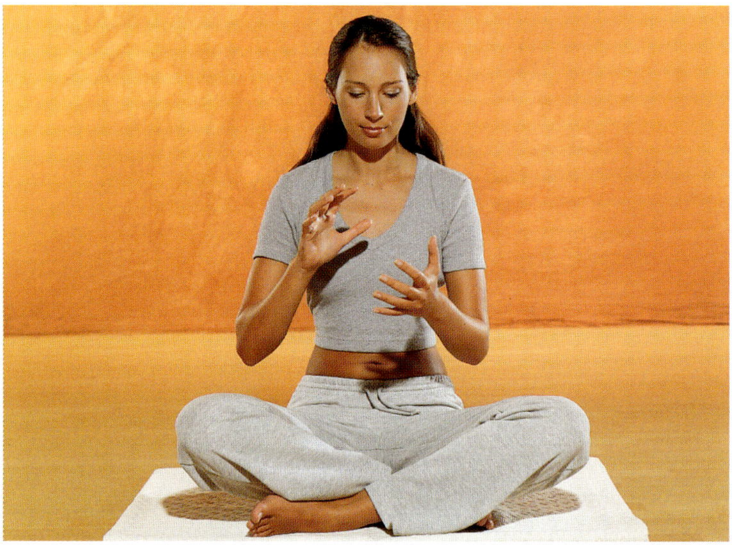

Übung 1 »Sensibilisierung der Hände«: Sie halten einen imaginären Ball zwischen den Händen.

2. Die Chakras ertasten: Um erste Erfahrungen mit der Chakra-Energie zu sammeln, bietet sich die folgende Übung an: Legen Sie sich aufs Bett, schließen Sie die Augen, und führen Sie eine Ihrer Hände ganz langsam in etwa zwei Zentimeter Abstand an Ihrem Körper entlang. Beginnen Sie in Stirnhöhe, und lassen Sie die Hand sehr langsam bis unterhalb der Nabels nach unten wandern.
Können Sie Stellen finden, die Ihnen wärmer vorkommen, oder solche, bei denen Sie ein Kribbeln in der Hand verspüren? Wenn ja, so merken Sie sich diese Körperzonen, und vergleichen Sie sie mit der Abbildung der Chakras (siehe Seite 113). Entsprechen Ihre Erfahrungen in etwa der Lage der Chakras? Wenn ja, haben Sie bereits einen guten Kontakt zur Energie der Chakras gefunden; wenn nicht, ist das zunächst nicht weiter schlimm, denn mit etwas

Manipura-Chakra

Weitere Namen
3. Chakra, Nabel- bzw. Solarplexuschakra

Lotosblütenblätter
Zehn

Sinn
Sehsinn

Symbol
Dreieck

Naturbezüge
Sonnenlicht, gelbe Weizenfelder, offenes Feuer

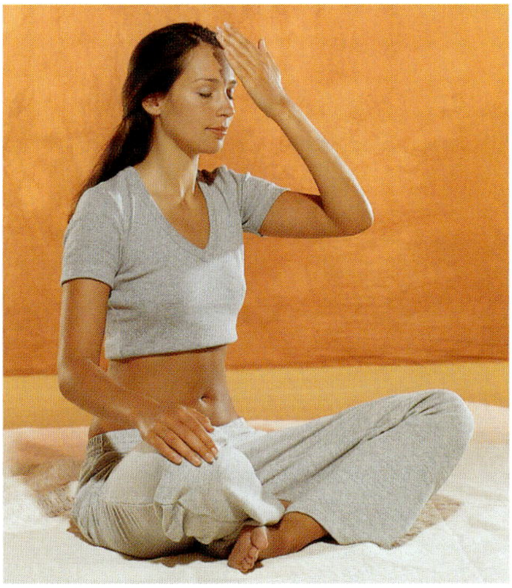

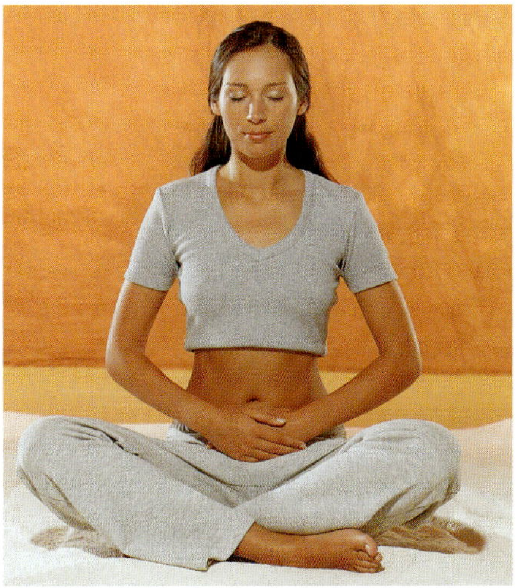

Übung 3 »Energieaufladung«: Führen Sie die linke Hand vor die Stirn (links); legen Sie dann diese Hand auf den Bauch und die rechte Hand darüber (rechts).

Übung werden Sie schnell lernen, den Energiefluss in Ihrem Körper deutlicher wahrzunehmen.

3. Energieaufladung: Die folgende Übung dient dazu, die Energie in den Handflächen aufzuladen, um sich des Energieflusses besser bewusst zu werden. Sie können die Übung im Sitzen oder Liegen durchführen.
Heben Sie zunächst die linke Hand vor Ihren Kopf, die Handfläche sollte dabei zu Ihrer Stirn weisen und etwa drei bis vier Zentimeter von ihr entfernt sein. Was spüren Sie? Vermutlich noch nicht allzu viel. Nehmen Sie die Hand dann wieder herunter, und legen Sie nun beide Hände auf Ihren Bauch, dabei sollte die linke Handfläche direkt auf dem Bauch aufliegen – etwas unterhalb des Nabels –, die rechte liegt über der linken.
Atmen Sie nun siebenmal langsam und tief ein und aus; spüren Sie dabei, wie Ihr Bauch sich beim Einatmen etwas nach außen wölbt, und stellen Sie sich vor, der Atem würde von Ihrem Bauch aus in Ihre Handflächen fließen und sich dort als warme Energie sammeln. Führen Sie Ihre linke Hand anschließend noch einmal vor Ihre Stirn. Können Sie den Unterschied spüren? Fühlen Sie, wie zwischen Ihrer Hand und der Mitte Ihrer Stirn Wärme und Energie fließt. Die Energieaufladung muss sich nicht unbedingt als Wärme äußern; sie kann sich auch in Form eines Kribbelns oder leichten Druckgefühls bemerkbar machen. Auf jeden Fall wird das Gefühl, das durch das Strömen der Lebensenergie Prana zustande kommt, angenehm und wohltuend sein.

Anahata-Chakra

Weitere Namen
4. Chakra, Herzchakra, Brustzentrum

Lotosblütenblätter
Zwölf

Sinn
Tastsinn

Symbol
Davidstern

Naturbezüge
Ursprüngliche, unberührte Natur, Wald und Wiesen

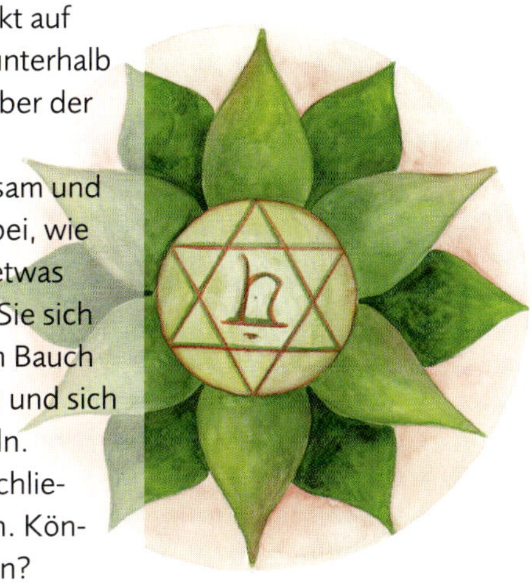

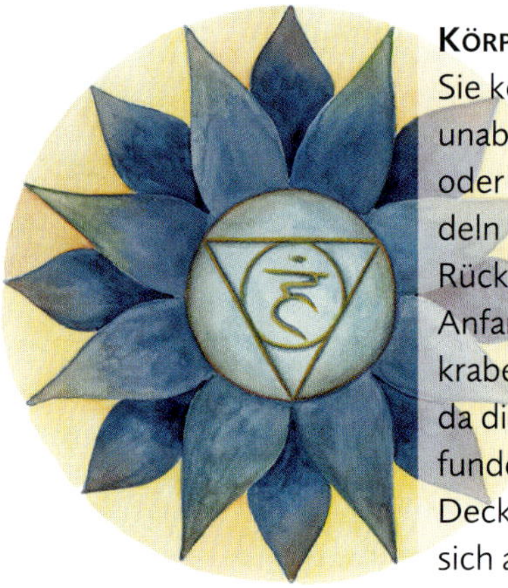

Was Sie noch beachten sollten

Körperhaltung

Sie können die Chakra-Energiemassage unabhängig davon, ob Sie sich selbst oder einen anderen Menschen behandeln wollen, im Sitzen oder auf dem Rücken liegend ausführen. Für den Anfang ist es empfehlenswert, die Chakrabehandlung im Liegen auszuführen, da dies meist als entspannender empfunden wird. Sie können sich auf einer Decke auf dem Boden ausbreiten oder sich auf Ihr Bett legen. Das Sitzen hat den Vorteil, dass Sie nicht so leicht einschlafen und die Konzentration besser aufrechterhalten können. Allerdings sollten Sie darauf achten, aufrecht und gleichzeitig entspannt zu sitzen.

Handstellung

Die Hände werden bei der Chakra-Energiemassage sanft auf den Körper aufgelegt. Die Finger sollten nicht gespreizt, sondern locker zusammengehalten werden, und die Handfläche sollte sich der Körperstelle anpassen, auf der sie aufliegt. Am günstigsten ist es, die linke Handfläche – die mit der rechten Gehirnhälfte und damit mit dem bildhaften Vorstellungsvermögen in Wechselbeziehung steht – auf den Körper aufzulegen; die rechte Hand wird auf den linken Handrücken gelegt.

Mit dieser Handstellung – Daumen und Zeigefinger bilden einen Ring – wird das Wurzelchakra angeregt.

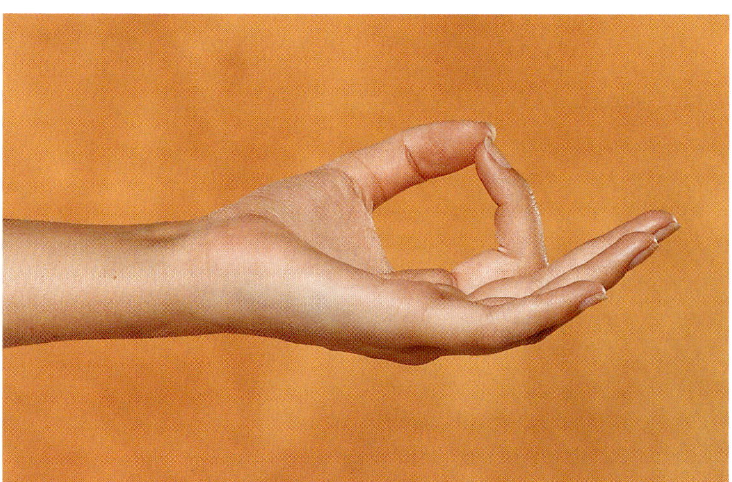

Vishuddha-Chakra

Weitere Namen
5. Chakra, Hals- oder Kehlkopfchakra

Lotosblütenblätter
16

Sinn
Gehörsinn

Symbol
Kreis

Naturbezüge
Blauer Himmel und Meerwasser

Entspannung

Bleiben Sie während der Behandlung möglichst entspannt. Achten Sie insbesondere darauf, dass Sie Ihre Arm- und Schultermuskeln nicht anspannen. Die Augen werden bei der Chakra-Energiemassage grundsätzlich geschlossen, sobald die Hände auf dem zu behandelnden Chakra aufliegen.

Dauer

Die Durchführung der Chakra-Energiemassage dauert nur wenige Minuten. Um die Energie in den Handchakras anzuregen, werden die Handflächen zunächst einige Male sanft aneinander gerieben (siehe Seite 118). Danach werden die Hände für die Dauer von sieben Atemzügen auf das ausgewählte Chakra gelegt. Abschließend sollten Sie der Wirkung der Behandlung immer noch ein wenig nachspüren.

Atem

Während der Chakra-Energiemassage sollte die Atmung ein wenig vertieft werden. Konzentrieren Sie sich dabei vor allem auf das Ausatmen. Atmen Sie tief und gründlich aus, und lassen Sie das Einatmen dann ganz von selbst kommen. Atmen Sie immer langsam und ruhig, und vermeiden Sie jegliche Hektik. Mit der Einatmung können Sie Prana aufnehmen, mit der Ausatmung können Sie die Lebensenergie bewusst lenken.

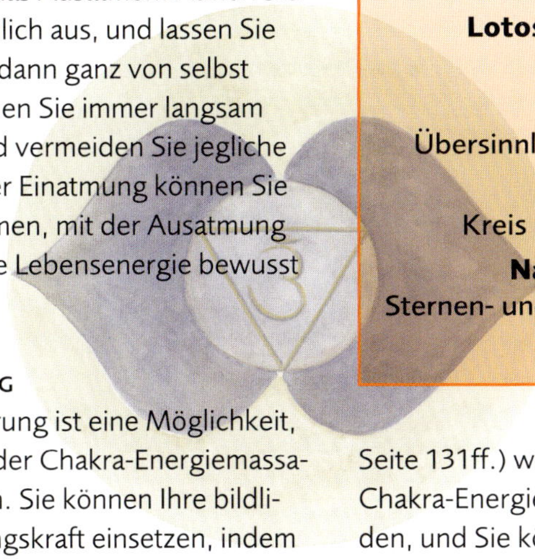

Visualisierung

Die Visualisierung ist eine Möglichkeit, die Intensität der Chakra-Energiemassage zu erhöhen. Sie können Ihre bildliche Vorstellungskraft einsetzen, indem Sie, wie auf den folgenden Seiten beschrieben, bestimmte Farben visualisieren, was die Wirkungen des Handauflegens verstärkt. Bildhafte Vorstellungen stellen eine wichtige Art zu denken dar – allerdings nicht linear und logisch wie in Form von Sprache, sondern ganzheitlich. Bilder sind sozusagen die Gedanken der rechten Gehirnhälfte. Sie können wichtige Veränderungen im Unterbewusstsein, in den Gefühlen und nicht zuletzt auch im Körper bewirken. Je weniger Sie mit dem Willen arbeiten und je entspannter Sie sind, desto leichter wird es Ihnen fallen, sich Bilder vor Ihr inneres Auge zu führen.

Die Ausführung der Chakra-Energiemassage

Im Folgenden wird die Aktivierung der sieben Hauptchakras jeweils ausführlich beschrieben. Allerdings sollte bei der Chakra-Energiemassage grundsätzlich nur ein Chakra pro Sitzung behandelt werden. Im Behandlungsteil (siehe Seite 131ff.) wird ab und an zu einer Chakra-Energiemassage geraten werden, und Sie können anhand der unten genannten Einsatzmöglichkeiten sofort herausfinden, welchem Chakra Sie sich am ehesten zuwenden sollten.

Sie können die Chakra-Energiemassage täglich ein- bis zweimal durchführen. Sofern Sie eine längere Pause zwischen den Behandlungen einlegen, können Sie an einem Tag auch zwei verschiedene Chakras anregen.

Ajna-Chakra

Weitere Namen
6. Chakra, Stirnchakra, »drittes Auge«

Lotosblütenblätter
Zwei

Sinn
Übersinnliche Wahrnehmung

Symbol
Kreis mit zwei Flügeln

Naturbezüge
Sternen- und dunkelblauer Nachthimmel

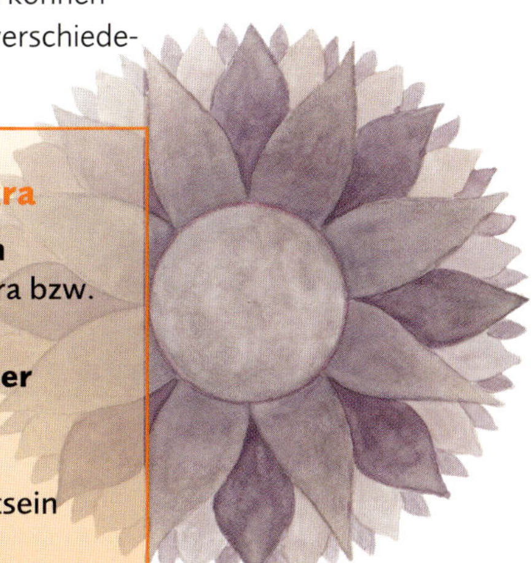

Sahasrara-Chakra

Weitere Namen
7. Chakra, Kronenchakra bzw. Scheitelchakra

Lotosblütenblätter
1000

Sinn
Kosmisches Bewusstsein

Symbol
Lotos

Naturbezüge
Hügel, Berge und Berggipfel

Zentrale Themenkreise des Kronenchakras sind Selbstverwirklichung und die Erfahrung geistiger Welten sowie Spiritualität.

Dem Wurzelchakra ist die Farbe Rot zugeordnet – leuchtendes Abendrot oder rotes Feuer.

1. Aktivierung des Wurzelchakras: Sensibilisieren Sie Ihre Hände, indem Sie die Handflächen einige Male sanft gegeneinander kreisen lassen. Legen Sie die Hände dann auf den Unterleib, und zwar rechts und links in die Leistengegend. Die Daumen liegen in Höhe des Schambeins, die restlichen Finger weisen nach unten. Stellen Sie sich beim Einatmen vor, wie Sie Prana durch die Atmung aufnehmen. Bei der vertieften Ausatmung lassen Sie die Energie in Ihr Wurzelchakra fließen, wobei Sie sich vorstellen können, dass ein roter Lichtstrom aus Ihren Händen in Ihren Unterleib fließt. Führen Sie insgesamt sieben Atemzüge aus, bei denen Sie beim Ausatmen jedes Mal rote Strahlen aus Ihren Händen in Ihren Unterleib senden. Legen Sie die Hände anschließend auf den Boden, und spüren Sie der Aktivierung des Muladhara-Chakras noch einige Zeit nach. Hat sich etwas verändert? Fühlt sich Ihr Unterleib wärmer und durchlebter an?

Sie sollten die Aktivierung des Wurzelchakras durchführen, wenn:

- Es Ihnen an Vertrauen in das Leben mangelt
- Sie Angst vor der Zukunft haben
- Sie sich kraft- und energielos fühlen und häufig erschöpft sind
- Sie das Gefühl haben, schutzlos und Ihrem Schicksal ausgeliefert zu sein
- Sie oft frieren und häufig kalte Hände und Füße haben
- Sie Ihren Lebenswillen stärken wollen oder es Ihnen an Erd- und Naturverbundenheit mangelt
- Ihr Unterleib zu Ihren Schwachstellen gehört und Sie beispielsweise an Darm-, Blasen- und Nierenerkrankungen leiden

TIPP

Sie können auch die Energie roter Edelsteine für die Aktivierung nutzen, indem Sie den Stein in der Hand halten und dann die Hand auf das Wurzelchakra legen. Geeignete Steine sind u. a. Rubin, rote Koralle, Granat.

Aktivierung des Wurzelchakras.

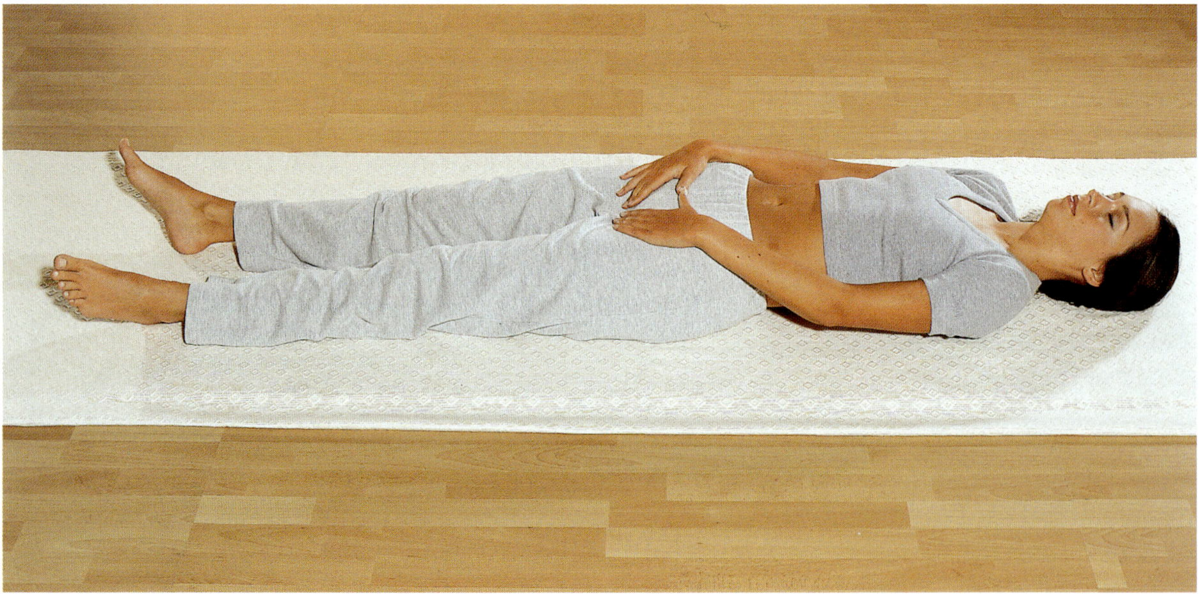

2. Aktivierung des Sakralchakras: Bereiten Sie sich auf die Chakra-Energiemassage vor, indem Sie Ihre Handflächen sanft gegeneinander kreisen lassen. Legen Sie Ihre linke Handfläche unterhalb des Nabels auf die Bauchmitte, die rechte Hand legen Sie einfach auf die linke. Atmen Sie bewusst und langsam in den Bauch hinein, so dass Ihre Hände sich heben und senken. Stellen Sie sich vor, dass Sie beim Einatmen Prana aufnehmen und dieses Prana beim Ausatmen in Ihr Sakralchakra strömen lassen.
Machen Sie sich ein Bild von einem orangefarbenen Energiestrahl, der mit jedem Ausatmen von den Händen aus in den Unterleib strömt und sich dort allmählich in Form einer zunächst kleinen, dann immer größer werdenden Energiekugel ausbreitet. Imaginieren Sie dies für die Dauer von insgesamt sieben Atemzügen, legen Sie die Hände dann wieder auf den Boden, und spüren Sie der Aktivierung des Chakras noch ein paar Minuten lang nach. Können Sie Veränderungen feststellen? Spüren Sie Wärme oder ein Wohlgefühl in Ihrem Unterleib?

Sie sollten die Aktivierung des Sakralchakras durchführen, wenn:

- Es Ihnen an Vitalität mangelt
- Sie mit Ihrem Sexualleben unzufrieden sind
- Sie sich blockiert fühlen und es Ihnen schwer fällt, kreativ tätig zu werden
- Sie Probleme mit Geld, mit Macht und mit der Kontrolle in Beziehungen haben
- Sie der Ansicht sind, dass Sie Ihr Leben mit mehr Leidenschaft und Lebensfreude leben sollten
- Sie den Kontakt zu Ihrem Körper verloren haben
- Sie Schmerzen im Becken und im unteren Rücken verspüren
- Sie an Prostataerkrankungen, Impotenz, schmerzhafter Menstruation oder Blutkrankheiten und Hauterkrankungen leiden

Dem Sakralchakra ist die Farbe Orange zugeordnet. Als Heilsteine für die Energetisierung des Sakralchakras eignen sich u. a. Tigerauge und Goldtopas.

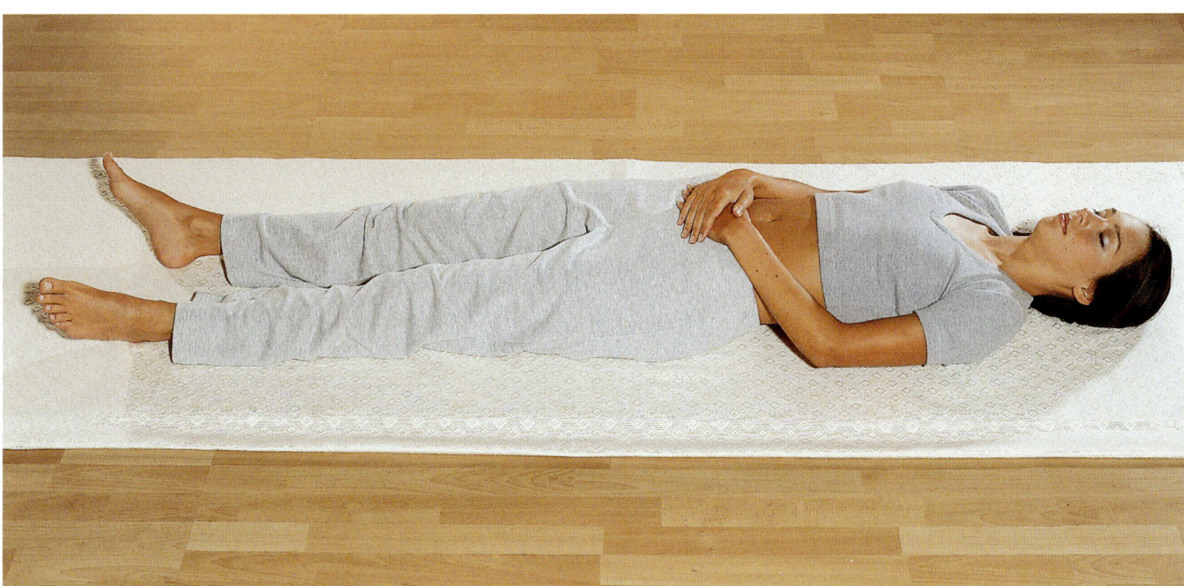

Aktivierung des Sakralchakras.

Dem Solarplexus- oder Nabelchakra ist die Farbe Gelb zugeordnet. Als Heilsteine eignen sich u. a. Bernstein und gelber Jaspis.

3. Aktivierung des Solarplexuschakras: Kreisen Sie die Handflächen einige Male sanft gegeneinander, um Ihre Hände auf diese Weise mit Energie aufzuladen. Legen Sie Ihre Hände dann auf das Nabelzentrum oberhalb des Nabels, und zwar in Magenhöhe. Die linke Handfläche liegt dabei sanft auf dem Leib auf, die rechte liegt auf dem linken Handrücken. Atmen Sie einige Male bewusst in den Bauch – lassen Sie den Atem dabei einfach kommen und gehen. Stellen Sie sich dann während der nächsten sieben Atemzüge vor, dass Sie beim Einatmen Lebensenergie aus dem Universum aufnehmen und diese Energie, das Prana, beim Ausatmen von den Händen aus in das Solarplexuschakra fließen lassen. Geben Sie der Lebensenergie mit Hilfe Ihres bildhaften Vorstellungsvermögens eine gelbe Farbe. Stellen Sie sich vor, wie das Prana beim Ausatmen in Form gelber Strahlen aus Ihren Händen in Ihr Sonnengeflecht strömt und sich dieser Körperbereich allmählich mit dieser Energie, die Sie sich als Kugel oder Wirbel vorstellen können, erfüllt wird. Legen Sie die Hände anschließend auf den Boden, und spüren Sie der Aktivierung noch ein wenig nach. Hat sich etwas verändert? Fühlt sich Ihr Magenbereich lebendiger, wärmer oder entspannter an?

Sie sollten die Aktivierung des Solarplexuschakras durchführen, wenn:

- Ihre Gefühle oft mit Ihnen durchgehen und Sie dabei die Kontrolle verlieren
- Sie unter Ängsten, Schlafstörungen oder Alpträumen leiden
- Sie Schwierigkeiten haben, sich durchzusetzen, und sich Kritik sehr zu Herzen nehmen
- Sich Ihr Bauch gespannt, hart und verkrampft anfühlt oder Sie unter Verdauungsstörungen leiden
- Sie an Magen, Leber, Milz oder Gallenblase erkrankt sind
- Sie Probleme mit Ihrem Gewicht haben

Aktivierung des Solarplexus- oder Nabelchakras.

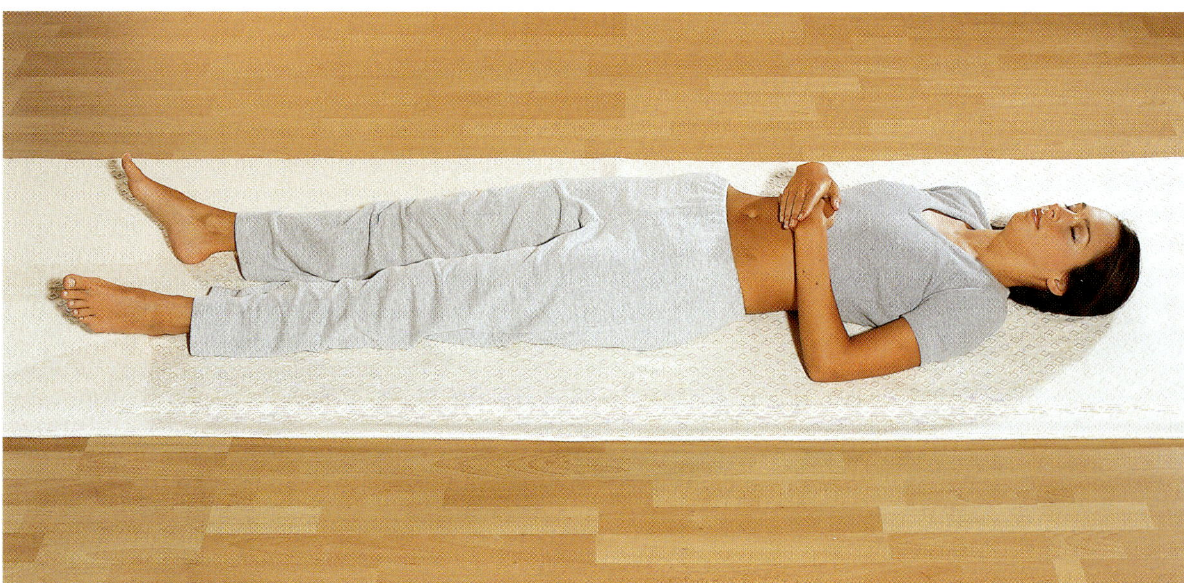

4. Aktivierung des Herzchakras: Bereiten Sie sich auf die Energieheilung vor, indem Sie die Handflächen einige Male sanft gegeneinander kreisen lassen. Legen Sie Ihre linke Handfläche dann auf Herzhöhe in die Mitte Ihrer Brust – die Fingerspitzen weisen dabei nach rechts. Die rechte Hand legen Sie dann auf die linke. Lassen Sie den Atem einige Male entspannt kommen und gehen.
Vertiefen Sie die Atmung dann ein wenig – vor allem das Ausatmen; stellen Sie sich vor, wie Sie beim Einatmen Lebensenergie aufnehmen und sie beim Ausatmen in Ihr Herzzentrum fließen lassen. Sie können die Wirkung erhöhen, indem Sie sich die Energie als grünen Strahl vorstellen, der mit jedem Ausatmen von den Händen aus ins Herzchakra strömt. Lassen Sie einen Energiewirbel in der Mitte der Brust entstehen. Dabei sollten Sie jedoch vollkommen entspannt sein – Sie benötigen keine Willens-, sondern lediglich Vorstellungskraft.
Führen Sie diese Technik sieben Atemzüge lang aus. Legen Sie Ihre Hände dann wieder seitlich auf den Boden, um den Wirkungen nachzuspüren. Können Sie den Unterschied zwischen jetzt und dem Moment vor der Aktivierung spüren? Fühlt sich Ihr Brustraum anders an – vielleicht weiter und freier? Hat sich auch die Atmung verändert?

Sie sollten die Aktivierung des Herzchakras durchführen, wenn:

- Sie Schwierigkeiten haben, mit anderen Menschen in Kontakt zu treten oder Sie sich einsam fühlen
- Es Ihnen an Selbstwertgefühl mangelt oder es Ihnen schwer fällt, sich selbst anzunehmen
- Sie sehr angepasst leben, aus Angst, von anderen nicht akzeptiert zu werden
- Sie mehr Zugang zu Ihren Gefühlen bekommen möchten
- Sie an Herzbeschwerden oder Kreislaufstörungen leiden oder häufig von Atembeschwerden bzw. Asthma und Erkältungen geplagt werden

Dem Herzchakra ist die Farbe Grün zugeordnet. Als Heilsteine eignen sich u. a. Smaragd, grüner Turmalin und Malachit.

Aktivierung des Herzchakras.

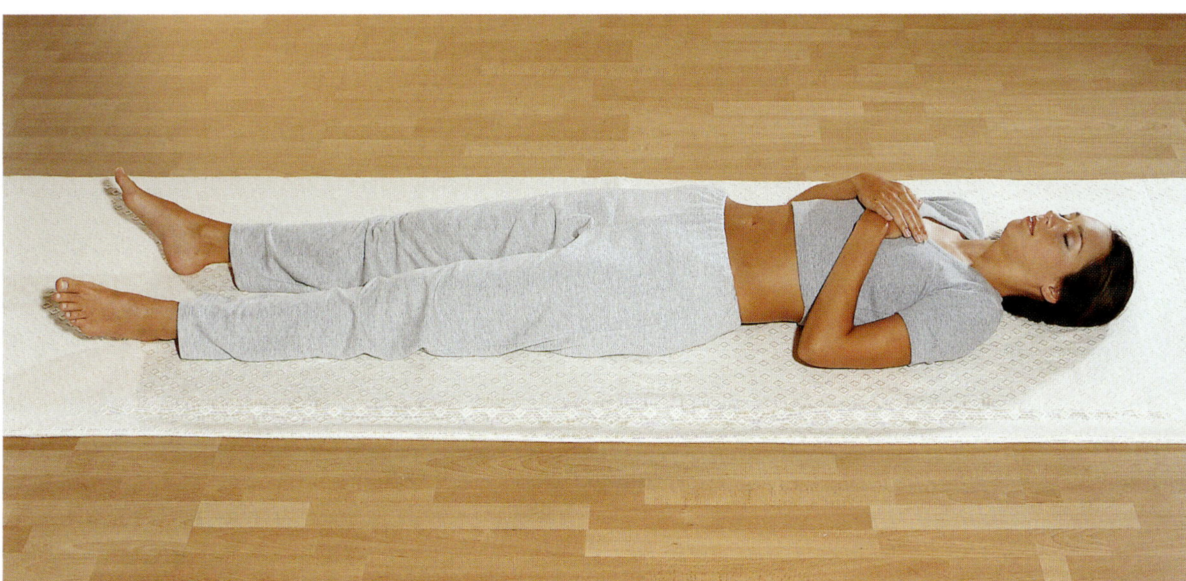

Dem Kehlkopfchakra ist die Farbe Hellblau zugeordnet. Als Heilsteine eignen sich u. a. Türkis, Aquamarin und Lapislazuli.

5. Aktivierung des Kehlkopfchakras: Bereiten Sie sich zunächst kurz auf die Chakra-Energiemassage vor: Reiben Sie Ihre Handflächen dazu kreisförmig aneinander, ohne dabei viel Druck auszuüben. Spüren Sie die energetische Strahlkraft in Ihren Händen. Legen Sie beide Handflächen dann rechts und links um den Hals, jedoch ganz sanft und ohne jeglichen Druck. Die Handgelenke berühren sich dabei und liegen etwa in der Mitte der Schlüsselbeine; die geschlossenen Finger weisen schräg nach oben in Richtung der Ohren.
Nachdem Sie einige Male entspannt durchgeatmet haben, vertiefen Sie die Atmung ein wenig. Stellen Sie sich nun vor, wie Sie mit dem Einatmen Prana in sich aufnehmen und wie Sie diese Lebensenergie mit dem Ausatmen in Ihren Halsbereich strahlen lassen. Bleiben Sie sieben Atemzüge lang bei dieser Imagination, die Sie noch verfeinern können, indem Sie sich das Strömen der Energie als hellblaue Strahlen vor Augen führen. Konzentrieren Sie sich darauf, den ganzen Kehlkopf- und Halsbereich mit heilendem hellblauem Licht anzufüllen – am leichtesten fällt es meist, sich die Energie als blaue Lichtkugel vorzustellen, die Blockaden im Halsbereich auflöst.

Sie sollten die Aktivierung des Kehlkopfchakras durchführen, wenn:

- Es Ihnen schwer fällt, sich in Worten auszudrücken und mit der Außenwelt zu kommunizieren
- Sie unter Schüchternheit und Hemmungen sowie Unsicherheit leiden
- Sie sich isoliert fühlen
- Sie künstlerisch tätig sind und das Gefühl haben, in einer schöpferischen Krise zu stecken
- Sie Hals-, Nacken- und Schulterschmerzen haben oder an Schilddrüsenproblemen leiden

Aktivierung des Hals- oder Kehlkopfchakras.

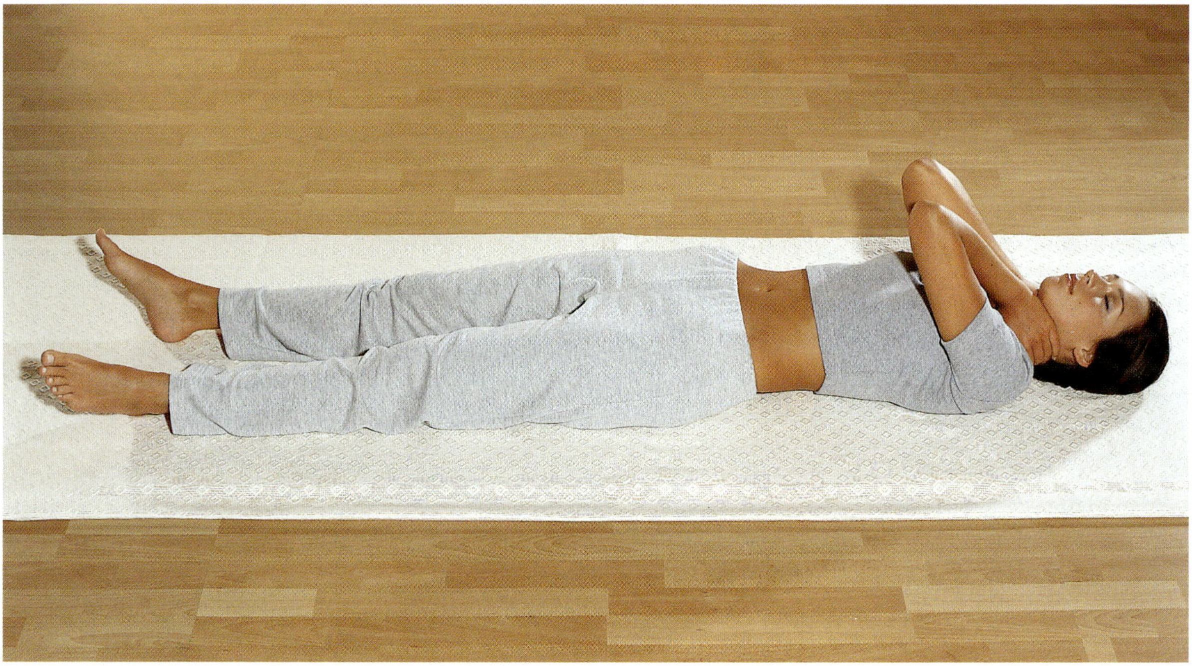

6. Aktivierung des Stirnchakras: Sensibilisieren Sie Ihre Handflächen, indem Sie sie einige Male vorsichtig aneinander reiben. Legen Sie Ihre linke Handfläche dann sanft auf die Stirn – die Mitte der Handfläche sollte auf der Mitte der Stirn liegen. Die rechte Hand legen Sie auf die linke. Die Handstellung fällt am leichtesten, wenn sie der natürlichen Linie der Ellbogen folgt, so dass die Hände diagonal übereinander liegen.
Lassen Sie die Hände einige Atemzüge lang auf der Stirn ruhen. Machen Sie sich dann innerlich ein Bild davon, wie Sie mit jedem Einatmen heilende Energie aufnehmen und diese mit dem Ausatmen in Ihre Stirn strömen lassen. Stellen Sie sich vor, dass die Energie in Form dunkelblauer Strahlen aus Ihren Händen in die Stirn fließt und sich dort in Form eines blauen Energiewirbels manifestiert. Wiederholen Sie diese Imagination für die nächsten sieben Atemzüge. Legen Sie die Hände dann langsam wieder auf den Boden. Öffnen Sie nicht sogleich die Augen, sondern spüren Sie der Aktivierung des Stirnchakras noch etwas nach. Konnten Sie Wärme oder Licht erleben? Fühlen sich Kopf, Stirn und Augen besser oder entspannter an als vor der Chakra-Energiemassage?

Sie sollten die Aktivierung des Stirnchakras durchführen, wenn:

- Sie Schwierigkeiten haben, Zugang zu Ihrer Intuition zu bekommen
- Sie Ihren subjektiven Eindrücken nicht vertrauen
- Es Ihnen schwer fällt, eine Zukunftsvision für sich zu kreieren
- Sie unter Ängsten und depressiven Verstimmungen leiden
- Sie Gedächtnis- und Konzentrationsstörungen haben
- Sie an Kopfweh, nachlassender Funktion der Sinnesorgane oder an Erkrankungen des Nervensystems leiden

Dem Stirnchakra ist die Farbe Dunkelblau zugeordnet. Als Heilsteine eignen sich u. a. blauer Saphir und Turmalin.

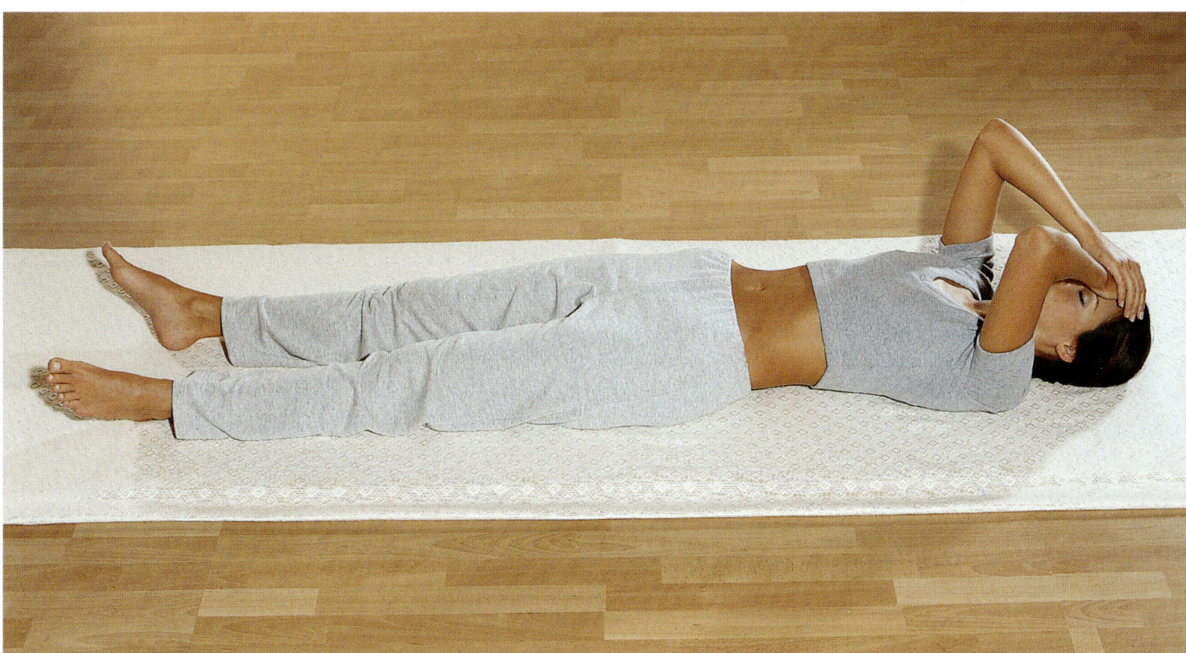

Aktivierung des Stirnchakras.

Dem Scheitel- oder Kronenchakra sind die Farben Violett und Weiß zugeordnet. Als Heilsteine eignen sich u. a. Diamant, Bergkristall oder Amethyst.

7. Aktivierung des Scheitelchakras: Regen Sie die Heilkraft Ihrer Hände an, indem Sie die Handflächen sensibilisieren; dazu brauchen Sie sie nur einige Male sanft aneinander zu reiben und gegeneinander kreisen zu lassen. Legen Sie Ihre linke Handfläche dann auf den Scheitel, den höchsten Punkt des Kopfs. Die rechte Hand legen Sie auf die linke. Atmen Sie ein paar Mal entspannt ein und aus. Vertiefen Sie die Atmung dann ein wenig, und beginnen Sie mit der Imagination: Dazu stellen Sie sich vor, dass Sie mit jedem Einatmen kosmische Energie aufnehmen und diese Energie mit jedem Ausatmen in Ihr Scheitelchakra senden. Wiederholen Sie dies sieben Atemzüge lang, und stellen Sie sich die Lebensenergie als helles violettes oder kristallklares Licht vor, das aus Ihren Handflächen in Ihren Kopf strömt.
Legen Sie die Hände dann wieder auf dem Boden ab; spüren Sie der Aktivierung des Scheitelchakras nach: Was hat sich verändert? Können Sie eine Veränderung in Ihrem Geist wahrnehmen? Ist Ihr Kopf »freier«, sind die Gedanken unbeschwerter? Haben Sie während der Aktivierung Wärme gespürt, oder konnten Sie die Energie eher als Licht erfahren?

Sie sollten die Aktivierung des Scheitelchakras durchführen, wenn:

- Es Ihnen an Lebensfreude mangelt oder Sie sich geistig und körperlich erschöpft fühlen
- Ihnen der Glaube fehlt und Sie große Schwierigkeiten haben, sich mit dem Tod auseinander zu setzen
- Sie die Verbundenheit mit dem Universum spüren und sich für spirituelle Ebenen öffnen möchten
- Sie sich den Zugang zur Meditation erleichtern wollen
- Sie oft vor sich hin grübeln
- Sie an Kopfschmerzen, chronischen Erkrankungen, Immunschwäche oder Krebserkrankungen leiden

Aktivierung des Scheitel- oder Kronenchakras.

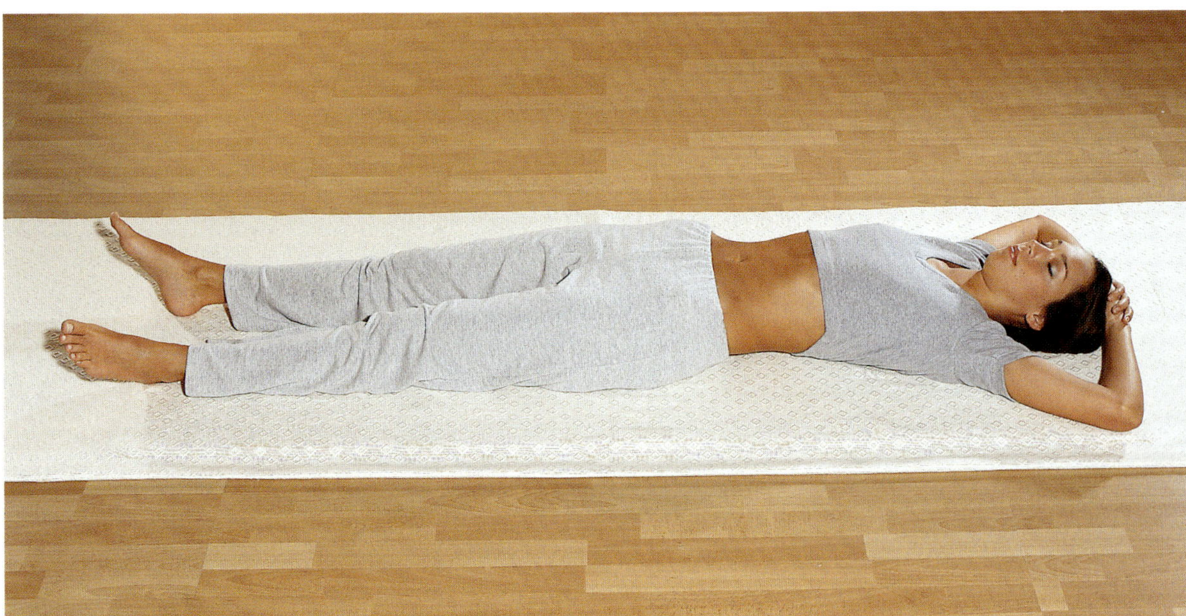

Tipps für die Praxis

Um die Chakra-Energiemassage auszuführen, sind keine besonderen anatomischen oder physiologischen Kenntnisse erforderlich. Es genügt, über die Lage der Chakras Bescheid zu wissen und den Anleitungen zu folgen. Darüber hinaus sollen die folgenden Tipps dazu beitragen, die Effektivität der Behandlung zu erhöhen oder häufige Fehler bei der Durchführung des Handauflegens zu vermeiden.

➤ Bei jeder Form des Handauflegens ist zu bedenken, dass nicht Sie mit Lebensenergie heilen, sondern dass die Lebensenergie durch Sie heilt! Die Quelle von Prana ist universell. Sie können sich öffnen und zu einem Energiekanal werden, doch das heißt nicht, dass Sie die Quelle sind.

➤ Führen Sie die Chakra-Energiemassage nicht aus, indem Sie Ihre Willenskraft einsetzen. Es geht nicht um einen Krafteinsatz oder um Anstrengung – ganz im Gegenteil: Je entspannter Sie vorgehen, desto spürbarer werden die Wirkungen sein. Entspannte Konzentration und das Entwickeln des Vorstellungsvermögens sind die besten Voraussetzungen für eine effektive Chakra-Energiemassage.

➤ Sorgen Sie für eine angenehme Atmosphäre. Ruhe, Entspannung und das Gefühl der Geborgenheit sind wichtige Faktoren, die über Erfolg oder Misserfolg bestimmen. Achten Sie auf eine angenehme Zimmertemperatur und Beleuchtung. Schaffen Sie durch leise Musik und das Verdampfen ätherischer Öle eine schöne Stimmung, in der Sie und Ihr Partner sich wohl fühlen.

➤ Bevor Sie mit der Selbst- oder Partnerbehandlung beginnen, sollten Sie sich von negativen Gefühlen befreien. Lassen Sie den Alltag hinter sich, kommen Sie zur Ruhe, führen Sie einige Dehn- oder Yogaübungen aus – oder atmen Sie zumindest einige Male tief durch.

Sie können alle Chakra-Energetisierungen auch dadurch steigern, dass Sie das zugehörige Mantra (siehe Seite 114) summen. Das Summen des Mantras erfolgt immer mit dem Ausatmen.

Nach jeder Chakra-Energiemassage sollten Sie die Hände wieder neben sich auf den Boden legen und der Wirkung noch eine Zeit lang nachspüren.

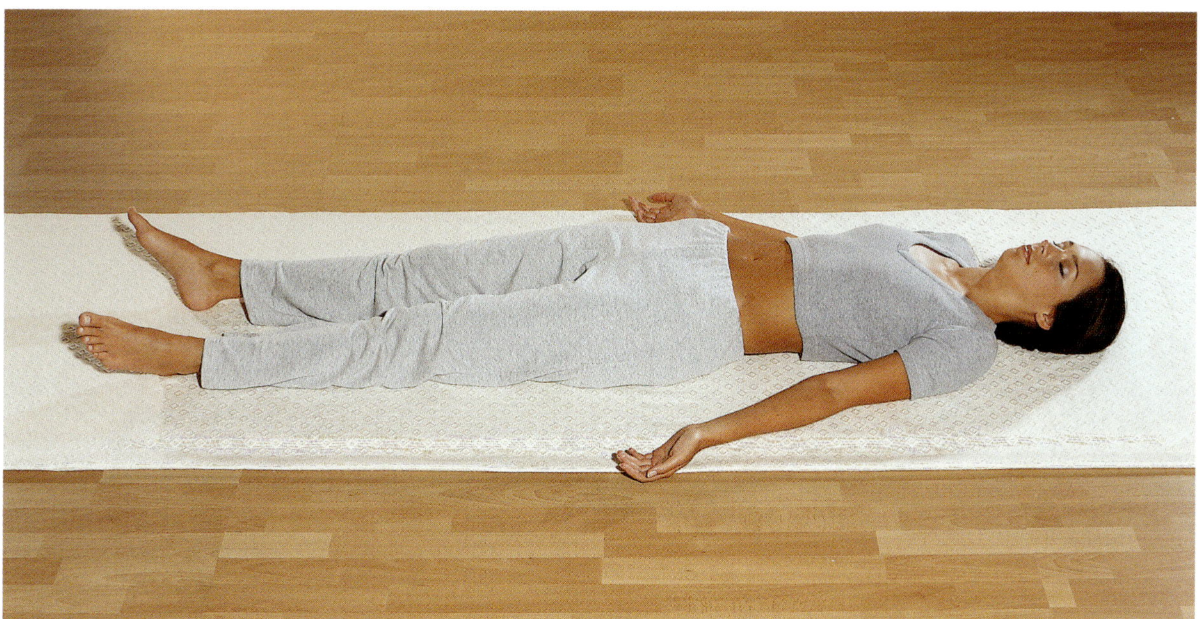

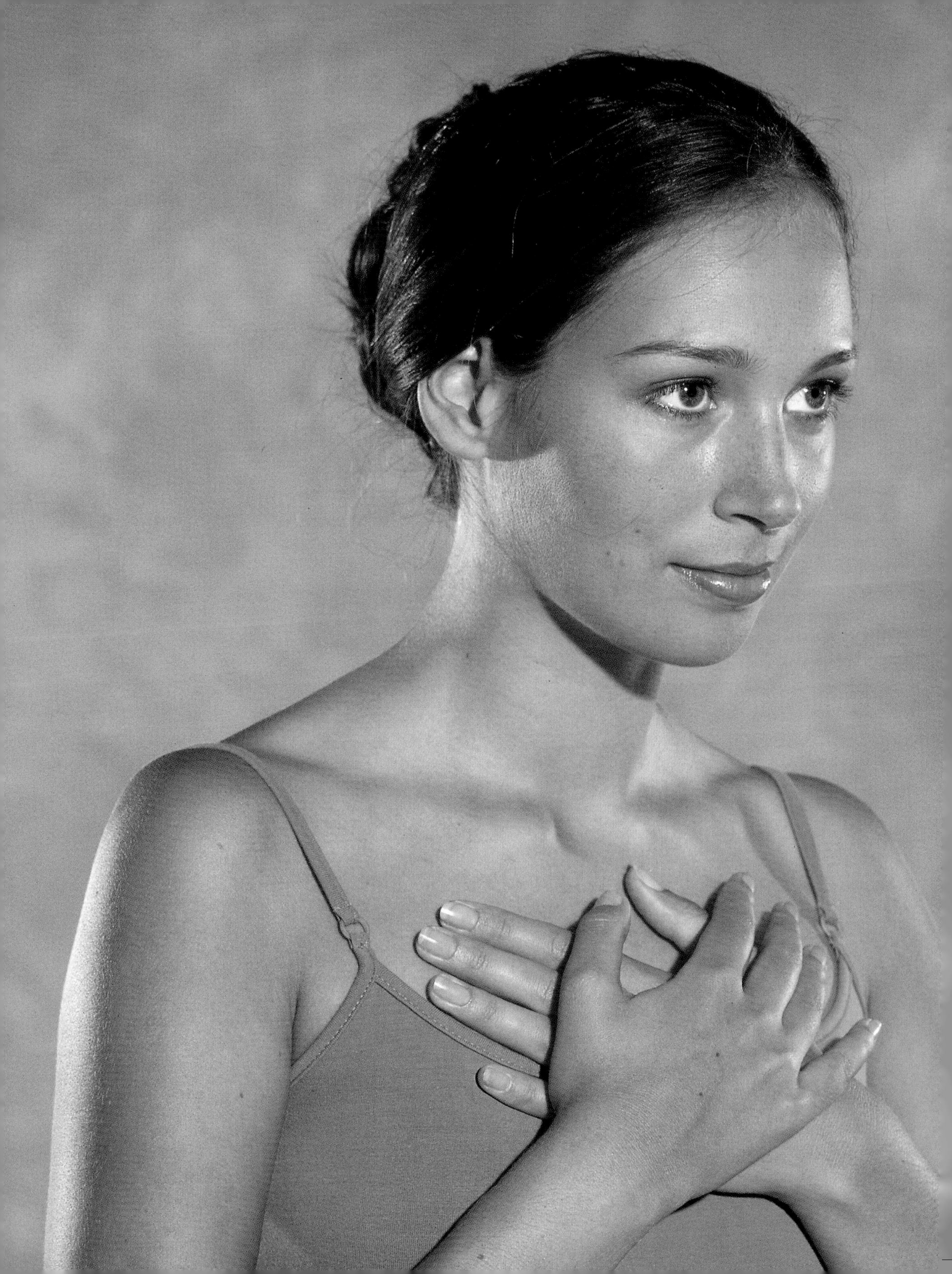

Massagen bei Beschwerden von A bis Z

Viele Alltagsbeschwerden können durch die Heilkraft der Hände schnell gelindert oder sogar beseitigt werden. Oft genügt es, die Akupressur oder die Bauchmassage anzuwenden, um Schmerzen zu beheben, mit der Reflexzonen- oder Aromaölmassage die Entspannung zu fördern oder die Lebensenergie mit Hilfe der tibetischen oder der Chakra-Energiemassage anzuregen. In diesem Kapitel erfahren Sie, welche der in diesem Buch vorgestellten Massagetechniken bei welchen Beschwerden am schnellsten helfen.

Vorbereitung und Behandlung

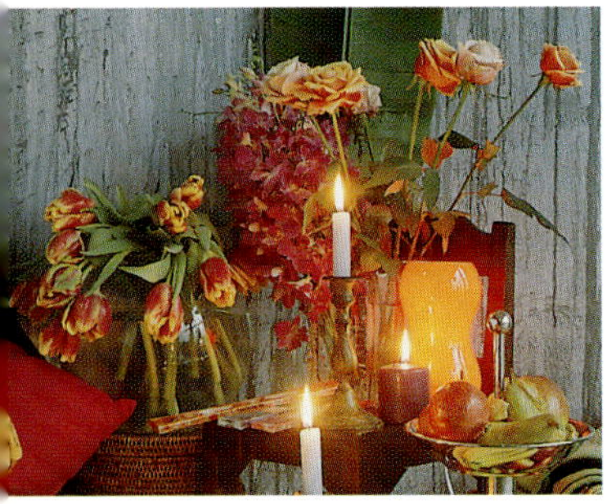

Ob eher meditativ oder eher sachlich – bei einer Massage sollte das Ambiente Ihrem persönlichen Geschmack entsprechen.

Die Reize, die dem Körper während einer Massage vermittelt werden, wirken unterschiedlich stark. Manche haben eine sofortige, andere wiederum eine langfristige Wirkung. Erfahrungsgemäß führen deshalb die einzelnen Behandlungsformen wie Akupressur, Reflexzonentherapie, Aromaölmassage, Chakra-Energiemassage oder andere Techniken zu besonders guten Resultaten, wenn man sie in Kombination miteinander anwendet: Auf diese Weise werden die Selbstheilungskräfte des Körpers optimal angeregt.
In der Regel genügt es, zwei bis drei der genannten Methoden anzuwenden, mindestens so wichtig ist jedoch die richtige Einstimmung.

Die richtige Vorbereitung auf die Massage ist besonders dann wichtig, wenn Sie ein komplettes kleines Massageprogramm durchführen wollen, um Ihre eigenen Beschwerden oder die Ihres Partners zu lindern. Es ist jedoch auch sinnvoll, sich auf eine sehr kurze »Sitzung«, in der Sie vielleicht nur drei oder vier Akupressurpunkte stimulieren möchten, einzustimmen, da die Vorbereitung auf eine Massage und das Schaffen einer angenehmen Atmosphäre den Behandlungserfolg erfahrungsgemäß in hohem Maß verbessern können. Die folgenden Tipps können Ihnen dabei helfen.

Die äußerliche Einstimmung wird Ihnen helfen, Abstand zu den Geschehnissen des Alltags zu gewinnen, ruhig zu werden, sich zu entspannen und die für die Selbst- oder Partnerbehandlung notwendige Konzentration aufzubauen.

So schaffen Sie die richtige Atmosphäre

Eine ruhige, friedliche Atmosphäre kann die Massage zu einem besonderen Erlebnis für Körper und Seele machen. Einen eigenen Massageraum oder eine Liege brauchen Sie deswegen nicht unbedingt – da sich in jedem Zimmer oder auch im Bad eine kleine Behandlungsecke einrichten lässt. Ohnehin können Sie die meisten der aufgeführten Massagetechniken auch im Sitzen ausführen.

Mit ein paar einfachen Tricks können Sie in jedes Zimmer eine harmonische Atmosphäre hineinzaubern.

➤ Sorgen Sie dafür, dass Sie während der Behandlung nicht gestört werden. Schalten Sie das Telefon ab, und hängen Sie, falls nötig, ein »Bitte-nicht-stören«-Schild an die Tür.

➤ Achten Sie auf eine angenehme Raumtemperatur. Vor allem im Winter sollte das Zimmer gut geheizt sein, da Sie keinesfalls frieren dürfen, wenn Sie mit der Massage beginnen. Lüften Sie den Raum vor Beginn der Behandlung gut durch; während der Massage sollte Zugluft unbedingt vermieden werden.

➤ Auch die Beleuchtung lässt sich angenehm gestalten. Tauchen Sie den Raum in helles, freundliches Licht, das jedoch nicht blenden darf. Wenn Sie Drucktechniken ausführen, um Stress entgegenzuwirken und sich zu entspannen, darf das Licht ruhig ein wenig gedämpft sein. Hier können auch einige Kerzen für die nötige Stimmung sorgen.

➤ Wenn Sie eine etwas längere Behandlung planen, lohnt es sich, duftende Aromaöle im Zimmer verdampfen zu lassen. Dadurch vertieft sich die Atmung unwillkürlich, und die Entspannung fällt leichter – die Seele atmet auf.

Es genügt, in einer Ecke eine Duftlampe aufzustellen und zwei bis drei Tropfen ätherisches Öl wie beispielsweise Zitronen-, Rosmarin-, Weihrauch- oder Lavendelöl hineinzuträufeln.

➤ Die richtige musikalische Untermalung kann ebenfalls in hohem Maß dazu beitragen, eine angenehme Stimmung zu schaffen. Am besten eignet sich ruhige klassische Musik oder so genannte Meditationsmusik. Die Musik sollte zwar nicht stark rhythmisch oder laut sein, in jedem Fall aber Ihrem persönlichen Geschmack entsprechen.

Äußere Voraussetzungen

Wenn Sie eine Ihnen angenehme Atmosphäre geschaffen haben, stellt sich noch die Frage, wo Sie die Behandlung am besten praktizieren können. Wie gesagt können viele Massagetechniken jederzeit in den Alltag integriert werden. Die meisten Akupressurpunkte können Sie sogar während einer Zugfahrt oder im Kino stimulieren. Doch für eine längere Eigenbehandlung und vor allem für die Massage eines Partners brauchen Sie einen speziellen Ort.
Am einfachsten ist es, diesen Platz auf dem Boden einzunehmen. Als Unterlage eignet sich etwa ein weicher Wollteppich, auf den Sie zusätzlich noch eine Decke legen. Für die Aromaölmassage empfiehlt es sich, ein großes Handtuch auszubreiten – bei den anderen Methoden ist dies nicht nötig. Zur Not können Sie die Massage aber auch auf dem Bett ausüben.
Legen Sie schon vor der Behandlung alle nötigen Hilfsmittel bereit. Wenn Sie z. B. die Fußreflexzonen behandeln und sich anschließend noch einigen anderen Massagetechniken zuwenden wollen, sollten Sie dicke Socken in der Nähe haben, damit die Füße nach der Reflexzonenbehandlung nicht auskühlen.
Kälte ist gewissermaßen der natürliche Feind der Massage: Die Muskeln verspannen sich, die Durchblutung ist ungenügend, und eine wirkliche Tiefenwirkung wird nahezu unmöglich.
Halten Sie deshalb immer eine Decke bereit, um unbekleidete Körperteile abzudecken.
Bei der Aromaölmassage sollten Sie die richtige Massageölmischung zur Hand haben. Für die anderen Heilbehandlungen sind Hilfsmittel nicht erforderlich.

Die innere Vorbereitung nicht vergessen

Die innere Einstimmung bereitet Sie geistig auf die Behandlung vor. Da sie Ihnen dabei hilft, zur Ruhe zu kommen, sollte sie bereits als Teil der Massage angesehen werden. Doch wie können Sie sich innerlich vorbereiten?
Oft genügt es, einige Male tief durchzuatmen und den Körper gründlich zu strecken. Das Wichtigste ist, dass Sie

Wenn Sie Ihre Hände einsetzen, um sich zu heilen oder zumindest Schmerzen und andere Beschwerden zu lindern, treten Sie mit sich selbst in Kontakt. Sie haben sich vorgenommen, sich wenigstens ein paar Minuten Zeit zu nehmen, um sich etwas Gutes zu tun. Darauf sollten Sie sich nicht nur äußerlich, sondern auch innerlich vorbereiten.

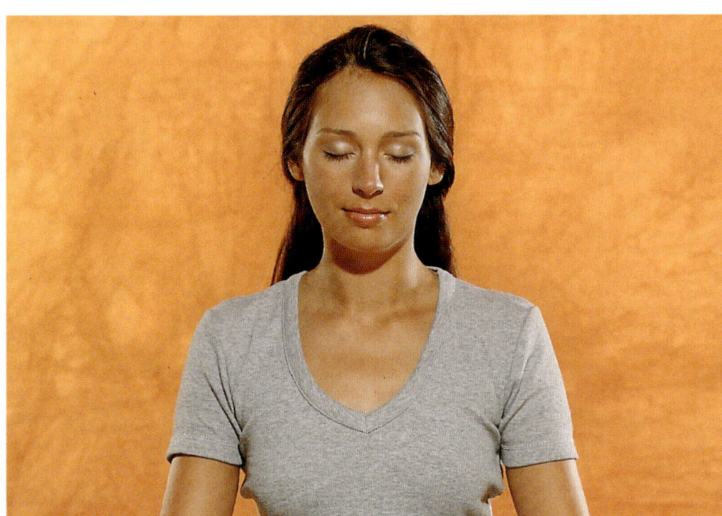

In die Ruhe eintreten ... Lassen Sie die Hektik des Alltags außen vor.

Ihre Gedanken allmählich zur Ruhe kommen lassen und sich dazu entschließen, für die nächsten Minuten keine Probleme zu wälzen.
Wenn Sie an einer belastenden Krankheit leiden, sollten Sie sich bewusst machen, dass die hier angebotenen Techniken aus Ost und West viel dazu beitragen können, Ihren Zustand zu verbessern.
Die richtige innere Haltung ist nicht nur für die Massage wichtig, sie hilft Ihnen auch, den Heilungsprozess anzuregen. Diese Haltung hat nichts mit Willen oder Anstrengung zu tun! Vielmehr geht es darum, eine entspannte, meditative Einstellung zu gewinnen. Zwar sollten Sie Heilimpulse bewusst setzen, indem Sie z. B. die Akupressur oder die Chakra-Energiemassage einsetzen – überlassen Sie es jedoch der Weisheit Ihres »inneren Arztes«, die nötigen positiven Veränderungen zu bewirken.
Verlieren Sie nicht die Geduld, wenn es eine Weile dauert, bis deutliche Verbesserungen spürbar werden.

Vertrauen Sie auf die Selbstheilungskräfte Ihres Körpers, die durch einfühlsame und regelmäßige Behandlungen auf sanfte Weise stimuliert werden und Ihr Wohlbefinden nachhaltig beeinflussen.

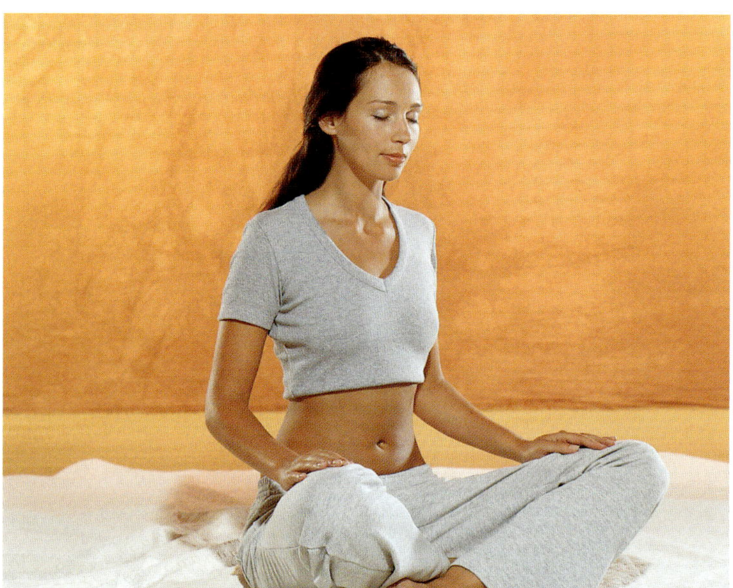

Übung 1 »zur Ruhe kommen«: Konzentrieren Sie sich im Schneidersitz, und lassen Sie alle Spannungen los.

Übungen zu Beginn

Die folgenden drei kleinen Übungen helfen Ihnen dabei, sich innerlich auf die Behandlung vorzubereiten.

1. Übung – »zur Ruhe kommen«: Führen Sie zu Beginn Ihres Massageprogramms eine kurze Entspannungsübung oder Meditation durch. Dabei geht es darum, sich innerlich zu sammeln. Die Übung sollte mindestens fünf bis zehn Minuten dauern. Setzen Sie sich aufrecht hin – im Schneidersitz auf den Boden oder auf einen Stuhl, wobei Sie sich dann jedoch nicht anlehnen und die Füße gerade aufstellen sollten. Halten Sie die Wirbelsäule und vor allem den Beckenbereich aufrecht, entspannen Sie die Schultern und die Gesichtsmuskeln. Lassen Sie den Atem einfach frei strömen, und schließen Sie die Augen.
Konzentrieren Sie sich auf das Hier und Jetzt. Spüren Sie Ihre Sitzhaltung, und lassen Sie unnötige Anspannungen gegebenenfalls mit der Ausatmung los. Atmen Sie sanft durch die Nase ein und aus. Lassen Sie nicht nur muskuläre Spannungen, sondern auch überflüssige Gedanken, Sorgen, Grübeleien usw. mit dem Ausatmen los. Bleiben Sie einige Minuten entspannt sitzen, bevor Sie sich der nächsten Übung oder der Massage zuwenden.

2. Übung – »sich spüren«: Bei der nächsten Übung geht es darum, Ihr Körperbewusstsein, das für die Massage besonders wichtig ist, zu entwickeln und zu lernen, sich selbst intensiv zu spüren.
Legen Sie sich auf den Rücken – entweder auf Ihr Bett oder einen weichen

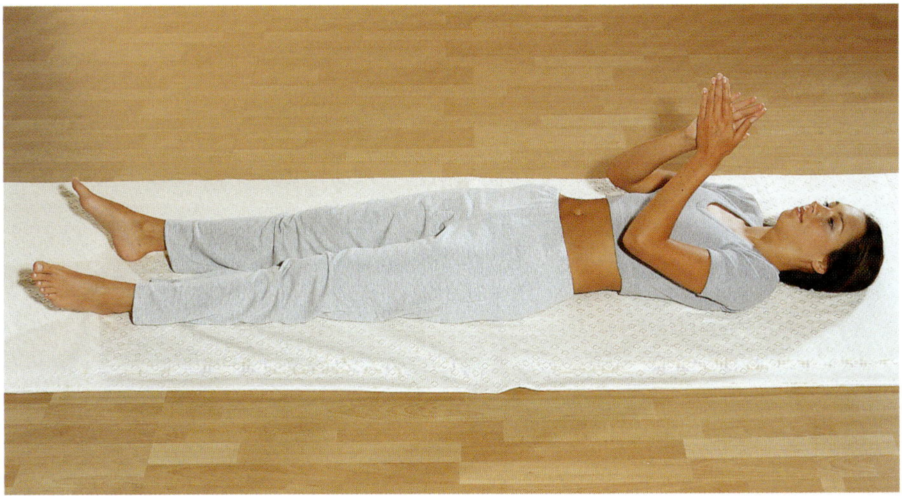

Übung 2 »sich spüren«: Reiben Sie die Handflächen aneinander, und legen Sie die warmen Hände auf Brust und Unterbauch.

Teppich –, die Handflächen zeigen nach oben. Schließen Sie die Augen, lassen Sie den Atem frei strömen. Spüren Sie die Schwere Ihres Körpers, und erleben Sie das Gefühl, von der Erde getragen zu werden.

Legen Sie die Hände dann in Brusthöhe zusammen, und reiben Sie die Handflächen einige Male schnell und fest gegeneinander, bis sie warm werden. Legen Sie anschließend eine Handfläche auf den Unterbauch, die andere auf die Mitte der Brust. Spüren Sie nun, wie die Wärme der Hände in Ihren Körper fließt. Versuchen Sie, genau zu erspüren, wo die Hände aufliegen. Fühlen Sie sich schwer an? Lenken Sie Ihr Bewusstsein dann in die Handflächen hinein. Spüren Sie Bauch und Brust mit den Händen, und achten Sie auf die Atembewegung. Wo können Sie Ihren Atem spüren? Bewegt er eher Ihren Bauch oder Ihre Brust auf und ab? Bleiben Sie ganz aufmerksam bei den Körperempfindungen – der Atembewegung, der Wärme und Schwere der Hände und dem Gefühl, getragen zu sein. Entspannen Sie Ihre Nackenpartie, das Gesicht, Ihre Augen und Lippen.

Beenden Sie die Übung, indem Sie die Hände langsam vom Körper entfernen, sich kurz und fest strecken und die Augen wieder öffnen.

3. Übung – »Hände schütteln«: Die letzte Übung dient dazu, die Arme und Hände zu lockern und sich gleichzeitig von negativen Energien zu befreien. Sie wird im Stehen ausgeführt: Lassen Sie die Arme und Hände zunächst locker neben dem Körper hängen, und atmen Sie tief aus. Beginnen Sie dann damit, die Hände auszuschütteln. Lassen Sie die Schüttelbewegung allmählich größer und kräftiger werden. Schütteln Sie die Arme und Hände so, als wollten Sie nach dem Duschen die Wassertropfen wegspritzen. Wenn Sie sich dabei wohl fühlen, können Sie diese Bewegungen auch noch mit dem Oberkörper ausführen. Schütteln Sie sich derart etwa eine halbe Minute lang, und stellen Sie sich dabei vor, wie Sie negative Gedanken und Gefühle sowie alles, was Sie belastet, aus Ihrem Körper gleichsam hinauswerfen. Beenden Sie die Übung dann allmählich wieder, und gehen Sie zur Behandlung über.

Duftessenzen oder Räucherstäbchen wirken sehr stark auf das vegetative Nervensystem und damit auf die Psyche. Wenn Sie den richtigen Duft wählen, können Sie sich schnell in eine entspannte, heitere oder konzentrierte Stimmung bringen.

Tipps für die Partnermassage

Von Rechts wegen ist es Ihnen verboten, andere Menschen gegen Bezahlung zu therapieren, sofern Sie kein Arzt, Heilpraktiker oder professioneller Masseur sind. Es kann Ihnen jedoch niemand verbieten, Ihrem Kind, Lebenspartner oder Ihren Freunden Hilfe anzubieten, wenn diese an Alltagsbeschwerden leiden, die durch die hier aufgeführten Massagetechniken verbessert werden können.

Nahezu alle der im Behandlungsteil aufgeführten Massagemethoden eignen sich bestens für die Selbstbehandlung. Sie brauchen deshalb niemanden zu bitten, Sie zu massieren. Dennoch ist es natürlich manchmal sehr entspannend und wohltuend, sich von jemand anderem massieren zu lassen. Wichtig ist immer, dass Sie dabei Ihre Grenzen kennen, d. h., dass Sie darauf achten sollten, jemanden zum Arzt zu schicken, sobald Sie das Gefühl haben, dass er krank und professionelle Hilfe erforderlich ist. Bei der Partnerbehandlung haben Sie es mit einem anderen Menschen zu tun, wobei einige Dinge zu beachten sind.

➤ Beginnen Sie erst dann mit der Massage eines Partners, wenn Sie die entsprechenden Anleitungen gründlich durchgelesen haben. Es ist verständlicherweise sehr störend, wenn Sie während der Behandlung im Buch nachlesen müssen.

➤ Besonders günstig wäre es, eine Massagetechnik immer zunächst bei sich selbst auszuprobieren, bevor Sie einen anderen Menschen damit behandeln. Auf diese Weise entwickeln Sie ein gutes Gefühl für die nötige Druckstärke und die richtige Dauer.

➤ Sehen Sie davon ab, jemanden zu behandeln, bei dem ernsthafte Erkrankungen vorliegen. Überlassen Sie dies professionell ausgebildeten Akupressur- oder Reflexzonentherapeuten bzw. Heilpraktikern und Ärzten!

➤ Bevor Sie Ihren Partner massieren, sollten Sie dafür sorgen, dass die Atmosphäre stimmt. Wenn Sie einen anderen Menschen berühren, um Energie auf ihn zu übertragen, so ist dies kein alltäglicher Akt. Sie berühren den anderen nicht nur körperlich, sondern immer auch »innerlich«. Eine Atmosphäre der Ruhe und des Vertrauens ist daher besonders wichtig.

➤ Bitten Sie Ihren »Patienten«, sich während der Behandlung entspannt hinzulegen oder hinzusetzen. Oft ist es günstig, wenn er die Augen bei der Massage schließt.

➤ Gehen Sie ruhig und entspannt vor. Achten Sie auf Ihre Haltung, und führen Sie langsame, sichere Bewegungen aus. Als Faustregel gilt, dass die Massage weder für den Masseur noch für den Behandelten anstrengend oder unangenehm werden darf.

➤ Halten Sie den Kontakt zum Partner immer aufrecht. Wenn möglich sollte während der Behandlung mindestens eine Hand an seinem Körper bleiben. Verzichten Sie auf oberflächliche Gespräche. Sorgen Sie jedoch immer für das nötige Feedback, und bitten Sie Ihren Freund oder Ihr Kind schon vor der Behandlung, es Ihnen mitzuteilen, sobald die von Ihnen angewandte Technik ihm Schmerzen oder Unbehagen bereitet.

➤ Es versteht sich von selbst, dass Ihr »Patient« sich die Füße waschen sollte, wenn Sie vorhaben, eine Fußreflexzonenmassage bei ihm auszuführen.

➤ Erklären Sie Ihrem Partner kurz, dass Sie einige Akupressur- und Reflexpunkte bei ihm stimulieren werden, halten Sie jedoch keine langen Vorträge. Das Spüren ist den meisten Menschen viel wichtiger als das Analysieren.

➤ Halten Sie eine Decke bereit. Achten Sie immer darauf, dass Ihr Partner nicht friert, und halten Sie unbedeckte Körperteile, die Sie gerade nicht behandeln, durch Abdecken warm.

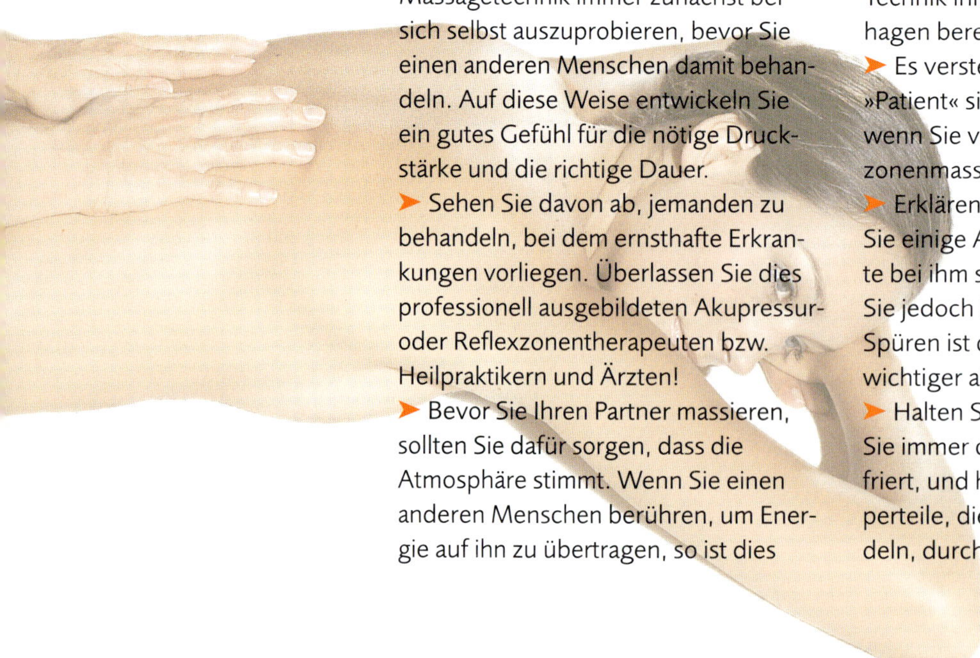

10 kleine Hilfen für die Behandlung

1. Achten Sie auf Ihre Körperhaltung. Vermeiden Sie es grundsätzlich, krumm zu sitzen; halten Sie die Wirbelsäule aufrecht, ohne dabei die Schultern oder den Nacken anzuspannen. Verlagern Sie Ihren Schwerpunkt in den Hara – den Bauch- und Beckenraum.

2. Bleiben Sie konzentriert bei allem, was Sie tun. Gehen Sie nie mechanisch vor, sondern begleiten Sie die jeweiligen Massageformen mit Ihrer Achtsamkeit.

3. Sorgen Sie für bequeme Kleidung. Schmuck, Armbanduhren, Gürtel, Schuhe und Krawatten sollten vor der Massage abgelegt werden. Sowohl bei der Chakra-Energiemassage als auch bei der Akupressur und der tibetischen Massage können Sie Ihre Kleidung anbehalten. Allerdings wäre es günstig, lockere Kleidung aus luftdurchlässigen Textilien wie Baumwolle zu tragen.

4. Da Sie für viele der aufgeführten Massagetechniken Fingerdruck einsetzen müssen, sollten Ihre Fingernägel kurz geschnitten sein. So können Sie Verletzungen der Haut ausschließen.

5. Essen Sie vor einer Behandlung nie zu viel. Nach einer Hauptmahlzeit sollten mindestens zwei Stunden vergehen, bevor Sie eine Massage anwenden.

6. Trinken Sie vor der Massage nach Möglichkeit keinen Alkohol. Verzichten Sie auch nach der Massage einige Stunden lang auf Alkoholkonsum.

7. Lassen Sie sich nach der Massage ein wenig Zeit, um sich zu entspannen. Stürzen Sie sich nicht zu schnell in die Hektik des Alltags. In Ihrem Körper gehen nach der Behandlung heilsame Veränderungen vor – doch es braucht etwas Zeit, damit die Impulse der Massage gründlich verarbeitet werden können.

8. Nach einer Aromaölmassage sollten Sie einige Stunden vergehen lassen, bevor Sie sich duschen oder baden. Es kann mitunter recht lange dauern, bis die ätherischen Öle vollständig von der Haut aufgenommen worden sind.

9. Führen Sie die Massage nicht unmittelbar vor dem Schlafengehen aus. Einige Techniken sind sehr aktivierend, da sie den Kreislauf und die Durchblutung anregen und somit auch geistig wach halten.

10. Wann immer unangenehme Empfindungen auftauchen, gilt: Legen Sie eine Pause ein, oder brechen Sie die Massage ganz ab! Nicht jede Technik ist in allen Fällen geeignet – bei einer aufflammenden Erkältung beispielsweise kann die Akupressur sehr schmerzhaft werden.

Bevor Sie eine geeignete Massagetechnik auswählen, sollten Sie bedenken, dass es auch so etwas wie eine persönliche Tagesform gibt. Nicht immer werden Sie die nötige innere Ruhe haben, um eine Chakra-Energiemassage durchzuführen, und vielleicht wird eine bestimmte Technik, die Ihnen heute äußerst gut tut, morgen nicht mehr behagen. Dies kommt zwar selten vor, ist aber nicht ausgeschlossen. Verlassen Sie sich bei der Wahl der Behandlungsmethode daher auch immer auf Ihr Gefühl.

Abwehrschwäche

Ein gut funktionierendes Immunsystem ist die beste Garantie für anhaltende Gesundheit und Wohlbefinden. Das körpereigene Abwehr- oder Immunsystem hat die Aufgabe, den Organismus vor Krankheitserregern zu schützen und unerwünschte Eindringlinge wie etwa Pilze, Viren oder Bakterien möglichst schnell zu beseitigen. Ungesunde Lebensweise, also einseitige Ernährung, Bewegungsmangel, die Zunahme von Schadstoffen in Luft und Nahrung, aber auch anhaltender Stress haben bei vielen Menschen in den so genannten zivilisierten Ländern zu einer Schwächung der körpereigenen Abwehrkräfte geführt. Zahlreiche Krankheiten sind die Folge.

Es gibt viele Möglichkeiten, das Immunsystem auf natürlichem Weg zu stärken, wobei auch die Psyche nicht außer Acht gelassen werden darf. Ganzheitlich ausgerichtete Massagen tragen wesentlich zur Entspannung bei und harmonisieren Körper und Seele. Dabei werden auch die Lebensfreude und innere Zufriedenheit wieder gesteigert – beides unerlässliche Faktoren, um das Immunsystem gesund zu erhalten. Jeder kann aktiv dazu beitragen, sein körperlich-seelisches Gleichgewicht wiederherzustellen. Die folgenden Schritte können Ihnen dabei behilflich sein.

Der Körper wird täglich mit einer Vielzahl von Krankheitserregern konfrontiert, ohne dass man dies merken würde. Krankheiten treten erst dann auf, wenn das Immunsystem geschwächt oder gestört ist und die körperfremden Substanzen somit nicht mehr ausreichend bekämpfen kann.

Erste Hilfe

Bauchmassage

Eine der effektivsten Möglichkeiten, den gesamten Organismus zu stärken, besteht darin, sein energetisches Zentrum – den Bauch – anzuregen. Führen Sie in Zeiten starker Belastung deshalb 1- bis 2-mal täglich eine ganzheitliche Bauchmassage durch (siehe Seite 102ff.). Konzentrieren Sie sich vor allem auf die ersten 3 Schritte »Kontakt aufnehmen«, »Lockern« und die »36 Kreise«. Bei der Technik »36 Kreise«

Ist Ihr Immunsystem intakt?

Es gibt einige Anhaltspunkte, die auf eine Abwehrschwäche hindeuten. Je mehr der folgenden Fragen Sie mit »Ja« beantworten, desto wichtiger ist es für Sie, Ihr Immunsystem mit natürlichen Mitteln wie vollwertiger Ernährung, Bewegung und Massage zu stärken.

- Fühlen Sie sich oft müde und erschöpft?
- Leiden Sie häufig an Infektionskrankheiten wie Schnupfen, Erkältung, Bronchitis o. Ä.?
- Dauert es eher lange, bis Sie sich von Krankheiten wieder erholt haben?
- Fällt es Ihnen schwer, sich zu entspannen?
- Stehen Sie häufig unter Zeitdruck, und haben Sie oft das Gefühl, dass Ihnen alles zu viel wird?
- Essen Sie häufig Süßigkeiten, trinken Sie regelmäßig Alkohol, rauchen Sie, und bevorzugen Sie Fleischmahlzeiten und fette Speisen?
- Fehlt Ihnen die Zeit oder die Lust, sich körperlich fit zu halten?

können Sie die Wirkung der Massage erhöhen, indem Sie zuvor 1 Teelöffel leicht angewärmtes Sesamöl auf der Bauchdecke verteilen. Über Reflexzonen, Meridiane und Chakras regt die Bauchmassage den Energiefluss im ganzen Körper an und wirkt sich ungemein entspannend aus.

Die weitere Behandlung

Massageprogramm für ein starkes Immunsystem

Jede der hier vorgeschlagenen Techniken lässt sich auch gesondert anwenden. Die das Immunsystem stärkenden Wirkungen werden jedoch erhöht, wenn Sie das nachfolgende Programm durchführen. Sofern Ihnen genügend Zeit zur Verfügung steht, ist es ratsam, das Programm an mehreren Tagen hintereinander auszuführen. Auf diese Weise wird der ganze Organismus gestärkt, Gifte werden schneller ausgeschieden, und der entspannende Effekt auf die Psyche wirkt sich auch auf den Körper wohltuend aus.

1. **Morgens – Aromaölmassage:** Sie können Ihre Abwehrkräfte gleich nach dem Aufstehen stärken. Beginnen Sie den Tag, indem Sie warm duschen. Wenn der Körper gut aufgewärmt ist, sollten Sie die Dusche mit einem kalten Guss beenden. Trocknen Sie sich anschließend gründlich ab, und führen Sie gleich nach dem Duschen eine Aromaölmassage durch.
Teilmassagen mit duftenden Ölen wirken sich sehr harmonisierend aus. Sie beleben oder entspannen Körper und Seele und stärken dadurch auch das Immunsystem. Lassen Sie sich gegebenenfalls von Ihrem Partner eine kleine Rückenmassage mit ätherischen Ölen geben. Für die Anregung und Steigerung der Abwehrkräfte eignet sich ein Massageöl aus den ätherischen Ölen von Sandelholz und Eukalyptus besonders gut (Mischung siehe Kasten).
Bitten Sie Ihren Partner, das Öl zunächst auf dem ganzen Rücken auszustreichen und es dann mit langsamen, kreisenden Bewegungen einzumassieren.
Wenn Sie sich selbst behandeln, verteilen Sie die Massageölmischung zunächst in Ihren Handflächen. Massieren Sie dann den Bauch mit sanften, kreisenden Bewegungen, bis das Öl in die Haut eingezogen ist. Anschließend verstreichen Sie den Rest des Öls auf Brust, Schultern und Nacken und massieren es sanft ein.
Atmen Sie während der Massage tief durch die Nase ein, um die Düfte aufzunehmen. Ziehen Sie sich dann warm an, damit der Körper nicht auskühlt.

2. **Vormittags – Akupressur:** Durch die Behandlung der Meridiane können Sie ebenfalls dazu beitragen, Ihre Abwehrkräfte zu stärken. Stimulieren Sie die folgenden Punkte, bevor Sie Ihr Mittagessen zu sich nehmen. Die gesamte Akupressursitzung dauert etwa 10 Minuten.
MP 6: Dieser Milz-Pankreas-Punkt liegt direkt hinter dem Schienbein, und zwar 3 bis 4 Finger breit über dem Innenknöchel. Massieren Sie den Punkt mindestens 1 Minute lang mit Kreisbewegungen im Uhrzeigersinn.
LE 8: Dieser Leberpunkt liegt in Höhe des Kniegelenks, genau an der Innenseite der Kniekehle auf der Falte in der Kniebeuge. Üben Sie 2 Minuten lang kräftigen Druck auf diesen Punkt aus. Kreisen Sie im Uhrzeigersinn.

Ölmischung

Vermischen Sie 1 Esslöffel Mandelöl mit 3 Tropfen ätherischem Sandelholzöl und 2 Tropfen Eukalyptusöl.

Um das Immunsystem gesund zu erhalten, ist es auch erforderlich, den Körper regelmäßig zu entgiften und zu entschlacken. Nehmen Sie täglich mindestens zwei Liter Flüssigkeit zu sich (Wasser, Säfte, Kräutertees), und legen Sie ab und zu einen Fastentag ein. Gifte können so leichter ausgeschieden werden.

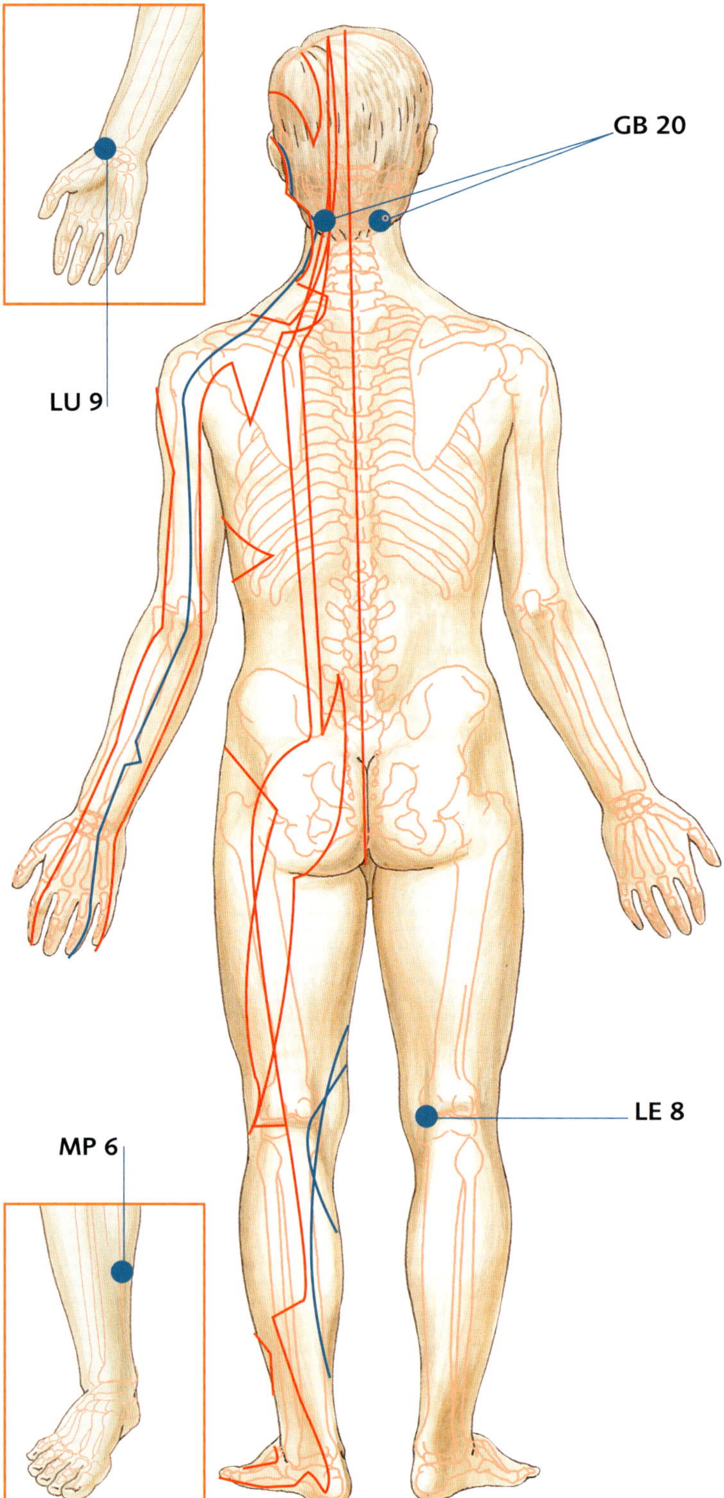

GB 20: Der Gallenblasenpunkt befindet sich im Nacken und ist relativ schmerzempfindlich. Er liegt am Haaransatz am unteren Schädelrand und ist als leichte Vertiefung unter dem Hinterhauptshöcker spürbar. Stimulieren Sie die Punkte auf beiden Körperseiten gleichzeitig mit sanftem Druck; 3 Minuten genügen.

LU 9: Dieser Lungenpunkt liegt an der Daumenseite des Handgelenks in der Vertiefung der Handgelenksfalte. Stimulieren Sie ihn mindestens 1 Minute lang, indem Sie kleine Kreisbewegungen im Uhrzeigersinn ausführen, ihn also tonisieren (anregen).

3. Nachmittags – tibetische Massage: Bereiten Sie sich eine Massagepaste zu, indem Sie 2 Teelöffel Butterschmalz, 1 Teelöffel Muskatpulver und 1/2 Teelöffel Ingwerpulver vermischen. Massieren Sie den Brustmittelpunkt (E 11); er liegt in der Mitte des Brustbeins, ziemlich genau auf Höhe der Brustwarzen. Tauchen Sie Zeige- und Mittelfinger in die Paste, und massieren Sie den Punkt dann einige Minuten lang mit sanften Kreisbewegungen. (Sofern Sie die tibetische Energiepunktmassage außerhalb des Programms

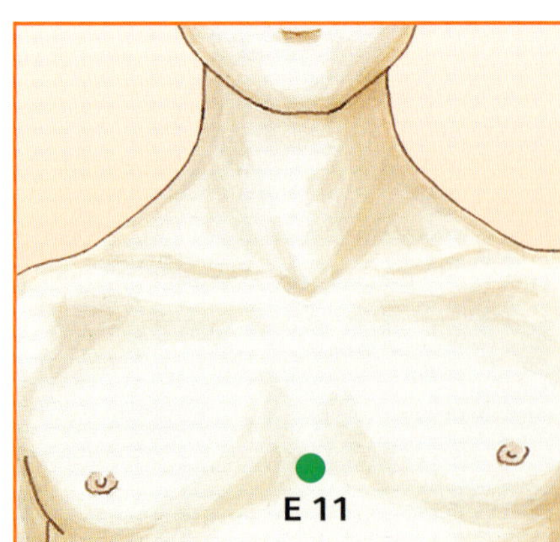

anwenden wollen, sollten Sie sie 2-mal täglich, jeweils vormittags und nachmittags, ausführen.)

4. **Abends – Bauchmassage:** Beenden Sie den Tag mit einer kleinen Bauchmassage. Lassen Sie nach dem Abendessen mindestens 2 Stunden vergehen, bevor Sie die Massage ausführen. Es genügt, sich auf die Kurzform der Selbstbehandlung zu beschränken, also »Kontakt aufnehmen«, »Lockern« und »36 Kreise« (siehe Seite 107).

Das können Sie noch tun

Da Ihr Immunsystem in starkem Maß von Ihrem seelischen Befinden abhängt, sollten Sie versuchen, Stress weitgehend zu vermeiden. Gönnen Sie sich im Alltag regelmäßig kleine Pausen, in denen Sie zur Ruhe kommen und Ihre Sinne anregen können. Beispielsweise, indem Sie wohlriechende ätherische Öle in einer Duftlampe verdampfen lassen oder entspannende Musik hören. Es gibt noch einige weitere einfache Möglichkeiten, wie Sie Ihr Immunsystem stärken und sich körperlich fit halten können.

➤ Ernähren Sie sich gesund. Essen Sie täglich Frischkost, wählen Sie Vollkornprodukte, und achten Sie darauf, dass Obst und Gemüse regelmäßig auf Ihrem Speiseplan stehen. Essen Sie pro Woche höchstens 3-mal Fleisch.

➤ Umgeben Sie sich mit frischen Düften. Experimentieren Sie mit ätherischen Ölen. Durch das Verdampfen anregender Öle in der Duftlampe können Sie positiv auf Ihr zentrales Nervensystem einwirken und somit indirekt Ihr Immunsystem stärken. Besonders gut geeignete ätherische Öle sind z. B. Zitronen-, Orangen-, Eukalyptus- oder Rosmarinöl.

➤ Erlernen Sie Entspannungstechniken wie autogenes Training oder Yoga. Schon mit nur 1 bis 2 Entspannungsübungen täglich lässt sich das innere Gleichgewicht allmählich wieder stabilisieren.

➤ Bleiben Sie in Bewegung! Sie müssen nicht gleich zur Sportskanone werden, doch regelmäßige Bewegung an der frischen Luft trägt viel dazu bei, um sich fit zu halten. Es genügt z. B. schon, täglich einen 20-minütigen Spaziergang zu machen oder regelmäßig schwimmen zu gehen.

➤ Vermeiden Sie übermäßigen Alkoholgenuss, und gewöhnen Sie sich das Rauchen ab. Der regelmäßige Konsum dieser Genussgifte schwächt das Immunsystem nachweislich. Die Akupunktur kann Ihnen bei der Entwöhnung übrigens wertvolle Hilfe leisten.

➤ Echinacea-Präparate und Vitamingaben helfen, ohne Erkältung durch das Jahr zu kommen. Fragen Sie Ihren Apotheker nach pflanzlichen Mitteln, die die Abwehrkräfte stärken.

Tipp

Ergänzen Sie Ihr Massageprogramm, indem Sie 2- bis 3-mal täglich 1 Tasse das Immunsystem stärkenden Kräutertee trinken. Dazu 20 Gramm Hagebutte, 20 Gramm Ringelblume und 10 Gramm Thymian mischen. 1 Esslöffel der Mischung mit 250 Milliliter kochendem Wasser übergießen, 10 Minuten lang ziehen lassen.

Achten Sie darauf, regelmäßig tief durchzuatmen, am besten bei geöffnetem Fenster. Ziehen Sie die Luft langsam durch die Nase ein, und atmen Sie durch den Mund wieder aus.

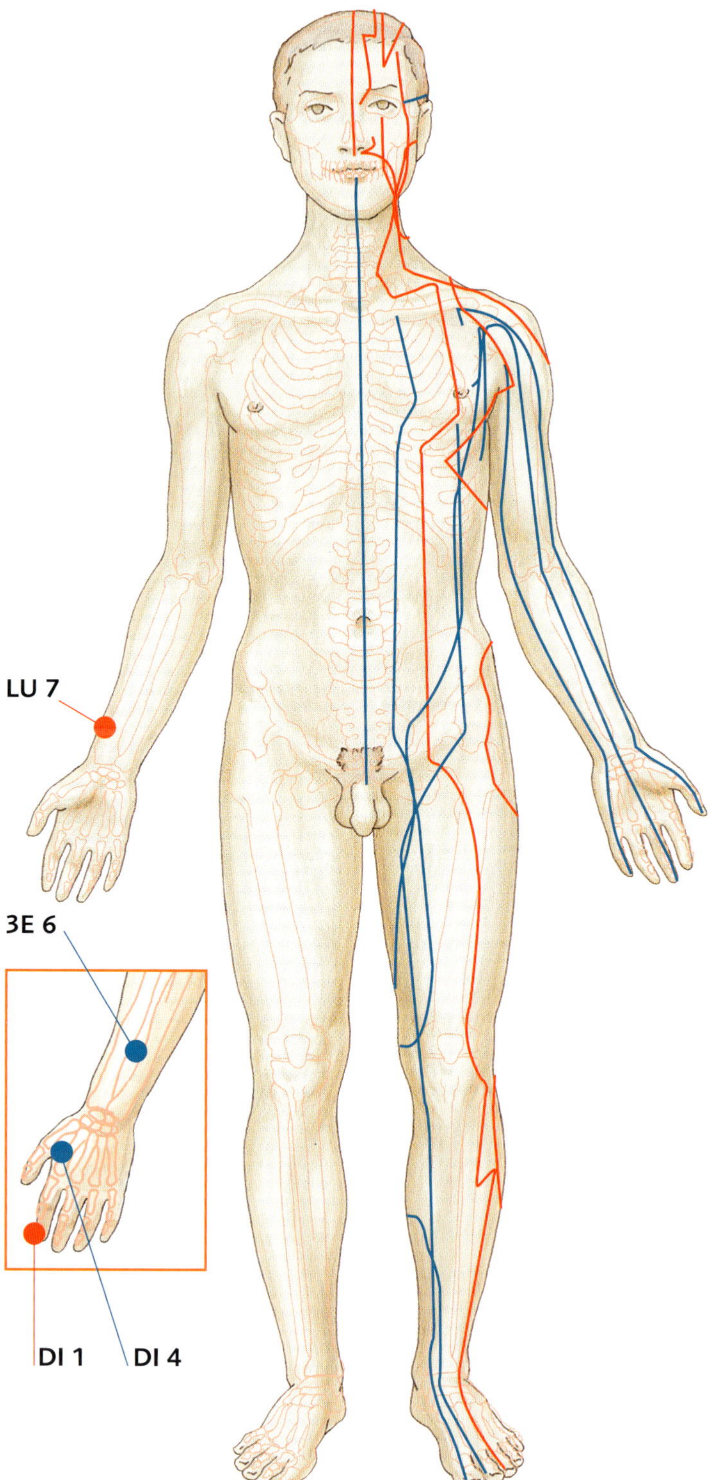

Akne

Die Acne vulgaris, die besonders oft während der Pubertät auftritt, ist eine Erkrankung der Hauttalgdrüsen. Im Bereich des Gesichts, aber auch auf Brust und Rücken sind dann die Ausführungsgänge der Talgdrüsen verstopft, wodurch Entzündungen hervorgerufen werden. Bei der leichten Form von Akne treten zunächst kleine rötliche bis bläuliche Knoten auf, dann schwarze Mitesser, die schließlich zu eitrigen Pickeln auswachsen. Im Gegensatz zur schweren Form von Akne kommt es bei der Acne vulgaris zu keiner Vernarbung.

Als Ursache für die Erkrankung kommen vor allem hormonelle Veränderungen, wie sie in der Pubertät, aber auch während der Menstruation auftreten, infrage. Außerdem fördert falsche Ernährung, beispielsweise der Verzehr von zu viel Süßigkeiten, diese Hautkrankheit. Allergische Reaktionen auf Kosmetika oder Medikamente können langwierige Akne zur Folge haben. Doch auch seelische Probleme sind als Ursache zu berücksichtigen, zumal sich psychische Belastungen und innere Konflikte unmittelbar auf den Gesundheitszustand der Haut auswirken.

Erste Hilfe

Akupressur

In der chinesischen Medizin werden Hauterkrankungen vor allem über den Lungen- und den Dickdarmmeridian behandelt. Anhaltende gute Erfolge lassen sich durch die Behandlung der folgenden Akupressurpunkte erzielen.

LU 7: Dieser Lungenpunkt liegt auf der Daumenseite des Unterarms zwischen Elle und Speiche. Sie finden ihn etwa 3 Finger breit oberhalb der Handgelenksfalte – an dieser Stelle können Sie auch den Pulsschlag spüren. Sedieren Sie den Punkt 1 bis 2 Minuten lang mit kreisenden Bewegungen gegen den Uhrzeigersinn, üben Sie dabei nur mäßigen Druck aus.

DI 1: Dieser Dickdarmpunkt liegt am Zeigefinger, und zwar knapp oberhalb des Fingernagels auf der Daumenseite des Fingers. Stimulieren Sie diesen Akupressurpunkt, indem Sie ihn 30 Sekunden lang kräftig mit der Daumenkuppe der anderen Hand drücken.

Wiederholen Sie beide Massagen 2- bis 3-mal täglich.

➤ Die Punkte der schnellen Hilfe sind in der nebenstehenden Abbildung rot markiert.

Die weitere Behandlung

Akupressur

Es gibt noch zwei weitere wichtige Akupressurpunkte, die vor allem bei schwereren Formen der Akne immer mitbehandelt werden sollten.

DI 4: Dieser Punkt liegt auf dem Handrücken zwischen Zeigefinger und Daumen. Wenn Sie die beiden Finger zusammenpressen, entsteht eine Wölbung auf der Hand. Der Punkt liegt auf dem höchsten Punkt dieser Muskelwölbung. Akupressieren Sie den Punkt etwa 1 Minute lang kräftig, und führen Sie dabei kleine Kreisbewegungen im Uhrzeigersinn aus. Am einfachsten ist es, den Punkt am Handrücken mit dem Daumen zu behandeln und von der anderen Seite mit dem Zeigefinger Gegendruck auszuüben – ganz so, als würden Sie mit Daumen und Zeigefinger eine Zange bilden.

3E 6: Dieser Punkt liegt auf dem Dreifachen-Erwärmer-Meridian und findet sich auf der Außenseite des Unterarms, und zwar zwischen Elle und Speiche, etwa 3 Finger breit oberhalb der Handgelenksfalte. Sedieren Sie den Punkt 2 Minuten lang, indem Sie Kreisbewegungen gegen den Uhrzeigersinn ausführen. Üben Sie dabei nur geringen Druck aus.

➤ Die Punkte sind in der nebenstehenden Abbildung blau markiert.

Aromaölmassage

Zur Behandlung der Akne hat sich das australische Teebaumöl gut bewährt, da es stark entzündungshemmend, hautberuhigend und desinfizierend wirkt. Für die Behandlung sollten Sie sich ein spezielles Massageöl mischen; benutzen Sie das besonders hautfreundliche Calendulaöl als Trägeröl, das auch von fettiger Haut gut vertragen wird (Mischung siehe Kasten).

Es ist ratsam, vor der Behandlung die Gesichtshaut gründlich zu reinigen. Bereiten Sie das Massageöl immer erst unmittelbar vor der Anwendung zu, und waschen Sie sich gründlich die

Ölmischung

Vermischen Sie 1 Teelöffel Calendulaöl mit 4 bis 5 Tropfen reinem Teebaumöl (erhältlich in der Apotheke oder im Reformhaus).

LU 7 – dieser Lungenpunkt liegt zwischen Elle und Speiche.

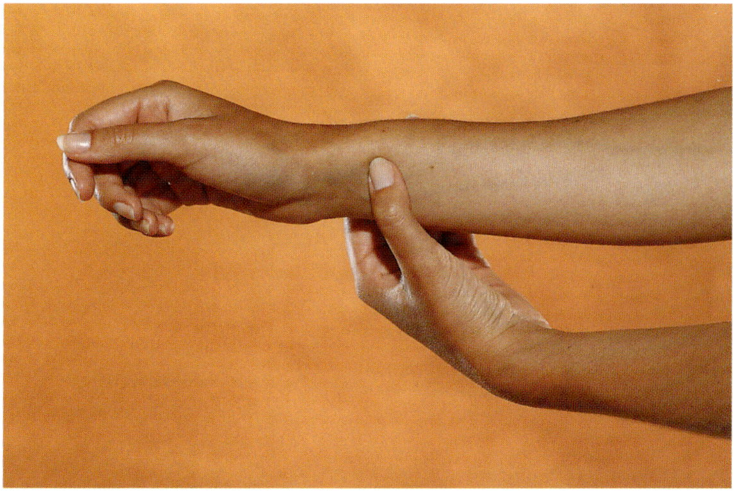

Hände. Massieren Sie das Öl zunächst mit kreisenden und dann mit leicht klopfenden Bewegungen in die betroffenen Hautbereiche ein. Benutzen Sie dazu lediglich die Fingerkuppen.
Bei der Behandlung des Gesichts sollten Sie beachten, dass die Mischung nicht im Bereich der Augen einmassiert werden darf, da es sonst zu Reizungen kommen kann.
Sie können die Teebaumölmassage über einen längeren Zeitraum hinweg täglich morgens und abends durchführen. Die zusätzliche Anwendung von Gesichtscremes ist nicht nötig.

Außer Teebaumöl können Sie für die beschriebene Massage auch die gleiche Menge Lavendel- oder Bergamotteöl verwenden. Erfahrungsgemäß eignen sich auch diese ätherischen Öle sehr gut, um Akne zu bekämpfen.

Das können Sie noch tun

Suchen Sie unbedingt einen Hautarzt auf, wenn Sie unter starker Akne leiden, die sich flächendeckend ausbreitet. Durch den rechtzeitigen Arztbesuch können Sie die Bildung von tiefen Knoten und Vernarbungen vermeiden. Ihr Arzt kann Ihnen außerdem desinfizierende alkoholische Tinkturen verschreiben, die oft mit Schälmitteln angereichert sind. Die Schälpräparate sorgen dafür, dass der Talg wieder abfließen kann, indem sie die Verhornungen in den Talgdrüsengängen angreifen. Auch der Bildung von Mitessern wird dadurch vorgebeugt.
Bedenken Sie, dass sich Heilungserfolge nicht auf die Schnelle einstellen können. Dies gilt im Übrigen für fast alle Hautkrankheiten. Verlieren Sie also nicht gleich die Geduld. Der Heilungsprozess lässt sich jedoch unterstützen und deutlich beschleunigen, wenn Sie die folgenden Tipps beherzigen.

Eine gesunde Darmflora beeinflusst den Zustand der Haut nachhaltig. Achten Sie bei Hautunreinheiten deshalb vor allem auf eine geregelte Verdauung.

- Achten Sie auf eine vollwertige, ballaststoffreiche Ernährung. Auch regelmäßige Darmreinigungskuren sind hilfreich, um die Beschwerden zum Abklingen zu bringen. Wenden Sie sich an Ihren Arzt oder Heilpraktiker und lassen Sie sich einen »Ernährungsfahrplan« erstellen.
- Einige Nahrungsmittel sind reich an natürlichen Substanzen, die gegen Akne helfen; zu ihnen gehören Bierhefe – die vor allem Vitamine der B-Gruppe enthält –, Vollkornbrot und Vollkornreis sowie Sojaprodukte.
- Verzichten Sie auf übermäßigen Zucker-, Alkohol- und Nikotinkonsum.
- Verwenden Sie pH-neutrale Seifen und Lotionen. Legen Sie bei der Körperpflege besonderen Wert auf die Hygiene; wechseln Sie Waschlappen und Handtücher möglichst täglich.
- Quetschen Sie niemals Mitesser oder Pickel mit den Fingern oder spitzen Gegenständen aus. Die betroffenen Hautpartien entzünden sich nur umso mehr.
- In der Apotheke erhalten Sie Heilerde für äußerliche Anwendungen. Diese Erde hat einen reinigenden, entgiftenden und hautpflegenden Effekt. Um eine Packung anzufertigen, benötigen Sie neben der Heilerde lediglich ein wenig Wasser. Streichen Sie den Heilerdebrei dünn auf die betroffenen Hautbereiche auf, und lassen Sie diese Packung mindestens 15 Minuten lang einwirken. Waschen Sie das Ganze anschließend möglichst mit warmem Wasser ab, benutzen Sie dabei jedoch keine Seife.
- Benetzen Sie die entzündeten Hautpartien mit Eigenurin. Dabei sollten Sie bei leichter Akne den Morgenurin verwenden und bei schwereren Fällen den Tagesurin. Für die Eigenharnbehandlung sollte immer der so genannte Mittelstrahlurin benutzt werden, also nicht die ersten Tropfen des Harnflusses.

Allergien

Allergien sind krankhafte Überreaktionen des Immunsystems auf bestimmte Substanzen (Allergene). Diese Überempfindlichkeitsreaktionen können sich in unterschiedlichen Beschwerden äußern. Es gibt zahllose allergieauslösende Substanzen.
Zu den wichtigsten zählen Blütenstaub (Pollen), Tierhaare, Hausstaub, Chemikalien oder Nahrungsmittel. Sobald das Immunsystem Antikörper gegen die Allergene bildet, treten die Symptome auf. Bei allergischen Reaktionen im Bereich der Atemwege – etwa beim Heuschnupfen – läuft die Nase, die Augen tränen, außerdem kann es zu Hals- und Kopfschmerzen sowie Husten und Fieber kommen, in schweren Fällen sogar zu Asthma. Allergische Hautreaktionen dagegen zeigen sich in nässenden oder trockenen Ekzemen, Juckreiz oder Nesselsucht.
Neben der Zunahme an Umweltgiften scheint vor allem eine Schwächung des Immunsystems mit dem rapiden Ansteigen von Allergien zusammenzuhängen. Interessanterweise werden Allergien oft weniger durch aggressive Substanzen als vielmehr durch eine allzu hygienische und sterile Lebensweise begünstigt, die es dem Organismus unmöglich macht, seine Abwehrkräfte gegen Umwelteinflüsse zu trainieren.

Erste Hilfe

Akupressur

Die Methoden der traditionellen chinesischen Medizin sind bei der Behandlung allergischer Erkrankungen sehr hilfreich. Die Akupunktur gilt in Fachkreisen inzwischen als Mittel der Wahl

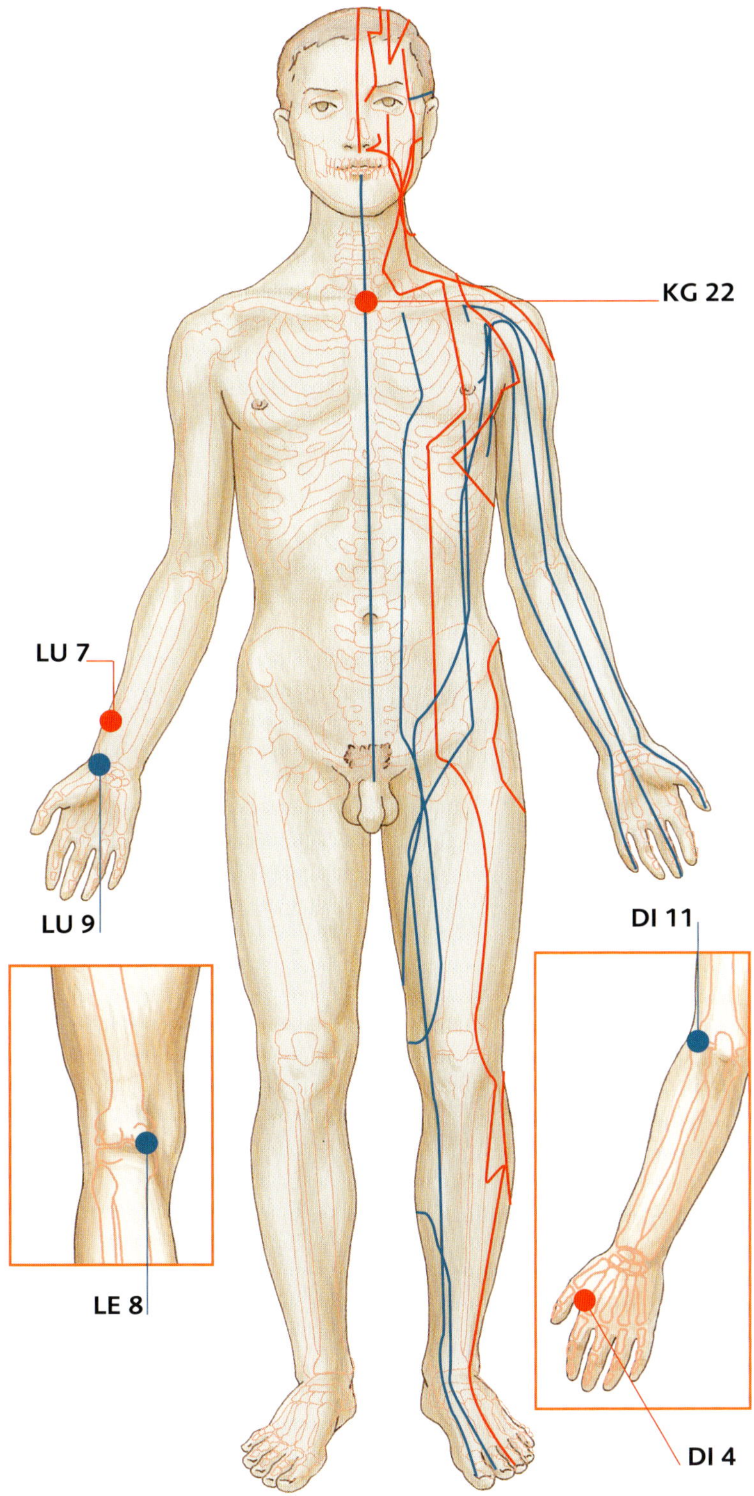

Nahrungsmittelallergien sind vergleichsweise leicht zu beheben, wenn man konsequent die unverträglichen Substanzen meidet. Oftmals lassen sie sich auf diese Weise auch ganz auskurieren.

gegen Heuschnupfen und allergisches Asthma. Die Akupressur baut auf eben denselben Prinzipien auf, und so verwundert es nicht, dass sich schwere allergische Symptome »wegdrücken« lassen.

KG 22: Der Punkt auf dem Konzeptionsgefäß liegt in der Brustmitte, unmittelbar in der Vertiefung oberhalb des Brustbeins. Er sollte mehrmals täglich sanft sediert werden. Kreisen Sie dabei jeweils mindestens 1 Minute lang gegen den Uhrzeigersinn.

LU 7: Dieser Lungenpunkt liegt auf der Daumenseite des Unterarms zwischen Elle und Speiche, knapp 3 Finger breit oberhalb der Handgelenksfalte; an dieser Stelle kann man auch den Pulsschlag spüren. Massieren Sie den Punkt 30 Sekunden lang mit kräftigem Druck. Üben Sie die Kreisbewegungen im Uhrzeigersinn aus.

DI 4: Sie finden diesen Dickdarmpunkt auf dem Handrücken zwischen Zeigefinger und Daumen. Er liegt auf dem höchsten Punkt der Muskelwölbung, die entsteht, wenn Sie die beiden Finger zusammenpressen. Stimulieren Sie den Punkt 1 bis 2 Minuten lang mit kräftigem Druck, und führen Sie dabei Kreisbewegungen im Uhrzeigersinn aus.

➤ Die Punkte der schnellen Hilfe sind in der Abbildung auf Seite 145 rot markiert.

Die weitere Behandlung

Akupressur

LE 8: Dieser Leberpunkt liegt in Höhe des Kniegelenks, und zwar genau an der Innenseite der Kniekehle auf der Falte in der Kniebeuge. Drücken Sie 1 Minute lang fest auf den Punkt, und kreisen Sie im Uhrzeigersinn.

DI 11: Der Punkt liegt auf der Oberseite des Arms in Höhe des Ellbogens, und zwar auf der Daumenseite der Ellbeuge. Wenn Sie den Unterarm anwinkeln, können Sie den Punkt am Ende der Beugefalte, die dabei entsteht, spüren. Stimulieren Sie den Punkt intensiv mindestens 1 Minute lang. Kreisen Sie dabei im Uhrzeigersinn.

LU 9: Dieser Lungenpunkt liegt an der Daumenseite des Handgelenks in der Vertiefung der Handgelenksfalte. Üben Sie mindestens 1 Minute lang kraftvoll Druck auf diesen Punkt aus. Führen Sie zugleich kleine Kreisbewegungen im Uhrzeigersinn aus.

➤ Die Punkte sind in der Abbildung auf Seite 145 blau markiert.

Aromaölmassage

Neben äußeren Einflüssen sind es vor allem seelische Vorgänge wie etwa innere Konflikte oder emotionale Belastungen, die die Entstehung einer Allergie fördern. Einige Allergien werden deshalb als stressbedingte Beschwerden bezeichnet. Die Aromaölmassage ist besonders gut geeignet, Stress entgegenzuwirken. Die folgende Massage hat sich bei der Behandlung von Allergien, die den Bereich der Atemwege betreffen, gut bewährt. Sie kann aber auch zur Linderung allergisch bedingter Hautreaktionen durchgeführt werden. Weihrauchöl ist ein jahrtausendealtes Heilmittel. Neuere Forschungen konnten seine entzündungshemmenden und beruhigenden Eigenschaften belegen. Bereiten Sie zunächst das Massageöl zu (Mischung siehe Kasten), und führen Sie die Weihrauchölmassage dann im Liegen aus.

Verteilen Sie die Ölmischung zunächst in Ihren Handflächen, um sie vorzu-

Ölmischung

Vermischen Sie 1 Esslöffel Jojobaöl mit 5 Tropfen ätherischem Weihrauchöl (Boswellia thurifera oder Boswellia serrata).

wärmen, und tragen Sie dann das Öl mit langsamen, streichenden Bewegungen auf Brust, Hals und Schultern auf. Führen Sie anschließend mit der rechten Handfläche sanfte kreisende Bewegungen aus, bis das Öl ganz in die Haut eingedrungen ist. Atmen Sie während der Massage tief durch die Nase ein und aus. Decken Sie sich abschließend mit einer Decke zu, und bleiben Sie noch einige Zeit entspannt liegen.

Tibetische Massage

Bereiten Sie zunächst die notwendige Massagepaste zu (2 Teelöffel Butterschmalz, 1 Teelöffel Muskatpulver und 1/2 Teelöffel Ingwerpulver vermischen). Massieren Sie dann den Stirnpunkt (E 1); er liegt in der Mitte der Stirn, etwa 1 Zentimeter direkt über der Nasenwurzel.
Geben Sie ein wenig der Paste auf den Zeigefinger, und massieren Sie den Punkt einige Minuten lang mit sanften Kreisbewegungen. Schließen Sie dabei die Augen.
Diese Energiepunktmassage hat sich vor allem bei Heuschnupfen bewährt. Sie sollte 2-mal täglich einige Minuten lang ausgeführt werden – am Vormittag und am Nachmittag.

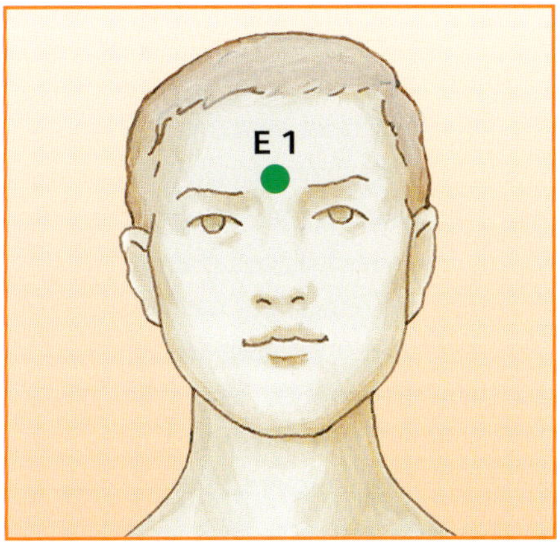

Das können Sie noch tun

➤ Allergiebetroffene sollten unbedingt darauf achten, ihr Immunsystem zu harmonisieren. Sorgen Sie für ausreichend Bewegung an der frischen Luft, und setzen Sie Frischkost sowie Vollkornprodukte auf Ihren Speiseplan. Achten Sie darauf, genug Schlaf zu bekommen.
➤ Durch Qi Gong können Sie Ihre Abwehrkräfte auf sanfte Art anregen und zugleich tief greifende Entspannung finden. Qi-Gong-Kurse werden in den meisten Volkshochschulen und sogar von Krankenkassen angeboten.
➤ Meiden Sie allergieauslösende Substanzen so weit wie möglich. Bestimmte Einrichtungsgegenstände wie Plüschsofas oder Teppiche lassen sich relativ leicht austauschen. Dasselbe gilt für Vorhänge, Bettwäsche, Decken oder Matratzen.
➤ Notfalls kann Ihnen Ihr Arzt Medikamente gegen Allergien verschreiben. In der Regel handelt es sich dabei um so genannte Antihistaminika oder in schwereren Fällen um Kortikosteroide, die jedoch teilweise unangenehme Nebenwirkungen nach sich ziehen. Beraten Sie sich mit Ihrem Arzt, ob eine Desensibilisierung, etwa durch eine Eigenblutbehandlung, für Sie infrage kommt. Dabei wird Ihre Toleranz gegen allergieauslösende Stoffe allmählich gesteigert. Die Desensibilisierung ist ein Verfahren, das viel Geduld erfordert, in einigen Fällen jedoch zu absoluter Beschwerdefreiheit führt.
➤ Durch suggestive Verfahren wie Hypnose oder autogenes Training lassen sich ebenfalls gute Erfolge erzielen. Die Symptome können damit allmählich abgeschwächt und das Immunsystem langfristig gestärkt werden.

Schwarzkümmelöl gilt unter Allergikern mittlerweile als Geheimtipp. Es stärkt die körpereigene Abwehrkraft und hat desensibilisierende Wirkung. Schwarzkümmelöl ist pur oder in Kapseln erhältlich. Wer den nussigen Geschmack dieses orientalischen Gewürzes mag, kann mit Schwarzkümmelsamen auch Quarkspeisen oder Salate verfeinern.

Ängste verbergen meistens tiefer liegende seelische Konflikte. Wer sich z. B. im Dunkeln fürchtet, leidet unter mangelndem Vertrauen; Phobien dagegen weisen auf schwer wiegende psychische Störungen hin.

Ängste

Angststörungen sind in westlichen Ländern weit verbreitet. Das Wort »Angst« kommt aus dem lateinischen »angustiae« (= Enge). Es gibt viele verschiedene Arten von Ängsten, sie reichen von einem Gefühl der Beklemmung oder Beengtheit über die Furcht vor bestimmten Gegenständen oder Ereignissen bis hin zu Existenzängsten, Phobien und Panikattacken.
Neben einem intensiven seelischen Unbehagen kommt es bei Angstzuständen zu innerer Unruhe, Abgeschlagenheit und Schlaflosigkeit. Auch der Körper reagiert auf Ängste, beispielsweise in Form von Muskelverspannungen, nervösen Magenbeschwerden, Schwindelgefühlen, Atemnot, Schweißausbrüchen und Herzklopfen.

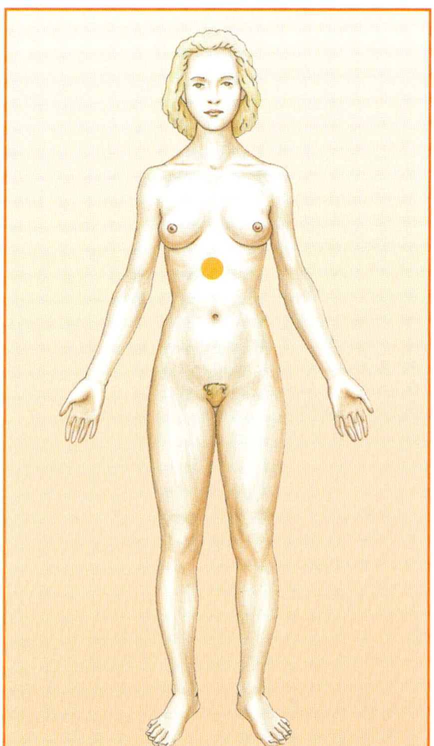

Das Manipura-Chakra wird durch die Farbe Gelb symbolisiert und beeinflusst den menschlichen Gefühlsbereich.

Es gibt eine Reihe behandlungsbedürftiger Ängste wie etwa Phobien. In solchen Fällen können Massagen die notwendige Psychotherapie nicht ersetzen. Da lang andauernde Ängste sich sehr negativ auf den Organismus auswirken und zu chronischen Krankheiten führen können, gilt es immer, die Ursachen der Angst zu erforschen und diese ganzheitlich zu behandeln.
Energetisch ausgerichtete Massageformen sind dabei als zusätzliche Behandlung sehr hilfreich, da sie die Entspannung fördern, die Lebenskraft anregen und dem Betroffenen helfen, wieder Vertrauen zu entwickeln. Außerdem können durch Angstzustände bedingte körperliche Symptome mit Massagen gelindert werden.

Erste Hilfe

Chakra-Energiemassage
Die Aktivierung des Nabelzentrums (Manipura-Chakra), das eng mit den Gefühlen zusammenhängt, stellt eine der besten Möglichkeiten dar, Ängste durch die heilende Kraft der Hände zu lindern, und fördert zudem die Entwicklung von Vertrauen in das Leben.
Führen Sie zunächst die vorbereitenden Übungen aus, um Kontakt mit der universellen Lebensenergie aufzunehmen (siehe Seite 117ff.). Entspannen Sie sich, und legen Sie sich dann mit geschlossenen Augen auf den Rücken. Reiben Sie zuerst die Handflächen einige Male sanft aneinander. Legen Sie dann die Hände auf das Solarplexuschakra; es befindet sich oberhalb des Bauchnabels in Höhe des Magens. Legen Sie die linke Hand leicht auf den Magenbereich, die rechte Hand legen Sie auf die linke.

Spüren Sie den Kontakt zwischen Ihren Händen und Ihrem Oberbauch, und konzentrieren Sie sich dabei auf den Atem: Beim Einatmen hebt sich die Bauchdecke, beim Ausatmen senkt sie sich.
Vertiefen Sie die Ausatmung nun ein wenig. Stellen Sie sich vor, wie Sie beim Einatmen wärmende, heilende Lebensenergie aus dem Universum aufnehmen und wie diese Energie – das Prana – beim Ausatmen von den Händen aus in das Solarplexuschakra strömt. Visualisieren Sie die Lebensenergie als hellgelbe Strahlung. Stellen Sie sich vor, wie die gelben Strahlen aus Ihren Handflächen fließen und den gesamten Oberbauch mit gelbem Licht füllen. Vielleicht können Sie jetzt schon spüren, wie die Energie durch Ihren Körper strömt und wie eine Welle der Entspannung sich in Ihnen ausbreitet. Bleiben Sie mindestens 7 tiefe Atemzüge lang bei dieser Vorstellung. Legen Sie dann die Hände seitlich auf den Boden, und spüren Sie der Aktivierung noch ein wenig nach.
Was hat sich verändert? Fühlt sich Ihr Körper lebendiger, wärmer oder entspannter an? Für die Durchführung der Chakraaktivierung benötigen Sie keinerlei Willenskraft. Arbeiten Sie ausschließlich mit inneren Bildern, und entspannen Sie sich dabei so tief wie möglich.

Die weitere Behandlung

Akupressur

Auch mit Akupressur lassen sich gute Ergebnisse erzielen, jedoch nur dann, wenn Sie die aufgeführten Techniken mindestens 1 Monat lang täglich anwenden.

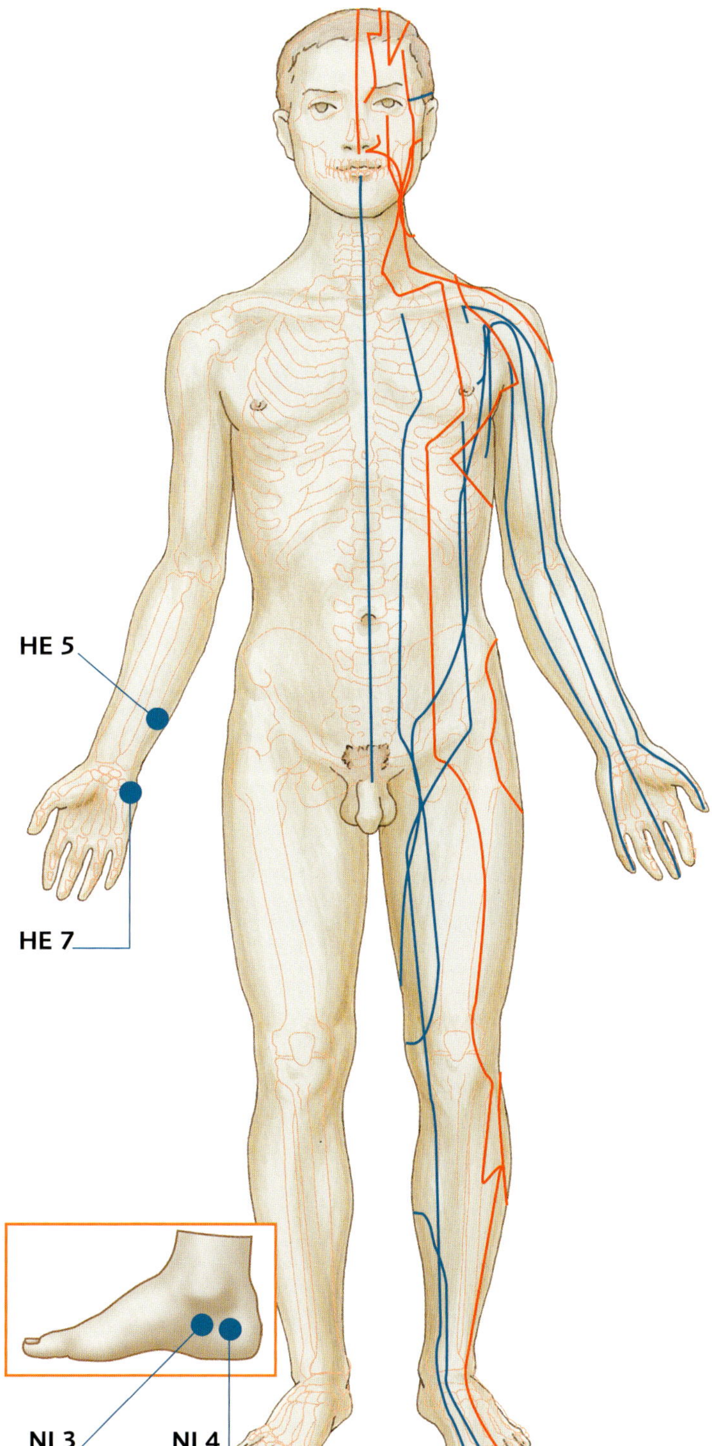

Setzen Sie sich in jedem Fall mit Ihrer Angst auseinander. Verdrängte Ängste können nämlich schwere psychosomatische Krankheiten nach sich ziehen. Sprechen Sie bei körperlichen Beschwerden deshalb mit Ihrem Hausarzt über die Sorgen, die Sie quälen. Statt Ihnen unnötige Medikamente zu verschreiben, wird er die Symptome besser deuten können.

NI 3: Dieser Nierenpunkt liegt direkt unterhalb des inneren Fußknöchels kurz vor der Achillessehne. Üben Sie 1 bis 2 Minuten intensiven Druck auf den Punkt aus.

NI 4: Sie finden den Punkt ebenfalls unterhalb des inneren Fußknöchels, und zwar etwa 2 Finger breit neben NI 3 kurz vor der Achillessehne. Stimulieren Sie etwa 1 Minute lang diesen Akupressurpunkt kräftig, und üben Sie dabei kleine Kreisbewegungen im Uhrzeigersinn aus.

HE 5: Dieser Herzpunkt befindet sich an der Innenseite des Unterarms, etwa 4 Finger breit oberhalb der Handgelenksfalte auf der Seite des kleinen Fingers. Tonisieren Sie den Punkt, indem Sie kraftvollen Druck ausüben und anschließend Kreisbewegungen im Uhrzeigersinn ausführen. Wenden Sie diese Technik mindestens 30 Sekunden lang an.

HE 7: Sie finden den Punkt knapp unterhalb der Mitte der Handgelenksfalte auf der Seite des kleinen Fingers. Der Punkt liegt am Ellenansatz des Handgelenks (neben dem Erbsenbein), dort wo der Unterarm in den Handballen übergeht. Behandeln Sie den Akupressurpunkt 2 bis 3 Minuten lang mit intensivem Druck. Führen Sie dabei stete Kreisbewegungen im Uhrzeigersinn aus.

Das können Sie noch tun

- Scheuen Sie sich nicht, psychologische Hilfe in Anspruch zu nehmen, falls Sie von Ängsten geplagt werden. Therapien gegen Angstzustände werden von der Krankenkasse bezahlt. Ihr Hausarzt kann Ihnen helfen, den richtigen Therapeuten zu finden.
- Denken Sie auch an die Möglichkeit, mit Ihrem Lieblingsduft eine Aromaölmassage durchzuführen. Als Trägeröl hierzu empfiehlt sich Sesamöl.
- Maßnahmen, die die Entspannung fördern und zugleich das Selbstbewusstsein stärken, ergänzen die Behandlung von Ängsten optimal. Hier bieten sich z. B. Yoga, Tai Chi Chuan oder Qi Gong an.
- Vermeiden Sie stark anregende Genussgifte wie Kaffee oder Nikotin, da diese innere Unruhe erzeugen.
- Einige pflanzliche Mittel wie Johanniskraut- oder Baldrianpräparate eignen sich gut für die ganzheitliche Behandlung der Angst. Darüber hinaus wäre es sinnvoll, einen Homöopathen aufzusuchen, der Ihnen das für Sie passende angstlösende Mittel verschreiben kann.
- Sorgen Sie für regelmäßige Bewegung, und erstellen Sie sich ein persönliches Fitnessprogramm. Nicht umsonst heißt es: »In einem gesunden Körper wohnt ein gesunder Geist.«
- Versuchen Sie nicht, Ihre Ängste zu verdrängen. Es gibt in vielen größeren Städten Selbsthilfezentren, die sich mit dem Thema »Angst« beschäftigen.

Tipp

Ätherische Öle tragen dazu bei, den seelischen Zustand zu harmonisieren. Aromatherapeuten empfehlen bei Ängsten und Sorgen insbesondere Bergamotte-, Jasmin-, Rosen-, Zitronen-, Wacholder-, Neroli- oder Orangenöl. Sie alle haben eine sanft beruhigende Wirkung. Lassen Sie das ätherische Öl Ihrer Wahl gegen Abend in einer Duftlampe verdampfen.

Arthritis, Arthrose

Bei der Arthritis handelt es sich um eine Gelenkentzündung, die an einzelnen oder mehreren Gelenken auftreten kann. Die Arthritis gehört zu den Autoimmunkrankheiten, die mit einer Fehlsteuerung des Immunsystems einhergehen. Es kommt zu Schwellungen, Rötungen und Schmerzen – typisch sind die Morgensteifigkeit sowie das Auftreten von Rheumaknoten in den Gelenken. Vor allem Finger-, Hand-, und Sprunggelenke sowie Ellbogen und Knie sind betroffen. Als Ursache kommen Krankheitsherde wie etwa vereiterte Mandeln oder Zähne, aber auch Knochenmarksentzündungen, Gelenktuberkulose und rheumatische Erkrankungen sowie Spätfolgen von Streptokokkeninfektionen infrage. Nicht zuletzt sind auch seelische Faktoren beteiligt. Bei einer akuten Arthritis ist sofort ein Arzt aufzusuchen, da sonst die Gefahr besteht, dass die Erkrankung chronisch wird.

Bei der Arthrose treten ebenfalls starke Schmerzen und Schwellungen in den Gelenken auf – vor allem in den Knie- und Hüftgelenken. Im Gegensatz zur Arthritis handelt es sich bei der Arthrose jedoch um eine Alters- bzw. Abnutzungserscheinung der Gelenke. Vor allem Schwerarbeiter oder Sportler sind betroffen. Die Krankheit entwickelt sich langsam und ist anfangs schmerzlos.

Erste Hilfe

Akupressur

GB 20: Stimulieren Sie diesen Gallenblasenpunkt bei Schmerzen in der Halswirbelsäule. Er befindet sich im Nacken am unteren Schädelrand und ist einfach zu finden. Er sitzt leicht vertieft am Haaransatz und ist meist ziemlich schmerzempfindlich. Üben Sie mittelstarken Druck aus, und kreisen Sie mit dem Finger gegen den Uhrzeigersinn. Die optimale Dauer liegt bei 2 Minuten.

GB 21: Sind Schulter oder Ellbogen von Arthritis oder Arthrose befallen, massieren Sie diesen Punkt. Er liegt zwischen dem 7. Halswirbel und dem Außenrand des Schulterblatts. Sie finden ihn oben auf der Schulter in der Vertiefung vor dem Trapezmuskel. Üben Sie 1 bis 2 Minuten lang kräftigen Druck aus.

DI 11: Bei Schmerzen im Ellbogen massieren Sie diesen Dickdarmpunkt. Er liegt auf der Oberseite des Arms in Höhe des Ellbogens, und zwar auf der Daumenseite der Ellbeuge. Sie finden den Punkt, wenn Sie den Unterarm anwinkeln; er liegt am Ende der Beugefalte, die dabei entsteht. Stimulieren Sie ihn kraftvoll mindestens 1 Minute lang mit kreisenden Bewegungen im Uhrzeigersinn.

3E 4: Bei Schmerzen und Entzündungen im Handgelenk behandeln Sie diesen Punkt auf dem Dreifachen-Erwärmer-Meridian, in der Mitte des Handgelenks auf der Oberseite der Hand. Der Punkt liegt auf der Handgelenksfalte in einem kleinen Grübchen. Üben Sie etwa 3 Minuten lang mittelstarken Druck auf den Punkt aus.

KS 8: Bei Beschwerden in den Fingergelenken und in der Hand stimulieren Sie diesen Punkt des Kreislauf-Sexualität-Meridians, der in der Mitte der Handfläche liegt. Sie finden ihn zwischen dem 3. und 4. Mittelhandknochen auf der Querfalte der Herzlinie. Üben Sie mindestens 2 bis 3 Minuten lang intensiven Druck auf den Punkt

Arthrose lässt sich durch gezielte Gymnastik vorbeugen. Nicht umsonst heißt es: »Wer rastet, der rostet.« Um die Gelenke geschmeidig zu erhalten, bieten sich sanfte Yogaübungen oder Qi Gong an. Im Gegensatz zu härteren Sportarten werden die Gelenke bei diesen Bewegungsübungen nicht stark belastet und bleiben dennoch beweglich.

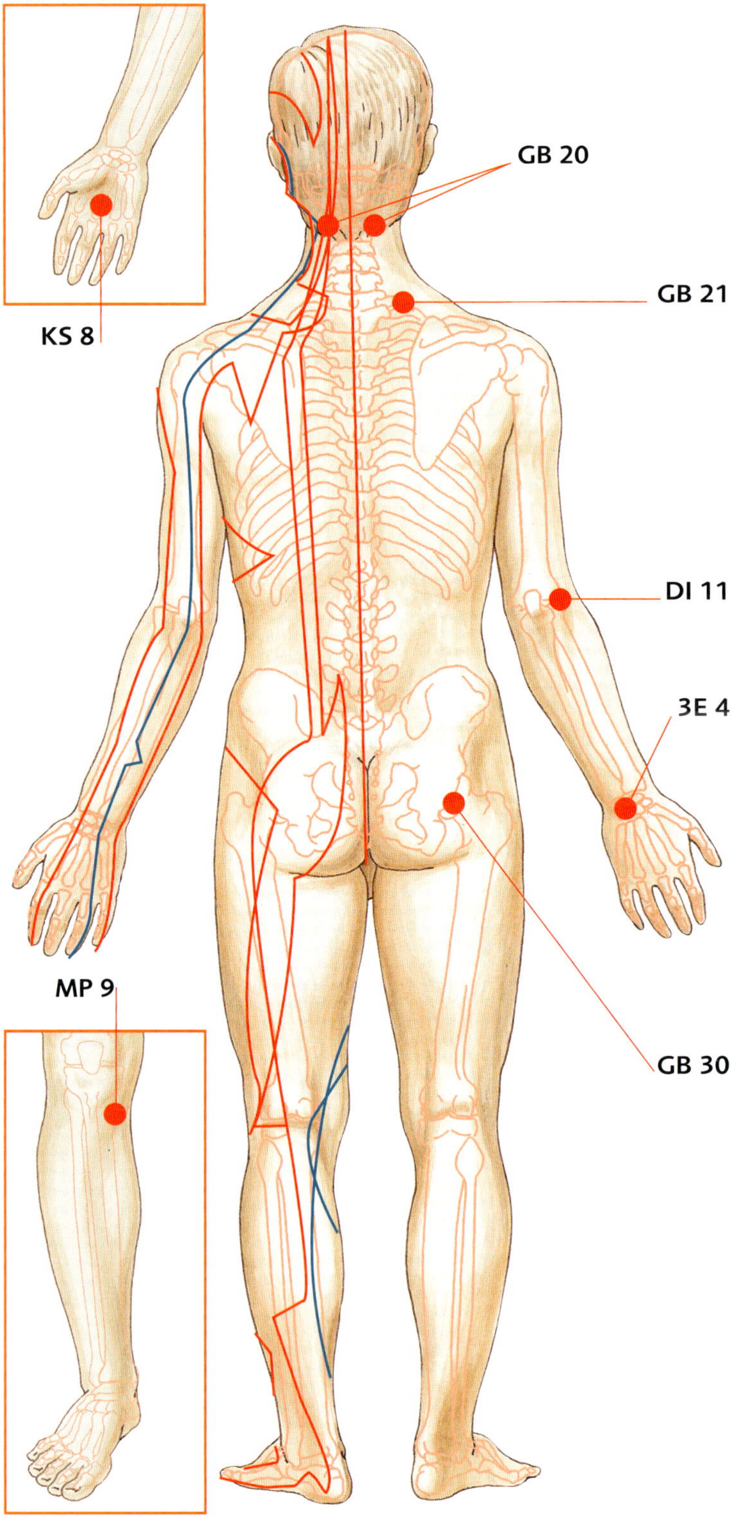

aus. Benützen Sie dazu den Daumen, und stützen Sie die Hand mit den anderen Fingern am Handrücken ab. Führen Sie kleine Kreisbewegungen im Uhrzeigersinn aus.

GB 30: Bei Schmerzen im Hüftgelenk sollten Sie diesen Punkt stimulieren. Er liegt am obersten Punkt des Oberschenkelknochens, an der Außenseite des Gesäßmuskels hinter dem Gelenk- oder Hüftkopf. Tonisieren Sie ihn mit mäßigem Druck 3 Minuten lang mit Kreisbewegungen im Uhrzeigersinn.

MP 9: Wenn Sie Probleme mit dem Kniegelenk haben, sollten Sie diesen Milz-Pankreas-Punkt behandeln. Er liegt auf der Innenseite des Unterschenkels zwischen dem Wadenmuskel und dem Schienbein. Sie finden ihn in der kleinen Mulde, in der das Schienbein in das Knie übergeht. Behandeln Sie den Punkt mit kräftigem Druck und Kreisbewegungen im Uhrzeigersinn mindestens 2 Minuten lang.

Die weitere Behandlung

Aromaölmassage

Behandeln Sie die betroffenen Gelenke regelmäßig mit Aromaöl (Mischungen siehe Kasten). Wenden Sie dazu streichende und kreisende Massagegriffe an, um die Durchblutung zu fördern.

Ölmischungen

Vermischen Sie 1 Esslöffel Sesamöl mit 2 Tropfen Kamillenöl und 2 Tropfen Majoranöl
oder
1 Esslöffel Sesamöl mit 3 Tropfen Rosmarinöl und 2 Tropfen Lavendelöl.

Reflexzonenmassage
Bei Arthritis- oder Arthrosebeschwerden sollten Sie alle mit den betroffenen Gelenken in Verbindung stehenden Reflexzonen auf der Fußsohle behandeln. Dazu gehören Zone 10 (Nacken), 11 (Halswirbelsäule), 17 (Brustwirbelsäule), 23 (Lendenwirbelsäule), 26 (Kreuzbein), 33 (Schulter) und 41 (Ellbogen). Die Reflexzone für den Hüftbereich (Zone 47) finden Sie auf dem Fußrücken.
Behandeln Sie zunächst die Wirbelsäulenzonen an der Innenseite des Fußes vom ersten Großzehengelenk aus abwärts. Anschließend stimulieren Sie die mit den Gelenken verbundenen Zonen. Wenden Sie dabei die Daumengrundtechnik (Raupentechnik) an (siehe Seite 71f.).
Bei akuten Schmerzen behandeln Sie die jeweiligen Zonen mit dem Sedierungsgriff. Drücken Sie dabei 2 bis 3 Minuten lang kräftig auf die entsprechenden Reflexzonen.

Das können Sie noch tun

➤ Achten Sie auf Ihr Gewicht! Jedes Kilogramm zu viel belastet die Gelenke.
➤ Schmerzlindernden Effekt haben Packungen aus Heilerde. Vermischen Sie die Heilerde mit etwas Wasser zu einem Brei. Tragen Sie die Packung dünn auf die betroffenen Gelenke auf, und lassen Sie das Ganze mindestens 20 Minuten lang einwirken.
➤ Entschlackende Tees aus der Teufelskrallenwurzel erhalten Sie in Reformhäusern und Apotheken. Dieses afrikanische Naturheilmittel wirkt entzündungshemmend und schmerzlindernd. Mit einer 4- bis 6-wöchigen Trinkkur lassen sich gute Erfolge erzielen.
➤ Um Entzündungen vorzubeugen, sollten Sie sich möglichst vollwertig ernähren. Nehmen Sie nicht zu viel tierisches Eiweiß auf – mit Ausnahme bestimmter Fischsorten. Vor allem Lachs, Makrele und Hering enthalten reichlich Omega-3-Fettsäuren, die bei rheumatischen Entzündungen helfen.

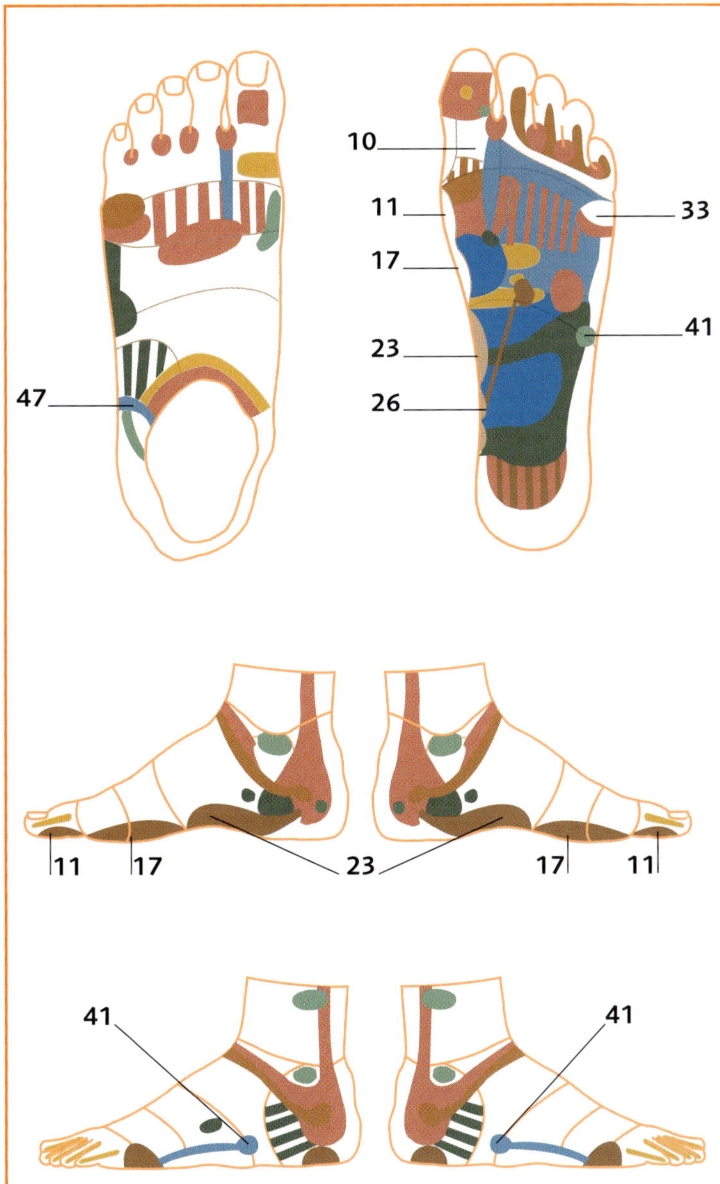

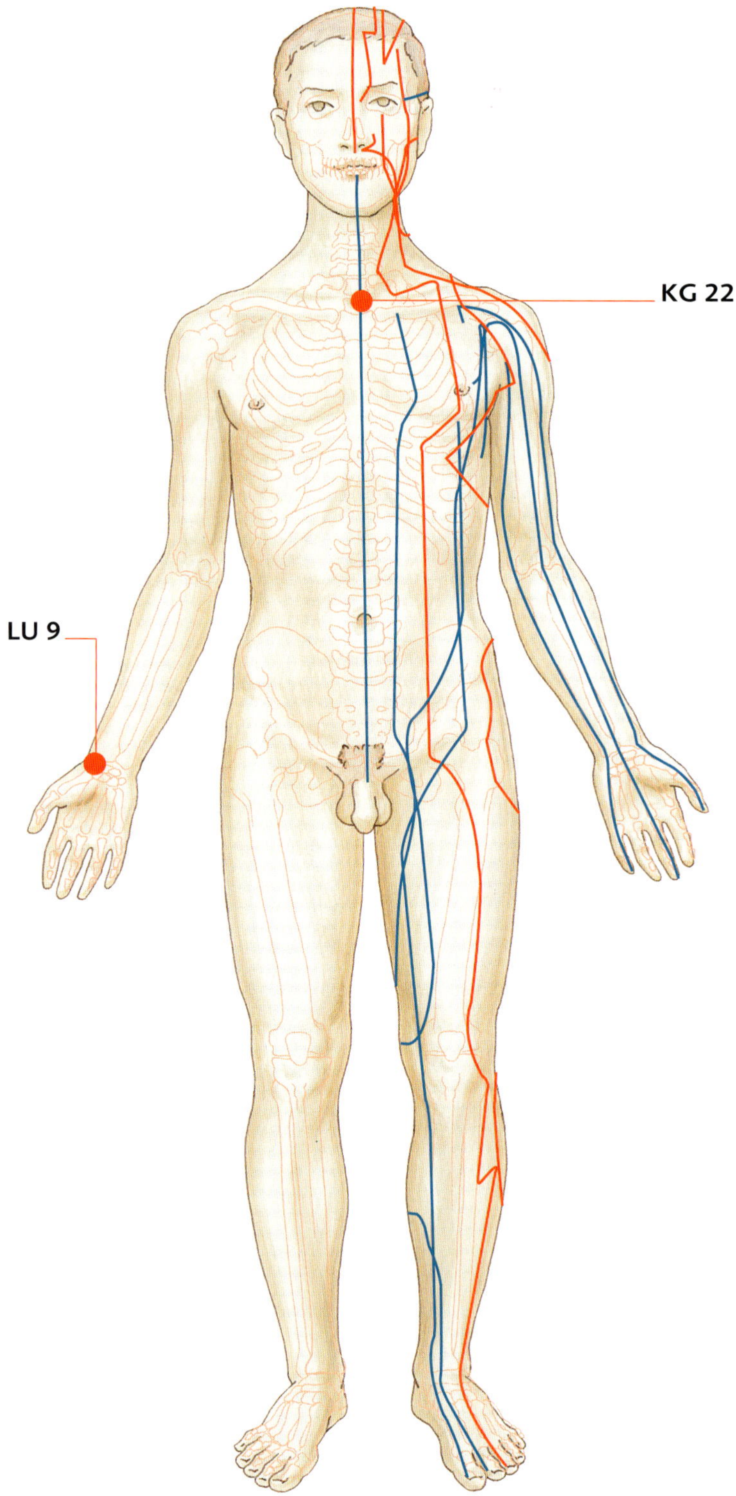

Asthma

Asthma tritt oft als Folge einer allergischen Reaktion auf (siehe auch Seite 143ff.). Bei der Erkrankung kommt es zu einer anfallsweise auftretenden Atemnot, die mit Kurzatmigkeit, krampfartigem Husten und einer beschleunigten Atmung mit dem typischen »giemenden« Geräusch einhergeht. Besonders häufig sind Kinder und Jugendliche von den Anfällen betroffen, bei denen einem im wahrsten Sinn des Wortes die Luft wegbleibt.
Die von Husten, Angstzuständen und einem Engegefühl im Brustbereich begleiteten Asthmaanfälle können wenige Minuten oder aber mehrere Stunden anhalten. Die Heilungschancen sind umso größer, je früher die ärztliche Behandlung einsetzt.

Erste Hilfe

Akupressur
In der chinesischen Medizin wird Asthma mit einer Schwächung der Yin-Energie in Verbindung gebracht. Akupressurbehandlungen bewirken auf energetischem Weg, dass sich die Bronchien entkrampfen und die Atmung erleichtert wird.
LU 9: Sie finden diesen Lungenpunkt in der Vertiefung der Handgelenksfalte an der Daumenseite des Handgelenks. Behandeln Sie den Punkt mit relativ wenig Druck etwa 3 Minuten lang.
KG 22: Der Akupressurpunkt des Konzeptionsgefäßes liegt in der Brustmitte, unmittelbar in der Vertiefung oberhalb des Brustbeins. Führen Sie mindestens 2 Minuten lang mit nur wenig Druck kleine Kreisbewegungen gegen den Uhrzeigersinn aus.

Tibetische Massage

Zusätzlich zu den oben genannten Akupressurpunkten sollten Sie unbedingt noch einen Energiepunkt aus der tibetischen Massage stimulieren, um einem Asthmaanfall zu begegnen. Dazu benötigen Sie zuerst die tibetische Massagepaste (2 Teelöffel Butterschmalz, 1 Teelöffel Muskatpulver und 1/2 Teelöffel Ingwerpulver vermischen).

Massieren Sie den Brustseitenpunkt (E 12). Wenn Sie sich eine senkrechte Linie vorstellen, die von der Brustwarze aus aufwärts bis zur Mitte des Schlüsselbeins führt, so liegt der Punkt auf halber Strecke genau zwischen Brustwarze und Schlüsselbein.

Tauchen Sie Zeige- und Mittelfinger beider Hände in die Massagepaste ein, und massieren Sie die Brustseitenpunkte auf beiden Körperseiten gleichzeitig mit sanften, kreisenden Bewegungen. Versuchen Sie so weit wie möglich durch die Nase ein- und auszuatmen. Legen Sie die Zungenspitze dabei entspannt oben an den Gaumen an, und zwar hinter die Schneidezähne. Dadurch berühren Sie mit der Zunge einen weiteren wichtigen Energiepunkt, womit der Energiekreislauf geschlossen werden kann. Die Atmung wird auf diese Weise erleichtert. Schließen Sie die Augen, und führen Sie die Massage mehrere Minuten lang aus.

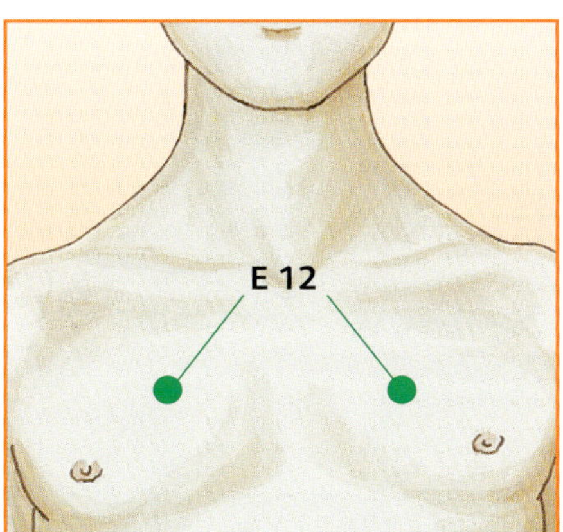

Die weitere Behandlung

Aromaölmassage

Asthma ist aufgrund der auftretenden Atemnot oft mit heftigen Angstgefühlen verbunden. Überhaupt scheinen bei dieser Krankheit psychische Aspekte eine wichtige Rolle zu spielen. Während eines Asthmaanfalls fällt vor allem das Ausatmen, das mit dem inneren Loslassen zusammenhängt, schwer. Einige ätherische Öle sind sehr gut geeignet, die Beschwerden zu lindern und die Entspannung zu fördern.

Als Basisöl für eine Massagemischung gegen Asthma können Sie beispielsweise Mandel- oder Jojobaöl verwenden. Zwei Aromaölmischungen eignen sich besonders gut für die Behandlung (Mischungen siehe Kasten).

Verteilen Sie das Öl in Ihren Handflächen, und massieren Sie es dann in die Brust ein. Führen Sie dabei langsame streichende und kreisende Bewegungen mit den Handflächen aus, bis die duftende Aromaölmischung gründlich in die Haut eingezogen ist. Versuchen Sie, während der Massage sanft durch die Nase zu atmen. Nehmen Sie sich genug Zeit, sich anschließend noch einige Minuten zu entspannen, und halten Sie sich dabei warm.

Reflexzonenmassage

Stimulieren Sie die Lungenreflexzonen sowohl an den Füßen als auch an den Händen. Beginnen Sie dabei mit der Fußreflexzonenmassage.

Behandeln Sie die Luftröhren- und Bronchienzone (15) sowie die Lungen-

Ölmischungen

Vermischen Sie 1 Esslöffel Basisöl entweder mit 3 Tropfen ätherischem Rosmarinöl und 3 Tropfen Weihrauchöl oder alternativ mit 5 Tropfen Thymianöl.

Denken Sie auch an die Möglichkeit, eine Chakra-Energiemassage auszuführen. Gerade bei asthmatischen Beschwerden, deren Ursache oft im emotionalen Bereich liegt, ist die regelmäßige Aktivierung des Herzzentrums (siehe Seite 125) sehr zu empfehlen.

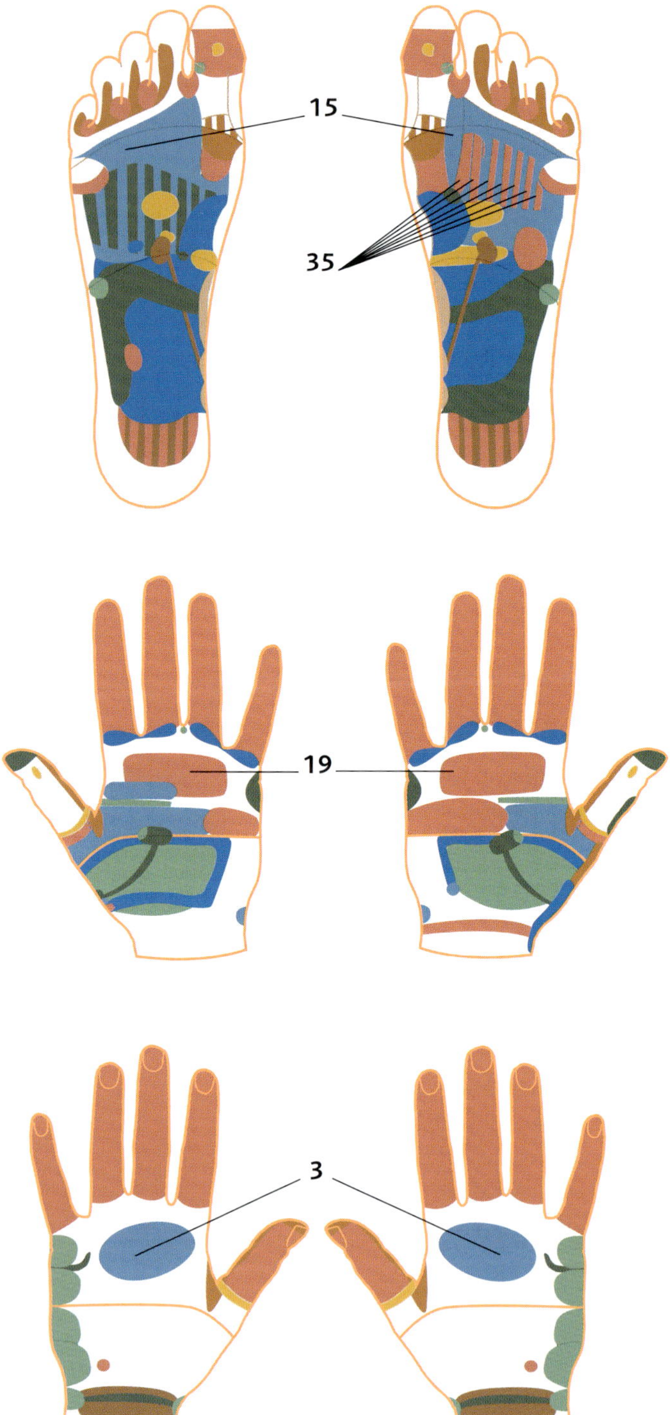

zone (35) mit der Daumengrundtechnik (siehe Seite 71f.). Stimulieren Sie dann die Lungenzone in der Handfläche (19) wie auch die Brustzone auf dem Handrücken (3) mit kreisenden Bewegungen. Wenden Sie bei akuten Beschwerden den Sedierungsgriff an, bei dem Sie mindestens 1 Minute lang kräftigen Druck auf die entsprechenden Reflexzonen ausüben.

Das können Sie noch tun

➤ Suchen Sie einen Atemtherapeuten auf, oder beschäftigen Sie sich mit grundlegenden Atemübungen. Die richtige Atemtechnik löst innere Spannungen, fördert verdrängte emotionale Konflikte zutage und verhilft Ihnen somit langfristig zu einer stabileren psychischen Verfassung. Sowohl die chinesische Qi-Gong-Therapie als auch die westliche Atemtherapie haben sich bei Asthma in vielen Fällen als äußerst hilfreich erwiesen.
➤ Stärken Sie Ihr Immunsystem. Bewegen Sie sich regelmäßig an der frischen Luft, treiben Sie leichten Sport, und ernähren Sie sich vitaminreich.
➤ Führen Sie täglich kneippsche Wasseranwendungen zur Stärkung des gesamten Organismus durch. Damit steigern Sie Ihre körpereigenen Abwehrkräfte – ein Faktor, der vor allem bei allergisch bedingtem Asthma besonders wichtig ist.
➤ Vermeiden Sie den Aufenthalt in Zigarettenluft. Wenn Sie unter Asthma leiden, werden Sie ohnehin auf das Rauchen verzichten wollen, doch auch Passivraucher können Probleme bekommen. Nikotin verengt die Bronchien und fördert Entzündungen in den oberen Atemwegen.

Bauchschmerzen, Koliken, Blähungen

Bauchschmerzen begleiten nahezu sämtliche Verdauungsstörungen und Erkrankungen der Bauchorgane.
Der häufigste Grund für Bauchschmerzen und Koliken liegt jedoch in der Aufnahme verdorbener oder unverträglicher Lebensmittel. Auch zu fettes, zu hastiges oder übermäßiges Essen kann die Ursache sein. Blähungen gehören zu den am weitesten verbreiteten Verdauungsstörungen. Sie treten z. B. nach dem Verzehr von Hülsenfrüchten oder Kohl auf und entstehen durch Lufteinschlüsse im Darm. Blähungen verursachen nicht nur starke Schmerzen, sondern auch Aufstoßen, Übelkeit, Druckgefühle im Bauchbereich sowie Darmwinde.
Bauchschmerzen können von einem leichten Völlegefühl bis hin zu starken Krämpfen reichen. Treten sehr heftige Schmerzen auf und kommen womöglich noch weitere Beschwerden wie Übelkeit, Erbrechen, Fieber, Schüttelfrost oder beschleunigter Puls hinzu, kann dies auf ernsthafte Erkrankungen wie eine Blinddarmentzündung oder einen akuten Darmverschluss hindeuten, weshalb hier sofort ein Notarzt zu benachrichtigen ist.

Erste Hilfe

Bauchmassage
Bei Verdauungsstörungen, Blähungen und leichten Bauchschmerzen kann eine Bauchmassage schnell Abhilfe schaffen. Sie wirkt auf Körper und Seele entspannend. Darüber hinaus wird die Durchblutung der Verdauungsorgane verbessert und die Ausscheidung von Giftstoffen beschleunigt.
Außerdem können über die Meridiane und Bauchreflexzonen die Schmerzen gelindert werden.
Wenn Sie genug Zeit haben, sollten Sie die vollständige Bauchmassage durchführen (siehe Seite 102ff.).
Besonders wichtig sind dabei die ersten 3 Schritte, die Sie auch als Kurzform einsetzen können, also »Kontakt aufnehmen«, »Lockern« und »36 Kreise« (siehe Seite 107).

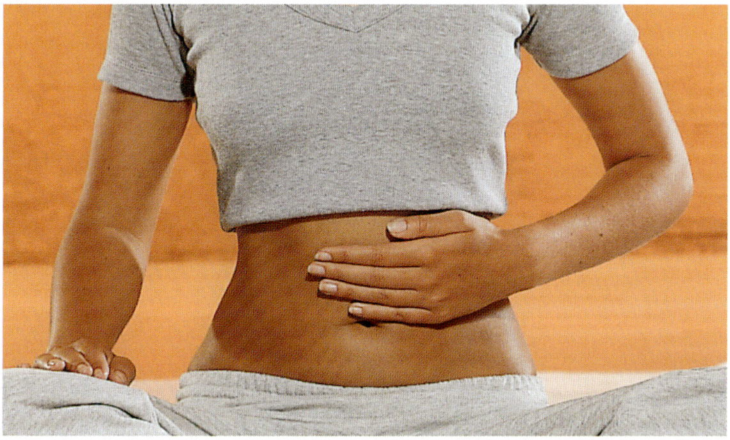

Die »36 Kreise« der Bauchmassage helfen bei Bauchschmerzen. Kreisen Sie sanft im Uhrzeigersinn.

! Die sanfte Bauchmassage ist bei Blähungen und leichten Bauchschmerzen äußerst hilfreich. Bei starkem Durchfall, akuter Magenschleimhautentzündung oder heftigen Koliken darf sie jedoch nicht durchgeführt werden!

Akupressur
Bauchschmerzen, Krämpfe und Blähungen, die der chinesischen Medizin zufolge auf ein Stocken der Lebensenergie zurückzuführen sind, können über die Meridiane gut behandelt werden. Als erste Hilfe eignet sich die Massage der folgenden beiden Punkte erfahrungsgemäß besonders gut.

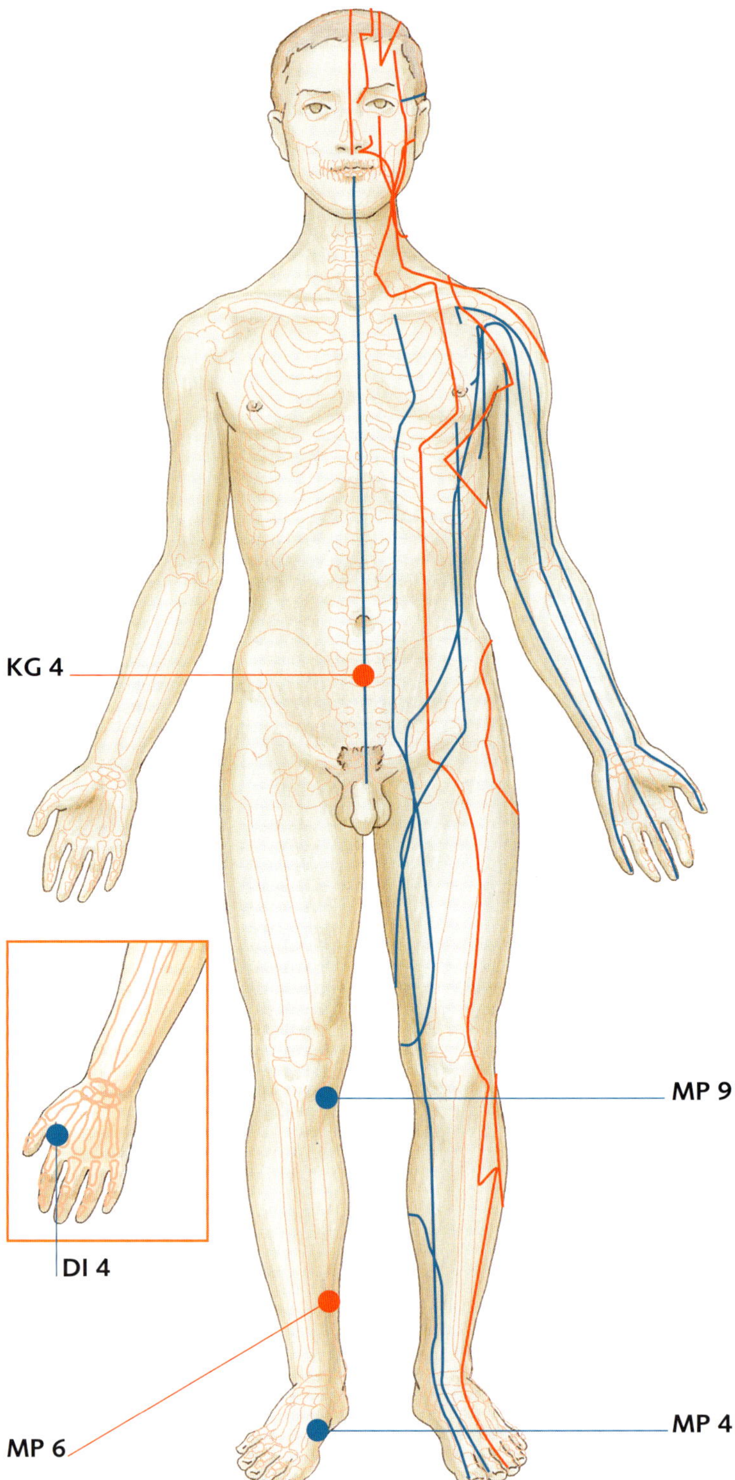

MP 6: Dieser Milz-Pankreas-Punkt liegt unmittelbar hinter dem Schienbein, etwa 3 Finger breit über dem Innenknöchel. Üben Sie 1 bis 2 Minuten lang mäßigen Druck auf den Punkt aus, und kreisen Sie mit dem Finger dabei gegen den Uhrzeigersinn.

KG 4: Sie finden den Punkt des Konzeptionsgefäßes etwa 3 Finger breit unterhalb des Bauchnabels. Er liegt auf einer imaginären Linie, die senkrecht vom Bauchnabel abwärts zum Schambein verläuft. Sedieren Sie 2 bis 3 Minuten lang diesen Punkt mit sanftem Druck und kleinen Kreisbewegungen gegen den Uhrzeigersinn.

➤ Die Punkte der schnellen Hilfe sind in der nebenstehenden Abbildung rot markiert.

Die weitere Behandlung

Akupressur

MP 9: Der Punkt liegt auf der Innenseite des Unterschenkels. Sie können ihn in einer kleinen Mulde zwischen Wadenmuskel und Schienbein ertasten, an der Stelle, wo das Schienbein ins Knie übergeht. Behandeln Sie den Punkt mit mäßig starkem Druck 2 bis 3 Minuten lang.

MP 4: Der Punkt befindet sich in der Mitte des Fußinnenbogens am Übergang zwischen Fußrücken und Fußsohle. Er liegt etwa 1 bis 2 Finger breit hinter dem langen Großzehenknochen, ist relativ schmerzempfindlich und daher leicht zu finden. Diesen Punkt sollten Sie mit intensivem Druck massieren, und zwar mindestens 1 Minute lang. Kreisen Sie dabei mit der Fingerkuppe im Uhrzeigersinn.

DI 4: Auf dem Handrücken zwischen Zeigefinger und Daumen finden Sie diesen Dickdarmpunkt. Er liegt auf der Wölbung, die durch das Zusammenpressen von Daumen und Zeigefinger sichtbar wird. Akupressieren Sie ihn mindestens 1 Minute lang kräftig, und führen Sie dabei kleine Kreisbewegungen im Uhrzeigersinn aus.

➤ Die Punkte sind in der nebenstehenden Abbildung blau markiert.

Chakra-Energiemassage

Wenn Sie häufiger unter Bauchschmerzen oder Blähungen leiden, sollten Sie sich die Zeit nehmen, die Lebensenergie im Solarplexuszentrum (Manipura-Chakra) anzuregen. Führen Sie 2 bis 3 Wochen möglichst täglich eine Chakra-Energiemassage über diesem Energiezentrum aus (siehe Seite 124).

Oft liegen Bauchschmerzen und Verdauungsstörungen seelische Ursachen zugrunde. Sie treten beispielsweise auf, wenn wir etwas »nicht mehr verdauen können«, »unseren Ärger hinunterschlucken« oder wenn wir uns vor Angst oder Aufregung »in die Hose machen«.

Stress, Hektik und seelische Krisen drücken sich sehr häufig über den Bauch – das Zentrum der Emotionen – aus. Gerade deshalb sollte bei Bauchschmerzen neben der Bauchmassage auch die seelisch harmonisierende Chakra-Energiemassage das Mittel der Wahl sein.

Das können Sie noch tun

Da Bauchschmerzen in den meisten Fällen durch Ernährungsfehler entstehen, sollten Sie folgende Punkte beachten.

➤ Schalten Sie die Ursachen aus, die Blähungen fördern und die Verdauung stören: Meiden Sie Zucker und fette Speisen. Verzichten Sie außerdem weitgehend auf Kaffee, Alkohol und Nahrungsmittel, die Sie nicht vertragen. Dazu können beispielsweise Hülsenfrüchte, Sauerkraut, aber auch bestimmte Brotsorten zählen.

➤ Nehmen Sie sich Zeit für das Essen. Kauen Sie Ihre Nahrung gründlich, und vermeiden Sie während der Mahlzeit Hektik und Ablenkung.

➤ Essen Sie nicht zu viel auf einmal. Verteilen Sie die Nahrungsaufnahme auf mehrere kleine Mahlzeiten, und verzichten Sie außerdem auf späte Mahlzeiten kurz vor dem Schlafengehen.

➤ Einige Heilpflanzen wie Anis, Fenchel oder Kümmel wirken sehr gut gegen Blähungen. Auch Pfefferminze, Petersilie, Koriander, Pfeffer und Ingwer tun Ihrem Bauch sehr gut, wenn Sie sie regelmäßig in der Küche verwenden.

Ernähren Sie sich ballaststoffreich, und sanieren Sie Ihre Darmflora, wenn Sie häufig unter Durchfall oder Verstopfung leiden. Wenn das natürliche Gleichgewicht der Darmbakterien gestört ist, können schmerzhafte Verdauungsstörungen die Folge sein.

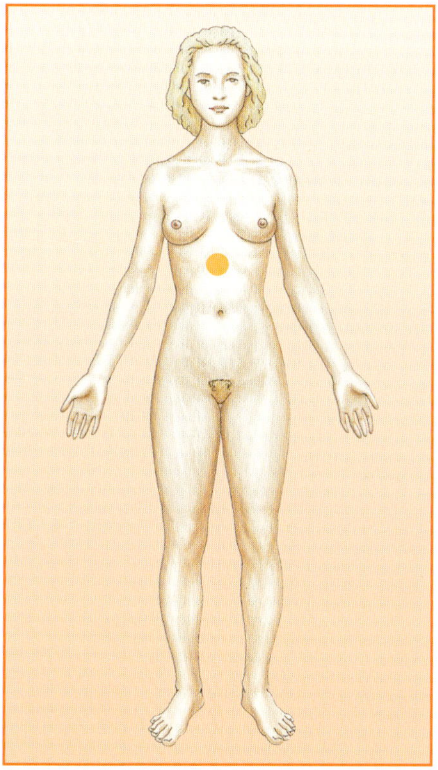

Das Manipura-Chakra wirkt auf den Magenbereich, auf Leber und Milz sowie auf das vegetative Nervensystem.

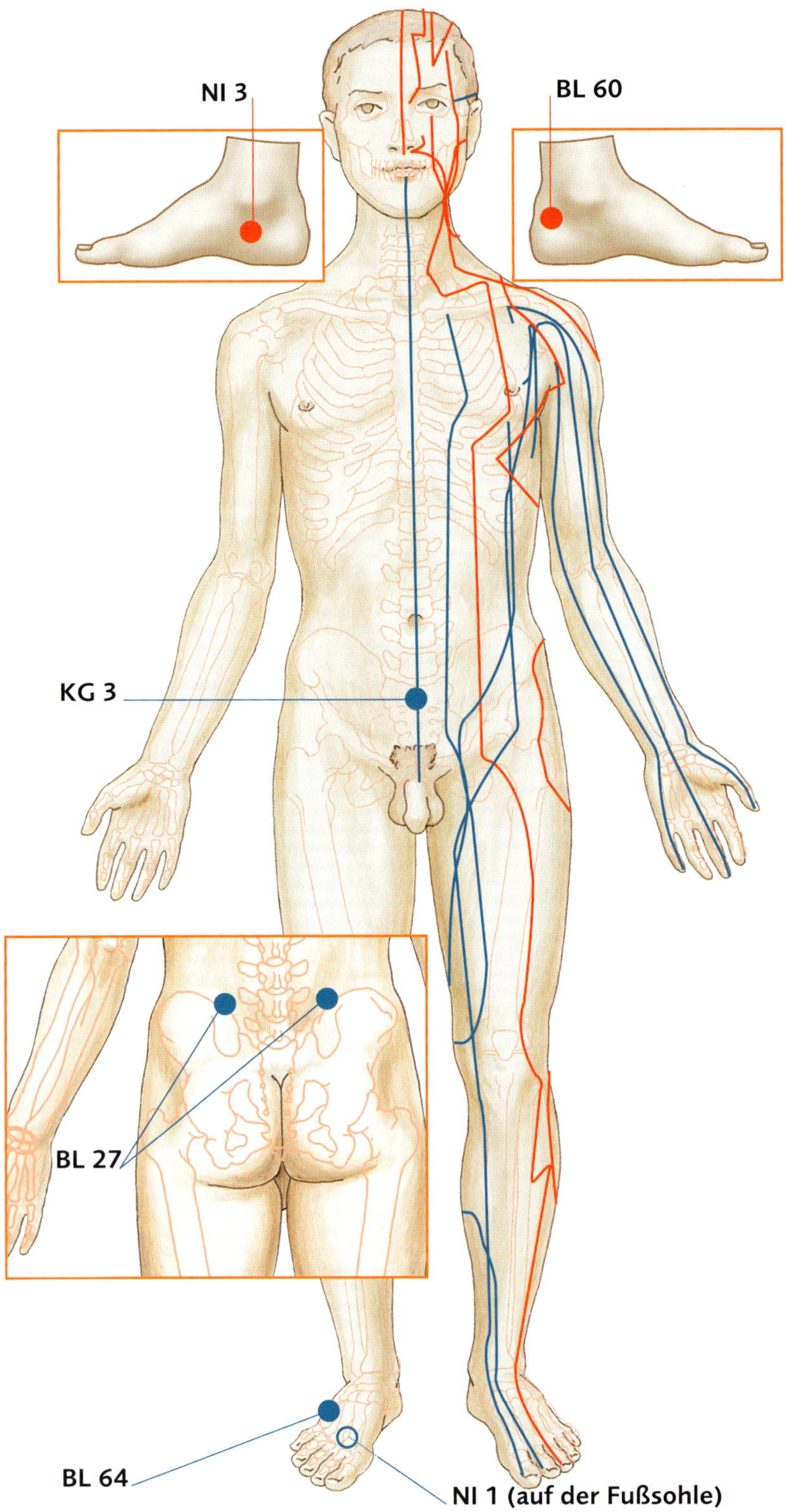

Blasenentzündung

Blasenentzündungen, von denen besonders häufig Frauen betroffen sind, werden vorwiegend durch Bakterien, seltener durch Unterkühlung verursacht. Die Entzündung der Harnblase führt zu brennenden Schmerzen, vermehrtem Harndrang und einer trüben Verfärbung des Urins. Um Komplikationen wie etwa eine Nierenbeckenentzündung auszuschließen, sollte eine Blasenentzündung nicht zu leicht genommen werden. Gerade wenn Fieber hinzukommt oder die Beschwerden nicht nach wenigen Tagen abklingen, sollten Sie einen Arzt aufsuchen. Andererseits muss man eine leichte Blasenentzündung nicht immer mit Antibiotika bekämpfen. Durch Wärmeanwendungen, pflanzliche Heilmittel, Kräutertees und sanfte Therapien wie die Akupressur können die Beschwerden meist ohne Medikamente innerhalb kurzer Zeit beseitigt werden.

Erste Hilfe

Akupressur

BL 60: Dieser Blasenpunkt liegt an der Fußaußenseite hinter dem Knöchel, und zwar in der Mitte zwischen der Achillessehne und der höchsten Stelle des Knöchels. Massieren Sie ihn mit kraftvollem Druck etwa 1 Minute lang. Tonisieren Sie den Punkt, indem Sie Kreisbewegungen im Uhrzeigersinn ausführen.

NI 3: Auch dieser Punkt des Nierenmeridians liegt am Fuß, genau in der Mitte zwischen Achillessehne und Knöchel, allerdings an der Fußinnenseite, also neben dem Innenknöchel. Massieren Sie den Punkt ebenfalls etwa 1 Minute lang kräftig, und tonisieren Sie ihn mit Kreisbewegungen im Uhrzeigersinn.

➤ Die Punkte der schnellen Hilfe sind in der nebenstehenden Abbildung rot markiert.

Die weitere Behandlung

Akupressur

BL 64: Dieser Punkt liegt auf der Außenseite des Fußes – etwa auf Höhe des 5. Mittelfußknochens. Wenn Sie sich eine Linie vorstellen, die von der Spitze der kleinen Zehe bis zum Ende der Ferse verläuft, befindet sich der Punkt in der Mitte dieser Linie. Üben Sie 1 bis 2 Minuten lang intensiven Druck darauf aus.

BL 27: Zwar liegt dieser Blasenmeridianpunkt auf dem Rücken, allerdings so tief, dass Sie ihn ohne weiteres noch selbst massieren können. Sie finden den Punkt 1 Finger breit neben der Lendenwirbelsäule in Höhe der 1. Kreuzbeinvertiefung. Sedieren Sie beide Punkte mit sanften Kreisbewegungen gegen den Uhrzeigersinn mindestens 3 Minuten lang.

KG 3: Der Punkt liegt auf dem Konzeptionsgefäß, das die Mitte der Körpervorderseite senkrecht durchläuft. Sie finden den Akupressurpunkt gut 4 Finger breit unterhalb des Bauchnabels, knapp über dem Rand des Schambeins. Massieren Sie diesen Punkt in derselben Weise wie BL 27, also mit sanftem Kreisen gegen den Uhrzeigersinn.

Die Behandlungsdauer sollte wiederum mindestens 3 Minuten betragen.

NI 1: Der Punkt liegt auf der Mitte der Fußsohle, also zwischen dem 2. und 3. Mittelfußknochen in einer Vertiefung, die leicht zu ertasten ist. Stimulieren Sie die Energie im Nierenmeridian, indem Sie mindestens 30 Sekunden lang kräftigen Druck auf den Akupressurpunkt ausüben. Sie sollten diese Technik an jedem Fuß mehrmals hintereinander wiederholen.

➤ Die Punkte sind in der nebenstehenden Abbildung blau markiert.

Reflexzonenmassage

Auch über die Behandlung der Fußreflexzonen können Sie die Blasenfunktion stärken und den Beschwerden einer Blasenentzündung entgegenwirken. Die Nierenzone (38) finden Sie auf der Fußsohle, direkt in der Fußmitte.

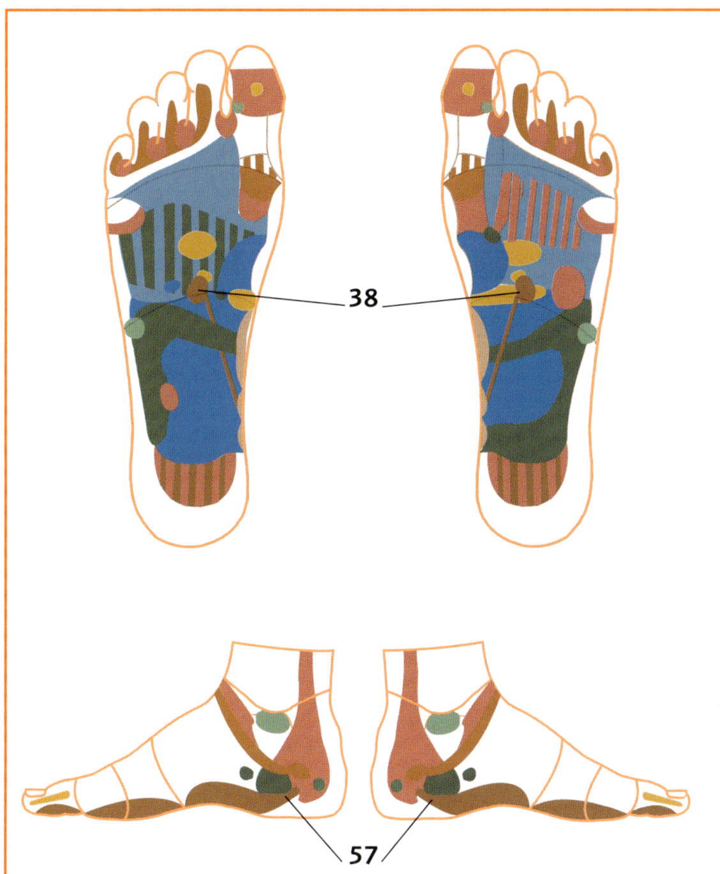

Führen Sie bei akuten Beschwerden ein warmes Kräutersitzbad mit Heublumen- oder Schachtelhalmkraut als Badezusatz durch. Die Wassertemperatur sollte 38 ° C betragen, lassen Sie bei Bedarf heißes Wasser nachlaufen. Bleiben Sie rund 15 bis 20 Minuten in der Wanne.

Behandeln Sie zudem die Blasenzone (57), die auf der Innenseite der Füße liegt. Massieren Sie die Reflexzonen mit der Daumengrundtechnik und der kreisenden Massage. Sollte Ihre Blasenentzündung mit akuten Schmerzen einhergehen, wenden Sie den Sedierungsgriff an (siehe Seite 72).

Das können Sie noch tun

➤ Wenn Sie an einer Blasenentzündung leiden, sollten Sie ausreichend Flüssigkeit in Form von Kräutertees – vor allem Bärentraubenblättertee – und Mineralwasser zu sich nehmen. Dadurch können die Krankheitserreger schneller ausgeschieden werden. Besorgen Sie sich aus der Apotheke außerdem einen speziellen Blasentee auf Kräuterbasis.

➤ Achten Sie bei Blasenentzündungen unbedingt darauf, den Unterleibsbereich warm zu halten. Neben Wärmflaschen haben sich dazu vor allem Heublumen- oder Leinsamenpackungen gut bewährt, die Sie ebenfalls in der Apotheke bekommen.

NI 1 – der Nierenpunkt liegt auf der Mitte der Fußsohle zwischen dem zweiten und dritten Mittelfußknochen in einer Vertiefung.

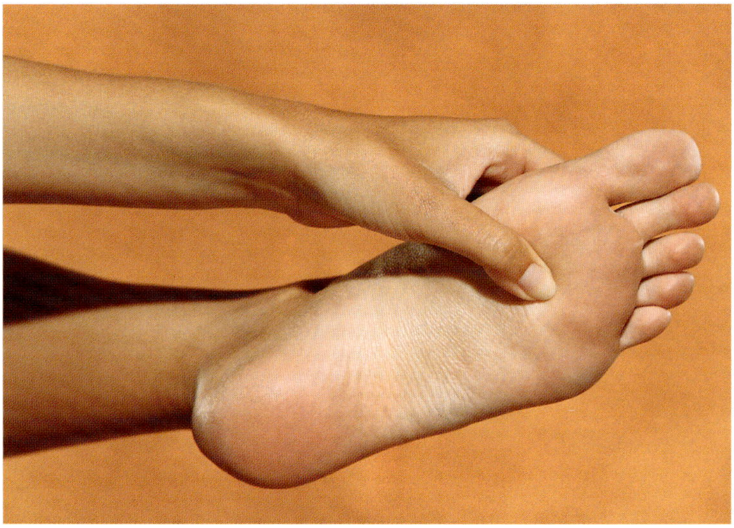

Trockenbürsten

Zur Stärkung der Abwehrkräfte, zur Belebung des ganzen Organismus und zur Aktivierung der Selbstheilungskräfte können Sie eine besondere Form der Massage ausführen – das Trockenbürsten nach Kneipp. Sie benötigen dazu eine Bürste mit (nicht zu harten) Naturborsten und einem Handgriff oder einer Schlaufe. Führen Sie die aktivierende Massage stets in einem warmen Raum durch, und zwar gleich morgens nach dem Aufstehen.

Massieren Sie mit der Bürste zunächst über den rechten Fußrücken, die Fußsohle und dann kreisförmig über den rechten Unter- und Oberschenkel. Streichen Sie erst über die Beinaußenseite und dann erst über die Beininnenseite. Wiederholen Sie das Ganze auch am linken Bein, und bürsten Sie anschließend das Gesäß.

Fahren Sie mit dem rechten Arm fort: Streichen Sie zuerst über den Handrücken, dann aufwärts über Unter- und Oberarm – erst über die Außen-, dann über die Innenseite. Verfahren Sie ebenso mit dem linken Arm.

Massieren Sie den Bauch mit kreisenden Bewegungen im Uhrzeigersinn. Beenden Sie die Massage, indem Sie im Brustbereich in Richtung Herz massieren und anschließend noch über Nacken, Schulter, oberen und unteren Rücken streichen.

Die Haut sollte durch die Bürstenmassage nur leicht gerötet, keinesfalls aufgerieben werden.

! Führen Sie das Trockenbürsten nicht aus, wenn Sie an Hauterkrankungen, Krampfadern oder Schilddrüsenüberfunktion leiden! Auch bei Nervosität sollten Sie auf diese sehr aktivierende Massage verzichten.

Blutdruck, hoher

Von Bluthochdruck (Hypertonie) spricht man, wenn der Blutdruck über längere Zeit hinweg über 160/95 mmHg liegt. Bluthochdruck kann sich schon frühzeitig durch Schlafprobleme, Schwindelanfälle oder Kopfschmerzen zeigen, doch meistens werden die Betroffenen erst bei routinemäßigen Blutdruckmessungen beim Arzt auf ihren Hochdruck aufmerksam. Als Spätfolgen der Hypertonie können ernsthafte Erkrankungen wie Herzinfarkt, Schlaganfall, Gefäßveränderungen und Nierenversagen auftreten.
Zu hoher Blutdruck kann von zahlreichen Faktoren verursacht werden, die mit unseren Lebensgewohnheiten zusammenhängen: Übergewicht, Alkohol- und Nikotinkonsum, Bewegungsmangel und Hektik im Alltag. Doch auch erbliche Vorbelastung oder Krankheiten wie Gicht und Diabetes mellitus können die Entwicklung begünstigen.

Erste Hilfe

Akupressur
Bluthochdruck weist nach Auffassung der chinesischen Medizin auf ein Übermaß an Yang-Energie hin. Innere Unruhe, ein cholerisches Temperament sowie Herz- und Kreislaufprobleme sind die Folge. Um den Fluss der Lebensenergie wieder in Harmonie zu bringen, drücken Sie folgende Punkte.
KS 6: Der Punkt des Kreislauf-Sexualität-Meridians befindet sich auf der Innenseite des Unterarms 2 Finger breit oberhalb des Handgelenks in der Mitte des Unterarms zwischen den beiden Sehnen. Üben Sie 5 Minuten lang sanften Druck auf diesen Punkt aus.

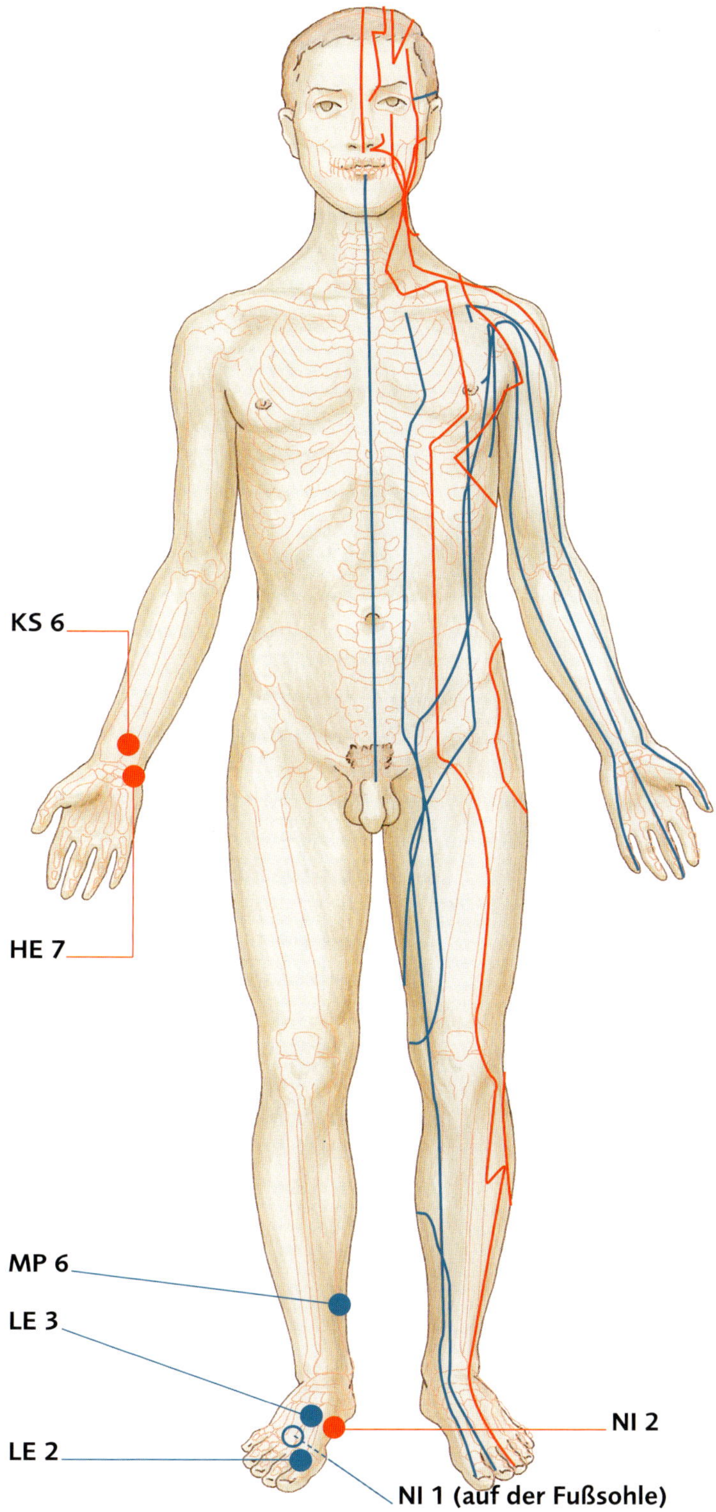

HE 7: Der Akupressurpunkt des Herzmeridians liegt knapp unterhalb der Mitte der Handgelenksfalte auf der Seite des kleinen Fingers am Übergang zwischen Handballen und Unterarm, also am Ellenansatz des Handgelenks (neben dem Erbsenbein). Behandeln Sie den Akupressurpunkt mindestens 3 Minuten lang mit mäßig starkem Druck. Sedieren Sie den Punkt, indem Sie Kreisbewegungen gegen den Uhrzeigersinn ausführen.

NI 2: Dieser Nierenpunkt liegt an der Innenseite des Fußes, und zwar etwa 2 Finger breit unterhalb des inneren Fußknöchels, direkt unterhalb des Kahnbeinvorsprungs, der als hervorstehender Knochen spürbar ist. Akupressieren Sie ihn mindestens 3 Minuten lang mit Kreisbewegungen gegen den Uhrzeigersinn.

➤ Die Punkte der schnellen Hilfe sind in der Abbildung auf Seite 163 rot markiert.

Die Pflanzenheilkunde kennt einige Heilpflanzen, die sich positiv auf zu hohen Blutdruck auswirken. Vor allem Knoblauch, Weißdorn, Mistel und Baldrian sind hier zu nennen. Erkundigen Sie sich in Ihrer Apotheke oder im Reformhaus nach entsprechenden Präparaten.

Die weitere Behandlung

Akupressur

Die Behandlung der Hypertonie erfordert Geduld. Erfolge sind nicht über Nacht zu erwarten. Um eine langfristige Blutdrucksenkung zu erreichen, sollten Sie neben der Massage der oben genannten Punkte einige Monate lang täglich auch die folgenden Punkte stimulieren.

LE 2: Dieser Punkt des Lebermeridians liegt oberhalb des 1. Zehenzwischenraums, und zwar an der Hautstelle zwischen der großen und der 2. Zehe. Üben Sie 1 bis 2 Minuten lang mäßigen Druck auf diese Stelle aus.

LE 3: Sie finden diesen Punkt des Lebermeridians auf dem Fußrücken, und zwar an der Stelle, wo die Mittelfußknochen der großen und der 2. Zehe zusammenlaufen. LE 3 liegt in einer Vertiefung und reagiert meist sehr sensibel. Massieren Sie den Punkt 3 Minuten lang mit sanftem Druck.

MP 6: Der Punkt des Milz-Pankreas-Meridians liegt an der Innenseite des Unterschenkels unmittelbar hinter dem Schienbein, etwa 3 Finger breit über dem Innenknöchel. Üben Sie 2 Minuten lang mäßigen Druck auf den Akupressurpunkt aus, und kreisen Sie mit dem Finger dabei gegen den Uhrzeigersinn.

NI 1: Sie finden diesen Nierenpunkt in der Mitte der Fußsohle zwischen dem 2. und 3. Mittelfußknochen in einer Vertiefung, die leicht zu ertasten ist. Massieren Sie ihn mit sanften kreisenden Bewegungen gegen den Uhrzeigersinn. Die Massage sollte pro Fuß mindestens 3 Minuten lang dauern.

➤ Die Punkte sind in der Abbildung auf Seite 163 blau markiert.

Aromaölmassage

In klinischen Untersuchungen konnte nachgewiesen werden, dass Patienten nach dem Erlernen von Entspannungstechniken wie dem autogenen Training in der Lage waren, ihren Blutdruck zu senken. Überhaupt scheinen psychische Faktoren hierbei eine wichtige Rolle zu spielen.

Der typische Hypertoniker lebt oft unter Hochspannung. Er hat das Gefühl, alles selbst machen zu müssen, für alles verantwortlich zu sein, und er gönnt sich kaum Entspannung. Alle Maßnahmen, die Stress reduzieren und die Seele wieder aufatmen lassen, sind deshalb zur Senkung und Harmonisierung des Bluthochdrucks geeignet. Zu ihnen gehört auch die Aromatherapie.

Für eine Aromaölmassage gegen Bluthochdruck benötigen Sie als Basisöl Mandel- oder Calendulaöl – und einige Tropfen ätherisches Öl Ihrer Wahl (Mischung siehe Kasten). Verteilen Sie einen Teil des Massageöls in Ihren Handflächen, und massieren Sie dann zunächst die ganze Bauchdecke mit kreisenden Bewegungen. Vermeiden Sie hierbei jegliche Hektik – schließlich geht es darum, eine entspannende Wirkung zu erzielen. Nach einigen Minuten gehen Sie zum Brustbereich über. Geben Sie wieder etwas Massageöl in die Handflächen, und verteilen Sie das Öl auf der Brust. Führen Sie sanfte Streich- und Kreisbewegungen aus. Sobald das Öl eingezogen ist, sollten Sie abschließend noch die Schultern und den Nacken mit der Ölmischung einreiben.
Atmen Sie während der Aromaölmassage tief durch die Nase ein. Lassen Sie sich danach noch etwas Zeit, um sich zu entspannen und der wohltuenden Wirkung nachzuspüren. Achten Sie dabei darauf, sich warm zu halten.

Reflexzonenmassage
Auch durch die Behandlung der Fußreflexzonen können Sie einen zu hohen Blutdruck harmonisieren, sofern Sie diese Behandlung mindestens einige Wochen lang täglich durchführen. Behandeln Sie die folgenden Zonen mit der Daumengrundtechnik. Beginnen Sie mit den Drüsenzonen – den Zonen für die Hirnanhangsdrüse (7), die Schilddrüse (13), die Thymusdrüse (66), die Bauchspeicheldrüse (21) und die Nebennieren (37). Massieren Sie dann noch die Zonen für den Beckenraum (30/31), und führen Sie abschließend eine Massage der Herzzone (14) durch, bei der Sie im Gegensatz zu den anderen Zonen allerdings nur sehr wenig Druck ausüben sollten.

! Wenn Sie unter sehr starkem Bluthochdruck leiden (oberer Wert über 200 mmHg), dürfen Sie die Reflexzonenmassage nicht anwenden!

Das können Sie noch tun

➤ Bauen Sie Ruhephasen in Ihren Alltag ein, um etwas mehr Abstand zu gewinnen. Entspannungstechniken wie autogenes Training oder die Muskelrelaxation nach Jacobson können dabei Ihr Leben positiv verändern.
➤ Ernähren Sie sich nach Möglichkeit vegetarisch. Vegetarier haben im Schnitt einen niedrigeren Blutdruck als »Fleischesser«.
➤ Auch Sport hat eine harmonisierende Wirkung auf den Blutdruck. Vor allem Ausdauersportarten wie Jogging, Wandern, Skilanglauf oder Radfahren sind empfehlenswert.

Ölmischung

Vermischen Sie 2 Esslöffel Mandel- oder Calendulaöl mit 8 bis 10 Tropfen ätherischem Öl. Die besten Wirkungen erzielen Sie mit Ylang-Ylang-, Lavendel-, Majoran- oder Muskatellersalbeiessenzen.

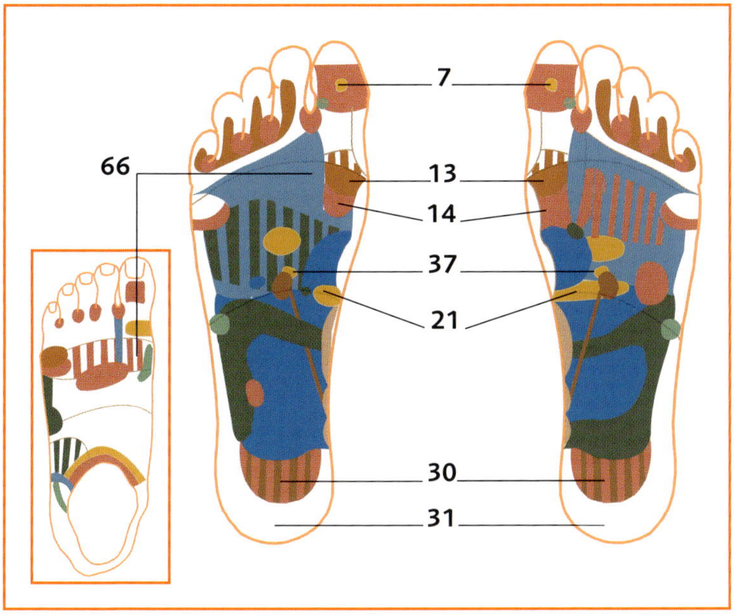

Blutdruck, niedriger

Von einem zu niedrigen Blutdruck (Hypotonie) spricht man, wenn der Blutdruckwert sich längere Zeit um oder unter 100/70 mmHg bewegt. Der Kreislauf kommt nur schwer in Schwung, nach dem Aufstehen aus dem Liegen oder Sitzen tritt Schwindel auf. Darüber hinaus klagen die Betroffenen über Mattigkeit, schlechte Konzentration, kalte Hände und Füße sowie gelegentlich über Atemprobleme. In den seltensten Fällen liegt die Ursache in einer schweren Herz-Kreislauf-Erkrankung. Sehr viel öfter ist Hypotonie eine Frage der Veranlagung.

Ein zu niedriger Blutdruck hat immerhin den Vorteil, dass er die Lebenserwartung erhöht. Dennoch können die Beschwerden – vor allem die ständige Müdigkeit und die Schwindelanfälle – im Alltag recht unangenehm werden. Die folgenden Massagetechniken verhelfen Hypotonikern zu mehr Antrieb.

Salz und scharfe Gewürze wie etwa Pfeffer, Ingwer oder Paprika – in kleinen Dosen auf die Speisen gegeben – heben den Blutdruck an. Personen, die sich bewusst streng salzarm ernähren, haben aufgrund des Natriummangels nicht selten mit niedrigem Blutdruck zu kämpfen. Eine kleine Prise Salz täglich kann dann Abhilfe schaffen.

Erste Hilfe

Tibetische Massage

Die tibetische Energiepunktmassage hilft besonders gut bei Schwindelanfällen und Erschöpfungszuständen. Bereiten Sie die Massagepaste zu (2 Teelöffel Butterschmalz, 1 Teelöffel Muskatpulver und 1/2 Teelöffel Ingwerpulver vermischen). Massieren Sie dann den Punkt des 7. Halswirbels (E 5). Der Punkt liegt, wie sein Name schon sagt, genau auf dem 7. Halswirbel der Wirbelsäule. Dieser Wirbel befindet sich etwa auf Schulterhöhe und ist leicht zu finden, da er deutlich hervorsteht. Geben Sie zunächst ein wenig der Paste auf Zeige- und Mittelfinger, und massieren Sie den Energiepunkt dann 5 Minuten lang mit sanften Kreisbewegungen. Am günstigsten ist es, diese Massage morgens, kurz nach dem Aufstehen, anzuwenden.

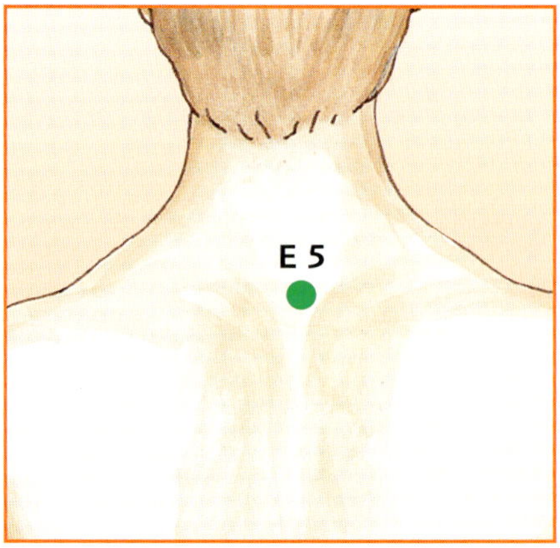

Die weitere Behandlung

Akupressur

Ein niedriger Blutdruck deutet darauf hin, dass das Gleichgewicht von Yin und Yang gestört ist und ein allgemeiner Mangel an der Lebensenergie Qi herrscht. Die Massage der folgenden Punkte unterstützt die Behandlung der Hypotonie auf effektive Weise.

KG 6: Sie finden den Punkt auf dem Konzeptionsgefäß, und zwar 1 bis 2 Finger breit unterhalb des Bauchnabels. Üben Sie mindestens 3 Minuten lang mäßigen Druck auf diesen Punkt aus, und kreisen Sie mit dem Finger dabei gegen den Uhrzeigersinn.

MP 6: Dieser Milz-Pankreas-Punkt befindet sich hinter dem Schienbein, und zwar 3 bis 4 Finger breit über dem Innenknöchel. Tonisieren Sie ihn mindestens 2 Minuten lang intensiv, indem Sie mit den Fingerkuppen Kreisbewegungen im Uhrzeigersinn ausführen.

MA 36: Dieser Magenpunkt liegt am Unterschenkel, und zwar an der Außenseite des Schienbeins. Sie finden ihn 3 bis 4 Finger breit unterhalb der Kniescheibe zwischen dem großen Streckmuskel und dem Schienbeinmuskel. Üben Sie 5 Minuten lang kraftvollen Druck auf den Punkt aus.
KS 9: Sie finden diesen Punkt des Kreislauf-Sexualität-Meridians am Mittelfinger. Er liegt am oberen Rand auf der Zeigefingerseite des Fingers. Stimulieren Sie den Akupressurpunkt, indem Sie ihn 30 Sekunden lang kräftig mit der Daumenkuppe der anderen Hand drücken.

Aromaölmassage

Die folgende Armmassage mit ätherischen Ölen hat eine sehr anregende Wirkung – am Abend sollte sie deswegen nicht mehr ausgeführt werden. Für den Start in den Tag ist sie jedoch nicht nur wegen ihres belebenden Dufts ideal. Führen Sie die Massage auf einem großen Badehandtuch oder über dem Waschbecken aus. Legen Sie Ihren Armschmuck und die Armbanduhr ab, bevor Sie beginnen. Als Basisöl benötigen Sie Avocadoöl.
Verteilen Sie das Massageöl (Mischung siehe Kasten) in Ihrer rechten Hand, und beginnen Sie mit der Massage des linken Arms. Streichen Sie kräftig vom Handgelenk aus in Richtung Schulter. Führen Sie dabei kräftige und zügige Streichbewegungen aus, bei denen Sie

Ölmischung

Mischen Sie 1 Esslöffel Avocadoöl mit jeweils 3 Tropfen Rosmarinöl und Grapefruitöl.

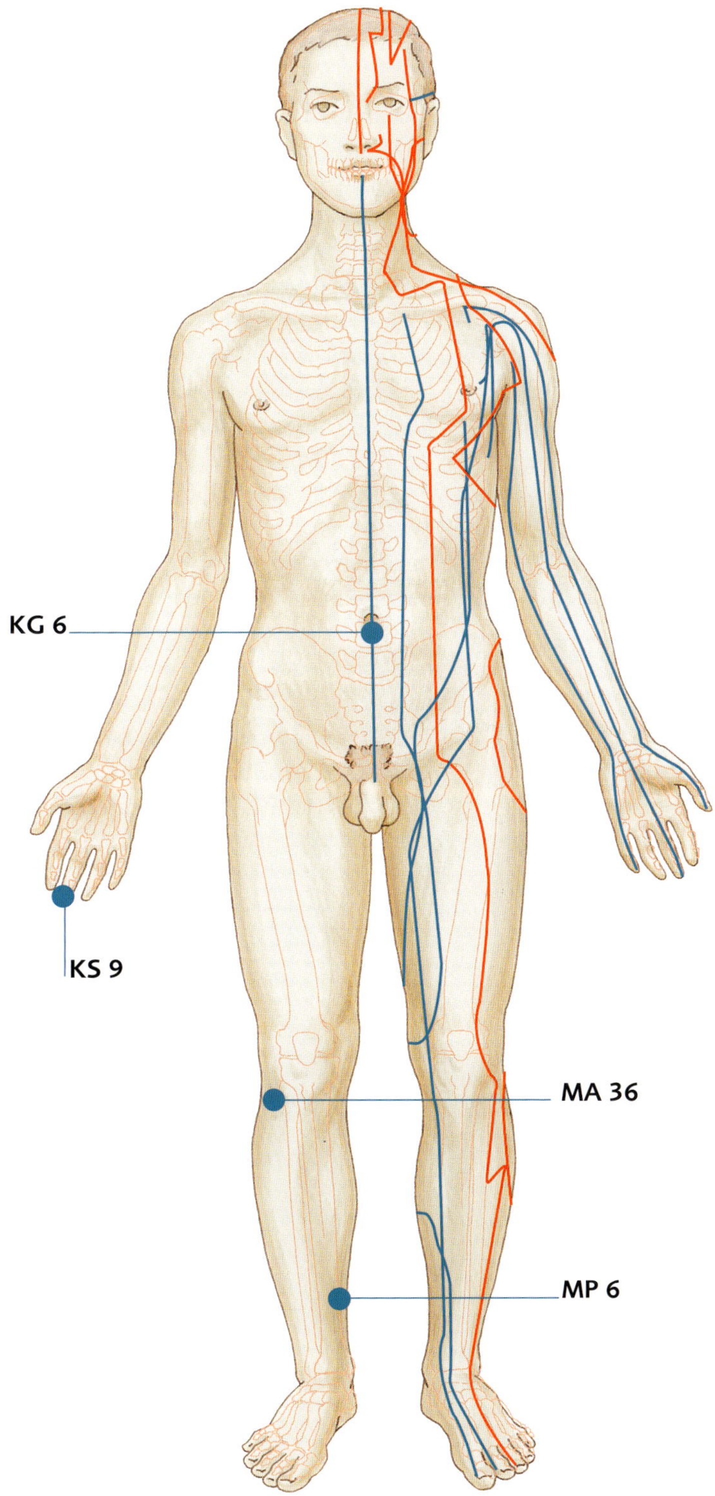

jedes Mal am Handgelenk ansetzen und dann nach oben streichen. Massieren Sie auf diese Weise zuerst die Oberseite des Arms zur Schulter hin, dann die Armunterseite in Richtung Achsel. Verteilen Sie nochmals etwas Öl in der Handfläche. Massieren Sie nun mit Handfläche und Daumen zuerst den Unterarm, dann den Oberarm, und führen Sie diesmal kreisende Bewegungen aus. Kneten Sie die Unter- und Oberarmmuskeln dabei kräftig durch. Massieren Sie anschließend das Gewebe rund um den Ellbogen mit Daumen, Zeige- und Mittelfinger.
Zum Abschluss sollten Sie eine leichte Klopfmassage ausführen. Legen Sie dazu Zeige-, Mittel- und Ringfinger aneinander, und beklopfen Sie mit den flachen Fingern zunächst die Oberseite des Arms – Stück für Stück vom Handrücken über Unterarm, Ellbogen, Oberarm bis hin zur Schulter. Dann verfahren Sie an der Innenseite des Arms genauso und klopfen von der Handfläche nach oben bis kurz vor die Achsel. Wenden Sie die gleichen Schritte schließlich auch für die Behandlung des rechten Arms an.

Die Aromaölmassage können Sie auch mit anderen Essenzen durchführen. Besonders hilfreich sind einige Tropfen Lavendel-, Pfeffer- oder Zitronenöl. Als Basisöl bietet sich Avocado- oder Jojobaöl an. Massieren Sie das Öl morgens, gleich nach dem Duschen, ein.

KG 6: Der Druck auf diesen Punkt des Konzeptionsgefäßes – er variiert von ein bis zwei Finger breit unterhalb des Bauchnabels – bringt Ihren Kreislauf wieder in Schwung.

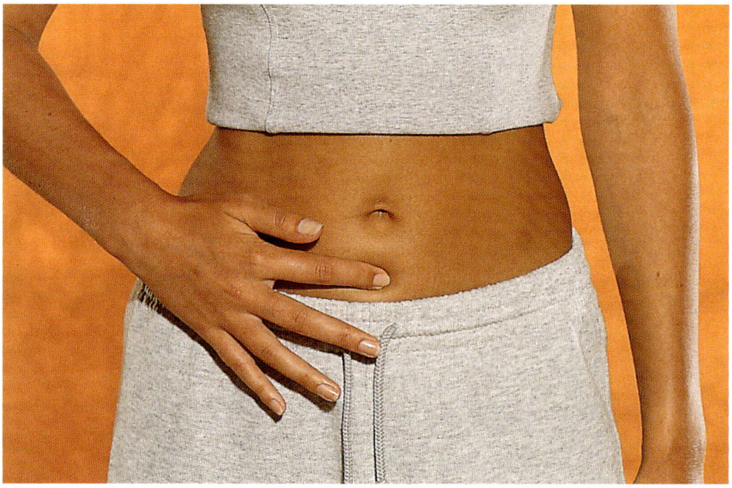

Das können Sie noch tun

- Halten Sie Ihren Kreislauf regelmäßig in Schwung. Treiben Sie sanfte Sportarten, vor allem Schwimmen, oder führen Sie mindestens 1-mal täglich einige Qi-Gong-Übungen aus.
- Auch durch kneippsche Wasseranwendungen wie Wechselduschen, Armgüsse, Wassertreten oder kalte Waschungen können Sie den Kreislauf aktivieren.
- Setzen Sie wohlriechende ätherische Öle ein, um Ihre Lebensenergie anzuregen. Lassen Sie dazu das Öl von Zitrusfrüchten – vor allem Grapefruit- oder Zitronenöl – in einer Duftlampe in Ihren Wohn- und Arbeitsräumen verdampfen.
- Es gibt verschiedene Heilpflanzen, die hilfreich sind, um den Beschwerden der Hypotonie entgegenzuwirken. Präparate aus Arnika, Weißdorn, Mistel oder Rosmarin sind in Apotheken und Reformhäusern in Form von Tees oder Pflanzensäften erhältlich.
- Trinken Sie nicht literweise Kaffee, auch wenn er Sie zunächst aufputscht. Der Effekt hält nur kurz an, zudem gewöhnt sich der Körper an die Koffeinzufuhr. Trinken Sie statt Kaffee lieber grünen Tee. Er hält Sie geistig fit und wach, regt die Lebensenergie an und hebt langfristig zu niedrigen Blutdruck.
- Verzichten Sie auf alkoholische Getränke vor dem Schlafengehen. Sie belasten den Kreislauf, am nächsten Morgen kommt er deshalb nur schwer in Schwung. Allerdings kann Ihnen bei extrem niedrigem Blutdruck guter Rotwein helfen, sofern Sie nicht mehr als ein Glas davon trinken. Andernfalls macht sich der ermüdende Effekt des Alkohols bemerkbar.

Depressive Verstimmung

Das Wort »Depression« leitet sich vom lateinischen »deprimere« ab, was so viel wie niedergedrückt bedeutet. Genauso fühlt man sich dann auch; hinzu kommen Antriebslosigkeit, unbegründete Traurigkeit und Müdigkeit. Depressive Verstimmungen treten als Folge von äußeren Ereignissen wie dem Verlust des Arbeitsplatzes oder des Partners als natürliche Reaktionen auf, können sich jedoch zu einer »echten« Depression ausweiten. Diese kann auch ohne scheinbare Ursache auftreten und gehört in ärztliche Behandlung. Vor allem dann, wenn der Depressive sich vollkommen von der Außenwelt abkapselt, kaum noch ansprechbar ist oder wenn Wahrnehmungsstörungen auftreten.

Erste Hilfe

Akupressur

HE 3: Dieser Herzpunkt liegt an der inneren Beugefalte des Ellbogens, also an der Innenseite des Ellbogengelenks. Sedieren Sie den Akupressurpunkt 5 Minuten lang mit sanftem Druck und kreisenden Bewegungen gegen den Uhrzeigersinn.

LU 9: Sie finden diesen Lungenpunkt an der Daumenseite des Handgelenks, in der Vertiefung der Handgelenksfalte. Stimulieren Sie den Akupressurpunkt mindestens 2 Minuten lang kräftig mit Kreisbewegungen im Uhrzeigersinn.

MA 36: Dieser Punkt des Magenmeridians liegt am Unterschenkel an der Außenseite des Schienbeins, gut 3 Finger breit unterhalb der Kniescheibe zwischen dem großen Streckmuskel und dem Schienbeinmuskel. Drücken Sie den Punkt 1 Minute lang kraftvoll.

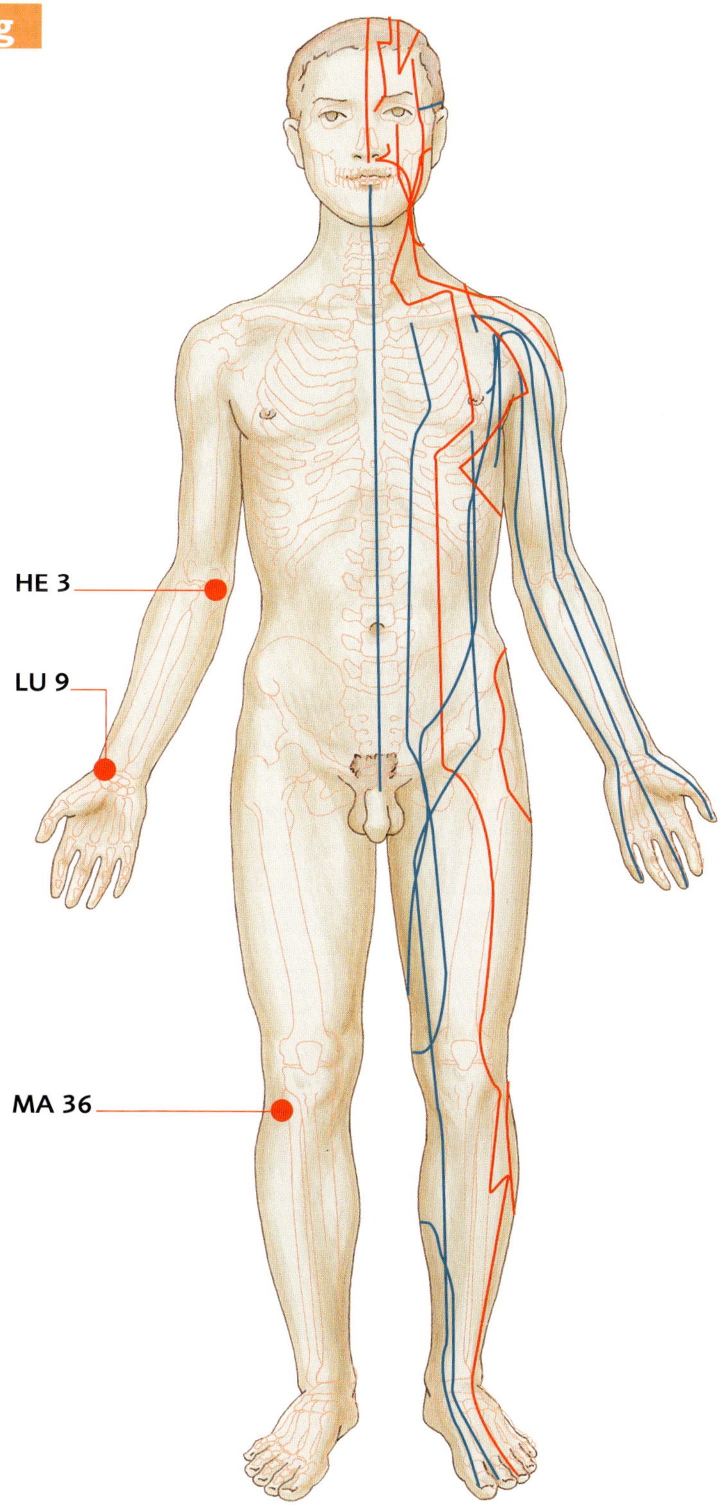

Bei Frauen kommt es im Lauf ihres Monatszyklus zu Hormonschwankungen, die ebenfalls depressive Verstimmungen nach sich ziehen können. Traurigkeit oder erhöhte Reizbarkeit sind u. a. die Folge. Diese typischen Beschwerden bezeichnet man als prämenstruelles Syndrom (PMS).

Selbsthilfeprogramm bei depressiven Verstimmungen
Mit dem folgenden Programm, in dem verschiedene ganzheitliche Massagen im Mittelpunkt stehen, können Sie den Organismus aktivieren und Ihren seelischen Zustand stärken. Bei depressiven Verstimmungen und Kraftlosigkeit können Sie mit dem Programm Ihre Lebensenergien anregen, so dass es Ihnen leichter fällt, die schwierige Zeit zu überstehen. Achten Sie darauf, die Reihenfolge der Behandlungen wie beschrieben einzuhalten.

1. **Morgens – Wechselduschen:** Beginnen Sie den Tag mit einer Wasseranwendung, die Körper und Geist belebt, die Abwehrkräfte stärkt und schlechte Laune vertreibt – dem Wechselduschen. Stellen Sie sich dazu in die Wanne, und duschen Sie zunächst 3 Minuten lang warm. Drehen Sie die Wassertemperatur anschließend auf kalt, und führen Sie den Duschkopf am rechten Bein beginnend erst über die Außen-, dann über die Innenseite. Verfahren Sie am linken Bein ebenso. Lassen Sie das kalte Wasser dann jeweils über die Außen- und Innenseite des linken Arms laufen – danach duschen Sie den rechten Arm ab. Zum Schluss schrecken Sie noch Brust, Bauch, Nacken und Gesicht kurz mit kaltem Wasser ab. Drehen Sie die Wassertemperatur wieder auf warm, und wiederholen Sie das Wechselduschen noch 1- bis 2-mal. Beenden Sie die Anwendung mit kaltem Wasser. Trocknen Sie sich danach mit einem groben Handtuch kräftig ab.

! Brechen Sie das Wechselduschen sofort ab, falls Ihnen schwindelig oder übel wird!

2. **Vormittags – tibetische Massage:** Führen Sie unmittelbar nach der morgendlichen Wechseldusche die tibetische Energiepunktmassage durch. Behandeln Sie dabei den hinteren Schläfenpunkt (E 8). Fertigen Sie sich dazu zuerst die Massagepaste an (2 Teelöffel Butterschmalz, 1 Teelöffel Muskatpulver und 1/2 Teelöffel Ingwer-

Leiden Sie unter depressiven Verstimmungen?

Je mehr der folgenden Fragen Sie mit Ja beantworten, desto größer ist Ihre Anfälligkeit für depressive Verstimmungen. Wenn Sie mehr als vier Fragen zustimmen, sollten Sie daran denken, professionelle Hilfe in Anspruch zu nehmen. Wenn Sie mehr als zwei Fragen bejahen, sollten Sie einmal die hier empfohlenen Massagetechniken anwenden.

- Fühlen Sie sich oft kraftlos, und verlieren Sie leicht den Mut?
- Leiden Sie häufig unter Schuldgefühlen?
- Sind Sie oft traurig?
- Ziehen Sie sich gern in Ihr Schneckenhaus zurück?
- Gehen Ihre Nerven leicht mit Ihnen durch, und sind Sie oft gereizt?
- Leiden Sie unter anhaltenden Schlafstörungen?
- Hat Ihre sexuelle Lust in letzter Zeit stark nachgelassen?

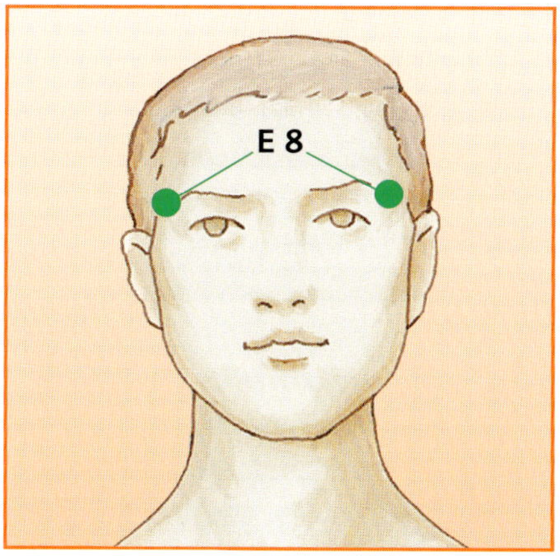

pulver vermischen). Tauchen Sie dann Zeige- und Mittelfinger in die Paste, und massieren Sie 5 Minuten lang gleichzeitig die beiden hinteren Schläfenpunkte; sie befinden sich in einer kleinen Vertiefung in der Mitte zwischen Schläfen und Ohren und sind recht schmerzempfindlich.
Schließen Sie während der Massage die Augen, und atmen Sie tief und ruhig durch die Nase.

3. Nachmittags – Chakra-Energiemassage: Führen Sie am Nachmittag eine Chakra-Energiemassage durch. Über das Sakralzentrum (Svadhisthana-Chakra) können Sie Ihr Körperbewusstsein verbessern, Ihre Vitalität und Kreativität anregen und die Lebensfreude und Sinnlichkeit aktivieren. Wenn die Lebensenergie im Sakralzentrum ungehindert fließt, werden Sie nicht mehr so leicht Opfer depressiver Gefühlslagen werden.
Führen Sie die Chakra-Energiemassage im Liegen durch, und decken Sie sich gegebenenfalls zu, um nicht auszukühlen. Sensibilisieren Sie zuerst Ihre Hände, indem Sie die beiden Handflächen sanft gegeneinander kreisen. Schließen Sie dabei die Augen.

Legen Sie Ihre linke Handfläche unterhalb des Nabels auf die Bauchmitte, die rechte Hand einfach auf die linke.
Atmen Sie einige Minuten lang bewusst in den Bauch hinein – dabei werden Sie spüren, wie sich Ihre Hände auf der Bauchdecke sanft heben und senken.
Stellen Sie sich nun vor, dass Sie beim Einatmen Prana, die universelle Lebensenergie, aufnehmen und dieses Prana beim Ausatmen in Ihren Bauch strömen lassen. Nehmen Sie Ihre bildliche Vorstellungskraft zu Hilfe, und visualisieren Sie das Prana als orangefarbenen Energiestrahl, der mit jeder Ausatmung von den Händen aus in das Sakralzentrum strömt und sich dort in Form eines Energiewirbels oder einer Energiekugel ausbreitet. Führen Sie diese Imagination für die Dauer von insgesamt 7 langen Atemzügen aus.

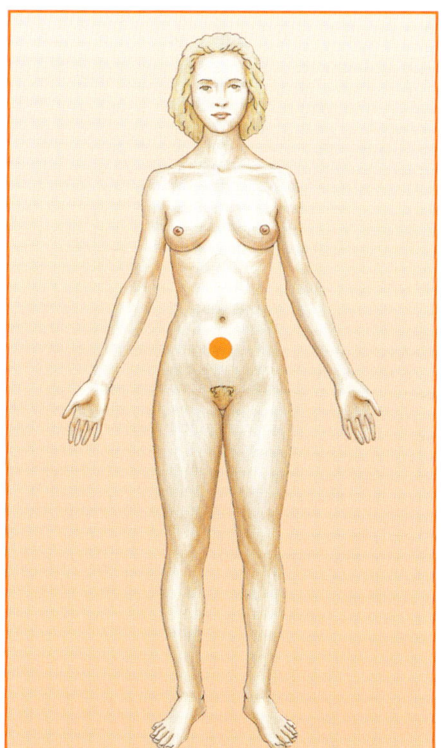

Erlernen Sie ganzheitliche Körperübungen wie etwa Qi Gong oder Yoga. Damit stabilisieren Sie nicht nur Ihren Organismus, sondern langfristig auch die psychische Verfassung. Dingen, die Sie bisher aufgeregt haben, können Sie dann mit mehr Gelassenheit begegnen. Eine entspannte Haltung dem Leben gegenüber mindert die Anfälligkeit für depressive Verstimmungen.

Das Sakralzentrum wird durch die Farbe Orange symbolisiert und beeinflusst die Sexualität.

Ölmischung

Vermischen Sie 2 Esslöffel Basisöl – am besten Calendula- oder Jojobaöl – mit 8 bis 10 Tropfen ätherischem Rosenöl (Rosa damascena).

Die Aromaölmassage können Sie auch mit anderen Duftessenzen wie etwa ätherischem Eukalyptus-, Weihrauch- und Basilikumöl oder mit diversen Zitrusölen durchführen. Sie alle haben eine belebende Wirkung auf die Psyche. Als Basisöl empfiehlt sich Calendulaöl.

Legen Sie die Hände dann wieder auf den Boden, bleiben Sie entspannt liegen, und spüren Sie der Aktivierung des Sakralzentrums noch ein paar Minuten lang nach.

4. **Abends – Aromaölmassage:** Es gibt einige ätherische Öle, die sich über den Geruchsinn sehr anregend und belebend auf Gehirn und Psyche auswirken. Die folgende Rosenölmassage hilft erfahrungsgemäß besonders gut gegen Stimmungstiefs. Sie sollte jedoch nicht unmittelbar vor dem Zubettgehen, sondern lieber am frühen Abend ausgeführt werden. Geben Sie dazu etwas Öl in Ihre Handfläche (Mischung siehe Kasten), und massieren Sie zunächst den Bauch mit 36 großen Kreisbewegungen im Uhrzeigersinn. Verteilen Sie nochmals ein wenig Öl in den Händen, und massieren Sie dann Brust, Schultern und Nacken mit sanften, kreisenden und streichenden Bewegungen. Atmen Sie dabei tief durch, um den Duft aufzunehmen. Reiben Sie abschließend noch Ihre Arme mit der Ölmischung ein. Erst den linken, dann den rechten Arm. Streichen Sie dabei von den Händen aus aufwärts bis zur Schulter.
Entspannen Sie sich nach der Ölmassage noch mindestens 10 Minuten lang, und decken Sie sich dabei warm zu.

Das können Sie noch tun

➤ Besorgen Sie sich ein Johanniskrautpräparat. Es empfiehlt sich, das Mittel in der Apotheke zu kaufen, da es hier garantiert den wichtigsten antidepressiven Wirkstoff, das Hyperizin, standardisiert enthält. Führen Sie laut Beipackzettel eine mehrwöchige Kur durch.

➤ Sorgen Sie für ausreichende Bewegung an der frischen Luft. Üben Sie Ausdauersportarten wie Jogging, Radfahren oder Skilanglauf aus, denn die regelmäßige Aktivierung des Kreislaufs weckt auch auf seelischer Ebene die Lebensgeister. Sportler sind äußerst selten depressiv!

➤ Gönnen Sie sich immer wieder einmal ein duftendes Vollbad mit ätherischen Ölen. Geben Sie dazu jeweils 4 Tropfen Basilikum-, Weihrauch- und Orangenöl in 1 Tasse süße Sahne. Vermischen Sie das Ganze gründlich, und gießen Sie die Mischung, kurz bevor Sie in die Wanne steigen, ins Badewasser. Lassen Sie die ätherischen Öle außerdem regelmäßig in Ihren Wohn- und Arbeitsräumen verdampfen.

! Noch ein wichtiges Wort zu Psychopharmaka: Grundsätzlich dürfen diese Medikamente nur unter ständiger ärztlicher Kontrolle und mit begleitender Psychotherapie eingenommen werden. Lassen Sie sich diese deshalb auch nicht »schnell einmal« vom Hausarzt verschreiben!

Tipp

Die folgende Teemischung hat sich bei Niedergeschlagenheit und geistiger Erschöpfung bewährt: Mischen Sie 20 Gramm Johanniskraut, 10 Gramm Schafgarbenkraut und 10 Gramm Melisse. Übergießen Sie 1 Esslöffel der Mischung mit 250 Milliliter kochendem Wasser, lassen Sie das Ganze mindestens 10 Minuten lang ziehen; seihen Sie ab, und süßen Sie mit Honig. Trinken Sie 2-mal täglich 1 Tasse dieser Teemischung.

Durchfall

Als Ursachen für Durchfall, der oft mit kolikartigen Bauchschmerzen einhergeht, sind insbesondere Ernährungsfehler, Stoffwechselstörungen, Allergien, aber auch Vergiftungen zu nennen. Von Durchfall spricht man, wenn mehrmals täglich dünnflüssiger Stuhl auftritt. Da sich auch ernsthafte Erkrankungen hinter den Beschwerden verstecken können, sollte ein Arzt gerufen werden, wenn der Durchfall länger als zwei Tage andauert oder von Fieber begleitet ist. In vielen Fällen ist Durchfall als natürlicher Reinigungsprozess nach Trink- und Essgelagen oder übermäßigem Alkohol-, Nikotin- oder Koffeingenuss anzusehen. Da es bei Durchfällen wegen des Mineralstoffverlusts zu starken Kreislaufbelastungen kommen kann, sollten Sie unbedingt genug Flüssigkeit in Form von Tees und Wasser zu sich nehmen. Doch auch mit Massagetechniken, vor allem mit Hilfe der Akupressur, lassen sich die Beschwerden im Normalfall schnell beseitigen.

Erste Hilfe

Akupressur

MA 36: Dieser Magenpunkt liegt am Unterschenkel, an der Außenseite des Schienbeins. Sie finden ihn 3 bis 4 Finger breit unterhalb der Kniescheibe zwischen dem großen Streckmuskel und dem Schienbeinmuskel. Tonisieren Sie den Punkt, indem Sie 3 Minuten lang kräftigen Druck ausüben und Kreisbewegungen im Uhrzeigersinn ausführen.

MA 25: Der Punkt liegt seitlich neben dem Bauchnabel auf der Bauchdecke. Sie finden ihn etwa 3 bis 4 Finger breit vom Bauchnabel entfernt. Sedieren Sie

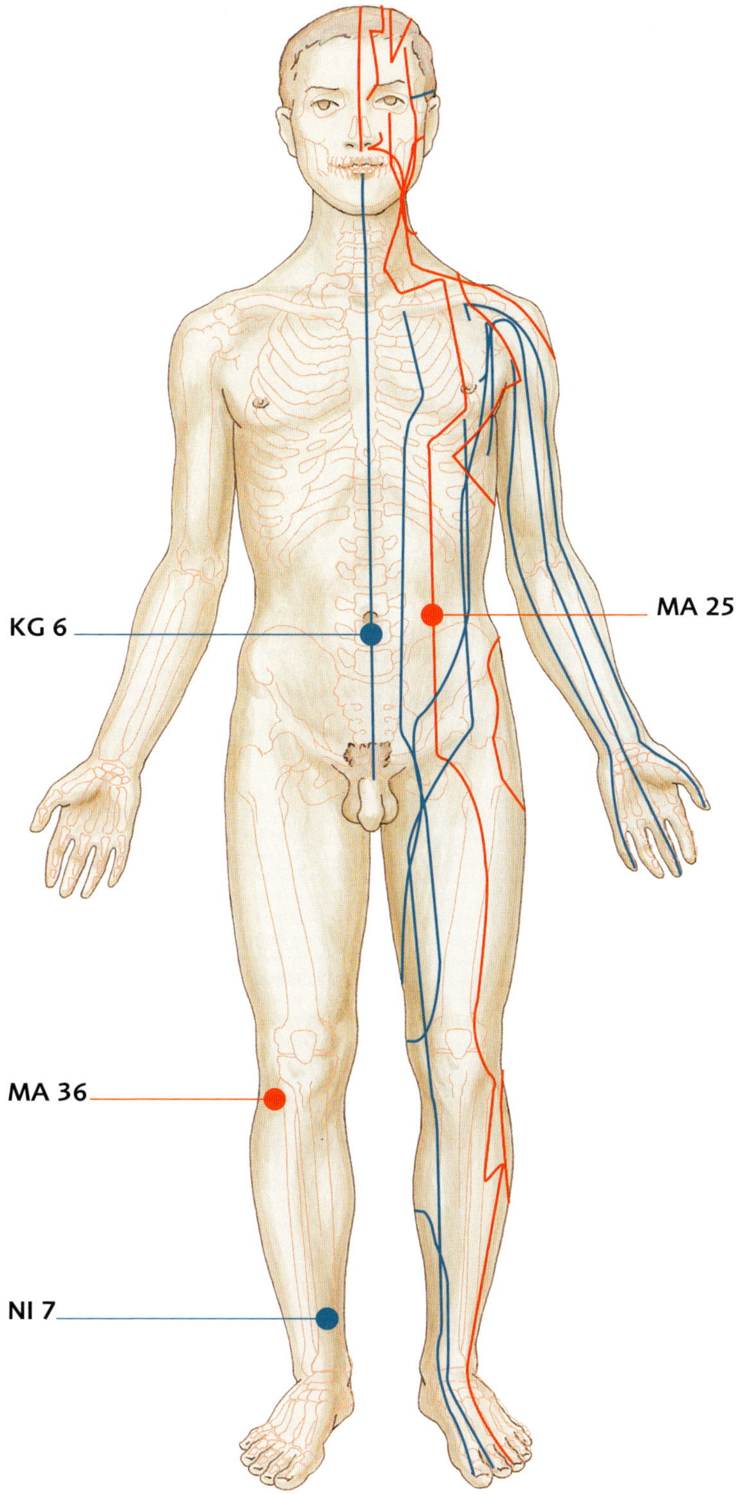

Ölmischung

Mischen Sie 1 Esslöffel Jojobaöl mit 5 Tropfen ätherischem Kamillenöl. Besorgen Sie sich im Fachhandel das Öl aus der Römischen Kamille (Anthemis nobilis).

Solange Sie unter akutem Durchfall leiden, sollten Sie keine feste Nahrung zu sich nehmen, sondern lieber ein oder zwei Tage Diät einhalten. Allenfalls sind Salzstangen oder geringe Mengen trockenes Brot erlaubt. Der Darm wird damit bei seinen Selbstheilungsversuchen sinnvoll unterstützt.

die beiden Punkte auf der linken und rechten Seite des Bauchnabels gleichzeitig mit sanften kreisenden Bewegungen gegen den Uhrzeigersinn, und zwar mindestens 4 Minuten lang. Am besten benützen Sie dazu jeweils die aneinander gelegten Fingerkuppen der Zeige- und Mittelfinger.

➤ Die Punkte der schnellen Hilfe sind in der Abbildung auf Seite 173 rot markiert.

Die weitere Behandlung

Akupressur

KG 6: Der Punkt liegt auf dem Konzeptionsgefäß, und zwar 1 bis 2 Finger breit unterhalb des Bauchnabels in der Mitte des Bauchs. Üben Sie mindestens 3 Minuten lang sanften Druck auf diesen Punkt aus. Führen Sie dabei kleine Kreisbewegungen gegen den Uhrzeigersinn aus.

NI 7: Sie finden diesen Nierenpunkt auf der Innenseite des Unterschenkels. Er liegt etwa 2 Finger breit oberhalb des Fußknöchels kurz vor der Achillessehne. Stimulieren Sie ihn mit kräftigem Druck, den Sie etwa 1 Minute lang halten sollten.

➤ Die Punkte sind in der Abbildung auf Seite 173 blau markiert.

Aromaölmassage

Durchfall tritt nicht nur infolge bakterieller Infektionen und Fehlernährung, sondern auch bei Ängsten und seelischen Belastungen, wie etwa vor wichtigen Prüfungen, auf. Während die Kamille Entzündungen auf körperlicher Ebene entgegenwirkt, hat ätherisches Kamillenöl eine sehr harmonisierende Wirkung auf die Psyche. Durch die Aromaölmassage wird die Kamillenessenz über die Atmung und die Haut aufgenommen. So kann sie ihre wohltuenden und angstlösenden Wirkungen entfalten und die Darmstörungen heilen.

Geben Sie das frisch zubereitete Massageöl (Mischung siehe Kasten) in Ihre Handflächen, und massieren Sie das Öl in den ganzen Bauchbereich ein.

Führen Sie dazu kleine kreisende Bewegungen mit den Handflächen aus, und gehen Sie dabei sehr sanft vor. Vermeiden Sie jegliches Kneten, und üben Sie keinen Druck auf die Bauchdecke aus!

Gießen Sie das restliche Öl in Ihre Hände, und massieren Sie sich die Brust behutsam damit ein.

Atmen Sie während der gesamten Aromaölmassage tief durch die Nase.

Das können Sie noch tun

➤ Vermeiden Sie Substanzen, die den Darm reizen, allen voran Alkohol, Kaffee und Süßigkeiten, aber auch fette Speisen und Nikotin.

➤ Bei Darminfektionen und Durchfall ist es sehr wichtig, sich warm zu halten. Sofern Sie die Möglichkeit haben, sollten Sie sich ins Bett legen und eine Wärmflasche auf den Unterleib legen.

➤ Der südamerikanische Lapachotee fördert die Heilung von Darmkatarrhen – unabhängig davon, ob sie durch Bakterien, Ernährungsfehler oder Allergien hervorgerufen wurden. Der mineralstoffreiche Rindentee ist das traditionelle Heilmittel der Regenwaldindianer. Trinken Sie täglich über den Tag verteilt mindestens 1 Liter Lapachotee (aus dem Reformhaus oder Naturkostladen). Nehmen Sie darüber hinaus genug Mineralwasser und andere Tees zu sich, um den durch den Durchfall verursachten Flüssigkeitsverlust auszugleichen.

Erkältungen, Schnupfen

Erkältungen werden meist durch Virusinfektionen der oberen Luftwege ausgelöst. Sie können mit Beschwerden wie Hals- und Rachenschmerzen, erhöhter Temperatur, leichtem Fieber und Husten einhergehen. Besonders häufig ist jedoch der so genannte Schnupfen: Die Nasenschleimhaut ist gerötet, und es wird vermehrt Sekret produziert – »die Nase läuft«. Eine Erkältung klingt normalerweise nach drei bis vier Tagen von selbst wieder ab. Kommt es durch Infektionen der Nasennebenhöhlen zu Nebenhöhlenentzündungen, so können Erkältungen jedoch auch sehr viel länger dauern.
Durch Akupressur, Reflexzonen- und Aromaölmassagen können Sie nicht nur die Beschwerden lindern; es werden auch die körpereigenen Abwehrkräfte gestärkt. Durch regelmäßige Massagen halten Sie darüber hinaus Ihre Lebensenergie in Fluss und sorgen dafür, dass Krankheitserreger in Zukunft keine Chance mehr haben.

Erste Hilfe

Reflexzonenmassage
Stärken Sie Ihren Organismus, und wirken Sie Beschwerden wie geröteten Augen und einer laufenden Nase entgegen, indem Sie die Kopfzonen an Händen und Füßen behandeln. Massieren Sie jede einzelne Zehe Ihrer Füße, sowohl die Ober- als auch die Unterseite. Hier liegen die Reflexzonen für Stirnhöhle, Kieferhöhlen, Ohren und Mandeln (Zone 3 und 4). Umfassen Sie die jeweilige Zehe mit dem Daumen auf der einen sowie Zeige- und Mittelfinger auf der anderen Seite wie mit einer Zange. Führen Sie kräftige kreisende Massagebewegungen mit den Fingerkuppen aus. Behandeln Sie auch die Zehenzwischenräume im Bereich der »Schwimmhäute«.
Gehen Sie anschließend zur Handreflexzonenmassage über. Massieren Sie jeden einzelnen Finger von der Finger-

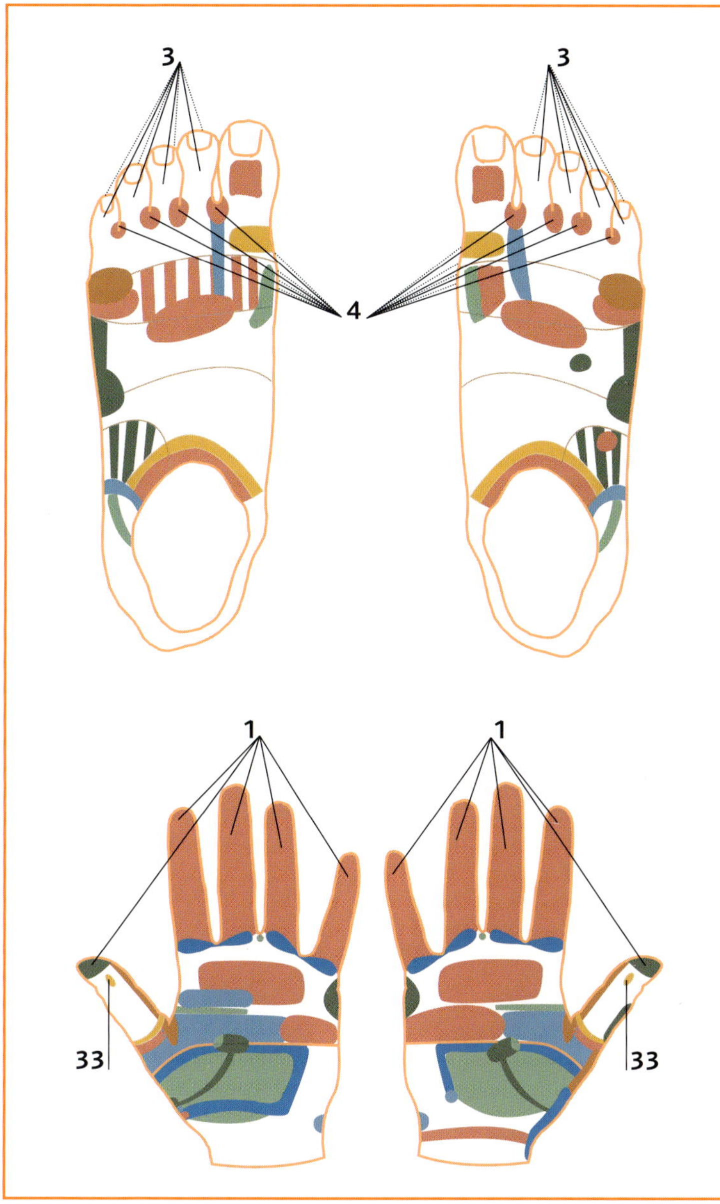

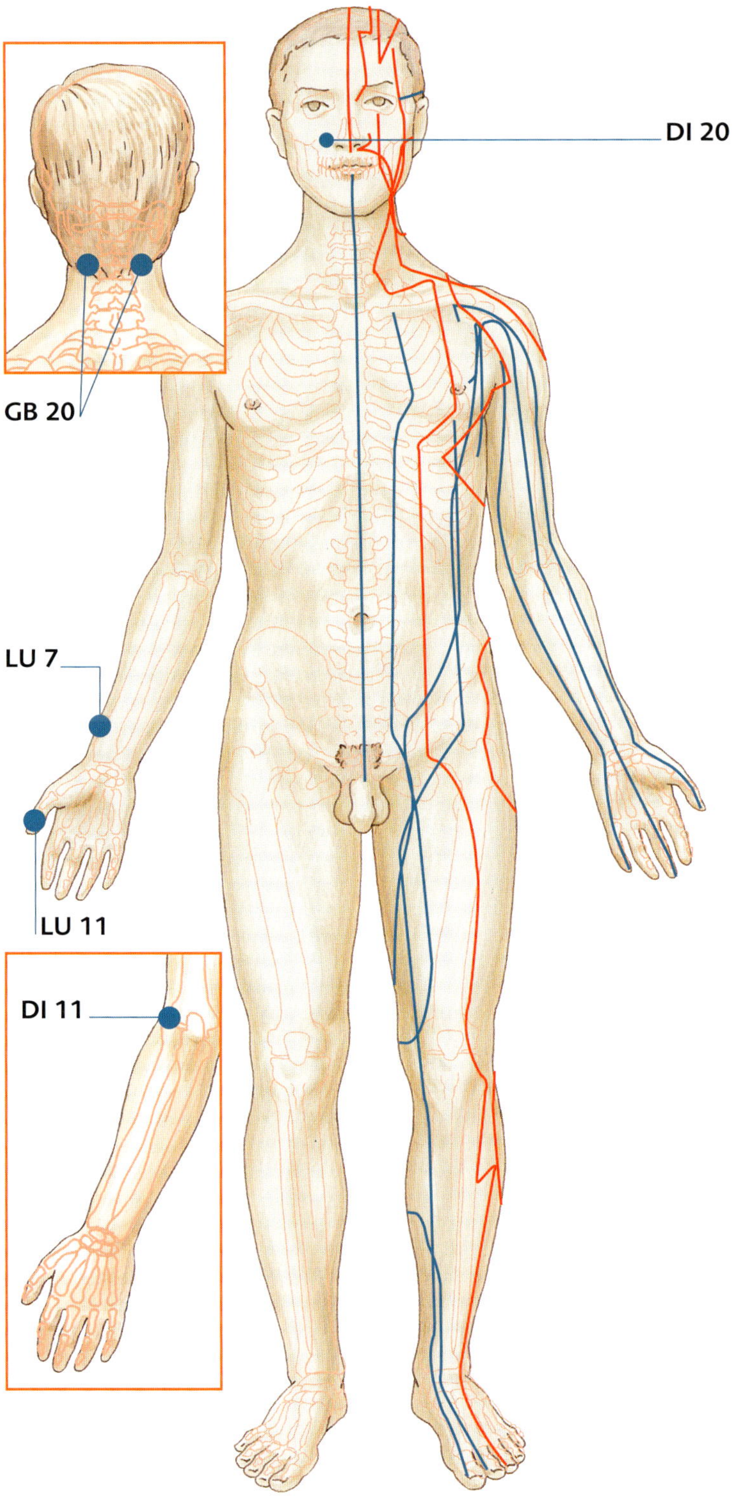

kuppe in Richtung Knöchel. Benutzen Sie dazu die Daumenkuppe, und streichen Sie dabei kräftig an der Unter- und Oberseite der Finger entlang, bis sie sich warm und durchblutet anfühlen. Massieren Sie dann die Kopfzone (Zone 1 und 33) an den Daumeninnenseiten mit kräftigen, streichenden Bewegungen.

Die weitere Behandlung

Akupressur
Erkältungen lassen sich auch gut über die Meridiane behandeln. Da Schnupfen der chinesischen Medizin zufolge eine »Kältekrankheit« ist, sollten Sie Ihre wärmende Yang-Energie steigern.
LU 7: Dieser Lungenpunkt liegt am Unterarm auf der Seite des Daumens, und zwar zwischen Elle und Speiche. Sie finden ihn etwa 3 Finger breit oberhalb der Handgelenksfalte, dort, wo der Pulsschlag spürbar ist. Massieren Sie den Punkt 1 bis 2 Minuten lang mit starkem Druck und kreisenden Bewegungen im Uhrzeigersinn.
LU 11: Sie finden den Punkt am Daumen. Er liegt knapp neben dem Nagelbett an der Außenseite des Daumens. Drücken Sie ihn 1 Minute lang kräftig.
DI 11: Dieser Dickdarmpunkt liegt auf der Armoberseite in Höhe des Ellbogens, und zwar auf der Daumenseite der Ellbeuge. Sie finden ihn leichter, wenn Sie den Unterarm anwinkeln; der Punkt liegt am Ende der Beugefalte, die dabei entsteht. Tonisieren Sie ihn mindestens 1 Minute lang mit intensivem Druck und Kreisbewegungen im Uhrzeigersinn.
DI 20: Dieser Punkt befindet sich im Gesicht, direkt neben den Nasenflügeln am untersten Nasenrand. Da er in einer kleinen Vertiefung liegt, ist er leicht zu

finden. Sie können DI 20 auf beiden Seiten der Nase gleichzeitig massieren. Am einfachsten ist es, dazu die Zeigefingerkuppe zu benutzen. Stimulieren Sie die Punkte, indem Sie sie mindestens 30 Sekunden lang kräftig drücken.
GB 20: Sie finden diesen Punkt des Gallenblasenmeridians im Nacken am unteren Schädelrand. Er ist leicht aufzuspüren, da er in einer Vertiefung direkt am Ansatz der Nackenmuskeln bzw. am Haaransatz liegt und meist relativ schmerzempfindlich ist. Üben Sie starken Druck aus, und kreisen Sie beim Massieren mindestens 1 Minute lang im Uhrzeigersinn.

Aromaölmassage

Ätherische Öle befreien die Nase, bringen Entzündungen zum Abklingen und sorgen dafür, dass man wieder frei durchatmen kann. Darüber hinaus haben sie auch stresslösende Wirkung. Nicht selten weist eine Erkältung darauf hin, dass der Betroffene im Grunde nur »die Nase voll hat« und etwas Abstand von den Belastungen des Alltags braucht. Die folgende Massage kann dazu beitragen, diesen Abstand zu gewinnen.
Führen Sie die Aromaölmassage am besten im Sitzen aus. Geben Sie ein wenig Öl in Ihre Hände (Mischung siehe Kasten) und massieren Sie zunächst den oberen Brustbereich und den Hals.
Tauchen Sie dann Zeige-, Mittel- und Ringfinger in das Massageöl ein, und massieren Sie Ihre Nackenmuskeln von unten nach oben in Richtung Haaransatz mit kräftigen Strichen und kreisenden Bewegungen.
Tauchen Sie die Finger nochmals in die Ölmischung ein, und massieren Sie sich die Stirn. Legen Sie die Hände dazu flach auf die Stirn, und zwar waagrecht, so dass sich die Fingerkuppen oberhalb der Nase berühren. Ziehen Sie die Fingerkuppen dann nach außen in Richtung Schläfen. Wiederholen Sie diese von innen nach außen führende Bewegung einige Male, üben Sie dabei jedoch nicht zu viel Druck aus. Zuletzt massieren Sie noch die Schläfen mit den Fingerkuppen. Führen Sie dabei kleine, sanfte Kreisbewegungen aus.

! Achten Sie bei Massagen mit ätherischen Ölen im Gesichtsbereich stets darauf, dass das Öl nicht in die Augen gerät. Halten Sie die Augen daher immer geschlossen.

Das können Sie noch tun

Nasenspülung

Im Yoga werden Nasenspülungen traditionell als Reinigungsübung angewendet. Inzwischen empfehlen auch westliche HNO-Ärzte diese Anwendung, da sie die Nasenschleimhaut »trainiert« und Erkältungen verhindert, sofern sie täglich durchgeführt wird. Wenn sich der Schnupfen bereits ausgebreitet hat, wird damit die Heilung gefördert.
Führen Sie die Nasenspülung morgens durch. Geben Sie dazu 1 Messerspitze Meersalz in ein kleines Gläschen mit lauwarmem Wasser. Träufeln Sie das Wasser entweder mit einer Pipette in beide Nasenlöcher – der Kopf sollte dabei in den Nacken gelegt werden –, oder tauchen Sie die Nase in das Gläschen ein, und ziehen Sie das leicht gesalzene Wasser langsam nach hinten in den Rachen. Spucken Sie das Wasser dann wieder aus, oder stoßen Sie es durch die Nase aus, und schnäuzen Sie sich zum Abschluss kräftig. Vermeiden Sie, das Wasser zu schlucken.

Ölmischung

Vermischen Sie 1 Esslöffel Basisöl – am besten Avocadoöl – mit 3 Tropfen Eukalyptusöl, 2 Tropfen Rosmarinöl und 1 Tropfen Pfefferminzöl.

Gönnen Sie sich nach Möglichkeit Bettruhe, und verzichten Sie während der Erkältung auf schwer verdauliches, fettes Essen. Nehmen Sie viel Vitamin C zu sich. Vor allem Johannisbeeren, Hagebutten, Zitrusfrüchte und Sanddorn sind natürliche Vitamin-C-Spender.

Erschöpfung, Abgespanntheit

Durch eine ausgiebige Massage der Fußreflexzonen können Sie den Organismus ebenfalls stärken – allerdings sollten Sie sich hier weniger auf die Behandlung einzelner Zonen beschränken, sondern sich Zeit für eine Grundbehandlung nehmen.

Es gibt Tage, an denen man das Gefühl hat, Bäume ausreißen zu können, und andere, wo man sich müde, erschöpft und kraftlos fühlt. Bis zu einem gewissen Grad sind derartige Energieschwankungen innerhalb des Biorhythmus normal. Es besteht kein Grund zur Panik, wenn Sie sich einmal alles andere als fit fühlen. Andererseits sollten Erschöpfung und Abgespanntheit nie zum Dauerzustand werden. Wenn Sie sich häufig müde fühlen und morgens – selbst nach langer Nachtruhe – immer wieder schlapp aufstehen, wird es Zeit, etwas zu unternehmen.
Meist liegen die Ursachen für Erschöpfungszustände in ständigem Stress, Ernährungsfehlern, Alkohol-, Medikamenten- oder Drogenmissbrauch, mangelnder Bewegung und anderen schlechten Gewohnheiten. In seltenen Fällen können jedoch auch ernsthafte Erkrankungen oder das chronische Erschöpfungssyndrom Grund für das Energiedefizit sein. Suchen Sie daher einen Arzt auf, wenn die Beschwerden trotz der hier beschriebenen aktivierenden Massagetechniken und einer Umstellung der Lebensweise nicht verschwinden.

Erste Hilfe

Bauchmassage
Die ganzheitliche Bauchmassage harmonisiert Körper und Seele und wirkt sich aktivierend und stärkend auf den ganzen Organismus aus. Die Abwehrkräfte werden gestärkt, und Stress – ein häufiger Grund für Abgespanntheit – wird abgebaut. Bei Erschöpfungszuständen sollten Sie die gesamte Bauchmassage durchführen (siehe Seite 102ff.). Wenn Sie wenig Zeit haben oder Ihnen die Energie fehlt, die ganze Behandlung zu absolvieren, können Sie sich auf die ersten 3 Schritte »Kontakt aufnehmen«, »Lockern« und die »36 Kreise« beschränken.
Führen Sie die Bauchmassage in der ganzen oder der kurzen Form mindestens 1-mal, besser 2-mal täglich aus.

Die weitere Behandlung

Akupressur
Ebenso wie die Akupunktur kann auch die Akupressur gute Erfolge verzeichnen, wenn es darum geht, dem Körper Energie zuzuführen, Lebenskraft und Lebensfreude zu stärken und die Belastbarkeit zu steigern. Behandeln Sie die folgenden Akupressurpunkte regelmäßig, um den Energiefluss anzuregen und Körper, Seele und Geist wieder zu aktivieren.
KG 6: Der Punkt liegt 1 bis 2 Finger breit unterhalb des Bauchnabels auf dem Konzeptionsgefäß, das die Vorderseite des Körpers wie eine senkrechte Linie durchläuft. Üben Sie 3 Minuten lang mittelstarken Druck auf diesen Punkt aus.
KG 12: Auch dieser Punkt liegt auf dem Konzeptionsgefäß. Wenn Sie sich eine senkrechte Linie vorstellen, die von der Spitze des Brustbeins zum Nabel hinabläuft, liegt der Akupressurpunkt in der Mitte dieser Linie, also etwa 4 Finger breit oberhalb des Bauchnabels. Stimulieren Sie den Energiefluss im Konzeptionsgefäß, indem Sie 3 Minuten lang mittelstarken Druck auf den Akupressurpunkt ausüben.

MP 6: Dieser Punkt des Milz-Pankreas-Meridians befindet sich hinter dem Schienbein, etwa 3 bis 4 Finger breit oberhalb des inneren Fußknöchels. Tonisieren Sie ihn 1 Minute lang mit kräftigem Druck, und führen Sie mit den Fingerspitzen Kreisbewegungen im Uhrzeigersinn aus.

Das können Sie noch tun

➤ Achten Sie auf »Energiefresser«! Schädliche Gewohnheiten können äußerst kraftraubend sein und die Lebensqualität erheblich beeinträchtigen. Alkohol, Nikotin, Drogen, fette Speisen, Fastfood, Essgelage, allzu späte Mahlzeiten und Überarbeitung kosten Sie wertvolle Lebensenergie.

➤ Treiben Sie regelmäßig Sport. Verbessern Sie Ihre körperliche Fitness durch Ausdauersportarten wie Joggen, Schwimmen oder Skilanglauf. Damit halten Sie sich auch geistig fit und können Stimmungstiefs und vorzeitiger Abgespanntheit entgegenwirken.

➤ Durch Meditation oder Entspannungsmethoden wie autogenem Training und Yoga können Sie Ihre natürlichen Energiespeicher oft in erstaunlich kurzer Zeit wieder aufladen. Erlernen Sie eine der Techniken, und führen Sie die Übungen mindestens 3-mal wöchentlich aus.

➤ Basilikum-, Pfeffer-, Rosen-, Lemongras-, Lavendel-, Grapefruit- und Rosmarinöl sind wertvolle ätherische Essenzen, die helfen, Müdigkeit und Erschöpfung zu vertreiben. Sie können die Aromaöle in einer Duftlampe verdampfen lassen oder abends ein Vollbad genießen, in das Sie einige Tropfen des ätherischen Öls Ihrer Wahl – in Sahne verrührt – gießen sollten.

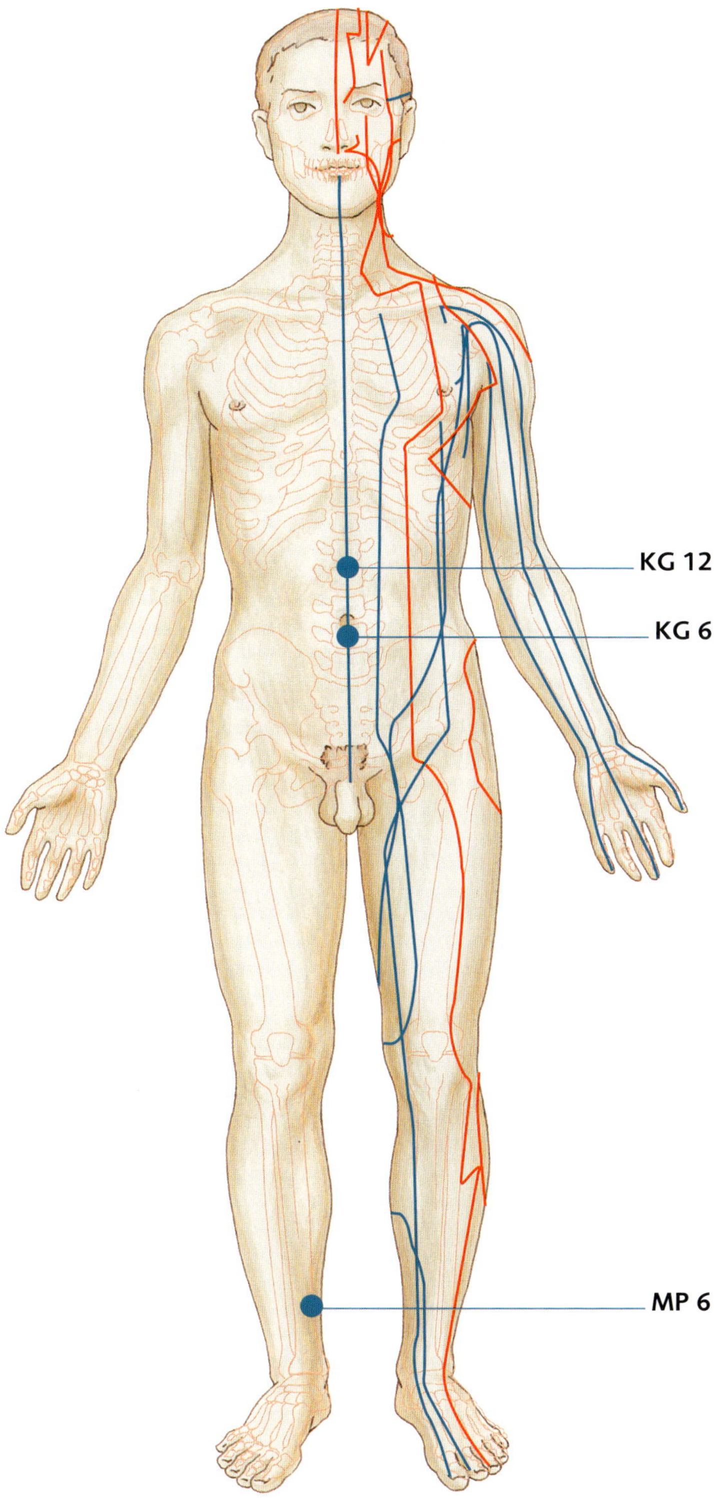

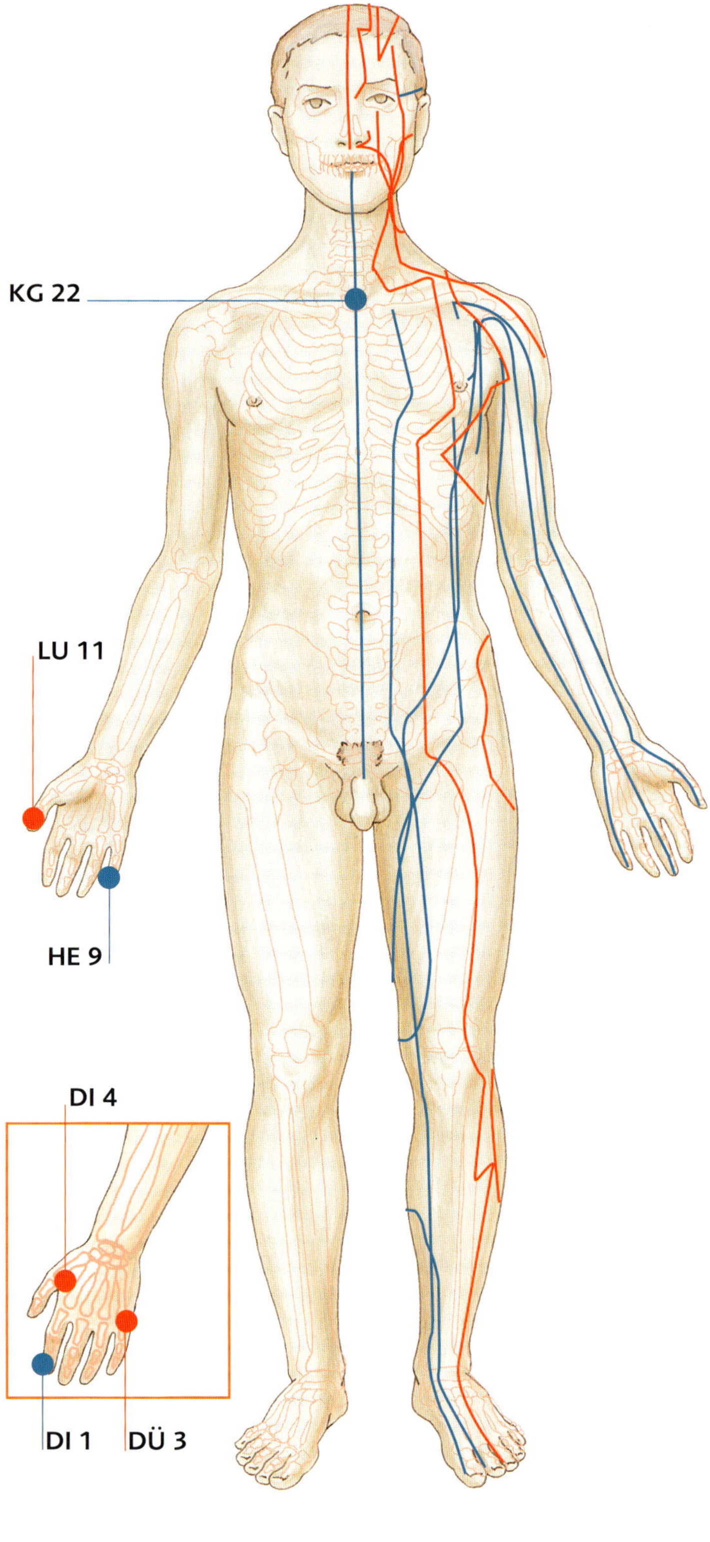

Halsschmerzen

Halsschmerzen sind in der Regel die Begleiterscheinung von Mandel- oder Kehlkopf- bzw. Rachenentzündungen. Doch auch übermäßiger Nikotin- oder Alkoholgenuss und langes Sprechen mit falscher Atmung können Halsschmerzen verursachen. Halsentzündungen treten oft im Zusammenhang mit einer Grippe oder Erkältung auf. Die Rachenschleimhaut ist dabei gerötet, es kommt zu brennenden Schmerzen und Schluckbeschwerden. Auch Mandelentzündungen, die meist durch Streptokokken, aber auch durch andere Bakterien ausgelöst werden, treten oft in Verbindung mit Erkältungskrankheiten auf. Bei einer Mandelentzündung sind die Gaumenmandeln geschwollen, in schweren Fällen sind sie vereitert. Dann sind kleine weiße Pünktchen auf den Mandeln zu sehen. Nicht selten kommt es dabei zu ausstrahlenden Halsschmerzen, starken Schluckbeschwerden und Fieber.
In solchen Fällen sollte unbedingt Bettruhe eingehalten und ein Arzt gerufen werden. In den meisten Fällen genügt es jedoch – vor allem in den nasskalten Jahreszeiten –, die Abwehrkräfte des Organismus zu stärken und die Lebensenergie durch ganzheitliche Massagemethoden wie die Akupressur anzuregen, so dass die Selbstheilungskräfte des Körpers gefördert werden.

Erste Hilfe

Akupressur

Gegen Schluckbeschwerden und gegen akute Halsschmerzen hilft die Behandlung der folgenden Akupressurpunkte besonders gut.

DÜ 3: Dieser Dünndarmpunkt liegt auf der Handkante. Wenn Sie die Faust schließen, finden Sie ihn am äußersten Ende der Beugefalte, die unterhalb des kleinen Fingers entsteht. Üben Sie sanften Druck auf den Punkt aus, und sedieren Sie ihn, indem Sie kleine Kreisbewegungen gegen den Uhrzeigersinn ausführen.

LU 11: Dieser Lungenpunkt liegt ebenfalls an der Hand, und zwar an der Außenseite des Daumens, direkt neben dem äußeren Rand des Nagelbetts. Stimulieren Sie ihn 3 Minuten lang, ohne jedoch allzu festen Druck auszuüben.

DI 4: Sie finden den Dickdarmpunkt auf dem Handrücken. Er befindet sich zwischen Zeigefinger und Daumen, am höchsten Punkt der Muskelwölbung, die beim Zusammenpressen von Zeigefinger und Daumen entsteht. Tonisieren Sie ihn mindestens 1 Minute lang mit kräftigem Druck. Lassen Sie den Finger dabei im Uhrzeigersinn kreisen.

➤ Die Punkte der schnellen Hilfe sind in der nebenstehenden Abbildung rot markiert.

Die weitere Behandlung

Akupressur

Wenn die Halsschmerzen nach der Behandlung der oben genannten Akupressurpunkte nicht schnell nachlassen, sollten Sie zusätzlich noch die folgenden Punkte massieren.

KG 22: Dieser Punkt liegt auf dem Konzeptionsgefäß direkt in der Vertiefung am oberen Rand des Brustbeins, dort wo die beiden Schlüsselbeine zusammenlaufen. Sedieren Sie den Punkt, indem Sie 3 Minuten lang sanft gegen den Uhrzeigersinn kreisen.

HE 9: Dieser Herzpunkt liegt unmittelbar über der inneren, dem Ringfinger zugewandten Nagelecke des kleinen Fingers. Üben Sie mit der Zeigefingerkuppe der anderen Hand etwa 30 Sekunden lang starken Druck auf den Punkt aus.

DI 1: Der Punkt liegt am Zeigefinger, knapp oberhalb des Fingernagels auf der Daumenseite des Fingers. Stimulieren Sie den Akupressurpunkt, indem Sie ihn 30 Sekunden lang kräftig drücken.

➤ Die Punkte sind in der nebenstehenden Abbildung blau markiert.

Aromaölmassage

Die folgende Geranien-Myrrhe-Ölmassage hilft meist schnell gegen Halsschmerzen und Schluckbeschwerden. Falls Sie häufiger an Hals- oder Mandelentzündungen leiden, sollten Sie diese Anwendung vor allem in der kalten Jahreszeit regelmäßig durchführen, um die Abwehrkräfte zu stärken.

Bereiten Sie das Aromaöl zu (Mischung siehe Kasten). Verteilen Sie das Öl in Ihren Handflächen, und führen Sie eine Halsmassage aus.

Ölmischung

Vermischen Sie 1 Teelöffel im Wasserbad angewärmtes Sesamöl, 2 Tropfen ätherisches Geranienöl und 1 Tropfen Myrrheöl.

DI 4 – dieser Punkt des Dickdarmmeridians liegt auf der Muskelwölbung zwischen Daumen und Zeigefinger.

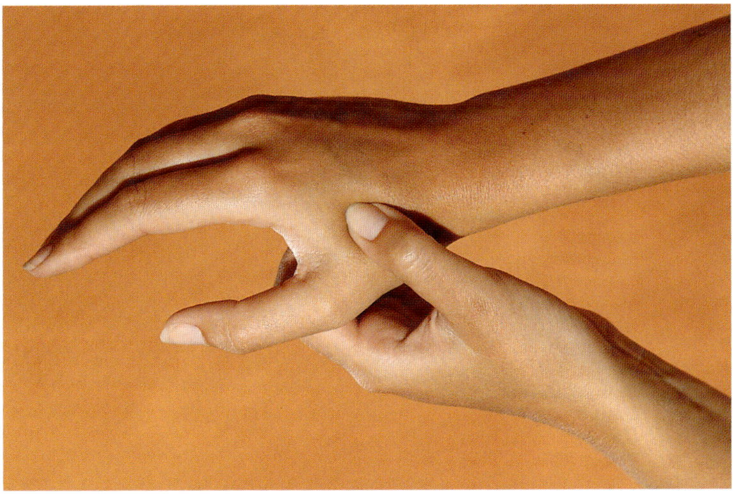

Knoblauch enthält verschiedene Inhaltsstoffe mit hochwirksamen antibiotischen Eigenschaften. Wer täglich eine Zehe Knoblauch – am besten roh – zu sich nimmt, kann Halsentzündungen vorbeugen und leichte Beschwerden damit kurieren.

Streichen Sie dazu mit der linken und rechten Handfläche abwechselnd vom Kinn aus abwärts zum Brustbein – üben Sie jedoch nicht zu viel Druck aus. Strecken Sie das Kinn während der Massage nach oben.
Massieren Sie die Aromaölmischung im Anschluss daran noch auf und unter den Schlüsselbeinen ein – am besten, indem Sie dazu schnelle kreisende Bewegungen mit den Fingerkuppen ausführen.
Atmen Sie während der Aromaölmassage tief durch die Nase ein und aus, um die heilenden Essenzen aufzunehmen. Umwickeln Sie den Hals anschließend mit einem warmen Tuch oder einem Schal, und entspannen Sie sich noch einige Minuten, um der wohltuenden Wirkung nachzuspüren.

Das können Sie noch tun

- Stellen Sie bei Halsschmerzen unbedingt den Genuss von Nikotin und harten Alkoholika ein, und schonen Sie Ihre Stimme. Atmen Sie ausschließlich durch die Nase.
- Halten Sie den Hals grundsätzlich mit einem Schal warm, wenn Sie leicht zu Entzündungen in dieser Region neigen. Sie können ab und zu auch warme Halswickel anlegen. Tauchen Sie dazu ein Leinentuch in eine Schüssel mit (nicht zu) heißem Wasser. Wringen Sie das Tuch aus, und wickeln Sie es vorsichtig um den Halsbereich.
Die heilenden Wirkungen können Sie noch steigern, indem Sie 2 gestrichene Teelöffel Ingwerpulver in das Wasser geben.
- Kalte Halswickel sollten Sie während einer akuten Entzündungsphase anlegen, vor allem bei Mandelentzündung oder wenn die Halsschmerzen von Fieber begleitet sind. Tauchen Sie dazu ein Leinentuch in kaltes Wasser, wringen Sie es gut aus, und legen Sie es um den Hals. Der Wickel sollte gewechselt werden, sobald sich das Tuch erwärmt hat.
- Bereiten Sie sich ein Gurgelwasser gegen Halsschmerzen zu. Geben Sie 1 Esslöffel Kieselerde (als Balsam oder Pulver in der Apotheke erhältlich) und 5 Tropfen Teebaumöl in 1 Glas mit lauwarmem Wasser. Vermischen Sie das Ganze gründlich, und gurgeln Sie mehrmals täglich mit dieser Mischung.
- Achten Sie darauf, dass die Luftfeuchtigkeit in Ihren Wohnräumen hoch genug ist. Wenn Sie einen Luftbefeuchter besitzen, sollten Sie einige Tropfen Teebaumöl, Eukalyptus- oder Geranienöl ins Wasser bzw. in die dafür vorgesehene Kammer geben. Darüber hinaus sollten Sie diese ätherischen Öle in einer Duftlampe verdunsten lassen.
- Nehmen Sie während einer Halsentzündung ausreichend Vitamin C zur Stärkung der Abwehrkräfte ein.

Tipp

Unter den zahlreichen Kräutertees, die sich bei Halsschmerzen bewährt haben, ist Salbeitee zum Gurgeln zu empfehlen. Übergießen Sie 2 Teelöffel Salbeiblätter mit 250 Milliliter kochendem Wasser. Lassen Sie das Ganze 10 Minuten ziehen und abkühlen. Gurgeln Sie mehrmals täglich mit dem lauwarmen Tee. Salbei enthält antiseptische Wirkstoffe, die die Entzündung rasch zum Abklingen bringen.

Hexenschuss, Ischiasbeschwerden

Die allgemein übliche sitzende Lebensweise hat dazu beigetragen, dass Haltungsschäden zugenommen haben und Rückenschmerzen heute weit verbreitet sind. Zu den häufigsten und am meisten gefürchteten Rückenproblemen gehört der Hexenschuss (akute Lumbalgie).
Ein Hexenschuss wird durch plötzliche, ruckartige falsche Bewegungen sowie durch Bandscheibenvorfälle ausgelöst. Es kommt zu äußerst schmerzhaften Muskelverkrampfungen, die die Betroffenen in eine krumme Schonhaltung zwingen.
Die Ischiasbeschwerden sind im unteren Rücken lokalisiert. Sie können in das Gesäß und in eines oder beide Beine ausstrahlen, während sich beim Hexenschuss die Schmerzen in der Regel auf den mittleren Rückenbereich beschränken. Ischiasschmerzen entstehen oft durch Abnutzung der unteren Bandscheiben, die zu einer Druckbelastung und Reizung der Ischiasnervenwurzeln führen.
Prinzipiell gilt für sämtliche Rückenprobleme, dass sofort ein Arzt zurate gezogen werden muss, sobald Taubheitsgefühle oder Lähmungserscheinungen auftreten.

Erste Hilfe

Akupressur

Wenn es darum geht, Rückenschmerzen zu lindern, zählt die Akupressur zu den effektivsten Möglichkeiten. In der chinesischen Medizin wird davon ausgegangen, dass es wichtig ist, das Qi im Blasenmeridian zu stärken, um Hexenschuss- und Ischiasbeschwerden entgegenzuwirken.

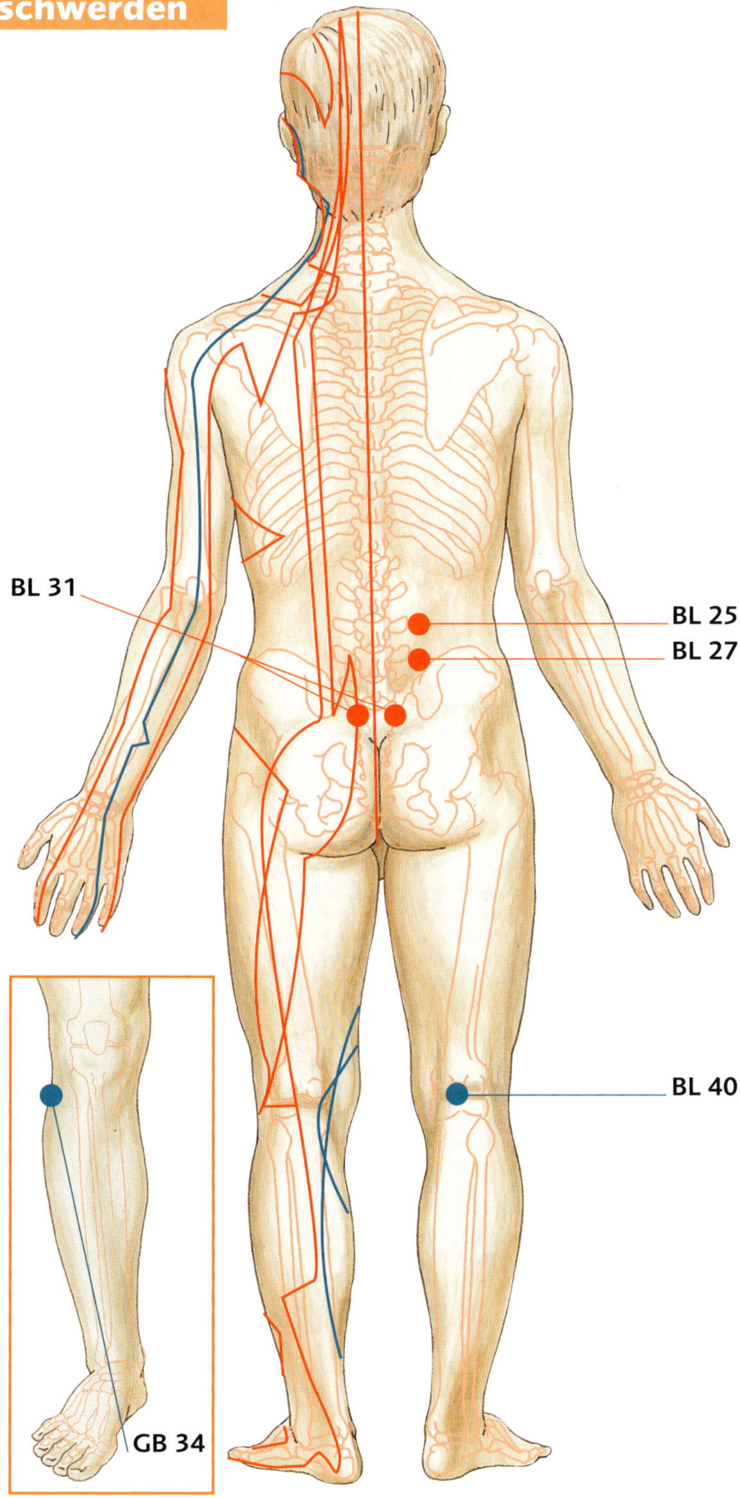

Ölmischung

Vermischen Sie 1 Esslöffel angewärmtes Sesamöl, 4 Tropfen Ingweröl (Zingiber officinale) und 2 Tropfen Cajeputöl (Melaleuca leucadendron).

Vermeiden Sie es, schwere Lasten aus dem Stand oder mit gebeugtem Rücken zu heben. Gehen Sie, wenn möglich, in die Hocke, und heben Sie die Last stets mit aufrechter Wirbelsäule.

BL 25: Der Punkt liegt gut 1 Finger breit neben der Wirbelsäule in Höhe des 4. Lendenwirbels. Legen Sie die Hände in die Taille, und massieren Sie die Punkte rechts und links mit nach hinten zeigenden Daumenkuppen mindestens 3 Minuten lang mit sanftem Druck und Kreisbewegungen gegen den Uhrzeigersinn.

BL 27: Auch dieser Blasenmeridianpunkt liegt auf dem unteren Rücken. Sie finden ihn 1 Finger breit neben der Lendenwirbelsäule, allerdings etwas tiefer als BL 25. Er liegt in Höhe der 1. Kreuzbeinvertiefung. Sedieren Sie den Punkt mindestens 3 Minuten lang, indem Sie sanfte Kreisbewegungen gegen den Uhrzeigersinn ausführen.

BL 31: Der Punkt liegt direkt auf dem Kreuzbein in der Vertiefung oberhalb des Gesäßes, die auch als 1. Sakralvertiefung bezeichnet wird. Massieren Sie auch diesen Punkt etwa 3 Minuten lang mit leichtem Druck und sanften Kreisbewegungen gegen den Uhrzeigersinn.

➤ Die Punkte der schnellen Hilfe sind in der Abbildung auf Seite 183 rot markiert.

Die weitere Behandlung

Akupressur

Wenn es Ihre Zeit erlaubt, sollten Sie – zusätzlich zu den oben genannten – die folgenden Akupressurpunkte massieren, um Schmerzen im unteren Rücken entgegenzuwirken.

BL 40: Der Punkt liegt auf der hinteren Seite des Beins, und zwar mitten in der Kniekehle. Akupressieren Sie ihn mit leichtem Druck mindestens 1 Minute lang.

GB 34: Sie finden diesen Punkt des Gallenblasenmeridians an der Außenseite des Beins unter dem Knie. Er liegt in der Vertiefung direkt vor dem oberen Ende des Wadenbeins, das als kleiner Höckerknochen hervorsteht. Massieren Sie den Punkt mit sanften Kreisbewegungen gegen den Uhrzeigersinn, und zwar mindestens 1 Minute lang.

➤ Die Punkte sind in der Abbildung auf Seite 183 blau markiert.

Aromaölmassage

Die folgende Ingwer-Cajeput-Ölmassage spendet Wärme, wirkt Entzündungen entgegen und unterstützt die Selbstheilung. Die Kombination aus ätherischem Ingwer- und Cajeputöl entspannt aber nicht nur die Muskeln, sondern auch die Seele. Oft sind Rückenprobleme wie Hexenschuss ein körperliches Signal für Überlastung. Dahinter steckt das Bedürfnis nach Ruhe und Entspannung. Gönnen Sie sich die Zeit für regelmäßige Aromaölmassagen, und achten Sie in Zukunft darauf, dass man Ihnen beruflich und privat nicht zu viel auflädt! Bereiten Sie zunächst das Aromaöl zu (Mischung siehe Kasten). Damit Sie Rücken und Gesäß gut erreichen, soll-

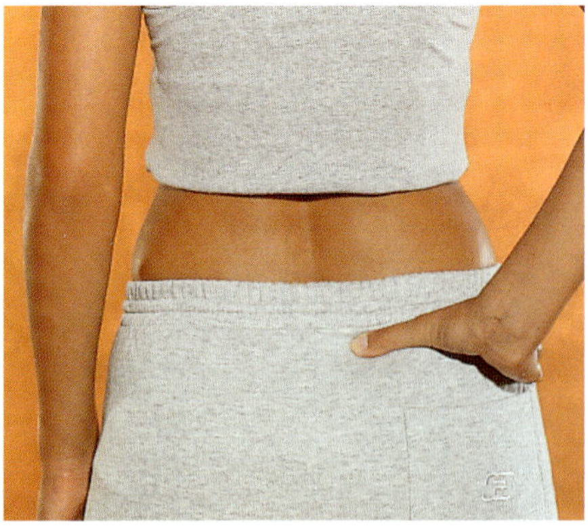

BL 31 – dieser Punkt des Blasenmeridians liegt in der Sakralvertiefung.

ten Sie die Massage im Stehen ausführen. Falls Sie einen Partner haben, der Sie behandeln kann, legen Sie sich auf den Bauch. Lassen Sie ihn die Ölmischung mit kräftigen, kreisenden und streichenden Bewegungen im unteren Rücken einmassieren.
Sofern Sie sich selbst behandeln, verteilen Sie das Öl in Ihren Handflächen und massieren es mit kreisenden Bewegungen in den unteren Rücken und das Gesäß ein. Führen Sie dabei schnelle, kleine Kreisbewegungen aus; beginnen Sie in Höhe der Nieren, und wandern Sie mit den Handflächen abwärts über das Kreuzbein und das Gesäß bis zur Außenseite der Oberschenkel, die Sie bei Ischiasschmerzen mitbehandeln sollten. Wiederholen Sie die kreisenden Bewegungen von oben nach unten insgesamt 2- bis 3-mal.
Ballen Sie Ihre Hände dann zu Fäusten, und massieren Sie Ihren Rücken mit den Fingerknöcheln. Führen Sie dabei kleine schnelle auf- und abstreichende Bewegungen parallel zur Lendenwirbelsäule durch. Dabei ist es wichtig, die Durchblutung anzuregen.
Decken Sie sich nach der Aromaölmassage warm zu. Legen Sie sich noch eine Wärmflasche auf den Rücken, und ruhen Sie sich 15 Minuten lang aus.

Reflexzonenmassage
Bei Hexenschuss und Ischiasbeschwerden sollten Sie die entsprechenden Rückenzonen behandeln, die alle an der Innenseite der Füße unterhalb der großen Zehe liegen.
Beginnen Sie mit Zone 17 (Brustwirbelsäule), gehen Sie dann abwärts, und behandeln Sie Zone 23 (Lendenwirbelsäule), 26 (Kreuzbein) und Zone 62 (Steißbein). Behandeln Sie die Zonen von oben nach unten mit der Daumengrundtechnik (Raupentechnik, siehe Seite 71f.) – erst am einen, dann am anderen Fuß. Bei akuten Schmerzen können Sie einzelne Zonen auch mit dem Sedierungsgriff behandeln; üben Sie dazu mit der Daumenkuppe 2 bis 3 Minuten lang kräftigen Druck auf die Reflexzonen aus.

Das können Sie noch tun

- Bei starken Schmerzen sollten Sie den Rücken entlasten. Am besten begeben Sie sich in die Rückenlage und legen die Unterschenkel auf einem Stuhl oder großen Gymnastikball ab, so dass Ober- und Unterschenkel einen 90-Grad-Winkel bilden. Decken Sie sich dabei warm zu.
- Nehmen Sie möglichst heiße Heublumenbäder, die in der Apotheke oder im Reformhaus erhältlich sind. Badezusätze mit Rosmarin oder Wacholder lindern ebenfalls akute Schmerzen.
- Hexenschuss und Ischiasschmerzen kann man vorbeugen. Vermeiden Sie Kälte und Nässe, langes Sitzen auf zu harten oder zu weichen Unterlagen und einseitige Körperhaltungen. Bewegen Sie sich regelmäßig, und führen Sie spezielle Rückengymnastik, leichte Yoga- oder Qi-Gong-Übungen durch.

Die Rückenmuskulatur lässt sich vor allem durch Schwimmen und gezielte Gymnastik festigen. Leichte Rückenbeschwerden können auf diese Weise vollständig zum Verschwinden gebracht werden.

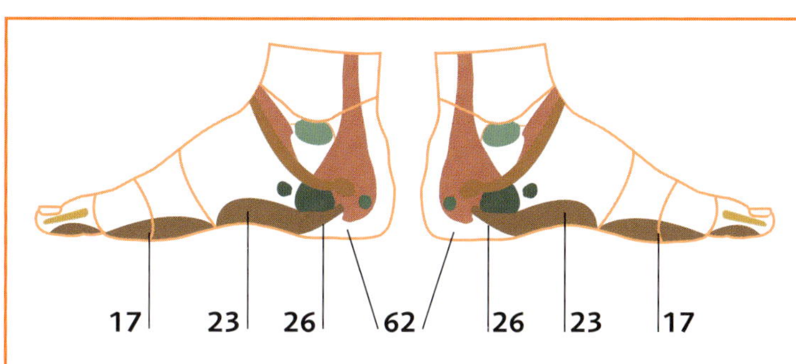

Husten, Bronchitis

Husten ist keine eigenständige Krankheit, sondern ein Krankheitssymptom bei Störungen im Bereich der Atemwegsorgane. Es gibt viele verschiedene Arten des Hustens und ebenso viele mögliche Krankheitsursachen dafür.

- Der krampfartige, kratzende Husten geht in der Regel mit asthmatischen Beschwerden einher und kann sich bis zur Atemnot steigern.
- Reizhusten ist ein trockener, manchmal schmerzhafter Husten, der oft durch Kältereize, Allergene oder Rauch ausgelöst wird.
- Bei der Bronchitis, die zu den häufigsten Infektionen der Atemwege zählt, kommt es meist zu sehr starkem, schmerzhaftem Husten mit schleimigem Auswurf. Die Entzündung der Bronchien kann außerdem mit Fieber und brennenden Brustschmerzen einhergehen. Eine Bronchitis kann nicht nur von Krankheitskeimen verursacht, sondern auch durch Nikotin begünstigt werden. Die Folge davon ist der meist chronische so genannte Raucherhusten.

Die folgenden Massagetechniken wirken entzündungshemmend, hustenstillend sowie schleim- und krampflösend. Wichtig ist jedoch, dass Sie den Husten gleich im Anfangsstadium behandeln, bevor er sich tief in den Bronchien festsetzen kann.

! Wenn der Husten trotz der aufgeführten Behandlungstipps und Massageanwendungen chronisch wird, ebenso wenn hohes Fieber oder blutiger Auswurf auftreten, sollten Sie dringend einen Arzt zurate ziehen, da hier der Verdacht auf eine Lungenentzündung, Tuberkulose oder andere ernste Erkrankungen besteht.

Wenn eine Bronchitis nicht auskuriert wird, kann sie chronisch werden oder sogar eine Lungenentzündung zur Folge haben. Nehmen Sie Erkrankungen der Atemwege deshalb nicht auf die leichte Schulter, auch wenn Sie sich sonst so weit fieberfrei oder gesund fühlen.

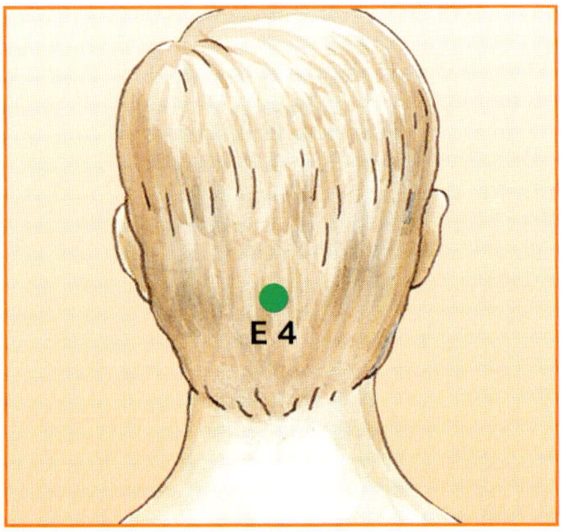

Erste Hilfe

Tibetische Massage

Behandeln Sie Husten oder Bronchitis, sobald die ersten Symptome auftreten, indem Sie 2-mal täglich eine tibetische Energiepunktmassage durchführen, und zwar am Vormittag und am Nachmittag.

Bereiten Sie zunächst die tibetische Massagepaste zu (2 Teelöffel Butterschmalz, 1 Teelöffel Muskatpulver und 1/2 Teelöffel Ingwerpulver vermischen).

Massieren Sie den Schädelbasispunkt (E 4). Wenn Sie sich eine Linie vorstellen, die senkrecht über die Kopfmitte verläuft, so liegt dieser Punkt am Hinterkopf auf dieser Linie, und zwar knapp über dem 1. Halswirbel an der Basis des Schädels. Sie finden ihn in einer kleinen Vertiefung, etwa 1 bis 2 Finger breit direkt über dem Haaransatz.

Tauchen Sie den Daumen oder den Zeige- und Mittelfinger in die Paste ein, und massieren Sie den Schädelbasispunkt etwa 5 Minuten lang mit sanften, kreisenden Bewegungen. Atmen Sie dabei entspannt durch, und schließen Sie die Augen. Wenn Sie Ihre Zungenspitze während der Massage entspannt an den oberen Gaumen bzw. hinter die mittleren Schneidezähne anlegen, schließen Sie damit einen inneren Energiekreislauf. Dadurch fällt die entspannte Atmung leichter, Blockaden können sich lösen, und der Hustenreiz lässt noch schneller nach.

Die weitere Behandlung

Akupressur

Bei der Anwendung dieser Massagetechnik ist es gleichgültig, ob Sie unter Reizhusten, Bronchitis oder krampfartigem Husten leiden. Auf jeden Fall sollten Sie den Lungenmeridian behandeln und den Fluss der Lebensenergie Qi anregen. Durch das Stimulieren der folgenden Akupressurpunkte wird die Atmung erleichtert, Schleim wird gelöst, und Hustenkrämpfe werden gelindert.

LU 1: Der Punkt liegt auf der Seite der Brust. Sie finden ihn zwischen der 1. und der 2. Rippe. Wenn Sie sich eine Linie vorstellen, die von den Brustwarzen senkrecht nach oben zur Mitte des Schlüsselbeins verläuft, liegt LU 1 genau auf dieser imaginären Linie, und zwar etwa 2 Finger breit unterhalb des Schlüsselbeins in einer kleinen Vertiefung. Massieren Sie den Punkt mindestens 3 Minuten lang. Üben Sie dabei wenig Druck aus, und lassen Sie die Finger gegen den Uhrzeigersinn (sedierend) kreisen.

LU 5: Wenn Sie Ihren Unterarm anwinkeln, entsteht an der Innenseite des Arms die Ellbogenfalte. In der Mitte dieser Falte, dort, wo die Sehne des Bizeps verläuft, liegt dieser Punkt des Lungenmeridians. Sedieren Sie den Punkt, indem Sie ihn 2 bis 3 Minuten lang mit sanften Kreisbewegungen gegen den Uhrzeigersinn massieren.

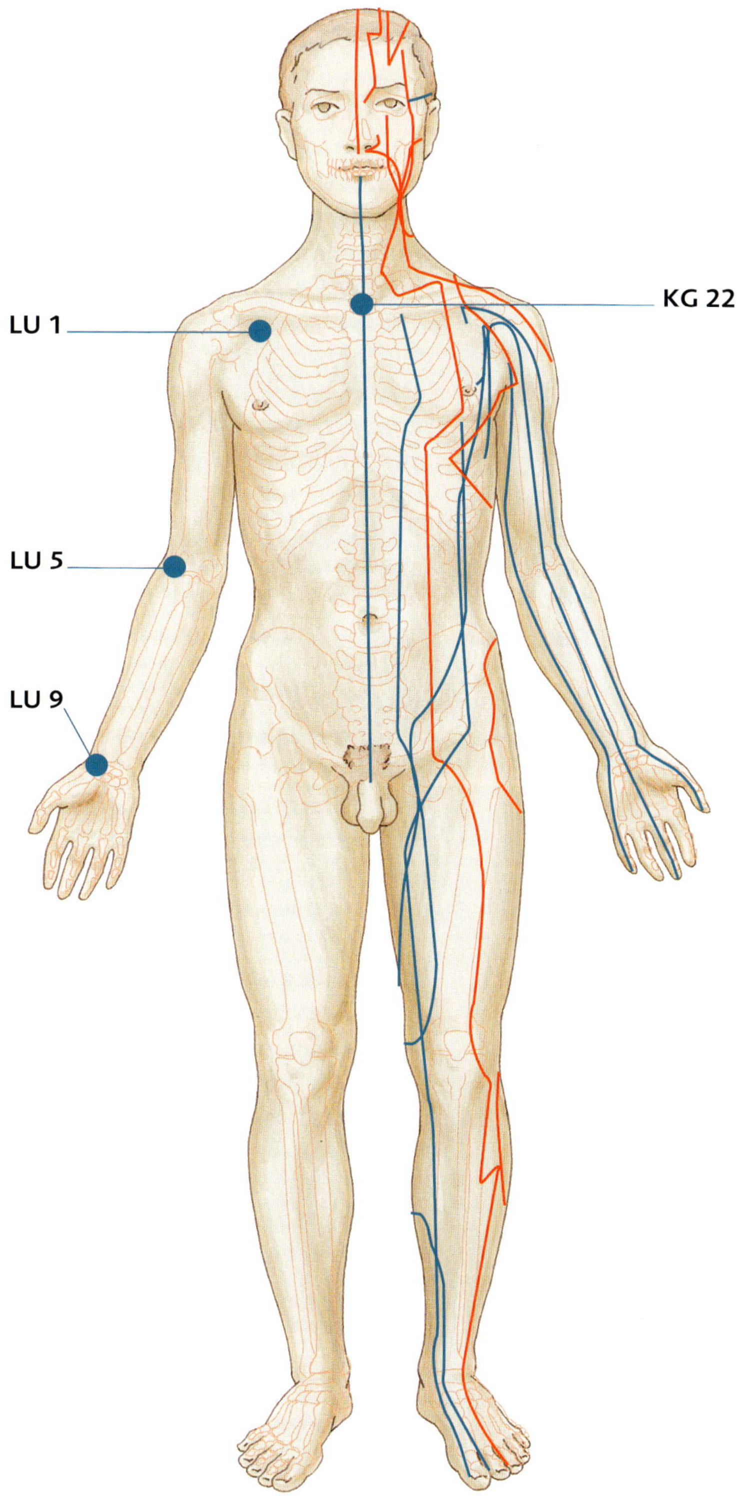

Regelmäßige Saunabesuche stärken die Abwehrkräfte und kräftigen die Atemorgane. Gehen Sie – vor allem in der kalten Jahreszeit – einmal pro Woche in die Sauna oder ins Dampfbad.

Ölmischung

Vermischen Sie 1 Esslöffel Mandelöl als Basisöl mit 4 Tropfen ätherischem Rosmarinöl (Rosmarinus officinalis oder Rosmarinus officinalis cineol) und 2 bis 3 Tropfen Teebaumöl (Melaleuca alternifolia).

LU 9: Sie finden den Akupressurpunkt in der Vertiefung der Handgelenksfalte an der Daumenseite des Handgelenks. Behandeln Sie den Punkt mit relativ wenig Druck 2 bis 3 Minuten lang.
KG 22: Der Akupressurpunkt liegt in der Brustmitte, auf dem Konzeptionsgefäß, unmittelbar in der Vertiefung oberhalb des Brustbeins. Sedieren Sie den Punkt, indem Sie kleine Kreisbewegungen gegen den Uhrzeigersinn ausführen. Üben Sie dabei nur wenig Druck aus. Behandeln Sie auch diesen Punkt mindestens 2 Minuten lang.

Aromaölmassage

Die folgende Rosmarin-Teebaum-Ölmassage wirkt entzündungshemmend, schleimlösend, entgiftend und lungenstärkend. Doch sie hilft nicht nur bei Husten, sondern ist auch dazu geeignet, dessen seelische Ursachen mitzubehandeln. Oft ist Husten nämlich Ausdruck unterdrückter Aggressionen und hängt mit der Unfähigkeit zusammen, die eigenen Grenzen der Belastbarkeit zu wahren und besonders fordernde Mitmenschen auf Distanz zu halten.
Die Mischung aus dem energiespendenden Rosmarin und dem harmonisierenden Teebaumöl stärkt einerseits die körpereigene Energie und Willenskraft und hilft andererseits, angestaute Aggressionen und innere Anspannungen zu lösen.
Verteilen Sie den größten Teil der Ölmischung (siehe Kasten) zunächst in Ihren Handflächen, und massieren Sie das Aromaöl dann in den Brust- und Halsbereich ein. Beginnen Sie bei den Rippen, gehen Sie dann über die Mitte der Brust nach oben bis zu den Schulterblättern, und führen Sie dabei streichende und kreisende Bewegungen aus.
Verteilen Sie den Rest des Öls in Ihren Händen, und reiben Sie noch Hals und Nacken mit der Ölmischung ein. Atmen Sie während der Aromaölmassage tief durch die Nase ein, um die heilenden Essenzen unmittelbar aufzunehmen.
Decken Sie die Brust- und Halspartie zum Abschluss warm zu, und entspannen Sie sich dann noch einige Minuten lang, indem Sie sich auf den Rücken legen und die Augen schließen.

Reflexzonenmassage

Indem Sie die entsprechenden Reflexzonen an Händen und Füßen stimulieren, können Sie die Selbstheilungskräfte des Körpers anregen und den Husten zum Abklingen bringen.
Beginnen Sie mit der Behandlung der Fußreflexzonen. Wenden Sie dabei die Daumengrundtechnik und den Sedierungsgriff an (siehe Seite 71f.), um die Luftröhren- und Bronchienzone (15) sowie die Lungenzone (35) anzuregen. Die Behandlung sollte etwa 3 Minuten lang dauern.
Nehmen Sie sich anschließend noch einige Minuten Zeit, um eine kurze Handreflexzonenmassage durchzuführen. Stimulieren Sie zuerst die Lungenzone in der Handfläche (19), wobei Sie am besten die Daumenkuppe verwenden. Regen Sie danach mit der Zeigefingerkuppe die Brustzone auf dem Handrücken (3) an. Führen Sie jeweils die kreisende Massage aus, bei der Sie die Zonen mit kleinen kreisenden Bewegungen 1 bis 2 Minuten lang massieren.
Reflexzonenmassagen eignen sich vor allem für diejenigen, deren Energiefluss in den Atemwegen schnell ins Stocken gerät. Die Atemorgane stehen sinnbildlich für die eigene Lebenskraft und

den Lebenswillen. Psychische Blockaden, die häufig Bronchitis oder Husten verursachen, können mit Hilfe der Reflexzonentherapie zusätzlich gelöst werden.
Allerdings sollte Sie ein Therapeut dabei begleitend unterstützen.

Das können Sie noch tun

- Verzichten Sie auf Nikotinkonsum, und meiden Sie verqualmte Räume.
- Eine vitaminreiche, leicht verdauliche Kost und viel Wärme helfen dabei, die Atemwege zu beruhigen.
- Besorgen Sie sich in der Apotheke oder im Reformhaus Thymiantee, von dem Sie täglich 2 bis 3 Tassen trinken sollten. Auch Kamillen- oder Fencheltee hilft bei Hustenbeschwerden.
- Versuchen Sie bei einer Bronchitis nicht, den natürlichen Hustenreiz zu unterdrücken – dadurch wird der Husten nur noch schlimmer.
- Vergessen Sie die heilende Kraft der Düfte nicht. Neben der beschriebenen Aromaölmassage sollten Sie zusätzlich ätherische Öle im Raum verdampfen lassen. Am besten eignen sich hierzu Rosmarin-, Weihrauch-, Eukalyptus-, Basilikum- oder Zedernöl.
- Gegen so genannten nervösen Husten – wie er etwa regelmäßig beim Publikum in Konzertpausen vorkommt – kommt man nicht unbedingt mit Hustenbonbons, sondern mit Konzentration an. Sobald die innere Anspannung nachlässt, entsteht ein nervöser Reflex, der sich in Hüsteln oder Husten äußert. Das Gleiche ist zu beobachten, wenn Sie eine peinliche Situation erleben. Bleiben Sie in solchen Augenblicken konzentriert, dann wird sich auch kein Hustenreiz einstellen.

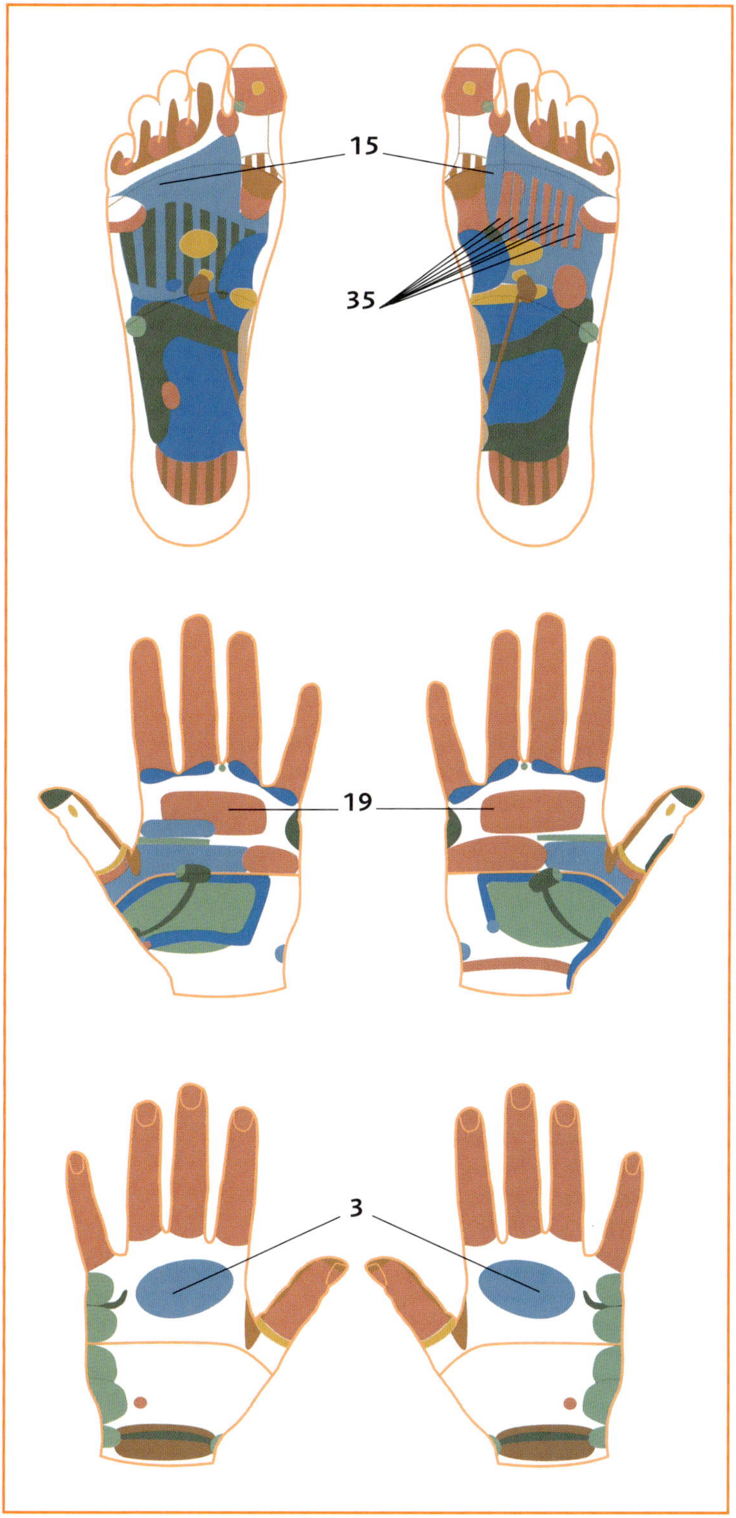

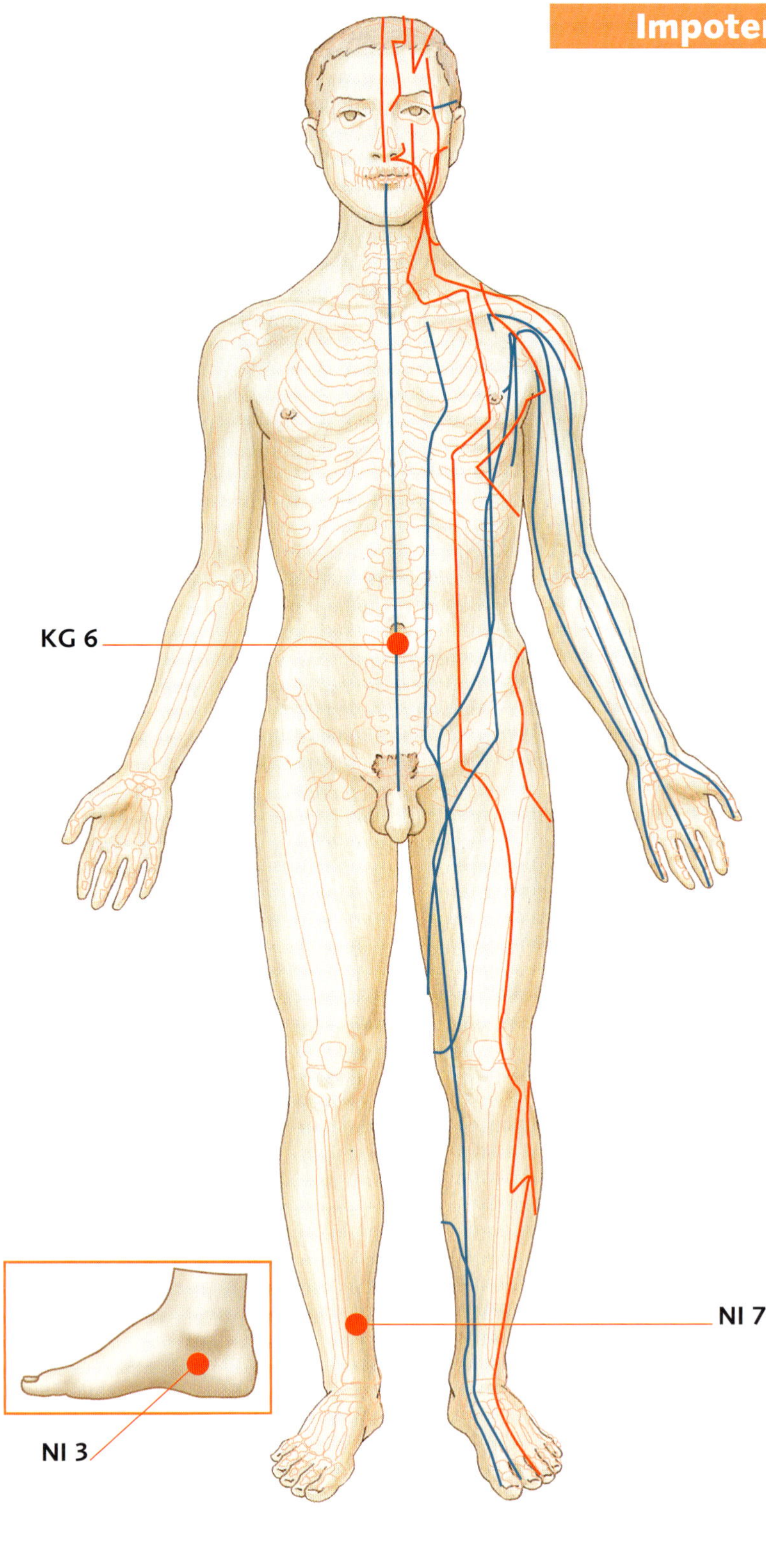

Impotenz, sexuelle Probleme

Der Begriff »Impotenz« bezeichnet die völlige oder teilweise Unfähigkeit zu einer Erektion, also einer Versteifung des Gliedes beim Mann. Impotenz kann eine vorübergehende Störung sein oder länger anhalten, mit der Zeugungsfähigkeit eines Mannes jedoch hat sie nichts zu tun.

Von wenigen Ausnahmen abgesehen, in denen chronische organische Störungen wie etwa Zuckerkrankheit, Schilddrüsenunterfunktion oder Leberschäden zu Potenzstörungen führen können, hat die Impotenz bei Männern unter 50 Jahren fast immer psychische Ursachen: Überforderung, Daueranspannung und Stress im Alltag, eine unglückliche Beziehung sowie Depression können Potenzprobleme zur Folge haben. Als so genannte Alterserscheinung treten Potenzstörungen insbesondere als Folge von Fehlernährung, Bewegungsmangel und langjährigem Nikotin- und Alkoholmissbrauch, aber auch in Verbindung mit Medikamenteneinnahme, Bluthochdruck oder Herzproblemen auf.

In den vielen Fällen, in denen Impotenz durch psychische Ursachen bedingt ist, wird die Unfähigkeit, eine Erektion zu bekommen, durch den starken Wunsch, diese zu erlangen, noch verstärkt. Viele Männer setzen sich dann selbst unter Druck, beginnen an Minderwertigkeitskomplexen zu leiden oder verfallen in eine Depression. Dies wiederum verstärkt die Impotenz.

Die folgenden Massagetechniken wirken auf körperlicher und psychischer Ebene. Die Durchblutung des Bauch- und Beckenraums wird gesteigert, seelischen Belastungen wird entgegengewirkt und der Fluss der Lebensenergie – ein entscheidender Faktor nicht nur für eine gute Gesundheit, sondern auch für ein erfülltes Sexualleben – wird aktiviert.

Erste Hilfe

Akupressur

In der chinesischen Medizin werden sexuelle Störungen vor allem durch die Stimulierung des Nierenmeridians und des Konzeptionsgefäßes behandelt. Die sexuelle Energie hängt eng mit der Nierenregion zusammen. Neben Kälte und Nässe können einem vor allem partnerschaftliche Probleme »an die Nieren gehen«. Zur Steigerung der sexuellen Energie behandeln Sie folgende Akupressurpunkte.

NI 7: Dieser Nierenpunkt liegt auf der Innenseite des Unterschenkels, ungefähr 2 Finger breit oberhalb des Fußknöchels kurz vor der Achillessehne. Tonisieren Sie den Akupressurpunkt mit kräftigem Druck, mindestens 2 Minuten lang. Führen Sie dabei mit der Zeigefingerkuppe Kreisbewegungen im Uhrzeigersinn aus.

NI 3: Der Punkt befindet sich genau in der Mitte zwischen Achillessehne und Knöchel an der Innenseite des Fußes. Sie finden ihn neben dem Innenknöchel. Massieren Sie NI 3 ebenfalls mindestens 2 Minuten lang kräftig, und führen Sie dabei wieder Kreisbewegungen im Uhrzeigersinn aus.

KG 6: Dieser Punkt liegt auf dem Konzeptionsgefäß, 1 bis 2 Finger breit unterhalb des Bauchnabels in der Mitte des Bauchs. Üben Sie 5 Minuten lang sanften Druck auf diesen Punkt aus, und kreisen Sie dabei mit der Fingerkuppe gegen den Uhrzeigersinn.

Die weitere Behandlung

Bauchmassage

Die ganzheitliche Bauchmassage wirkt aktivierend und stärkend auf den Unterleib und die Geschlechtsorgane. Allerdings hängen Potenzstörungen und sexuelle Probleme meist weniger mit organischen als vielmehr mit psychischen und energetischen Aspekten zusammen. Die Bauchmassage hilft jedoch darüber hinaus, den Kontakt zu sich selbst und seiner eigenen Mitte wiederherzustellen. Außerdem verhilft sie Ihnen, den Unterleib allmählich zu entspannen und dadurch tiefer atmen zu lernen, was wiederum die psychischen Blockaden lösen hilft. Durch regelmäßige sanfte Massagen der Leibmitte lernen Sie, Ihren Bauch- und Beckenraum als energetisches Kraftzentrum und Quelle Ihrer Sexualität zu erkennen.

Um Impotenz entgegenzuwirken, sollten Sie die komplette ganzheitliche Bauchmassage (siehe Seite 102ff.) über einen längeren Zeitraum – möglichst täglich, am besten morgens nach dem Aufstehen – anwenden. Am günstigsten ist es dabei, sämtliche 8 Stufen der Bauchmassage durchzuführen. Falls Ihnen dazu die Zeit fehlt, können Sie sich auch auf die Kurzform, also auf die 3 Schritte »Kontakt aufnehmen«, »Lockern«, und »36 Kreise« (siehe Seite 107), beschränken.

Die aus dem Fernen Osten stammende Technik der »36 Kreise« lässt sich zusätzlich gut in den Alltag einbauen, beispielsweise beim Eincremen der Haut nach dem Duschen. Mit dieser Massageform wird die Lebensenergie im Hara, dem körpereigenen Energiezentrum, gestärkt.

Impotenz ist kein Trennungsgrund und nichts, weswegen man sich schämen müsste. Überwinden Sie die längst überholten Klischees und Vorstellungen vom ewig starken Mann. Versuchen Sie vielmehr, das Signal Ihres Körpers richtig zu deuten und Abhilfe zu schaffen, indem Sie z. B. stressfreier leben, sich gesünder ernähren oder bei tiefer liegenden Ursachen eine psychotherapeutische Behandlung in Erwägung ziehen.

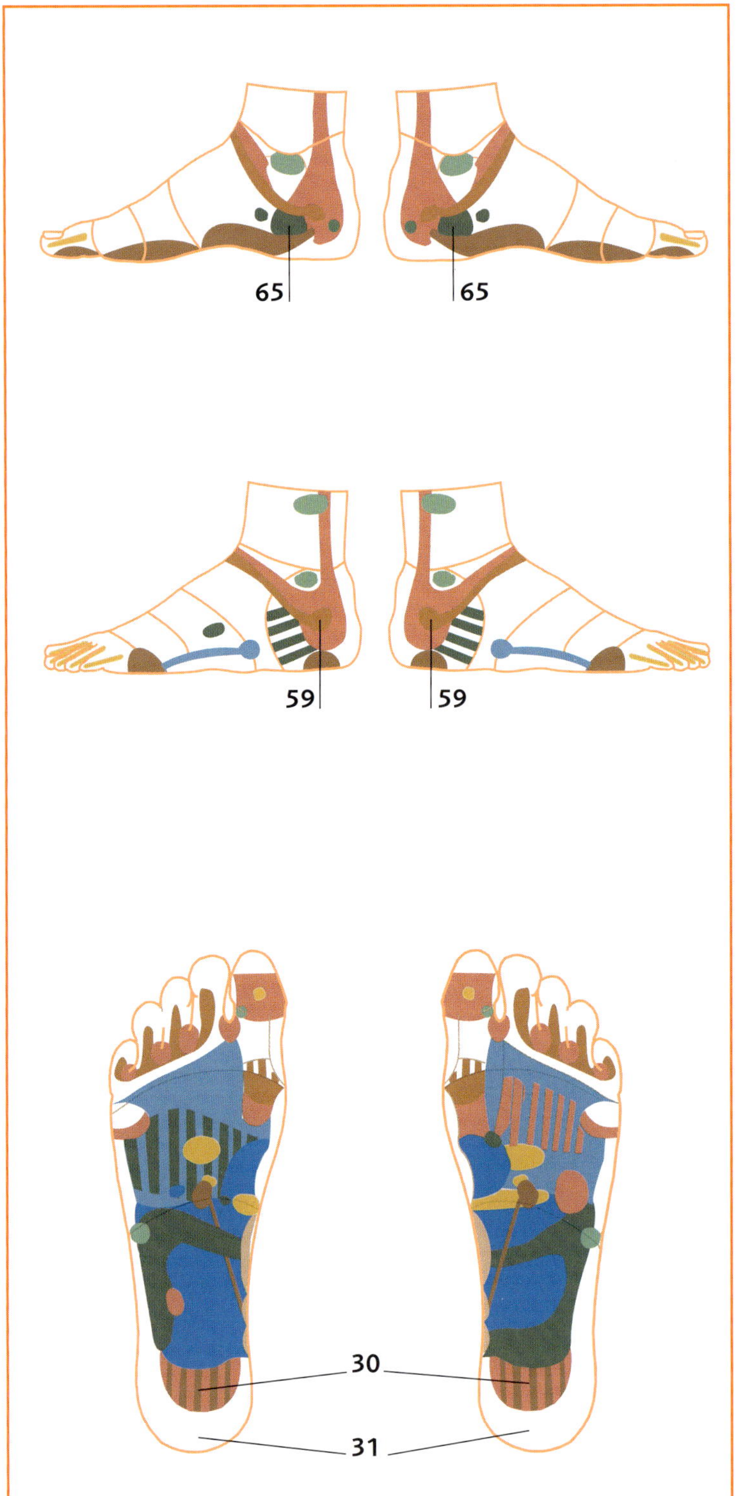

Reflexzonenmassage

Wenn Sie sich regelmäßig eine intensive Fußreflexzonenmassage gönnen, können Sie Ihre sexuellen Energien reflektorisch stärken. Hier ist allerdings ein wenig Geduld erforderlich, denn eine einmalige oder sporadische Behandlung reicht nicht aus, um langfristige Erfolge zu erzielen.

Behandeln Sie auf beiden Füßen die Zonen, die den Beckenraum stimulieren (Zonen 30 und 31); sie liegen auf der Fußsohle, und zwar im Bereich der Ferse. Wenden Sie dabei die Daumengrundtechnik an. Stimulieren Sie anschließend noch die Genitalzone (65) auf der Innenseite des Fußes unterhalb des Fußknöchels sowie die Hodenzone (59), die unterhalb des Außenknöchels auf der Außenseite des Fußes liegt.

Aromaölmassage

Potenzstörungen und sexuelle Probleme haben oft mit dem Thema »Angst und Unsicherheit« zu tun. Allerdings können sie auch Ausdruck partnerschaftlicher Probleme sein. Es ist deshalb von Fall zu Fall zu prüfen, wo die Ursachen für die im Körperlichen sichtbar werdende sexuelle Verweigerung tatsächlich liegen.

Einige ätherische Öle regen die sexuelle Energie und die Sinnlichkeit an. Als Basisöl benötigen Sie Sesamöl, das zudem einen entspannenden, wärmenden Effekt hat. Die folgende Sandelholz-Pfeffer-Ölmassage (Mischung siehe Kasten in der Randspalte Seite 193) ist besonders gut geeignet, um Ängste und Unsicherheit abzubauen und die Potenz zu fördern. Bereiten Sie zuerst die Ölmischung zu. Verteilen Sie dann gut die Hälfte des Öls in Ihren

Handflächen, und massieren Sie Ihren Bauch – vor allem den Bereich zwischen Bauchnabel und Schambein – sowie die Leistengegend mit kreisenden Bewegungen. Gießen Sie das restliche Öl in Ihre Hände, und massieren Sie dann noch den unteren Rücken im Bereich der Lendenwirbelsäule bis hinunter zum Gesäß. Führen Sie dabei kleine Kreise und streichende Auf- und Abbewegungen aus.
Die Aromaölmassage können Sie auch noch mit anderen Duftessenzen, etwa Ylang-Ylang, Jasmin oder Ingwer, durchführen. Darüber hinaus können Sie diese Öle für Bäder verwenden oder in der Duftlampe verdampfen lassen.

Das können Sie noch tun

➤ Erlernen Sie eine Entspannungstechnik, etwa das autogene Training, falls Sie unter Stress leiden oder Unsicherheit und Ängste hinter den Potenzstörungen stecken.

➤ Vermeiden Sie Alkoholexzesse, und halten Sie sich auch mit dem Nikotinkonsum zurück. Alkohol (in größeren Mengen) und Zigaretten sind die reinsten »Potenzkiller« – sie entspannen nicht, sondern bremsen den gesamten Energiefluss im Körper.

➤ Entwickeln Sie Ihre Sinnlichkeit! Bewegen Sie sich an der frischen Luft, gehen Sie zum Tanzen, sonnen Sie sich, experimentieren Sie mit Aromaölen, Parfüms und wohlriechenden Badezusätzen, hören Sie schöne Musik, oder fangen Sie an, Aquarelle zu malen. Alles, was die Sinne weckt, steigert Ihre Lebendigkeit und Lebensfreude, Ihre körperlichen Energien und damit auch Ihre Potenz.

➤ Scheuen Sie sich nicht, einen professionellen Therapeuten aufzusuchen, wenn Ihre sexuellen Probleme anhalten und Sie diese nicht mehr selbst in den Griff bekommen. Die Erforschung möglicher Hintergründe ist nicht nur interessant, sie hilft auch, Probleme zu lösen.

➤ Beschäftigen Sie sich mit fernöstlichen Weisheiten oder Meditationstechniken, wenn diese Sie grundsätzlich ansprechen. Regelmäßige Meditation hat heilende Wirkung auf Körper und Seele, löst psychische Blockaden und lässt Sie das Leben von einer neuen Perspektive aus kennen lernen.

Ölmischung

Vermischen Sie 1 Esslöffel angewärmtes Sesamöl mit 3 Tropfen ätherischem Sandelholzöl und 3 Tropfen Pfefferöl (aus schwarzem Pfeffer).

So kann Ihnen Ihre Partnerin helfen

- Suchen Sie das Gespräch mit Ihrer Partnerin. Sprechen Sie Ihre Ängste und Probleme an, und versuchen Sie nicht, irgend jemandem etwas zu beweisen.
- Sprechen Sie über Ihre sexuellen Vorlieben, über Dinge, die Sie erotisieren, aber auch über Praktiken, die Sie abstoßen.
- Lassen Sie sich auf Zärtlichkeit ein. Nicht jede sexuelle Begegnung muss einen Geschlechtsverkehr beinhalten. Versuchen Sie, Erotik und Sex als zwei Dinge zu sehen.
- Nehmen Sie sich Zeit für ein gemeinsames Wochenende oder einen Kurzurlaub. Unternehmen Sie schöne Dinge gemeinsam, und entspannen Sie sich. Kommen Sie sich sexuell nur näher, wenn Sie beide wirklich das Bedürfnis dazu verspüren.

Konzentrationsstörungen, Gedächtnisschwäche

Personen, etwa Schauspieler, die ihr Gedächtnis ein Leben lang schulen, bleiben auch im hohen Alter geistig wach und leiden seltener unter Konzentrationsschwäche.

Das menschliche Gehirn ist heute sehr viel mehr optischen und akustischen Reizen ausgesetzt als früher. Durch die tägliche Reizüberflutung in Form von Geräuschen, Bildern, aber auch Informationen fällt es vielen von uns immer schwerer, sich auf das Wesentliche zu konzentrieren bzw. dieses überhaupt zu erkennen. Wenn es Mühe bereitet, die Gedanken zu bündeln und die Aufmerksamkeit längere Zeit auf eine Sache zu richten, spricht man von Konzentrationsstörungen. Die Ursachen dafür sind dabei meist in der Lebensweise zu suchen: Bewegungsmangel, einseitige Tätigkeiten, die die Phantasie verkümmern lassen, zu häufiges Sitzen vor Fernseher oder Computer, aber auch Fehlernährung, Alkohol- und Drogenmissbrauch – alle diese Faktoren beeinträchtigen die mentale Fitness nachhaltig. Obwohl Gedächtnisschwäche oft als Alterserscheinung gilt, tritt diese Form der Zerstreutheit bereits bei Kindern und zunehmend auch bei jungen Erwachsenen auf.

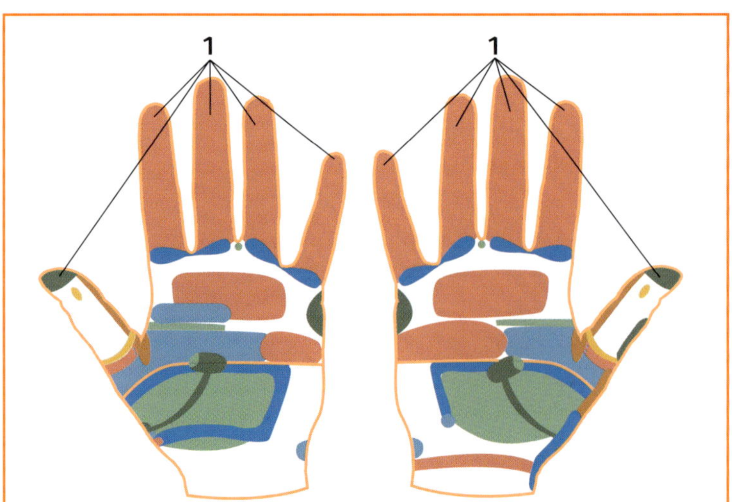

Dies ist weniger auf Durchblutungsstörungen im Gehirn zurückzuführen als auf mangelndes Interesse, bei einer Sache zu bleiben, zu wenig geistige Betätigung, Ziellosigkeit und den Konsum gehirnschädigender Substanzen. Konzentration und Gedächtnis sollten und können regelmäßig trainiert werden, beispielsweise durch Denksportaufgaben, durch das Führen eines Tagebuchs, der allabendlichen Rückschau auf die Ereignisse des Tages oder durch Visualisationstechniken, wie sie z. B. bei der Chakra-Energiemassage eingesetzt werden.

Erste Hilfe

Reflexzonenmassage

In den Händen – vor allem in den Fingern – liegen viele Akupressurpunkte und Reflexzonen, die mit den geistigen Funktionen in Verbindung stehen.

Um die Konzentration vor wichtigen Prüfungen zu steigern oder um dem Gedächtnis grundsätzlich auf die Sprünge zu helfen, sollten Sie eine Fingerreflexzonenmassage durchführen. In den Fingern liegen die Zonen für den Kopfbereich bzw. das Gehirn (Zone 1). Die Konzentrationsfähigkeit und die mentale Verarbeitung von Informationen können über diese Zonen angeregt werden. Beginnen Sie mit der linken Hand. Massieren Sie zunächst jeden einzelnen Finger kräftig durch, wobei Sie jeweils beim Daumen anfangen und bis zum kleinen Finger gehen sollten. Um den linken Daumen gründlich zu massieren, ist es am einfachsten, ihn mit der rechten Hand wie eine Zange zu umgreifen und ihn mit der rechten Daumenkuppe kräftig vom Knöchel aus in Richtung Fingerkuppe zu reiben. Wenden Sie diese Technik anschließend bei allen Fingern der rechten Hand an. Die gesamte Handreflexzonenmassage sollte etwa 5 Minuten dauern.

Die weitere Behandlung

Akupressur

Zur weiteren Behandlung von Gedächtnis- und Konzentrationsstörungen sollten Sie gezielt einige Akupressurpunkte stimulieren.

HE 9: Sie finden diesen Herzpunkt unmittelbar über der inneren, dem Ringfinger zugewandten Nagelecke des kle inen Fingers. Üben Sie mit der Zeigefin gerkuppe der anderen Hand 3 Minuten lang mäßigen Druck auf den Punkt aus.

LG 20: Der Punkt gehört zum Lenkergefäß und befindet sich auf dem Scheitelpunkt des Kopfs. Wenn Sie sich eine Linie vorstellen, die von einem Ohr zum anderen waagrecht über den Kopf verläuft, liegt LG 20 genau in der Mitte. Üben Sie nur mäßigen Druck auf diesen Punkt aus. Kreisen Sie mit den Fingerkuppen gegen den Uhrzeigersinn, wobei 2 Minuten genügen.

LG 26: Der Punkt liegt oberhalb der Oberlippe, und zwar in der kleinen Vertiefung zwischen Oberlippe und der Mitte der Nase. Sedieren Sie diesen Punkt mit der Zeigefingerkuppe etwa 2 Minuten lang mit sanftem Kreisen gegen den Uhrzeigersinn.

KG 6: Dieser Punkt liegt auf dem Konzeptionsgefäß in der Bauchmitte. Sie finden ihn 1 bis 2 Finger breit unterhalb des Bauchnabels. Üben Sie 3 Minuten lang vorsichtigen Druck aus, und sedieren Sie den Punkt mit kleinen Kreisbewegungen gegen den Uhrzeigersinn.

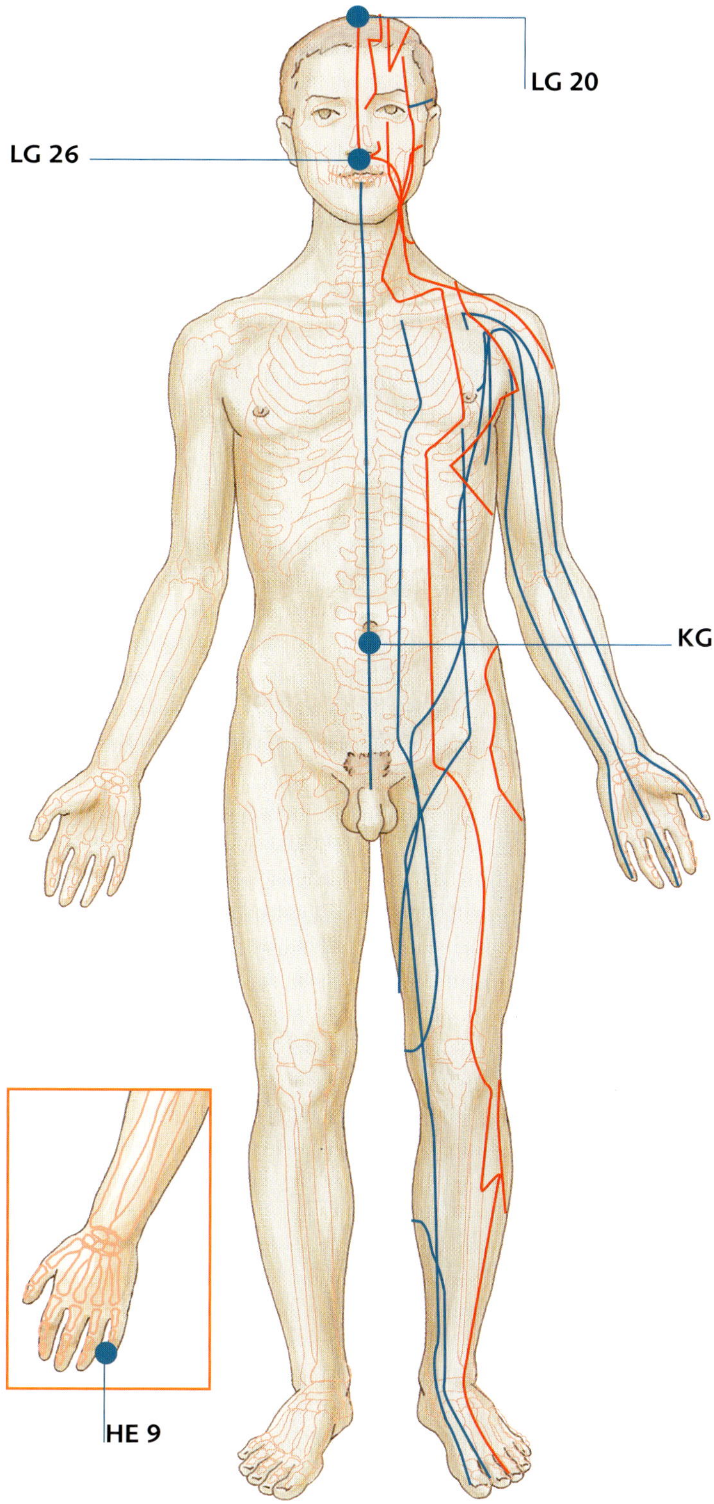

Mit bestimmten Meditationstechniken können Sie langfristig auch Ihre Konzentration steigern. Allerdings sollten Sie bedenken, dass es sich bei diesen fernöstlichen Übungen um einen inneren Weg handelt, der nicht nur als Mittel zum Zweck betrachtet werden sollte, sondern der Ihr Leben auch grundlegend verändern kann.

Chakra-Energiemassage

Durch die meditative Aktivierung des Stirnzentrums (Ajna-Chakra) können Sie Ihr Konzentrationsvermögen stärken, Vergesslichkeit entgegenwirken und klarere Gedanken gewinnen. Günstig wäre es, diese Form des Handauflegens über einen längeren Zeitraum 1-mal täglich durchzuführen – jedoch nicht abends, da sonst Schlafstörungen auftreten könnten. Die beste Zeit ist der Morgen oder der Vormittag.

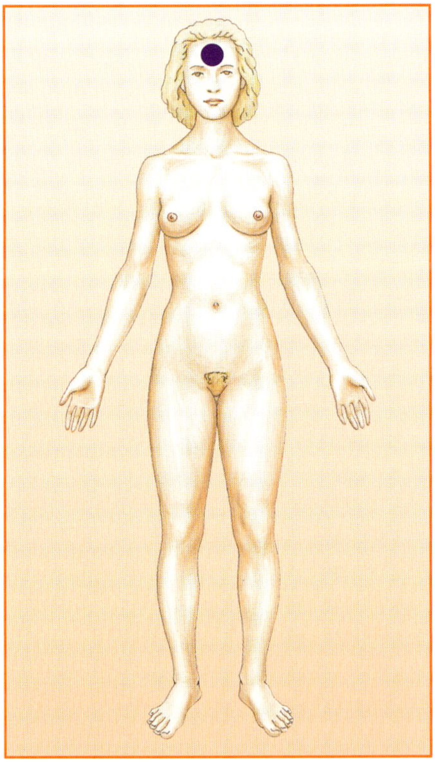

Dem Ajna-Chakra ist die Farbe Dunkelblau zugeordnet. Das Stirnzentrum steht für Intuition und Weisheit.

Führen Sie die Chakra-Energiemassage auf dem Rücken liegend durch. Der Raum sollte gut gelüftet, aber dennoch warm sein. Schließen Sie die Augen, und reiben Sie Ihre Handflächen einige Male sanft aneinander, um den Energiefluss in den Händen anzuregen. Legen Sie dann Ihre linke Handfläche behutsam auf den Stirnbereich, so dass die Mitte der Hand etwa in der Mitte der Stirn zu liegen kommt. Legen Sie die rechte Hand auf den linken Handrücken. Die Handstellung sollte der natürlichen Linie der Ellbogen folgen – die Hände liegen also gekreuzt.

Lassen Sie die Hände ganz entspannt auf der Stirn aufliegen, und atmen Sie tief durch. Stellen Sie sich nun vor, dass Sie mit jeder Einatmung heilendes Prana aufnehmen.

Lassen Sie für die Dauer von 7 tiefen Atemzügen ein Bild vor Ihrem inneren Auge entstehen, bei dem Sie sich vorstellen, dass Sie mit jeder Ausatmung heilende Energie in Ihre Stirn strömen lassen. Visualisieren Sie diese Energie in Form intensiver blauer Strahlen, die gleichsam von Ihren Händen aus in die Stirn fließen.

Legen Sie die Hände abschließend neben den Körper, und spüren Sie der Aktivierung des Stirnchakras noch einige Minuten lang nach. Halten Sie die Augen dabei geschlossen. Versuchen Sie, zu erspüren, ob sich Ihr Stirnbereich anders anfühlt als vor der Chakra-Energiemassage. Was hat sich verändert? Haben Sie Wärme gespürt oder Licht gesehen? Fühlen Sie sich gar »frei« und »klar« im Kopf?

Aromaölmassage

Mit speziellen Aromaölen lässt sich das Konzentrationsvermögen steigern und der Geist beflügeln. Es sind vor allem die frischen, anregenden Düfte, die den Kopf klar werden lassen. Ätherische Öle wie Grapefruit, Lemongras, Orange, Kiefer und Rosmarin, insbesondere aber Zitronen- und Lorbeeröl gelten als konzentrationsfördernd, stimmungsaufhellend, gedächtnisstärkend und mental

aktivierend. Um den Geist anzuregen, sollten Sie es einmal mit der Zitronen-Lorbeer-Ölmassage versuchen, als Basisöl empfiehlt sich das energiestärkende Avocadoöl.
Bereiten Sie zuerst das Massageöl zu (Mischung siehe Kasten in der Randspalte). Tauchen Sie dann die Zeige- und Mittelfingerkuppen beider Hände in die Mischung, und massieren Sie sich zunächst die Schläfen mit sanften Kreisbewegungen. Schließen Sie dabei die Augen. Nach etwa 1 bis 2 Minuten tauchen Sie die Finger nochmals in die Ölmischung. Massieren Sie sich nun den Nacken, und zwar die Punkte, die unterhalb der Schädelbasis und links und rechts neben der Halswirbelsäule liegen. Die Punkte befinden sich etwas oberhalb des Haaransatzes. Massieren Sie das Öl mit kräftigen Kreisbewegungen ein.
Zum Abschluss massieren Sie die Mitte der Stirn oberhalb der Nase. Benutzen Sie dazu Zeige- und Mittelfinger der rechten oder linken Hand. Die richtige Stelle liegt etwa 3 Finger breit oberhalb des Nasenbeins. Vergessen Sie nicht, dabei die Augen zu schließen.

! Denken Sie daran, dass ätherische Öle schleimhautreizend wirken – die Ölmischung sollte also niemals in die Augen gelangen.

Tipp

Ätherische Öle sollten nicht nur in Form von Massagen angewendet werden. Lassen Sie die anregenden Düfte auch in Ihrem Arbeitszimmer verdampfen, wenn Sie sich mit einer intensiven Denkaufgabe beschäftigen. Bei wichtigen Prüfungen empfiehlt es sich, ein Riechfläschchen mit Grapefruit-, Zitronen- oder Lorbeeröl mitzunehmen und regelmäßig daran zu schnuppern, da Ihr Geist auf diese Weise wach und aktiv bleibt.

Das können Sie noch tun

- In einem gesunden Körper wohnt ein gesunder Geist! Treiben Sie regelmäßig Sport, sorgen Sie für genügend Sauerstoff, führen Sie regelmäßig energieanregende Teilmassagen durch, und ernähren Sie sich vitamin- und mineralstoffreich, am besten mit Frischkost.
- Einige Nahrungsmittel versorgen das Gehirn besonders gut mit »Powerstoffen«. Zu ihnen gehören Fisch, Weizenkeime, Reis, Vollkornbrot und Vitamin-B-reiche Nahrungsmittel wie Nüsse und Sprossen.
- Der Großteil des Gedächtnispotenzials und der Fähigkeiten des Gehirns wird vom Menschen ohnehin nicht genutzt. Dabei lässt sich dieses Organ wie ein Muskel trainieren. Nutzen Sie die Kapazität Ihrer grauen Zellen besser aus, indem Sie sich mit Fremdsprachen befassen, Gedichte auswendig lernen, Kreuzworträtsel lösen, ein Instrument spielen oder sich mit interessanten Wissensgebieten beschäftigen. Es gilt: Wer rastet, der rostet!
- Bemühen Sie sich, stets nur eine Sache auf einmal zu tun, und verzichten Sie auf ablenkende Geräusche. Musikberieselung aus dem Radio während der Arbeit ist ein Konzentrationskiller, und der Fernseher sollte auch abgeschaltet sein, wenn Sie sich zum Essen hinsetzen. Ständige Reizüberflutung zerstreut und ermüdet.

Ölmischung

Mischen Sie 1 Esslöffel Avocadoöl mit 4 Tropfen ätherischem Zitronenöl und 2 Tropfen Lorbeeröl.

Sorgen Sie nachts für ausreichend Schlaf, und legen Sie untertags kurze Pausen ein. Schon zehn Minuten tiefer Schlaf oder Tiefenentspannung nach der Mittagspause beispielsweise genügen, um die grauen Zellen wieder zu aktivieren. Wer konstant übermüdet ist, leidet auch an Konzentrationsschwäche.

Kopfschmerzen, Migräne, Wetterfühligkeit

Bei Kopfschmerzen handelt es sich weniger um eine Krankheit als vielmehr um ein Symptom. Meist treten sie in Verbindung mit Infektionskrankheiten, Erkältungen und Hals-Nasen-Ohren-Krankheiten auf oder sind die Folge von Verspannungen.

- Die so genannten Spannungskopfschmerzen werden nicht nur durch verkrampfte Schulter- und Nackenmuskeln, sondern auch durch Fehlhaltungen der Wirbelsäule begünstigt.
- Durch Sehschwäche oder längere Arbeit am Computermonitor kann es aufgrund überanstrengter Sehnerven zu Kopfschmerzen kommen.
- Wetterfühlige Personen leiden oft unter Kopfschmerzen, wenn es zu Wetterumschwüngen, starkem Wind oder beispielsweise Föhn kommt.
- Die Migräne äußert sich meistens in halbseitig auftretenden Kopfschmerzen und extremer Lichtempfindlichkeit. Schwindel, Augenflimmern und Übelkeit können hinzukommen. Frauen sind wesentlich häufiger von Migräne betroffen als Männer. Als Ursachen kommen neben psychischen Faktoren auch Nahrungsmittelunverträglichkeiten – meist Rotwein, Schokolade, Nüsse oder Konservenkost – und hormonelle Veränderungen infrage.

Vermeiden Sie den sofortigen Griff zur Tablettenschachtel, wenn sich Kopfschmerzen ankündigen. Oftmals schafft schon eine kurze Pause, ein kleiner Imbiss oder Bewegung an der frischen Luft Abhilfe. Kopfschmerztabletten sollten Sie nur in Ausnahmefällen bei sehr starken Kopfschmerzen einnehmen.

Erste Hilfe

Akupressur

Energetische Blockaden, die sich oft in krampfartigen Kopfschmerzen zeigen, können durch das Anregen des Qi aufgelöst werden. Die Akupressur hilft sogar, wenn Trinkgelage, Schlafmangel oder Stress die Ursache dafür sind.

GB 20: Dieser Punkt des Gallenblasenmeridians befindet sich jeweils rechts und links neben der Halswirbelsäule im Nacken. Die Punkte liegen am Haaransatz am unteren Schädelrand und sind ziemlich schmerzempfindlich. Man kann sie als leichte Vertiefungen unter den Hinterhauptshöckern ertasten. Üben Sie 5 Minuten lang sanften Druck auf beide Punkte aus.

LE 3: Dieser Leberpunkt liegt auf dem Fußrücken, und zwar an der Stelle, an der die Mittelfußknochen der großen und der 2. Zehe zusammenlaufen. Sie können LE 3 in einer Vertiefung spüren. Der Punkt reagiert meist sehr empfindlich auf Druck. Massieren Sie ihn mindestens 2 Minuten lang mit sanftem Druck, und sedieren Sie ihn mit Kreisbewegungen gegen den Uhrzeigersinn.

LG 20: Dieser Punkt des Lenkergefäßes liegt auf dem Scheitelpunkt des Schädels. Stellen Sie sich eine Linie vor, die von einem Ohr zum anderen waagrecht über den Kopf läuft. In der Mitte dieser imaginären Linie liegt LG 20. Üben Sie nur mäßigen Druck auf diesen Punkt aus, und führen Sie dabei 2 bis 3 Minuten lang kleine Kreisbewegungen gegen den Uhrzeigersinn aus.

DI 4: Bei Migräneanfällen ist dieser Dickdarmpunkt besonders wichtig. Er liegt auf dem Handrücken zwischen Zeigefinger und Daumen. Sie finden den Punkt an der höchsten Stelle der Wölbung, die entsteht, wenn Sie Daumen und Zeigefinger fest zusammendrücken. Massieren Sie den Punkt mindestens 1 Minute lang kräftig, und führen Sie dabei kleine Kreisbewegungen im Uhrzeigersinn aus.

➤ Die Punkte der schnellen Hilfe sind in der nebenstehenden Abbildung rot markiert.

Die weitere Behandlung

Akupressur

MA 36: Dieser Magenpunkt liegt am Unterschenkel, und zwar an der Außenseite des Schienbeins. Sie finden ihn zwischen dem großen Streckmuskel und dem Schienbeinmuskel, etwa 3 bis 4 Finger breit unterhalb der Kniescheibe. Üben Sie mindestens 2 Minuten lang mäßigen Druck aus, und kreisen Sie dabei gegen den Uhrzeigersinn.

DI 11: Sie finden den Akupressurpunkt auf der Oberseite des Arms in Höhe des Ellbogens, und zwar auf der Daumenseite der Ellbeuge. Wenn Sie den Unterarm anwinkeln, können Sie ihn am oberen Ende der Beugefalte, die dabei entsteht, spüren. Massieren Sie den Punkt mindestens 2 Minuten lang, ohne jedoch allzu viel Druck auszuüben.

LG 26: Sie finden den Punkt in der kleinen Vertiefung zwischen Oberlippe und Nase. Sedieren Sie ihn mit der Zeigefingerkuppe etwa 2 Minuten lang mit sanftem Kreisen gegen den Uhrzeigersinn.

➤ Die Punkte sind in der nebenstehenden Abbildung blau markiert.

Tibetische Massage

Die tibetische Massage kennt einige Energiepunkte, deren Behandlung sich bei Spannungskopfschmerzen und Migräne empfiehlt. Die wichtigsten Energiepunkte sind dabei der Nackenpunkt (E 6) und der Stirnpunkt (E 1). Bereiten Sie zuerst die spezielle Massagepaste zu (2 Teelöffel Butterschmalz, 1 Teelöffel Muskatpulver und 1/2 Teelöffel Ingwerpulver vermischen).

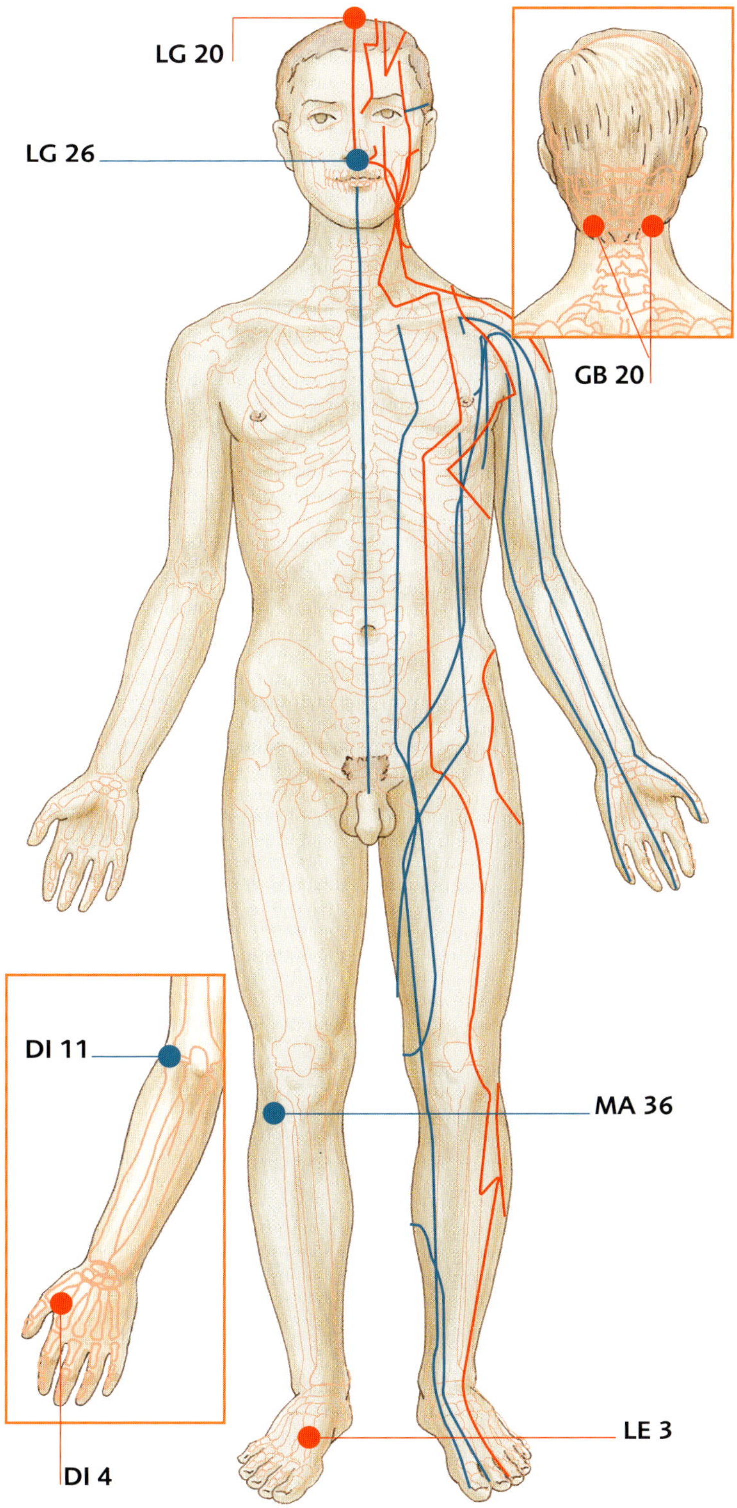

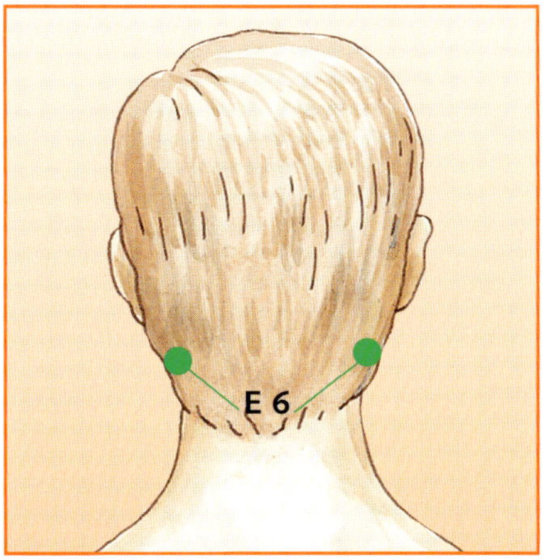

Ölmischung

Vermischen Sie 1 Teelöffel Mandelöl mit 3 bis 4 Tropfen ätherischem Pfefferminzöl (Mentha piperita).

Behandeln Sie zunächst die Nackenpunkte: Sie liegen links und rechts jeweils etwa 1 bis 2 Finger breit neben der Halswirbelsäule und etwa 1 bis 2 Finger breit unter dem Haaransatz auf den Nackenmuskeln. Tauchen Sie Daumen oder Zeigefingerkuppe in die Massagepaste ein. Massieren Sie die Nackenpunkte dann mit wenig Druck und sanften Kreisbewegungen. Die Behandlung sollte etwa 5 Minuten lang dauern. Massieren Sie anschließend noch den Stirnpunkt (E 1); er liegt in der Mitte der Stirn, gut 1 Zentimeter über der Nasenwurzel. Tauchen Sie den Zeigefinger in die Paste ein, und massieren Sie den Stirnpunkt dann 4 bis 5 Minuten lang mit sanften Kreisbewegungen. Die Augen sollten dabei geschlossen bleiben.

Sollte Ihnen das Pfefferminzaroma zu stark sein, können Sie die Aromaölmassage auch mit ätherischem Majoranöl (Origanum majorana) ausführen.
Um Migräne zu behandeln, ist Kamillenöl aus Römischer Kamille besonders empfehlenswert.

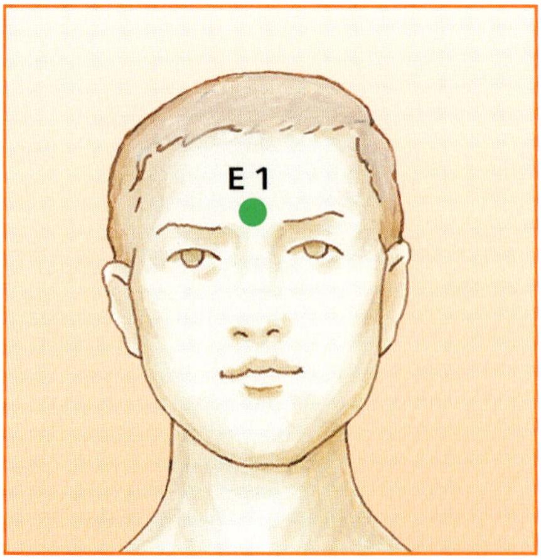

Aromaölmassage

Nicht selten sind Kopfschmerzen ein Warnsignal der Seele, treten sie doch oft in Verbindung mit Stress, Leistungsdruck und emotionalen Belastungen auf. Wer zu viele Probleme wälzt und sich andauernd den Kopf über etwas zerbricht, muss damit rechnen, dass Kopfschmerzen entstehen, die nach Ruhe und Entspannung verlangen. Pfefferminzöl gehört in Ost und West zu den klassischen Naturheilmitteln gegen Kopfschmerzen. Massieren Sie sich die Schläfen und die Stirn sowie den oberen Nacken mit dem Aromaöl (Mischung siehe Kasten) ein.

! Pfefferminzöl hat ein sehr intensives Aroma und wird nicht von jedermann gut vertragen. Im Bereich der Augen ist besondere Vorsicht geboten; am besten schließen Sie während der gesamten Behandlung die Augen.

Das können Sie noch tun

- Um Kopfschmerzen vorzubeugen, sollten Sie für viel frische Luft sorgen und sich regelmäßig bewegen.
- Durch Entspannungsübungen wie die progressive Muskelrelaxation nach Jacobson können Sie Verspannungen der Muskulatur, die dann zu Kopfschmerzen führen, vorbeugen.
- Schonen Sie Ihre Augen. Sorgen Sie dafür, dass Ihr Bildschirm optimal auf Sie eingestellt ist, lesen Sie nicht bei schlechten Lichtverhältnissen, und entspannen Sie Ihre Augen zwischendurch immer wieder.

Magenbeschwerden, Sodbrennen

Magenbeschwerden können viele unterschiedliche Ursachen haben. So kommen einerseits Krankheitserreger wie Kolibakterien oder Lebensmittelvergiftungen bzw. -unverträglichkeiten als Auslöser einer Magen-Darm-Infektion infrage. Die Entzündung der Magenschleimhaut, die so genannte Gastritis, ist hingegen häufig die Folge von falschen Ernährungsgewohnheiten. So führt beispielsweise der Konsum fetter Speisen, starker Alkoholika oder größerer Mengen Kaffee, aber auch Stress zu einem Überschuss an Magensäure und damit zu krampfartigen Magenschmerzen und Sodbrennen. Letzteres tritt auch nach opulenten Mahlzeiten auf. Die sauren Magensäfte stoßen nach oben auf, es kommt zu Völlegefühl und einem Brennen in Speiseröhre und Rachen.
Ganzheitliche Massagen fördern die Heilung von Magenschleimhautentzündungen, Sodbrennen und anderen Magenbeschwerden. Sollte nach einigen Behandlungstagen keine Besserung eintreten, ist jedoch ein Arzt aufzusuchen, um abzuklären, ob ernstere Ursachen hinter den Beschwerden stecken oder ein Befall mit dem Bakterium Helicobacter pylori besteht.

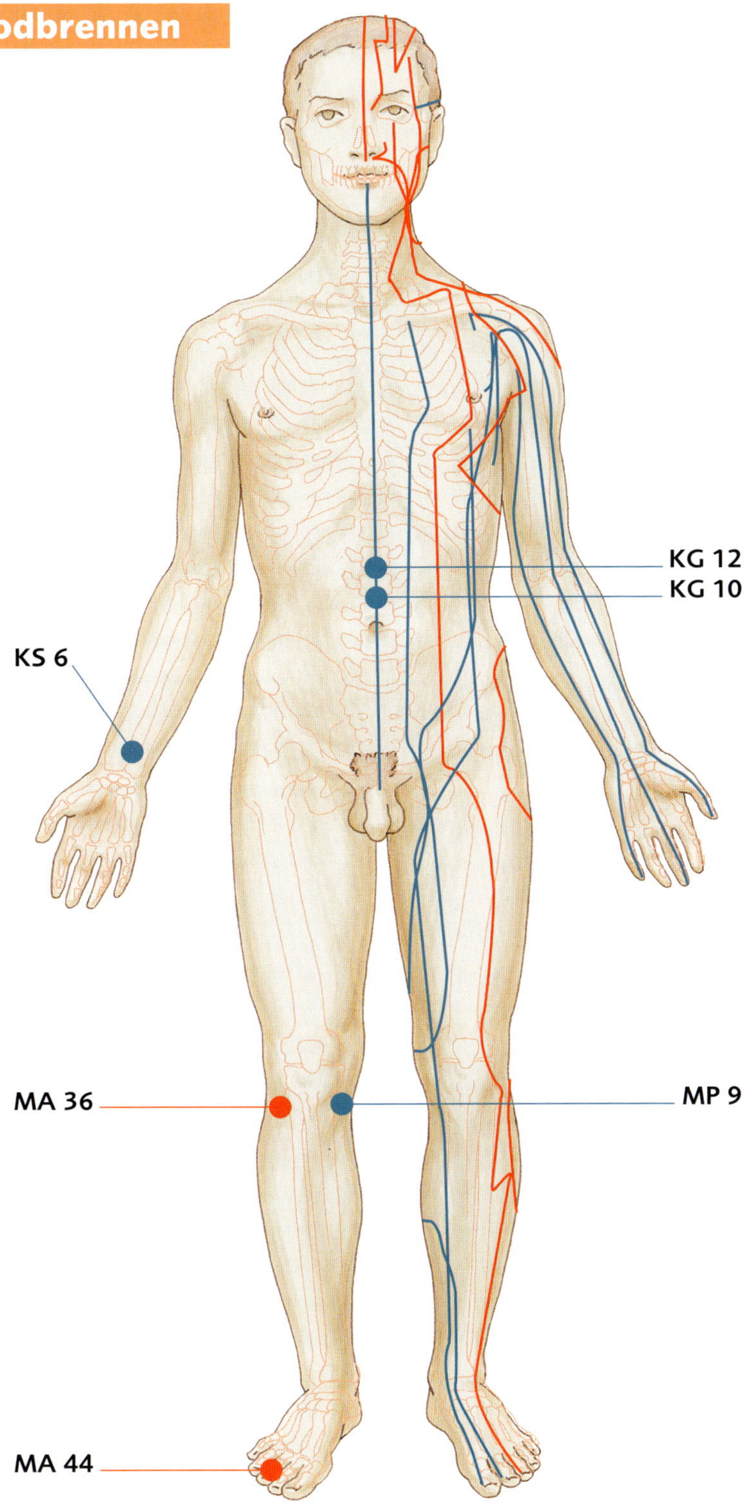

Erste Hilfe

Akupressur
Aus Sicht der chinesischen Medizin treten Magenbeschwerden und Sodbrennen infolge einer Schwächung des Qi im Magenbereich auf. Unausgewogenheiten in der Ernährung wie zu üppige Portionen, zu schnelles, zu kaltes oder zu heißes Essen stören den Fluss der

Diäten und radikale Abmagerungskuren sind Gift für den gesamten Verdauungsapparat. Wenn Sie auf Ihre Linie achten wollen, sollten Sie nicht fasten, sondern sich gesund ernähren und leicht verdauliche Speisen zu sich nehmen. Solange der Magen im Gleichgewicht bleibt, wird auch sein Energiefluss nicht blockiert.

Energie, so dass es früher oder später zu Erkrankungen kommt. Bei akuten Magenproblemen sollten Sie folgende Akupressurpunkte behandeln.

MA 44: Sie finden diesen Magenpunkt auf dem Fußrücken genau zwischen der 2. und 3. Zehe, auf der Außenseite der 2. Zehe. Üben Sie mit der Zeigefingerkuppe 1 Minute lang intensiven Druck auf diesen Akupressurpunkt aus.

MA 36: Der Punkt liegt am Unterschenkel, und zwar an der Außenseite des Schienbeins. Sie können diesen Magenpunkt 3 bis 4 Finger breit unterhalb der Kniescheibe ertasten. Massieren Sie ihn mindestens 3 Minuten lang mit sanftem Druck, und sedieren Sie ihn mit Kreisbewegungen gegen den Uhrzeigersinn.

➤ Die Punkte der schnellen Hilfe sind in der Abbildung auf Seite 201 rot markiert.

Die weitere Behandlung

Akupressur

Das Meridiansystem der traditionellen chinesischen Medizin ist äußerst komplex. Dies ist auch der Grund dafür, dass Organstörungen fast nie ausschließlich über einen einzelnen Meridian behandelt werden. Magenprobleme können beispielsweise nicht nur über den Magenmeridian, sondern auch über den Kreislauf-Sexualität- und Milz-Pankreas-Meridian sowie über das Konzeptionsgefäß geheilt werden. Die Wirkungsbereiche der einzelnen Meridiane sind weit gefächert und greifen oft ineinander über.

Vor allem bei häufig auftretenden oder chronischen Magenproblemen sollten Sie, zusätzlich zu den oben genannten, auch die folgenden Punkte behandeln.

KG 10: Sie finden diesen Punkt auf dem Konzeptionsgefäß, das senkrecht über den Vorderkörper läuft. Der Punkt liegt etwa 2 Finger breit oberhalb des Bauchnabels. Sedieren Sie ihn sehr sanft mit kreisenden Bewegungen gegen den Uhrzeigersinn mindestens 3 Minuten lang.

KG 12: Auch dieser Punkt liegt auf dem Konzeptionsgefäß und zwar etwas oberhalb von KG 10. Der Akupressurpunkt befindet sich 4 bis 5 Finger breit über dem Bauchnabel. Stimulieren Sie ihn in derselben Weise wie KG 10, also mit sanften Kreisbewegungen gegen den Uhrzeigersinn. Auch hier sollten Sie mindestens 3 Minuten lang massieren.

MP 9: Der Punkt liegt auf der Innenseite des Unterschenkels zwischen Wadenmuskel und Schienbein, und zwar in der kleinen Mulde – dort, wo das Schienbein in das Knie übergeht. Behandeln Sie den Punkt mit sanftem Druck mindestens 2 Minuten lang.

KS 6: Der Punkt gehört zum Kreislauf-Sexualität-Meridian und liegt ungefähr 2 Finger breit über dem Handgelenk auf der Innenseite des Unterarms, zwischen den beiden Sehnen in der Mitte des Unterarms. Üben Sie 2 Minuten lang sanften Druck auf den Punkt aus.

➤ Die Punkte sind in der Abbildung auf Seite 201 blau markiert.

Bauchmassage – »36 Kreise«

Die Technik der »36 Kreise« ist Teil der ganzheitlichen Bauchmassage. Die vollständige Bauchmassage (siehe Seite 102ff.) dürfen Sie nur bei chronischen, nicht bei akuten Magenbeschwerden anwenden. Die Teilmassage »36 Kreise« dagegen ist jederzeit durchführbar, sofern Sie dabei sanft und behutsam vorgehen.

Wärmen Sie etwas Sesamöl im Wasserbad an, und verteilen Sie es auf Ihrem Bauch. Führen Sie mit einer Hand 36 Kreisbewegungen im Uhrzeigersinn aus. Ziehen Sie die Kreise vor allem im Bereich des Oberbauchs, also zwischen Bauchnabel und Brustbein.
Beschreiben Sie zunächst große und sehr langsame Kreise, und lassen Sie die Kreise anschließend immer kleiner werden – gleichzeitig sollten Sie mit der Hand allmählich schneller über den Bauch- und Magenbereich kreisen.
Führen Sie diese Massagetechnik bei Bedarf 2- bis 3-mal täglich, jedoch nicht nach dem Essen durch.

Das können Sie noch tun

- Wenn Sie einen empfindlichen Magen haben, sollten Sie grundsätzlich sehr vorsichtig mit Reizstoffen wie Koffein, Nikotin, starken Alkoholika und scharfen Gewürzen umgehen.
- Ernähren Sie sich ausgewogen. Verzichten Sie auf fette und süße Speisen, und verteilen Sie das Essen auf mehrere kleine Mahlzeiten am Tag. Lassen Sie zwischen den Mahlzeiten nicht zu viel Zeit vergehen. Kartoffel- und Gemüsesuppen sind aufgrund ihrer basischen Wirkungen besonders empfehlenswert, um den Magen zu beruhigen.
- Einige Heilkräuter wirken besonders gut gegen Magenbeschwerden. Zu ihnen gehören vor allem Kamille, Fenchel, Anis, Kümmel und Melisse.
- Bringen Sie Ihre Gefühle zum Ausdruck. Schlucken Sie nicht alles hinunter, was Ihnen im Grunde auf den Magen schlägt.
- Entspannung kann man einüben. In Kursen können Sie Techniken wie autogenes Training, Yoga oder Meditation erlernen und dadurch langfristig Stress abbauen.
- Nehmen Sie natürliche Bitterstoffe, wie etwa Enzian, Wermut oder Tausendgüldenkraut, in Form von Tropfen (in der Apotheke oder im Reformhaus erhältlich) in geringen Dosierungen zu sich, wenn Sie fette Speisen gegessen haben oder unter einer Verdauungsschwäche leiden. Die Bitterstoffe regen die Magensaftproduktion an und sind zudem antiseptisch, d. h., sie lassen Entzündungen im Magen-Darm-Trakt rascher abklingen.
- Vermeiden Sie opulente Mahlzeiten vor dem Schlafengehen. Die späteste Mahlzeit sollte gegen 19 Uhr eingenommen werden und leicht verdaulich sein.
- Das ätherische Öl der Pfefferminze hilft bei akuten Magenreizungen und Übelkeit. Allerdings sollten Sie bei chronischen Magenproblemen Pfefferminztee nur gezielt und nicht zu häufig trinken, da die Inhaltsstoffe dieser Heilpflanze die Magenwände langfristig angreifen und schädigen können.

Spezialrezept

Der südamerikanische Lapachotee gilt als sehr magenfreundliches Getränk mit einem hohen Mineralstoffgehalt und antibakterieller Wirkung. Trinken Sie bei Sodbrennen und Magenschmerzen auf den Tag verteilt mindestens 1 Liter des Tees. Geben Sie auf 1 Liter Tee zusätzlich 1 bis 2 Esslöffel Kieselerde – sie ist in Apotheken und Reformhäusern erhältlich. Trinken Sie diese Mischung in kleinen Schlucken.

Angestaute Aggressionen, Kummer oder Wut können – wie der Volksmund weiß – ebenfalls auf den Magen schlagen. Sprechen Sie mit vertrauten Personen über Dinge, die Sie belasten, und versuchen Sie, sich durch Bewegung, Tanzen oder Gesang abzureagieren.

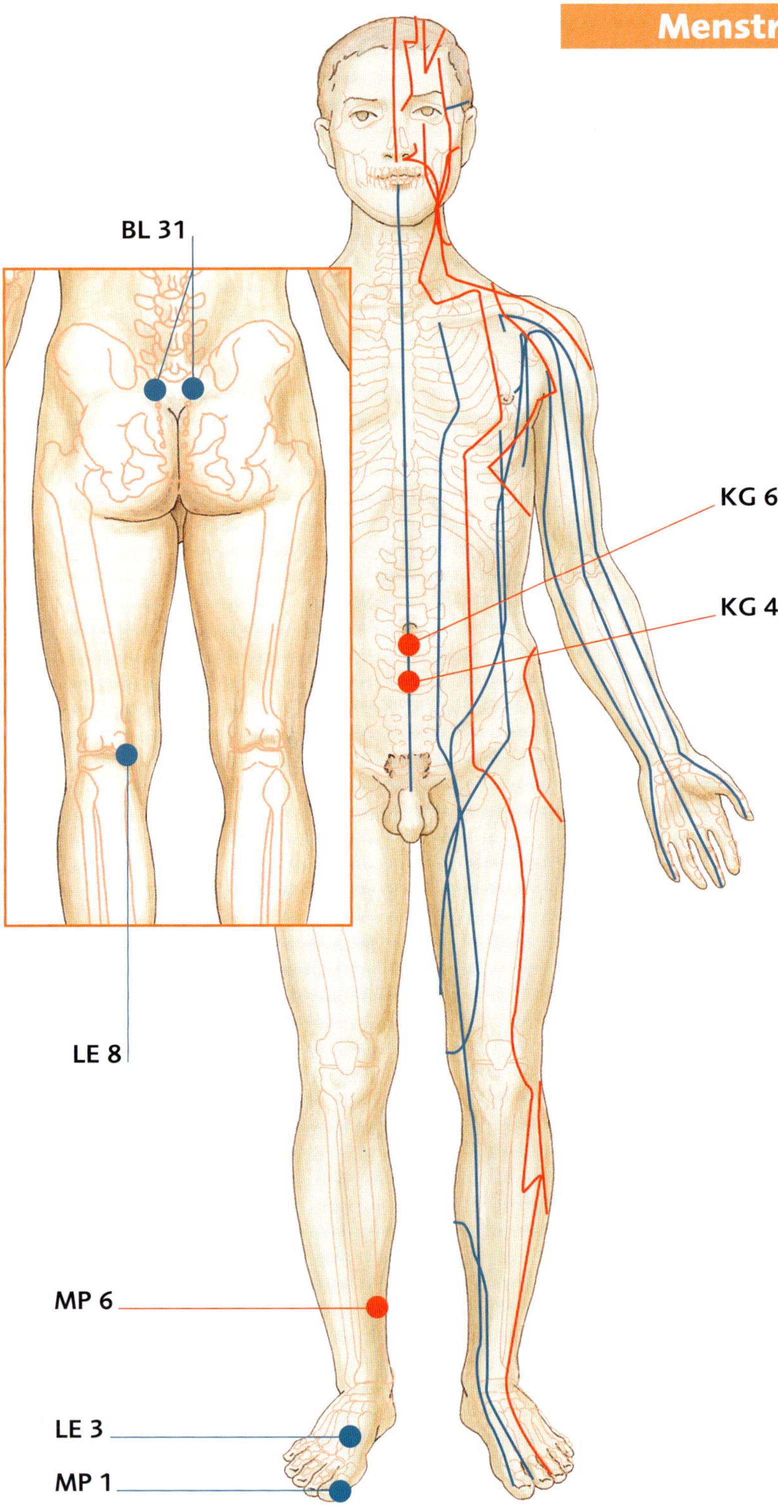

Menstruationsbeschwerden

Menstruationsbeschwerden sind bei Frauen und vor allem bei jüngeren Mädchen weit verbreitet. Zum einen können Blutungsstörungen wie etwa zu lange oder sehr starke Blutungen auftreten. Hier ist Vorsicht geboten, da sich verschiedene Krankheiten hinter den Symptomen verbergen können und der Blutverlust zu Kreislaufbeschwerden und Erschöpfung führen kann. Weniger dramatisch sieht es bei den gängigen Monatsbeschwerden oder bei PMS, dem prämenstruellen Syndrom, aus. In ihrer leichteren Form sind diese Menstruationsbeschwerden, wenn auch unangenehm, so doch meist harmlos. Vor allem treten ziehende Bauch- und Rückenschmerzen, Verdauungsstörungen wie Verstopfung oder Blähungen, Brustspannen, Müdigkeit, Kopfschmerzen und depressive Verstimmungen auf.
Durch Akupressur und Aromaölmassagen lassen sich die Beschwerden meist schnell lindern. Bevor Sie sich selbst behandeln, sollte jedoch feststehen, dass den Menstruationsbeschwerden keine organischen Ursachen zugrunde liegen. Dies kann nur der Arzt abklären.

Erste Hilfe

Akupressur

Die Behandlung der folgenden Punkte eignet sich vor allem, um körperlichen Symptomen wie Bauchkrämpfen, Rücken- und Kopfschmerzen und Mattigkeit entgegenzuwirken.

KG 4: Die Massage dieses Punkts hilft vor allem gegen Krämpfe und Schmerzen im Bauch- und Beckenbereich. Zu starke Regelblutungen werden überdies gelindert. Sie finden diesen Punkt etwa 3 Finger breit unterhalb des Bauchnabels auf dem Konzeptionsgefäß, das senkrecht über die Bauchmitte läuft. Sedieren Sie den Punkt mindestens 4 Minuten lang mit sanften Kreisbewegungen gegen den Uhrzeigersinn.

KG 6: Die Behandlung dieses Punkts löst Energiestauungen im Bauchraum und hilft bei schmerzhafter Periode sowie Verdauungsstörungen, die mit der Menstruation einhergehen, wie z. B. Verstopfung und Blähungen. Auch dieser Akupressurpunkt liegt auf dem Konzeptionsgefäß, und zwar ein wenig höher als KG 4. Sie finden ihn 1 bis 2 Finger breit unterhalb des Nabels in der Mitte des Bauchs. Üben Sie mindestens 3 Minuten lang sanften Druck auf diesen Punkt aus, und führen Sie dabei Kreisbewegungen gegen den Uhrzeigersinn aus.

MP 6: Die Stimulierung dieses Akupressurpunkts des Milz-Pankreas-Meridians verbessert das Allgemeinbefinden kurz vor und während der Menstruation. Er befindet sich direkt hinter dem Schienbein, ungefähr 3 Finger breit über dem inneren Fußknöchel. Üben Sie 2 Minuten lang mäßigen Druck auf den Akupressurpunkt aus.

➤ Die Punkte der schnellen Hilfe sind in der nebenstehenden Abbildung rot markiert.

Die weitere Behandlung

Akupressur

Sie können den Erfolg der Selbstbehandlung noch steigern, indem Sie sich etwas mehr Zeit nehmen und die folgenden Punkte in das kleine Akupressurprogramm gegen Menstruationsbeschwerden mit einbeziehen.

BL 31: Dieser Punkt des Blasenmeridians liegt genau auf dem Kreuzbein, in der Sakralvertiefung oberhalb des Gesäßes. Massieren Sie beide Punkte mindestens 3 Minuten lang mit sanften Kreisbewegungen gegen den Uhrzeigersinn.

MP 1: Sie finden den Punkt oben auf der großen Zehe. Er liegt direkt neben der Krümmung des Nagelbetts an der Innenseite des Fußes. Üben Sie mindestens 1 Minute lang kraftvollen Druck auf den Punkt aus. Am besten benützen Sie dazu die Zeigefingerkuppe.

LE 3: Dieser Leberpunkt liegt oben auf dem Fußrücken, und zwar dort, wo die Mittelfußknochen der großen und der 2. Zehe zusammenlaufen. Sie finden ihn in einer Vertiefung, die relativ schmerzempfindlich ist. Tonisieren Sie den Punkt mindestens 1 Minute lang mit kräftigem Druck.

LE 8: Dieser Punkt liegt an der Innenseite der Kniekehle, und zwar direkt am Gelenk auf der Beugefalte des Knies. Massieren Sie ihn 1 Minute lang mit kräftigem Druck.

➤ Die Punkte sind in der nebenstehenden Abbildung blau markiert.

Bauchmassage

Führen Sie die Kurzform der Bauchmassage durch. Gehen Sie dabei besonders einfühlsam und sanft vor.

1. **Kontakt aufnehmen:** Reiben Sie Ihre Handflächen fest aneinander, bis sie warm sind. Schließen Sie die Augen, und legen Sie die Handflächen dann sanft auf den Bauch – die linke Hand oberhalb, die rechte unterhalb des Nabels. Fühlen Sie, wie sich Ihre Bauchdecke beim Ein- und Ausatmen hebt und senkt. Spüren Sie Ihre Haut

Gereiztheit oder depressive Verstimmungen, wie sie vor oder während der Monatsregel auftreten, werden durch das Ungleichgewicht im Hormonhaushalt verursacht. Seien Sie in dieser Zeit geduldig mit sich selbst, und begegnen Sie Ihrer Stimmungslage, wenn möglich, mit Humor.

Im therapeutischen Yoga gibt es spezielle Übungen, die Regelbeschwerden lindern und starken Schmerzen vorbeugen können. Langfristig kann therapeutisches Yoga die Symptome auch gänzlich zum Verschwinden bringen.

und die wohltuende Wärme, die aus Ihren Handflächen direkt in den Bauch strahlt.

2. **Lockern:** Lösen Sie Anspannungen in der Bauchdecke, indem Sie Zeige-, Mittel- und Ringfinger beider Hände rechts und links flach auf den Bauch legen. Die Fingerkuppen sollten in der Höhe des Bauchnabels aufliegen. Führen Sie mit den Händen sanfte Vibrationen durch, indem Sie die Finger schnell auf- und abbewegen. Die Bauchmuskeln sollten dabei völlig entspannt bleiben – wenn Sie den Oberkörper ein wenig nach vorn beugen, fällt dies leichter. Führen Sie das sanfte Vibrieren anschließend etwas höher im Bereich des Magens aus.

3. **36 Kreise:** Regen Sie abschließend die Lebensenergie im Hara, dem vitalen Zentrum in der Leibesmitte, an. Reiben Sie die Handflächen zum Aufwärmen nochmals kräftig aneinander. Führen Sie dann mit der rechten oder linken Hand 36 große Kreisbewegungen um den Bauchnabel aus. Beschreiben Sie die Kreise im Uhrzeigersinn, ohne allzu viel Druck auszuüben.

Aromaölmassage

Neben körperlichen Beschwerden treten während der Menstruation oft auch seelische Belastungen auf. Manche Frauen reagieren sogar ausschließlich mit psychischen Symptomen wie Gereiztheit oder depressiven Verstimmungen. Oft verstärkt die seelische Labilität auch die körperlichen Beschwerden. Neben Rosenöl ist das ätherische Öl aus Lavendel gut geeignet, um das innere Gleichgewicht zurückzugewinnen. Da Lavendel krampflösend, schmerzstillend und tonisierend wirkt, können nicht nur seelische Anspannungen, sondern auch körperliche Krämpfe und Schmerzen gelindert werden. Bereiten Sie das Aromaöl zu (Mischung siehe Kasten), und reiben Sie sich den Unterleib sanft damit ein. Tragen Sie das Öl auch in der Leistengegend und auf dem unteren Rücken auf. Bei Brustspannen können Sie die Lavendelölmischung zusätzlich im Brustbereich einreiben – gehen Sie hier besonders behutsam vor.

Ölmischung

Vermischen Sie 1 Esslöffel Mandelöl mit 5 bis 6 Tropfen Lavendelöl (Lavandula officinalis).

Das können Sie noch tun

- Um Brustspannen zu lindern und die Funktion der Eierstöcke anzuregen, empfiehlt sich die Einnahme von Mönchspfeffer (Agnus castus). Er ist Bestandteil verschiedener Präparate, die Sie in der Apotheke erhalten.
- Bei zu starker oder schmerzhafter Periode sollten Sie so weit wie möglich körperliche Aktivitäten einschränken.
- Achten Sie darauf, ausreichend Magnesium und Kalzium sowie B-Vitamine und Vitamin C zu sich zu nehmen.

Tipp

Mit folgendem Heiltee können Sie prämenstruelle und Menstruationsbeschwerden lindern. Mischen Sie 3 Esslöffel getrocknete Kamillenblüten, 2 Esslöffel Brennnessel und 3 Esslöffel Baldrianwurzel. Zur Einnahme überbrühen Sie 1 Esslöffel der Mischung mit 250 Milliliter kochendem Wasser, 5 Minuten ziehen lassen. Trinken Sie täglich 2 bis 3 Tassen.

Muskelkater, Zerrungen, Muskelverspannungen

Muskelschmerzen können unterschiedliche Ursachen haben. Besonders häufig ist der Muskelkater, der nach Überanstrengung und ungewohnten Trainingsbelastungen auftritt. Einerseits kommt es dabei zu einer starken Konzentration an Milchsäure im Muskel, die so lange Schmerzen verursacht, bis sie völlig abgebaut ist. Andererseits treten bei Sport oder Gymnastik schnell feine Muskelfaserrisse auf, vor allem dann, wenn der Körper nicht ausreichend vorgewärmt wird. Schmerzhafter Muskelkater ist die Folge.
Schmerzen in der Muskulatur können aber auch auf Zerrungen hindeuten, die beim Sport und in der Freizeit häufig ebenfalls dann auftreten, wenn nicht aufgewärmte Muskeln starken Belastungen ausgesetzt sind. Doch auch gewöhnliche Muskelverspannungen aufgrund einer sitzenden Lebensweise, einseitiger Tätigkeiten oder seelischer Belastungen lösen Schmerzen in der Muskulatur aus. Besonders häufig ist dabei der Schulter- und Nackenbereich betroffen. Übertriebener Ehrgeiz, Konkurrenzdenken und Starrsinnigkeit, aber auch tief sitzende Ängste sind Ausdruck einer verkrampften Einstellung, die sich schließlich in einer verspannten Nackenmuskulatur bemerkbar machen.

Erste Hilfe

Aromaölmassage
Die entzündungslindernden, abschwellenden und schmerzstillenden Eigenschaften des australischen Teebaumöls eignen sich besonders gut, wenn es darum geht, schmerzhafte Muskelbeschwerden in den Griff zu bekommen. Als Basisöl sollten Sie Calendulaöl verwenden, das schon für sich genommen gut gegen Muskelschmerzen hilft. Reiben Sie das Aromaöl (Mischung siehe Kasten) kräftig in die betroffenen Muskelpartien ein. Führen Sie kreisende und streichende Bewegungen aus. Kneten Sie die Muskeln anschließend gründlich durch. Nehmen Sie den entsprechenden Muskel dazu in die Hand, und kneten Sie ihn vorsichtig wie einen Teig durch. Auf diese Weise wird die Durchblutung angeregt, und Giftstoffe werden schneller abtransportiert.

Die weitere Behandlung

Akupressur
Schmerzhafte Muskelverspannungen, Zerrungen und Muskelkater können auch über das Meridiansystem gelindert werden. Verschwinden die Beschwerden jedoch nicht nach wenigen Tagen, sollten Sie einen Arzt aufsuchen, um die Ursachen abklären zu lassen.
GB 20: Die Behandlung dieses Punkts des Gallenblasenmeridians ist besonders bei Nackenschmerzen zu empfehlen. Die beiden Punkte liegen im Nacken, und zwar jeweils direkt am Haaransatz unterhalb des Schädelrands. Sie sind rechts und links von der Halswirbelsäule als leichte Vertiefungen unter den Hinterhauptshöckern spürbar und relativ schmerzempfindlich. Massieren Sie GB 20 auf beiden Körperseiten gleichzeitig mit kräftigem Druck, am besten mit den Zeige- und Mittelfingerkuppen. Halten Sie den Druck 2 bis 3 Minuten lang, und tonisieren Sie die Punkte dann, indem Sie Kreisbewegungen im Uhrzeigersinn ausführen.

Ölmischung

Mischen Sie 1 Esslöffel Calendulaöl mit 10 Tropfen Teebaumöl (Melaleuca alternifolia).

Muskeln lassen sich gut aufbauen, verlieren ihre Dehnbarkeit jedoch sofort wieder, wenn zwei oder drei Tage Trainingspause eingelegt werden. Dies geht sogar professionellen Tänzern oder Sportlern so. Um beweglich und schmerzfrei zu bleiben, sollten Sie deshalb regelmäßig, am besten täglich, leichte Übungen ausführen.

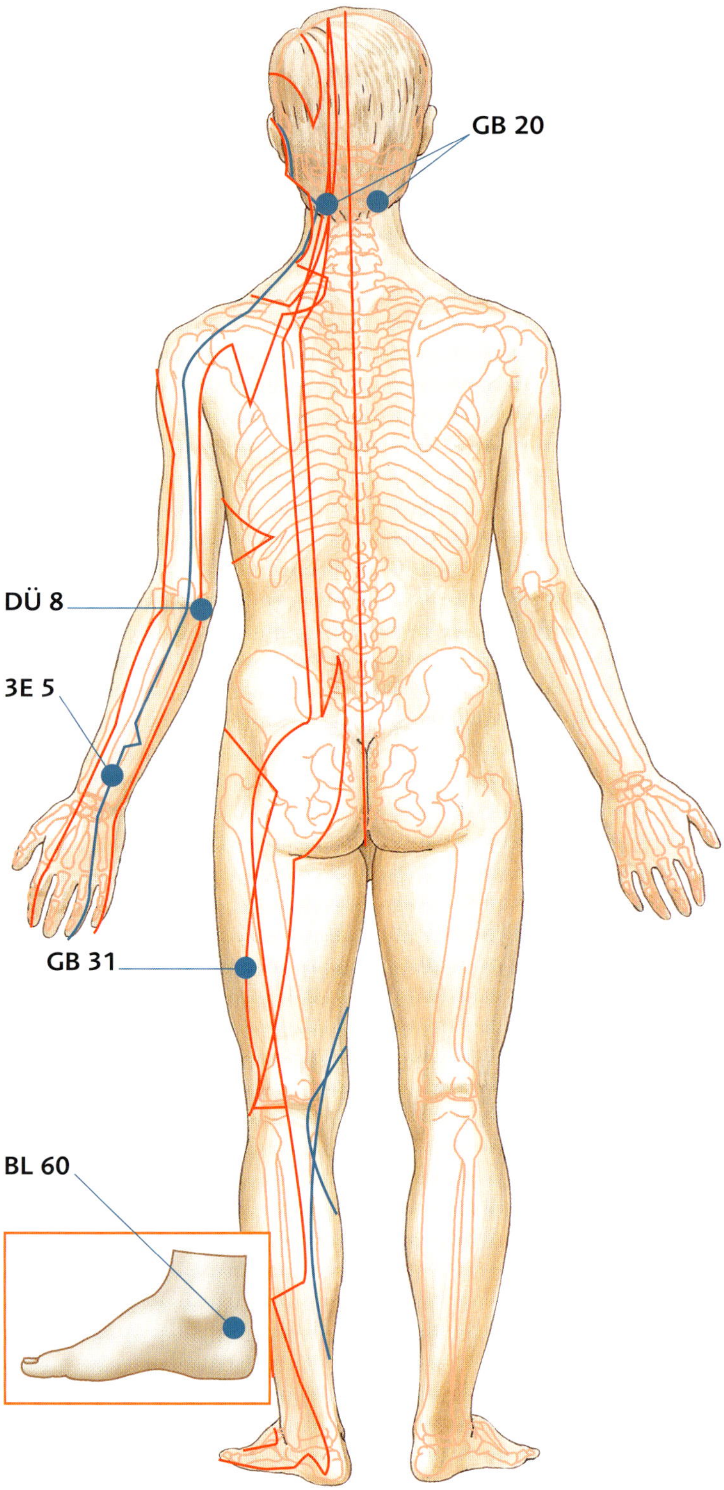

GB 31: Bei Muskelschmerzen in den Beinen sollten Sie diesen Akupressurpunkt stimulieren. Er liegt auf der Außenseite der Oberschenkel, etwa auf halber Strecke zwischen Hüftknochen und Knie. Wenn Sie die Arme im Stand seitlich herabhängen lassen, liegt der Punkt an der Stelle, an der die Fingerkuppe Ihres Mittelfingers am Bein anliegt. Massieren Sie den Punkt mindestens 4 Minuten lang kräftig, indem Sie kleine Kreisbewegungen im Uhrzeigersinn ausführen.

BL 60: Die Behandlung dieses Blasenmeridianpunkts hilft bei Muskelschmerzen und -zerrungen im Bereich von Nacken, Rücken, Wade und Knöchel. Sie finden den Punkt an der Außenseite des Fußes hinter dem Knöchel. Er liegt in der Mitte zwischen der Achillessehne und der höchsten Stelle des Knöchels. Massieren Sie ihn mit kraftvollem Druck mindestens 2 bis 3 Minuten lang.

3E 5: Akupressieren Sie diesen Punkt des Dreifachen-Erwärmer-Meridians bei Schmerzen in den Armen und/oder Schultern. Er liegt auf der Oberseite des Unterarms. Sie finden ihn etwa 2 Finger breit über der Mitte der Handgelenksfalte, also zwischen Elle und Speiche. Üben Sie intensiven Druck auf den Punkt aus, und tonisieren Sie ihn, indem Sie den Finger im Uhrzeigersinn kreisen lassen; die Massage sollte mindestens 2 Minuten lang dauern.

DÜ 8: Wenn Muskelverspannungen oder Muskelkater im Schulter-, Rücken- oder Nackenbereich auftreten, sollten Sie diesen Dünndarmpunkt behandeln. Er liegt in der kleinen Mulde direkt hinter dem Ellbogen, und zwar an der Innenseite des Ellbogengelenks. Sie spüren die Vertiefung besonders gut, wenn Sie den Unterarm anwinkeln. Behandeln Sie diesen Punkt etwa 2 Minuten lang mit kräftigem Druck.

Das können Sie noch tun

- Verspannungen der Muskulatur lösen sich leichter, wenn die Seele entspannt ist und Sie sich Zeit für sich nehmen, um zur Ruhe zu kommen. Ätherische Öle wie Lavendel, Cajeput, Wacholder und Rose helfen Ihnen dabei. Träufeln Sie die Öle in eine Duftlampe, und lassen Sie sie in Ihren Wohn- und Arbeitsräumen verdampfen.
- Vermeiden Sie zu starke Belastungen beim Sport. Falls Sie das Gefühl haben, doch einmal zu viel des Guten getan zu haben, sollen Sie sich nach dem Training mit Franzbranntwein einreiben.
- Bei ersten Anzeichen von Muskelschmerzen empfiehlt sich ein heißes Bad mit pflanzlichen Zusätzen, beispielsweise mit Heublumenextrakt, die Sie in der Apotheke oder im Reformhaus erhalten. Sie regen die Durchblutung an und beschleunigen die Ausscheidung von Giftstoffen.
- Vermeiden Sie plötzliche Überbelastungen einzelner Muskelpartien, wie etwa bei ungewohnten Bergtouren oder beim Skifahren. Wärmen Sie sich vor jeder größeren Anstrengung auf.
- Im Gegensatz zu Muskelverspannungen und Muskelkater sollten Muskelzerrungen mit Kälte behandelt werden. Legen Sie einen Eisbeutel oder einen kalten Wickel auf die betroffene Stelle, und tragen Sie anschließend eine Arnikatinktur auf.
- Um Nackenverspannungen vorzubeugen, sollten Sie – vor allem wenn Sie viel sitzen – regelmäßig kleine Lockerungsübungen durchführen: Heben Sie bei der Einatmung die Schultern zu den Ohren hoch, und lassen Sie sie bei der Ausatmung wieder fallen. Kreisen Sie dann mit beiden Schultern jeweils nach vorn und nach hinten. Rollen Sie zum Abschluss den Kopf ganz langsam nach vorn, zur Seite, in den Nacken und wieder nach vorn, ohne die Nackenmuskeln anzuspannen. Führen Sie jede Übung etwa 3- bis 5-mal durch.
- Schaffen Sie sich eine gute Matratze an. Nachts sollten die Wirbelsäule und mit ihr die Muskelpartien des Rückens tatsächlich entspannen können. Verspannungen und Schmerzen im Schulter- und Nackenbereich kommen oftmals von einer ungesunden Schlafstatt oder einem ungeeigneten Kopfkissen. Die Matratze sollte weder zu weich noch zu hart sein.
- Achten Sie auf eine richtige Atmung. Vor allem Personen, die unter Stress stehen, halten unbewusst den Atem an und atmen nicht vollständig aus. Dies führt zu Verkrampfungen im oberen Rückenbereich, was wiederum Schmerzen zur Folge hat.

Gehen Sie unverzüglich zum Arzt, wenn Sie sich einen Muskelriss zugezogen haben. Die betroffene Muskelpartie sollte dabei ruhig gestellt werden. Muskelrisse können sehr starke Schmerzen verursachen, wenn sie unsachgemäß behandelt werden, und brauchen dann mehrere Wochen, um abzuheilen.

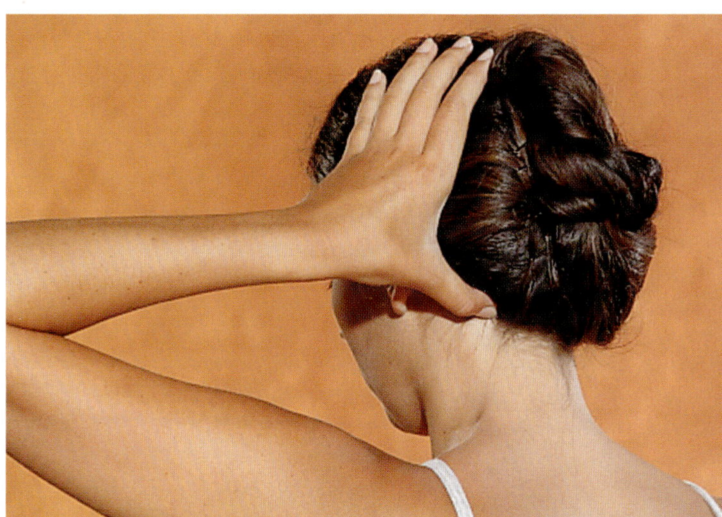

GB 20 – der Punkt des Gallenblasenmeridians liegt unterhalb des Schädelrands am Haaransatz.

Überprüfen Sie in regelmäßigen Abständen, ob Ihnen Ihre Lebensweise sowohl körperlich als auch psychisch noch gut tut. Stress lässt sich abbauen. Nehmen Sie die Warnsignale Ihres Körpers ernst, und schaffen Sie Abhilfe, solange die Beschwerden noch leicht behandelbar sind.

Nervosität, innere Unruhe, Stress

In der heutigen Zeit leiden immer mehr Menschen an innerer Unruhe und Nervosität. Allzu hektisch ist das tägliche Treiben geworden, zu groß sind die Belastungen in Familie und Beruf, und zu viele Reize stürmen täglich auf das Nervensystem ein. Nervosität und innere Unruhe gehen meist mit einer Fehlregulation der Funktionen des vegetativen Nervensystems einher. Es kann zu körperlichen Symptomen wie Herzklopfen, Verdauungsstörungen, Zittern, Juckreiz und roten Flecken auf der Haut oder zu Kopf- und Nackenschmerzen kommen. Auch Schlafstörungen gehören zu den typischen Symptomen der Nervosität.

Will man die Ursachen für die Ruhelosigkeit mit einem Wort benennen, so lautet dieses Wort meist: Stress. Belastungen wie Reizüberflutung, partnerschaftliche Probleme, Prüfungen und Leistungsdruck, aber auch Umweltgifte und Lärm wirken als so genannte Stressoren, also als Auslöser für den schädigenden »Disstress«.

Die meisten psychosomatischen Erkrankungen – vor allem Magengeschwüre, Herzbeschwerden und Bluthochdruck – lassen sich ebenso wie die Nervosität unmittelbar auf Stress zurückführen. Insbesondere sensible Menschen sind gefährdet, wenn sie nicht lernen, ihre Nerven zu stärken.

! Wenn Ihre nervösen Störungen trotz der Anwendung der hier vorgestellten Massagetechniken und ergänzenden Tipps nicht abklingen, sollten Sie einen Arzt aufsuchen, da sich in seltenen Fällen auch organische Störungen oder seelische Erkrankungen hinter den Beschwerden verbergen können.

Erste Hilfe

Akupressur

Bei akuter Nervosität können Sie die Balance zwischen Yin und Yang wiederherstellen und Ihre Ausgeglichenheit wiederfinden, indem Sie folgende Punkte behandeln.

HE 7: Dieser Herzpunkt liegt am Ellenansatz des Handgelenks, neben dem Erbsenbein, dort wo der Unterarm in den Handballen übergeht. Sie finden ihn unterhalb der Handgelenksfalte auf der Seite des kleinen Fingers. Behandeln Sie den Punkt mindestens 3 Minuten lang mit sanftem Druck.

MA 36: Dieser Punkt des Magenmeridians liegt am Unterschenkel, und zwar an der Außenseite des Schienbeins. Sie finden ihn ungefähr 3 bis 4 Finger breit unterhalb der Kniescheibe zwischen dem großen Streckmuskel und dem Schienbeinmuskel. Üben Sie nur mäßigen Druck aus, und lassen Sie die Finger dabei gegen den Uhrzeigersinn kreisen. Behandeln Sie den Punkt mindestens 2 Minuten lang.

NI 1: Dieser Nierenpunkt liegt genau auf der Mitte der Fußsohle. Sie finden ihn zwischen dem zweiten und dritten Mittelfußknochen in einer Vertiefung, die leicht zu ertasten ist. Behandeln Sie den Akupressurpunkt 1 Minute lang mit kräftigem Druck.

Die weitere Behandlung

Antistressprogramm

Im Antistressprogramm sind einige effektive Massagen gegen Nervosität und Übererregbarkeit zusammengefasst. Am günstigsten ist es, sich am

Wochenende oder zwischendurch einen Tag Zeit zu nehmen, um das Programm komplett durchzuführen, da es sehr harmonisierend und entspannend wirkt. Wenn Ihnen die Zeit dazu fehlt, können Sie die einzelnen Punkte des Programms auch unabhängig voneinander ausführen.

1. Morgens – Ayurvedamassage: Im Ayurveda – der alten indischen Heilkunst – wird eine spezielle Massage empfohlen, die nicht nur die Haut pflegt, die Ausscheidung von Giftstoffen fördert und die Energie des Körpers stärkt, sondern auch seelisch harmonisierend und sehr entspannend wirkt. Die Ayurvedamassage (Abhyanga) wird traditionell am frühen Morgen durchgeführt. Es handelt sich um eine Sesamölmassage, die unmittelbar vor dem Duschen oder Baden angewendet wird. Da bei dieser harmonisierenden Methode der ganze Körper einschließlich der Kopfhaut mit Öl behandelt wird, empfiehlt es sich, sie im Badezimmer durchzuführen. Während der Massage sollten Sie sitzen, daher benötigen Sie einen (Plastik-)Hocker, oder Sie breiten einfach ein großes Badetuch auf dem Badezimmerboden aus.
Besorgen Sie sich für die Ayurvedamassage hochqualitatives, kaltgepresstes Sesamöl aus dem Reformhaus oder dem Naturkostladen. Sie benötigen etwa 1 Kaffeetasse voll Öl. Stellen Sie die Tasse oder ein Schälchen mit dem Öl zunächst in einen Topf mit siedend heißem Wasser, da es vor der Anwendung erst auf Körpertemperatur erwärmt werden muss.
Nach wenigen Minuten im Wasserbad ist es so weit – die Ayurvedamassage kann beginnen.

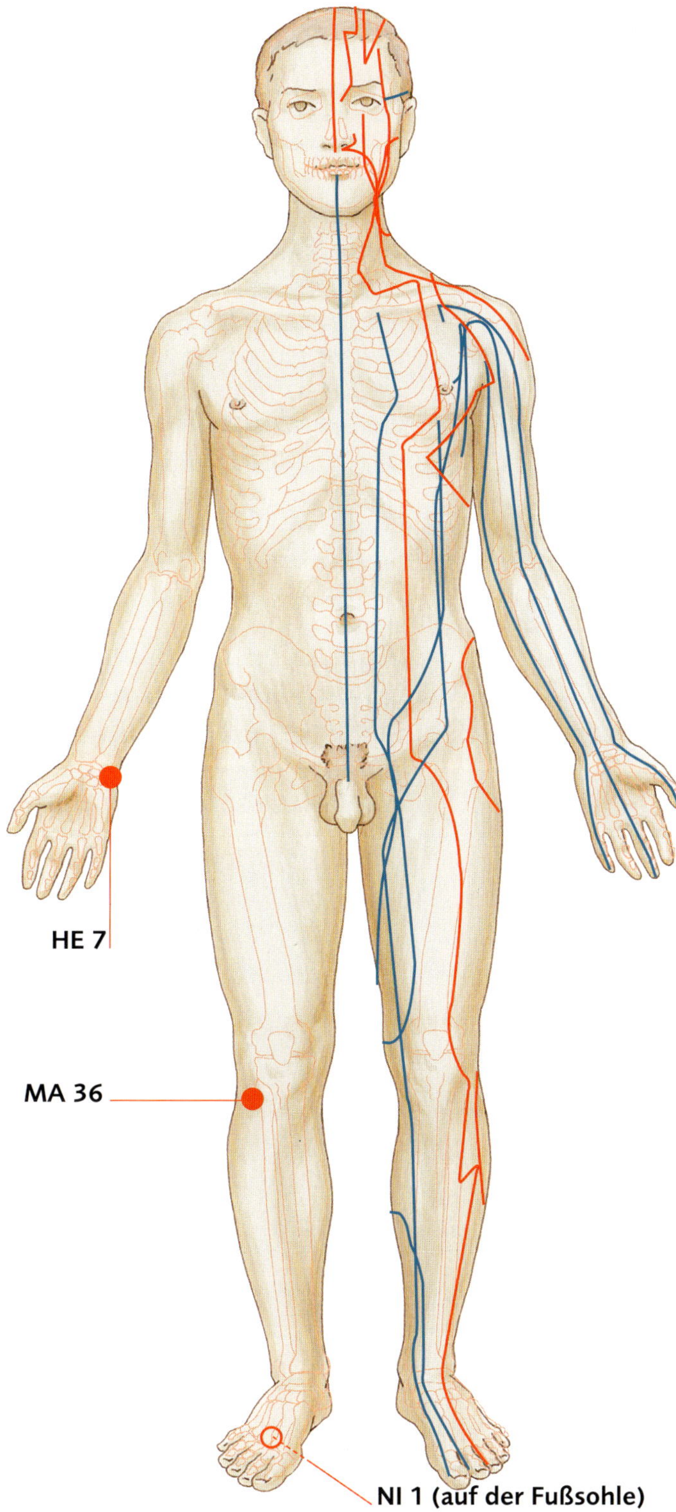

Ayurveda ist das älteste ganzheitliche indische Heilsystem mit inzwischen fast 3000-jähriger Tradition. Es kennt nicht nur Massageanwendungen, sondern setzt vor allem auf eine ausgewogene Ernährung, die Körper und Geist im Gleichgewicht halten soll. Die Nahrungsmittellehre des Ayurveda hat später auch die tibetische und die traditionelle chinesische Medizin beeinflusst.

Verteilen Sie zunächst 1 Hand voll Öl auf Ihrer Kopfhaut, und massieren Sie es mit den Handflächen und Fingerkuppen gründlich ein – wie beim Haarwaschen. Massieren Sie anschließend Ihre Ohrmuscheln, die Stirn, die Schläfen und das ganze Gesicht mit sanften, streichenden und kreisenden Bewegungen. Geben Sie nochmals etwas Sesamöl in die Hände, und gehen Sie dann zur Behandlung von Hals, Nacken und Schultern über. Führen Sie die Massage mit beiden Handflächen aus. Im Gegensatz zur Gesichts- und Halspartie dürfen die Arme etwas kräftiger massiert werden. Beginnen Sie mit dem rechten Arm: Gehen Sie von der Schulter aus über Oberarm, Ellbogen und Unterarm bis zur Hand. Streichen Sie Ober- und Unterarm mehrmals kräftig auf und ab. An den Gelenken – Schulter, Ellbogen und Handgelenk – führen Sie kreisende Bewegungen durch. Verfahren Sie ebenso mit dem linken Arm.

Behandeln Sie nun die Brust- und Bauchzone – jedoch mit wenig Druck und großen, kreisenden Bewegungen im Uhrzeigersinn.

Um den unteren Rücken und das Gesäß zu massieren, sollten Sie aufstehen. Massieren Sie das Öl mit Auf- und Abwärtsbewegungen ein, jedoch nur die Bereiche, die Sie ohne weiteres erreichen können.

Abschließend gießen Sie nochmals etwas Öl in die Hände, um die Beine zu massieren. Behandeln Sie erst das rechte, dann das linke Bein – am besten setzen Sie sich dazu wieder hin. Gehen Sie vom Oberschenkel aus abwärts bis zum Fuß. Führen Sie an Ober- und Unterschenkel wieder senkrechte Streichbewegungen aus, während Sie Knie und Knöchel mit kraftvollem Kreisen massieren. Das restliche Öl dient der Fußmassage. Massieren Sie beide Füße – besonders die Fußsohlen – mit kräftigen Streichbewegungen.

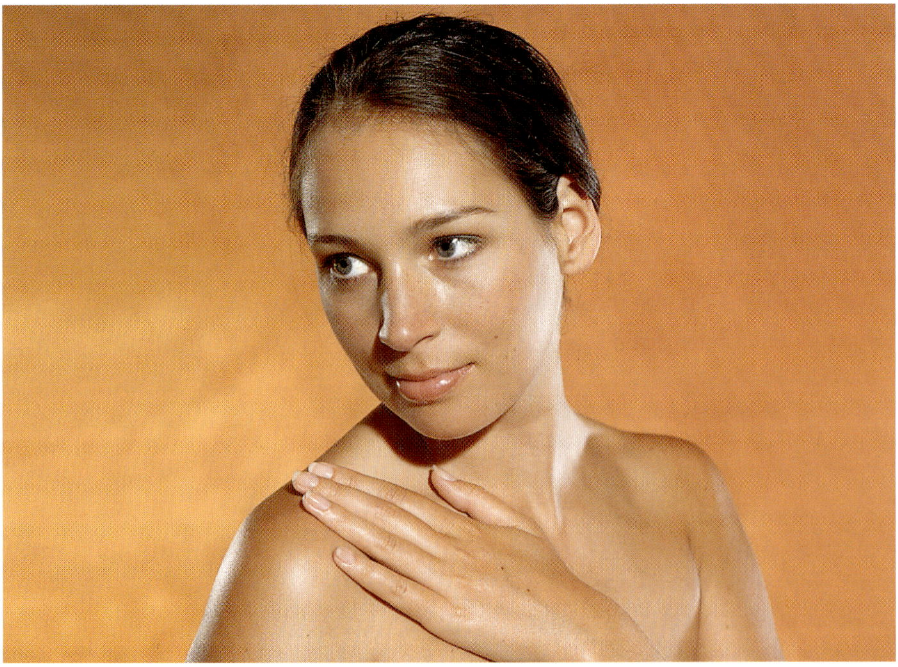

Ob mit Sesamöl oder einer Aromaölmischung, ob ayurvedisch oder eher klassisch – es ist hochgradig entspannend, den Körper mit Essenzen zu massieren.

Die Ayurvedamassage endet mit der Behandlung der Zehen, die Sie mit dem Daumen oder den Fingern massieren. Ohne das abschließende Abwaschen des Öls mit warmem Wasser wäre die altindische Massage nicht vollständig. Obwohl Sie auch duschen können, ist die entspannende Wirkung größer, wenn Sie sich ein Bad gönnen. Verwenden Sie warmes, jedoch nicht zu heißes Wasser. Genießen Sie die wohltuende, lösende und wärmende Wirkung der Sesamölanwendung, und waschen Sie das Öl nur mit Wasser oder einer milden, pH-neutralen Seife ab. Wenn Sie das Bad verlassen und sich sanft mit einem Handtuch abgetrocknet haben, werden Sie einen dünnen, nährenden Ölfilm auf der Haut spüren können und sich gewiss wie neugeboren fühlen.

2. Nachmittags – Reflexzonenmassage: Nervosität und innere Unruhe entstehen vor allem in physischen und psychischen Stresssituationen. Die Nebennieren schütten dabei das Hormon Adrenalin aus – der Blutdruck steigt, Herz und Kreislauf werden aktiviert. Auch die Thymusdrüse ist in diesen Kreislauf eingebunden. Eine Fußreflexzonenbehandlung gegen Nervosität sollte sich daher vor allem auf die Harmonisierung dieser beiden Zonen konzentrieren.
Etwa in der Mitte der Fußsohle liegt die Nebennierenzone (Zone 37). Massieren Sie diese Zone mit sanften, kreisenden Bewegungen. Benützen Sie dazu die Daumenkuppe, aber üben Sie nur wenig Druck aus. Massieren Sie dann noch die Reflexzone für die Thymusdrüse (Zone 66); sie liegt etwas höher, etwa 1 bis 2 Finger breit unterhalb des 1. Zehenzwischenraums. Da sich die Zone durch den ganzen Fuß zieht, ist sie auch auf dem Fußrücken repräsentiert. Behandeln Sie die Thymusdrüsenzone auf der Fußsohle und auch auf dem Fußrücken mit sanften kreisenden Bewegungen.

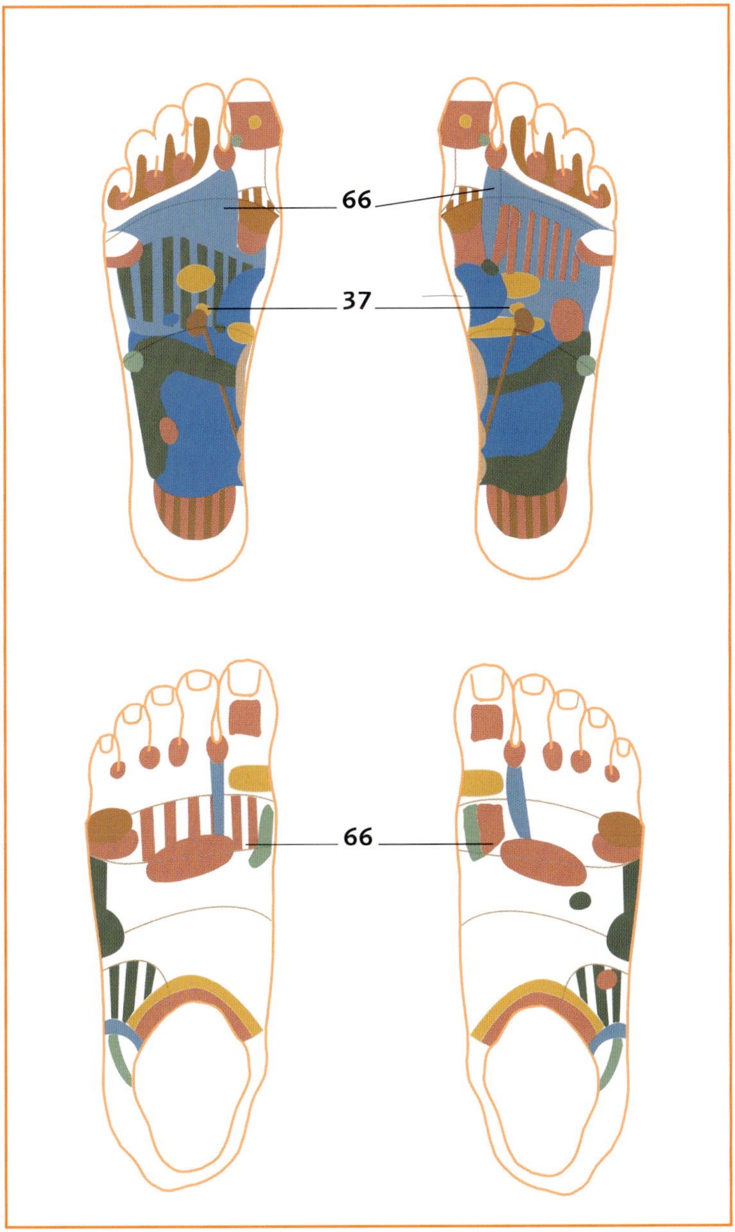

Ölmischung

Mischen Sie 1 Esslöffel Mandelöl mit 4 Tropfen Anisöl und 3 Tropfen Patschuliöl (Pogostemon cablin).

3. Abends– Aromaölmassage: Einige ätherische Öle haben eine sehr beruhigende, entspannende und stressreduzierende Wirkung. Zu ihnen gehören Kamille, Cajeput, Sandelholz und Muskatellersalbei – vor allem aber Anis und Patschuli.

Bereiten Sie das Aromaöl zu (Mischung siehe Kasten). Gießen Sie einen Teil der Ölmischung in die Handfläche, und massieren Sie Ihren Bauch mit sanften, kreisenden Bewegungen. Tragen Sie den Rest des Öls auf Brust, Schultern und Nacken auf. Beschreiben Sie dabei mit den Handflächen langsame Kreise. Atmen Sie während der Aromaölmassage tief durch, um die heilenden Essenzen durch die Nase aufnehmen zu können. Die Düfte gelangen dadurch sofort ins Gehirn, wonach das vegetative Nervensystem beruhigt wird. Entspannen Sie sich anschließend, indem Sie sich einige Minuten auf den Rücken legen und die Augen schließen. Ziehen Sie sich zuvor jedoch warm genug an, damit der Körper nicht auskühlt.

Heilpflanzen sind zwar gesünder als synthetische Präparate, haben jedoch auch ihre Nebenwirkungen, vor allem bei längerfristiger Anwendung. Sofern Sie Baldrian- oder Hopfenpräparate einnehmen, sollten Sie dies nur vor dem Schlafengehen tun, da beide eine ermüdende Wirkung haben.

Das können Sie noch tun

- Erlernen Sie eine Entspannungstechnik. Durch autogenes Training oder die progressive Muskelrelaxation nach Jacobson gelingt es Ihnen mit ein wenig Übung, sich innerhalb weniger Minuten tief und gründlich zu entspannen. Auch Qi-Gong- oder Yogaübungen haben schon vielen nervösen Menschen dabei geholfen, ihre Mitte und ihr inneres Gleichgewicht wieder zu finden.
- Einige Heilpflanzen helfen gut gegen nervöse Beschwerden. Allerdings müssen sie kurmäßig angewendet werden. Zu ihnen gehören Baldrian, Hopfen, Johanniskraut, Kamille, Melisse und Schafgarbe. Erkundigen Sie sich bei Ihrem Apotheker oder Arzt nach entsprechenden Tees oder Präparaten, die sich für eine Heilkräuterkur eignen.
- Eine vollwertige Ernährung mit ausreichend Vitaminen und Mineralstoffen trägt in hohem Maß dazu bei, die körperlich-seelische Harmonie zu erhalten. Vermeiden Sie aufputschende Mittel wie Kaffee und Nikotin, und trinken Sie Alkohol nur in Maßen.
- Regelmäßige Bewegung an der frischen Luft ist ein einfaches und effektives Mittel gegen schwache Nerven. Durch Jogging können Sie dem Stress im wahrsten Sinn des Wortes davonlaufen; sinnvoll wären aber auch Fahrradfahren, Schwimmen oder andere, leichte Sportarten.
- Wer die Kunst der Meditation beherrscht, wird gegen die Hektik der Welt immun. Die Konzentration liegt dabei auf der Atmung; hilfreich sind ein Meditationsobjekt, etwa eine Kerze oder ein Mandala, sowie Mantras (monotone Wort- oder Silbenfolgen).

Tipp

Das folgende Heilteerezept kann Ihr Antistressprogramm sinnvoll ergänzen. Vermischen Sie je 20 Gramm Melissenblätter und Baldrianwurzeln und 15 Gramm Kamillenblüten. Gießen Sie 1 Esslöffel dieser Mischung mit 250 Milliliter kochendem Wasser auf. Lassen Sie das Ganze 10 Minuten lang ziehen, seihen Sie den Tee ab, und süßen Sie ihn mit etwas Honig. Sie sollten täglich mindestens 2 Tassen trinken.

Ohrenschmerzen

Ohrenschmerzen können verschiedene Ursachen haben. Meistens, vor allem bei Kindern, treten sie in Verbindung mit einer Mittelohrentzündung auf. Mittelohrentzündungen gehen oft mit stechenden Schmerzen, zuweilen auch mit Fieber und einer vorübergehenden Beeinträchtigung des Hörvermögens einher. Gerade wenn hohes Fieber und starke Schmerzen auftreten, ist sofort ein HNO-Arzt aufzusuchen, da es sonst zu ernsthaften Komplikationen mit der Gefahr von bleibender Schwerhörigkeit kommen kann.
In weniger dramatischen Fällen können die folgenden Massagetipps sehr hilfreich sein. Dies gilt nicht nur für leichtere Ohrenschmerzen, die übrigens auch im Zusammenhang mit Erkältungen und Rachenkatarrhen auftreten können, sondern auch für Ohrgeräusche wie beispielsweise Tinnitus.

Erste Hilfe

Akupressur
In der chinesischen Medizin wird ein Energiemangel im Dreifachen-Erwärmer-Meridian für Ohrenbeschwerden verantwortlich gemacht. Doch auch die Behandlung des Dünndarmmeridians ist nützlich, um Ohrenschmerzen entgegenzuwirken.
3E 5: Sie sollten diesen Punkt nicht nur bei Ohrenschmerzen, sondern auch bei Schwerhörigkeit und Ohrensausen stimulieren. Er liegt auf der Oberseite des Unterarms, etwa 2 Finger breit über der Mitte der Handgelenksfalte. Der Akupressurpunkt befindet sich zwischen Elle und Speiche. Drücken Sie diesen Punkt sehr sanft, jedoch min-

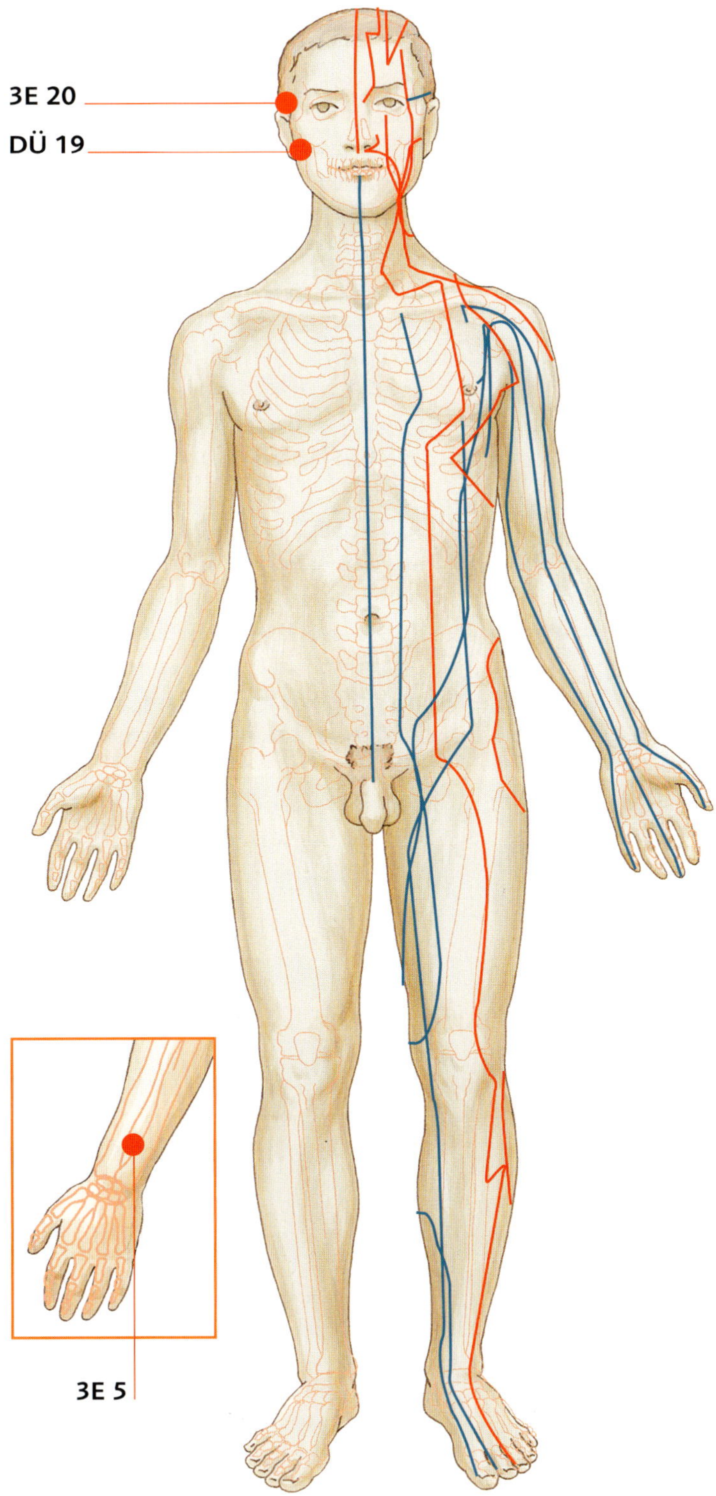

Tinnitus gehört zu den Zivilisationskrankheiten und wird vor allem durch Stress und übermäßige psychische Belastungen verursacht. Gehen Sie sofort zum Arzt, wenn Sie Ohrengeräusche wahrnehmen, da dieses nervöse Leiden in fortgeschrittenem Stadium nur schwer behandelbar ist.

destens 5 Minuten lang, und sedieren Sie ihn mit kleinen Kreisbewegungen gegen den Uhrzeigersinn.

3E 20: Die Behandlung dieses Punkts hilft vor allem gegen Ohrgeräusche und -entzündungen. Sie finden ihn direkt neben dem oberen Ansatz der Ohrmuschel. Wenn Sie vom äußeren Ende der Augenbraue eine waagrechte Linie zur Ohrmuschel ziehen, liegt der Punkt am Ende dieser Linie in einer kleinen Vertiefung neben der Ohrmuschel. Stimulieren Sie den Punkt mit sanftem Kreisen gegen den Uhrzeigersinn mindestens 5 Minuten lang.

DÜ 19: Sowohl bei Mittelohrentzündungen als auch bei Schwerhörigkeit und Tinnitus bietet sich die Akupressur dieses Dünndarmpunkts an. Er liegt neben der Ohröffnung, allerdings leicht nach unten versetzt. Sie finden ihn in der kleinen Mulde, die beim Öffnen des Munds zwischen Kiefergelenk und der Vorderseite des Ohrs ertastbar wird. Üben Sie nur wenig Druck auf diesen Punkt aus, und zwar 2 Minuten lang.

Die weitere Behandlung

Im Rahmen der chinesischen Heilmassage gibt es noch weitere Techniken, die besonders zur Behandlung leichterer Ohrenbeschwerden geeignet sind und darüber hinaus das Gehör verbessern.

Wärmende Massage

Reiben Sie Ihre Handballen 1 Minute lang kräftig aneinander, bis sie sich sehr warm anfühlen. Legen Sie die Daumenballen dann auf die Ohrmuscheln, und spüren Sie die Wärme, die dabei in die Ohren strahlt. Lassen Sie die Hände mindestens 1 Minute lang entspannt auf den Ohrmuscheln aufliegen, und bleiben Sie mit der Aufmerksamkeit beim Wärmegefühl. Wiederholen Sie diese Technik insgesamt 3-mal.

»Die Himmelstrommel schlagen und auf die Jadekissen klopfen«

Diese Qi-Gong-Übung gehört zu den acht edlen Übungen oder Brokatübungen (Ba Duan Jin). Die Brokatübungen

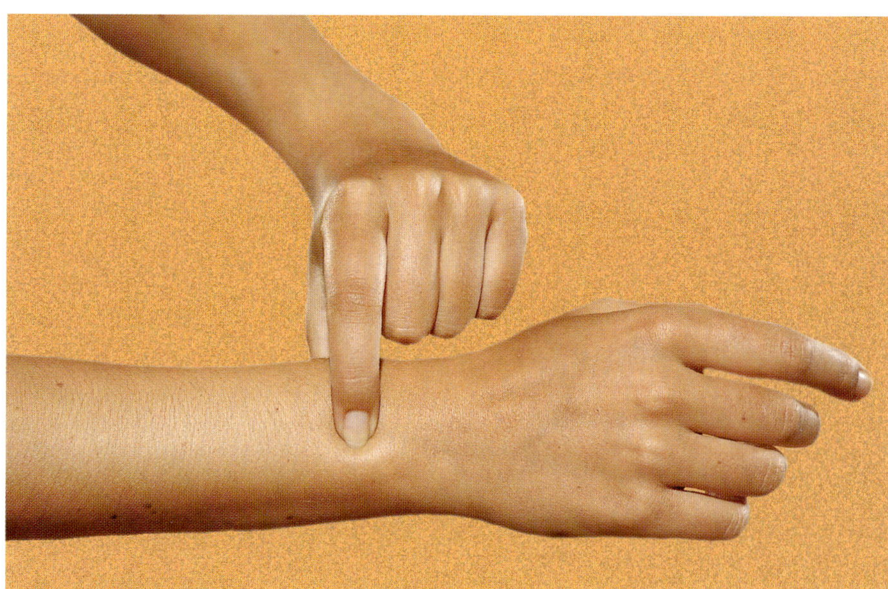

3E 5 – dieser Punkt des Dreifachen Erwärmers liegt oberhalb der Handgelenksfalte.

gehen auf das 12. Jahrhundert zurück. Die Übung verbessert die Hörkraft, hilft gegen Schmerzen und kann in einigen Fällen lästiges Ohrensausen schnell zum Verschwinden bringen. Sie sitzen dazu am besten im Schneidersitz auf dem Boden. Dann legen Sie Ihre Hände mit den Handflächen (aber mit wenig Druck) auf die Ohrmuscheln, dass sich die Mittelfinger beider Hände am Hinterkopf berühren. Die Daumen zeigen nach unten. Jetzt legen Sie die Zeigefinger beider Hände auf die Mittelfinger und lassen sie von dort auf Ihren Hinterkopf »schnellen«. Dieses Klopfen, Schnellen bzw. Schnippen erzeugt einen besonderen Klang – Sie hören die »Himmelstrommel«. Dieser Klang sollte möglichst klar und hell sein. Ist er dumpf, sollten Sie Ihre Hände mehr entspannen und vielleicht den kleinen Finger etwas abstehen lassen.

Reiben der Ohrmuscheln

Bei der folgenden Massage geht es nochmals darum, die Ohrmuscheln gründlich aufzuwärmen. Dadurch werden jedoch nicht nur Ohrenbeschwerden gelindert: Die Massage weckt auch ermüdete graue Zellen auf und regt das zentrale Nervensystem an. Reiben Sie die Ohrmuscheln auf folgende Weise: Legen Sie die gestreckten Mittel- und Ringfinger auf die Ohrmuscheln, die Zeigefinger hinter die Ohrmuscheln – dabei liegen die Handflächen etwa in Höhe des Unterkiefers, die Finger weisen nach oben. Massieren Sie die Ohrmuscheln nun, indem Sie die Hände 18-mal auf und ab bewegen. Mittel- und Ringfinger massieren dabei den vorderen, die Zeigefinger den hinteren Bereich der Ohrmuschel. Nach dieser Massage sollten sich die Ohren warm anfühlen. Wenn Sie in den Spiegel schauen, lässt sich die angeregte Durchblutung erkennen: Die Ohrmuscheln sind stark gerötet.

Reflektorische Rückenmassage

Die folgende Massagetechnik hilft nicht nur bei Rückenbeschwerden – auf reflektorische Weise lindert sie auch Ohrenschmerzen. Machen Sie den unteren Rücken frei, und setzen Sie sich in den Schneidersitz. Reiben Sie Ihre Handflächen dann so lange aneinander, bis sie sich ganz warm anfühlen. Massieren Sie Ihren unteren Rücken – den Bereich, den Sie selbst noch gut erreichen können. Legen Sie dazu die Handflächen auf den Rücken, so dass die Finger nach unten zeigen, und reiben Sie sie kräftig auf und ab. Führen Sie diese Bewegung 36-mal aus; die Massage fällt leichter, wenn Sie den Oberkörper ein wenig nach vorn beugen. Decken Sie den Rücken nach der Massage warm zu, und entspannen Sie sich anschließend noch ein wenig.

Das können Sie noch tun

➤ Bei Ohrenschmerzen sollten Sie die Ohren unbedingt warm halten und Zugluft vermeiden. Wenn Sie eine Wärmflasche auf das Ohr legen, lassen die Schmerzen meist schnell nach. Hilfreich ist auch ein Zwiebel- oder Kirschkernsäckchen, für das 1/2 zerkleinerte Zwiebel bzw. 1 Hand voll Kirschkerne kurz im Backofen aufgewärmt und in ein Tuch gebunden werden.

➤ Vermeiden Sie unbedingt, dass Wasser in die Ohren gelangt.

➤ Stärken Sie Ihre Abwehrkräfte durch eine vitaminreiche und vollwertige Ernährung.

Nehmen Sie bei Ohrenentzündungen ausreichend Flüssigkeit zu sich – vor allem Kräutertees und Mineralwasser. Dann kann Ihr Organismus die Erreger schneller ausscheiden.

Rheumatische Beschwerden

In Deutschland leiden rund zwölf Millionen Menschen unter rheumatischen Beschwerden, Kinder und Jugendliche ebenso wie Erwachsene. Manche Erkrankungen des rheumatischen Formenkreises werden von der Forschung heute als Autoimmunerkrankungen bezeichnet, d. h., sie werden von einem gestörten Immunsystem verursacht.

Beschwerden, die zum rheumatischen Formenkreis gehören, werden in vier Hauptgruppen eingeteilt, wenngleich fälschlicherweise stets von »Rheuma« geprochen wird. Zu unterscheiden sind Arthritis und Arthrose (siehe Seite 151ff.), Weichteilrheumatismus und die so genannten pararheumatischen Erkrankungen. Sie alle weisen eine unterschiedliche Symptomatik auf. Rheumatische Beschwerden treten in so genannten Schüben auf. Beim Weichteil- oder Muskelrheumatismus sind Bänder, Muskeln, Sehnen und Schleimbeutel betroffen. Zu den entzündlichen Rheumaformen gehört die Polyarthritis, bei der Gelenkschmerzen und -versteifungen sowie Schwellungen auftreten können. Ferner gibt es den Gelenkrheumatismus, bei dem vor allem Knöchel, Ellbogen, Schulter und Knie schmerzen. Darüber hinaus leiden manche Personen unter rheumatischem Fieber, das meistens mit starken Gliederschmerzen einhergeht.
So vielfältig die Beschwerden sind, so viele Ursachen können hinter rheumatischen Erkrankungen stecken. So kommen nicht nur Ernährungsfehler, Erbanlagen und chronische Eiterherde, sondern auch jahrzehntelange Überbeanspruchung der Gelenke, Pilzinfektionen oder Allergien als Auslöser infrage. Die Heilkraft der Hände kann auch bei rheumatischen Beschwerden wertvolle Hilfe leisten. Sanfte Massagen wirken Schmerzen und Entzündungen entgegen. Die Durchblutung wird gesteigert, Giftstoffe können schneller ausgeschieden werden. Die folgenden Massagetechniken sind vor allem als Ergänzung zur ärztlichen Therapie sinnvoll.

Erste Hilfe

Aromaölmassage

Johanniskraut (Hypericum perforatum) gehört zu den wirkungsvollsten Heilpflanzen, die die Volksheilkunde kennt. Innerlich wird die Pflanze seit je gegen depressive Verstimmungen und Ängste, äußerlich gegen Muskelschmerzen und rheumatische Erkrankungen eingesetzt. Die im Johanniskraut enthaltenen ätherischen Öle wirken schmerzlindernd, entzündungshemmend und kühlend – dies ist auch bei akuten Beschwerden im Bereich des Bewegungsapparats wichtig.
Für die Ölmassage benötigen Sie hochwertiges Johanniskrautöl. Das rote Öl, das aus den getrockneten Blüten gewonnen wird, ist in jeder Apotheke erhältlich. Reiben Sie die betroffenen Körperpartien mehrmals täglich mit reinem Johanniskrautöl ein. Die Massage trägt dazu bei, Schmerzen zu lindern, die Entgiftung zu aktivieren und die Selbstheilungskräfte anzuregen.

! Während Sie bei chronischen Rheumaformen ruhig kräftiger massieren und auch reibende und knetende Techniken anwenden dürfen, sollten Sie das Öl bei akuten, entzündlichen Formen behutsam auftragen und sanfte, kreisende Bewegungen durchführen.

Die weitere Behandlung

Akupressur

Durch Akupressur lassen sich bei der Behandlung rheumatischer Beschwerden gute Erfolge erzielen. Allerdings sollten Sie die Akupressur über einen Zeitraum von mehreren Wochen täglich

konsequent anwenden. Eine 1- bis 2-malige Behandlung am Tag, am besten morgens nach dem Aufstehen sowie am frühen Nachmittag, genügt dabei.
Behandeln Sie immer nur jene der im Folgenden beschriebenen Akupressurpunkte, die sich auf den schmerzenden Körperbereich beziehen. Die Behandlung wird von unten nach oben beschrieben.

Füsse und Fussgelenke

BL 60: Sie finden diesen Blasenpunkt an der Außenseite des Fußes hinter dem Knöchel. Er liegt in der Mitte zwischen der Achillessehne und der höchsten Stelle des Knöchels. Massieren Sie den Akupressurpunkt 3 Minuten lang mit kräftigem Druck.
MA 43: Sie finden diesen Punkt des Magenmeridians auf dem Fußrücken, und zwar zwischen dem 2. und 3. Mittelfußknochen in einer kleinen Vertiefung. Üben Sie 3 Minuten lang kräftigen Druck auf ihn aus (siehe Seite 220).

Unterschenkel

MP 6: Dieser Punkt des Milz-Pankreas-Meridians liegt auf der Innenseite des Beins, direkt hinter dem Schienbein. Er befindet sich 3 bis 4 Finger breit über dem Innenknöchel. Tonisieren Sie ihn 3 Minuten lang intensiv. Lassen Sie den Finger dabei im Uhrzeigersinn kreisen (siehe Seite 220).
BL 57: Dieser Punkt gehört zum Blasenmeridian und liegt auf der Wade. Wenn Sie sich eine Linie vorstellen, die von der Ferse zur Kniekehle senkrecht nach oben verläuft, finden Sie ihn in der Mitte dieser Linie auf dem Wadenmuskel. Akupressieren Sie den Punkt 3 Minuten lang kräftig.

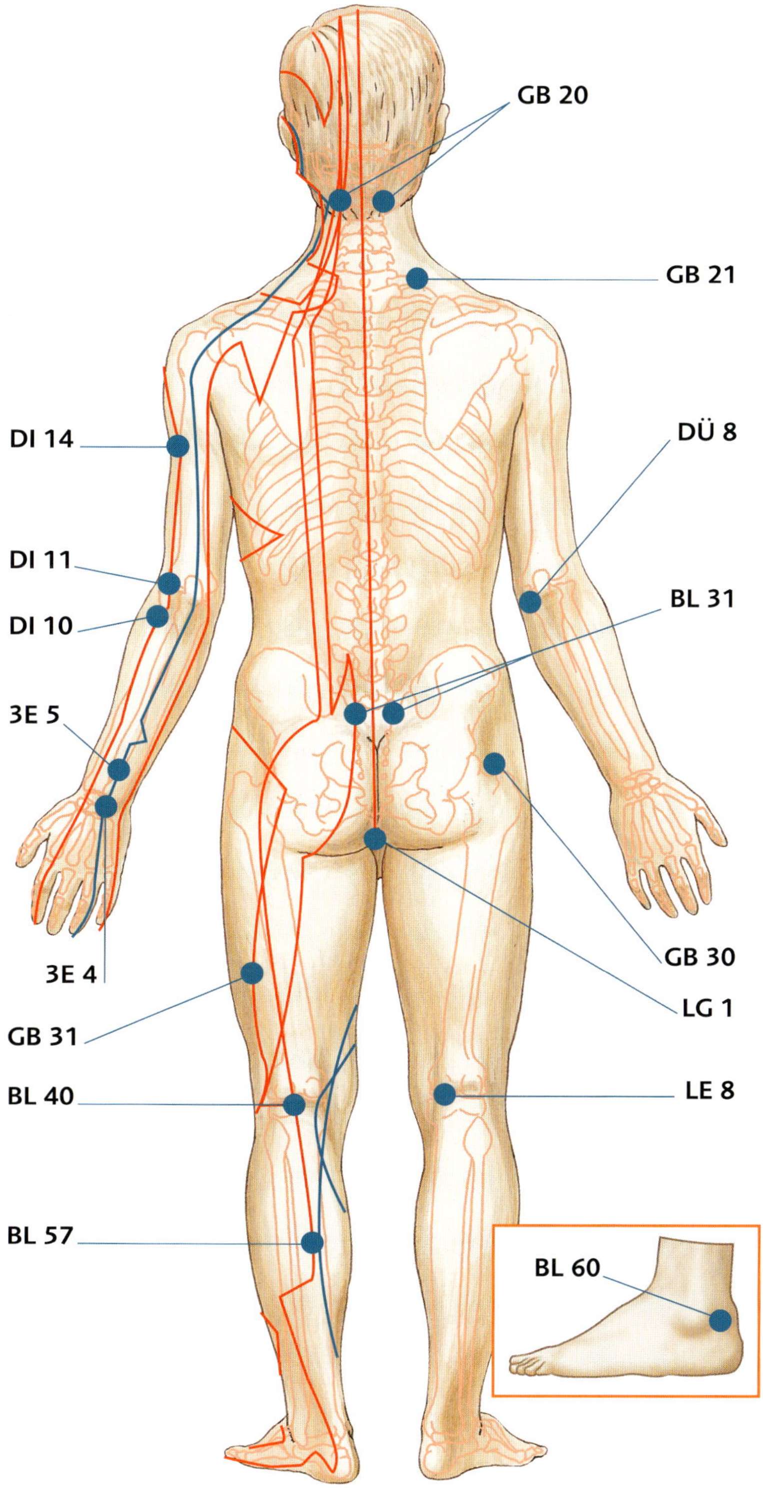

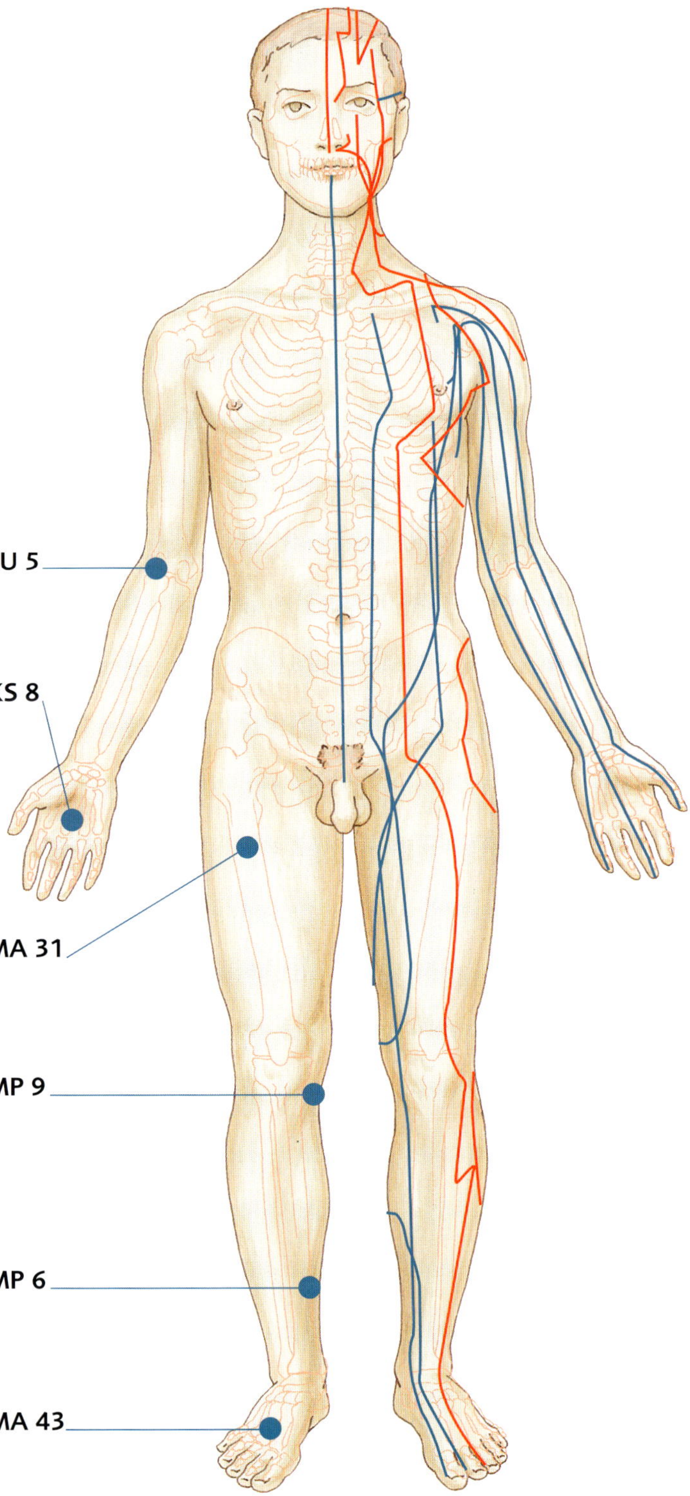

Knie

MP 9: Dieser Milz-Pankreas-Punkt liegt auf der Innenseite des Unterschenkels zwischen dem Wadenmuskel und dem Schienbein, und zwar in einer kleinen Vertiefung – dort, wo das Schienbein in das Knie übergeht. Tonisieren Sie den Punkt 3 Minuten lang mit kräftigem Druck.

BL 40: Sie finden diesen Blasenpunkt auf der hinteren Seite des Beins, und zwar in der Mitte der Kniekehle auf der Beugefalte. Akupressieren Sie ihn mit kraftvollem Druck 3 Minuten lang (siehe Seite 219).

Oberschenkel

GB 31: Der Punkt liegt auf der Außenseite der Oberschenkel, ungefähr auf halber Strecke zwischen Hüftknochen und Knie. Wenn Sie die Arme im Stand seitlich herabhängen lassen, befindet er sich an der Stelle, an der die Fingerkuppe Ihres Mittelfingers am Bein anliegt. Massieren Sie den Punkt 3 Minuten lang kräftig, mit kleinen Kreisbewegungen im Uhrzeigersinn (siehe Seite 219).

MA 31: Dieser Magenmeridianpunkt liegt an der vorderen Seite des Oberschenkels, und zwar in der Mitte des Beins. Sie finden ihn gut 1 Hand breit unterhalb der Leiste. Massieren Sie ihn mindestens 3 Minuten lang mit kräftigem Druck.

Hüften

GB 30: Am obersten Punkt des Oberschenkelknochens finden Sie diesen Gallenblasenpunkt. Er liegt an der Außenseite des Gesäßmuskels hinter dem Gelenk- oder Hüftkopf. Behandeln Sie ihn mit starkem Druck 3 Minuten lang (siehe Seite 219).

LE 8: Sie finden diesen Leberpunkt an der Innenseite der Kniekehle, und zwar direkt am Gelenk auf der Beugefalte des Knies. Massieren Sie ihn 3 Minuten lang mit kräftigem Druck (siehe Seite 219).

Unterer Rücken

LG 1: Dieser Akupressurpunkt liegt auf dem Lenkergefäß zwischen den Pobacken am Ende des Steißbeins am so genannten Dammpunkt. Behandeln Sie ihn 5 Minuten lang mit sanftem Druck (siehe Seite 219).

BL 31: Direkt auf dem Kreuzbein – in der Vertiefung oberhalb des Gesäßes, die auch als 1. Sakralvertiefung bezeichnet wird – liegt dieser Blasenpunkt. Sedieren Sie beide Punkte mindestens 3 Minuten lang mit sanften Kreisbewegungen gegen den Uhrzeigersinn (siehe Seite 219).

Hände, Finger und Handgelenke

3E 4: Der Punkt gehört zum Dreifachen-Erwärmer-Meridian und liegt in der Mitte des Handgelenks auf der Oberseite der Hand. Sie finden ihn auf der Handgelenksfalte in einem kleinen Grübchen. Üben Sie 3 Minuten lang starken Druck auf den Punkt aus (siehe Seite 219).

KS 8: In der Mitte der Handfläche liegt dieser Punkt des Kreislauf-Sexualität-Meridians. Sie finden ihn zwischen dem 3. und 4. Mittelhandknochen auf der Querfalte der Herzlinie. Üben Sie 3 Minuten lang intensiven Druck auf den Punkt aus, und kreisen Sie dabei im Uhrzeigersinn.

Unterarme

DI 10: Dieser Dickdarmpunkt befindet sich auf der Oberseite des Unterarms, und zwar auf der Daumenseite des Arms. Sie finden ihn etwa 2 bis 3 Finger breit unterhalb des Ellbogengelenks bzw. der Beugefalte des Ellbogens. Massieren Sie ihn 3 Minuten lang mit kräftigem Druck und Kreisbewegungen im Uhrzeigersinn (siehe Seite 219).

Ellbogen

LU 5: Wenn Sie Ihren Unterarm anwinkeln, sehen Sie an der Innenseite Ihres Arms die Ellbogenfalte. In der Mitte dieser Falte liegt dieser Lungenpunkt. Tonisieren Sie ihn mindestens 3 Minuten lang mit kräftigem Druck und Kreisbewegungen im Uhrzeigersinn.

DI 11: Dieser Akupressurpunkt liegt auf der Oberseite des Arms in Höhe des Ellbogens, und zwar auf der Daumenseite der Ellbeuge. Sie spüren ihn, wenn Sie den Unterarm anwinkeln; er liegt am Ende der Beugefalte, die dabei entsteht. Stimulieren Sie den Punkt kraftvoll 3 Minuten lang mit kreisenden Bewegungen im Uhrzeigersinn (siehe Seite 219).

Oberarme

DI 14: Sie finden diesen Dickdarmpunkt an der Außenseite des Oberarms. Er liegt am unteren Ansatz des Deltamuskels. Wenn Sie den Arm seitlich in die Waagrechte heben, spüren Sie an der richtigen Stelle eine kleine Vertiefung. Stimulieren Sie ihn mit kräftigem Druck, und zwar mindestens 3 Minuten lang (siehe Seite 219).

Schultern

GB 21: Bei Schmerzen in der Schulter, aber auch bei Ellbogenbeschwerden massieren Sie diesen Gallenblasenpunkt. Er liegt zwischen dem 7. Halswirbel und dem Außenrand des Schulterblatts. Sie finden ihn oben auf der Schulter in der Vertiefung vor dem

Verzichten Sie bei rheumatischen Beschwerden (soweit wie möglich) auf die Einnahme von Schmerzmitteln – die Medikamente belasten den Körper nur zusätzlich. Zumal auch Immunstörungen an der Entstehung der Krankheit beteiligt sein können, sollten Sie Ihren Körper nicht mit zusätzlichen Giftstoffen belasten.

Jeder entzündliche Prozess im Körper geht mit den gleichen Symptomen einher: Schwellung, Überwärmung, Schmerzen und beeinträchtigte Beweglichkeit. Äußerlich sind entzündete Körperpartien durch ihre Rötung zu erkennen.

Trapezmuskel. Üben Sie ungefähr 3 Minuten lang kräftigen Druck mit Kreisbewegungen im Uhrzeigersinn aus (siehe Seite 219).

3E 5: Sie finden diesen Punkt des Dreifachen-Erwärmer-Meridians auf der Oberseite des Unterarms. Er liegt etwa 2 Finger breit über der Mitte der Handgelenksfalte, also zwischen Elle und Speiche. Üben Sie 3 Minuten lang intensiven Druck auf den Punkt aus, und lassen Sie den Finger im Uhrzeigersinn kreisen (siehe Seite 219).

Nacken und Hals

GB 20: Im Nacken, und zwar links und rechts neben der Halswirbelsäule am unteren Schädelrand, liegt dieser Gallenblasenpunkt. Die Punkte sind einfach zu finden, da sie leicht vertieft am Haaransatz liegen und meist ziemlich schmerzempfindlich sind. Üben Sie 3 Minuten lang kräftigen Druck auf beide Punkte gleichzeitig aus, und kreisen Sie mit den Fingerkuppen dabei im Uhrzeigersinn (siehe Seite 219).

DÜ 8: Dieser Dünndarmpunkt liegt in der kleinen Vertiefung direkt hinter dem Ellbogen, und zwar an der Innenseite des Ellbogengelenks. Sie spüren die Mulde besonders gut, wenn Sie den Unterarm anwinkeln. Behandeln Sie den Punkt 3 Minuten lang mit kräftigem Druck (siehe Seite 219).

Das können Sie noch tun

➤ Stimmen Sie Ihren Organismus um, indem Sie zuerst eine 1- bis 2-wöchige geleitete Fastenkur durchführen und grundsätzlich auf Alkohol und Nikotin verzichten. Achten Sie auf eine vollwertige, vitamin- und mineralstoffreiche Ernährung.

Da der Gesundheitszustand des Immunsystems bei rheumatischen Beschwerden eine große Rolle spielt, sollten Sie Ihren Organismus auf diese Weise sinnvoll unterstützen.

➤ Um Erkrankungen des Bewegungsapparats vorzubeugen, sollten Sie sich mäßig, aber regelmäßig bewegen. Vor allem Ausdauersportarten wie Schwimmen, Walking, Jogging, Skilanglauf oder Radfahren sind zu empfehlen.

➤ Nicht selten ist »Rheuma« ein Signal der Seele. Die Krankheit zwingt den Körper zur Bewegungslosigkeit – Ruhe und Entspannung sind angesagt. Wenn Sie lernen, sich tief zu entspannen, werden nicht nur die Schmerzen gelindert – die seelische Ruhe aktiviert auch den Heilungsprozess. Durch das Erlernen des autogenen Trainings oder der Autosuggestion werden Sie Ihr inneres Gleichgewicht wiederfinden können.

➤ Gehen Sie regelmäßig in die Sauna oder ins Dampfbad. Durch das starke Schwitzen kann sich der Organismus leichter von Giftstoffen befreien, die bei akuten rheumatischen Beschwerden u. a. die starken Schmerzen mit verursachen, da sie sich bevorzugt in den Gelenken ablagern.

! Wärmebehandlungen in Form von Vollbädern mit Rheumabadezusätzen (aus der Apotheke) helfen gut gegen die Schmerzen. Doch Vorsicht! Nicht jede Form von rheumatischen Beschwerden darf mit Wärme behandelt werden. Bevor Sie also Wärmeanwendungen durchführen, sollten Sie dies vorher mit Ihrem Arzt oder Heilpraktiker absprechen. Einige Rheumaformen sollten mit Kälte behandelt werden – dies gilt insbesondere bei akuten Gelenkentzündungen. Hier sollten Sie kalte Umschläge auflegen.

Rückenschmerzen

Schmerzen im Rücken haben je nach dem Bereich, in dem sie auftreten, unterschiedliche Bezeichnungen und Ursachen. Zu unterscheiden ist zwischen Muskelverspannungen, die aufgrund von Haltungsschäden meistens im Nacken- und Brustwirbel- oder im Lendenbereich auftreten, Skoliosen, d. h. Wirbelsäulenverkrümmungen, und Bandscheibenschäden. Nahezu jeder dritte Deutsche ist regelmäßig von Rückenschmerzen betroffen, oft leiden auch schon junge Menschen unter 30 Jahren an Bandscheibenvorfällen und ausstrahlenden Rückenschmerzen. Weitere Auslöser sind Übergewicht, Bewegungsmangel, eine schlecht ausgebildete Rückenmuskulatur und einseitige Belastungen der Wirbel, die etwa durch falsches Tragen oder sitzende Lebensweise auftreten.
Durch regelmäßige Energiemassagen, wie die Akupressur, Reflexzonen- oder Aromaölmassage, können die Beschwerden allmählich zum Abklingen gebracht werden, zumal sie die Aufmerksamkeit auf das eigene Befinden lenken und das Körperbewusstsein erhöhen. Allerdings ist bei sämtlichen Rückenschmerzen eine zusätzliche Bewegungstherapie in Form von Gymnastik, Feldenkrais, Yoga oder in schweren Fällen Krankengymnastik notwendig. Dies wirkt sich heilsam auf den Umgang mit dem Körper, die Körperhaltung und nicht zuletzt auch auf die ganze Lebensweise aus. Wer regelmäßig Körper und Seele pflegt, kann inneren und äußeren »Fehlhaltungen« schon im Anfangsstadium entgegenwirken, so dass es nicht erst zu massiven Rückenschmerzen kommen muss.

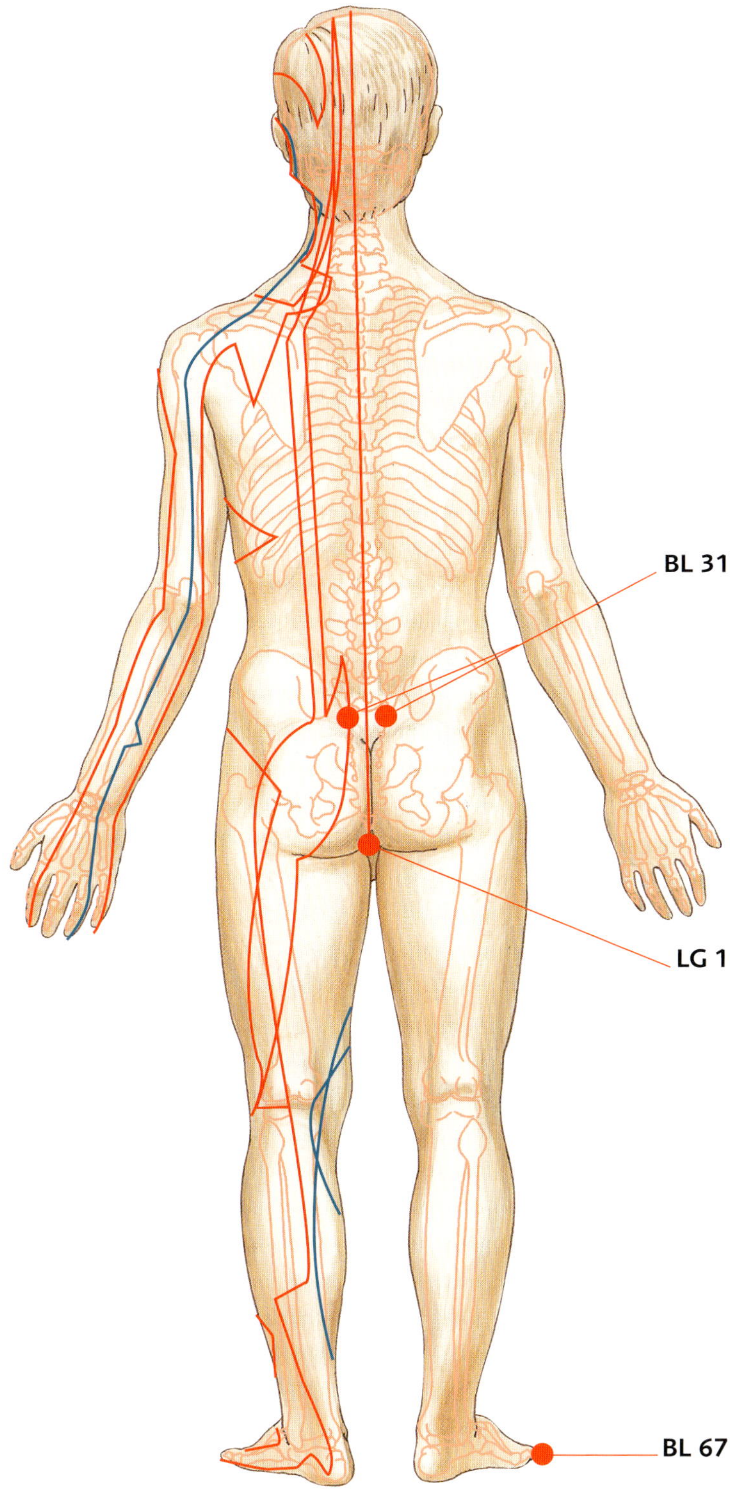

Erste Hilfe

Akupressur

Eine schlechte Sitzhaltung, Bewegungsmangel und äußere Einflüsse wie Kälte und Feuchtigkeit stören nach chinesischer Auffassung den Energiefluss im Körper. Die Behandlung der folgenden Punkte löst Blockaden auf energetischer Ebene, wodurch die Schmerzen gelindert werden. Bei Bedarf können Sie die Akupressurpunkte (siehe Seite 223) mehrmals täglich massieren.

LG 1: Dieser Akupressurpunkt des Lenkergefäßes liegt zwischen den Pobacken, und zwar am untersten Ende des Steißbeins. Massieren Sie den Punkt mit wenig Druck, dafür aber mindestens 5 Minuten lang. Führen Sie währenddessen Kreisbewegungen gegen den Uhrzeigersinn aus.

BL 67: Sie finden diesen Blasenpunkt auf der Oberseite des Fußes. Er liegt auf der kleinen Zehe, und zwar direkt neben dem äußeren Nagelbett. Stimulieren Sie ihn mit kräftigem Druck – am besten benützen Sie dazu die Zeigefingerkuppe. Führen Sie 1 bis 2 Minuten lang kreisende Bewegungen im Uhrzeigersinn aus.

BL 31: Genau auf dem Kreuzbein, in der Vertiefung oberhalb des Gesäßes, die auch als 1. Sakralvertiefung bezeichnet wird, liegt ein weiterer Blasenpunkt. Sedieren Sie ihn etwa 5 Minuten lang mit sanften Kreisbewegungen gegen den Uhrzeigersinn.

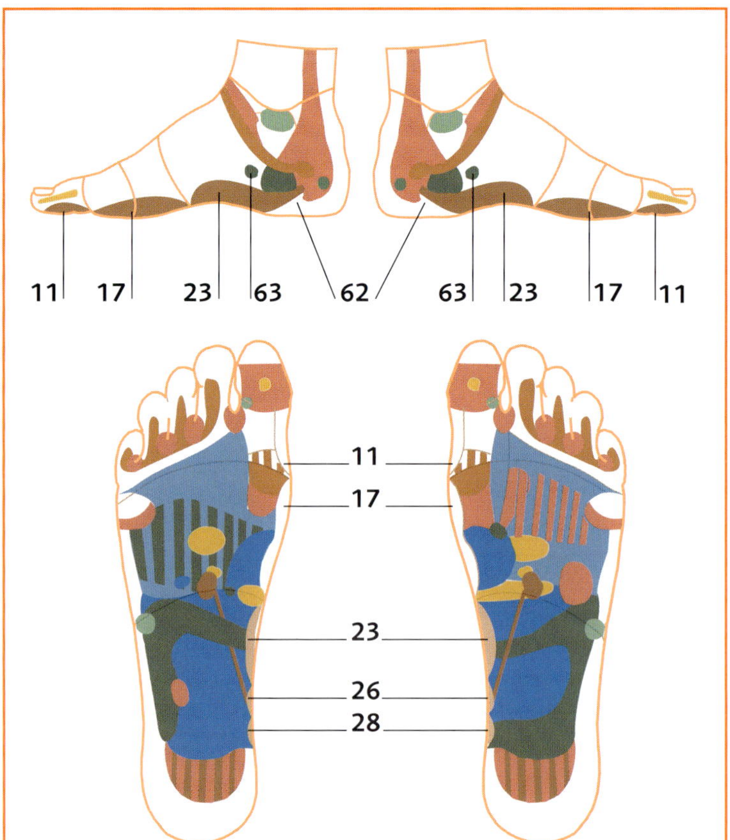

Die weitere Behandlung

Reflexzonenmassage

Über die Massage jener Fußreflexzonen, die mit dem Bewegungsapparat in Verbindung stehen, lassen sich Rückenleiden oftmals gut behandeln. Im Mittelpunkt sollte dabei die Reflexzonenmassage der Wirbelsäulenzonen stehen. Wenden Sie vor allem die Daumengrundtechnik, also die Raupentechnik, an (siehe Seite 71). Bei akuten Rückenschmerzen können Sie einzelne Zonen auch mit dem Sedierungsgriff massieren. Dazu üben Sie 2 bis 3 Minuten lang intensiven Druck auf die entsprechenden Reflexzonen aus.

Behandeln Sie zunächst die Wirbelsäulenzonen. Sie liegen an der Innenseite des Fußes bzw. im Übergang zur Fußsohle. Massieren Sie dabei vom Großzehengelenk aus abwärts: Beginnen Sie mit der Halswirbelsäule (Zone 11). Gehen Sie dann an der Zone für die Brustwirbelsäule (Zone 17) entlang nach unten, und behandeln Sie die Lendenwirbelsäule (Zone 23). Zum Abschluss sollten Sie noch jeweils die Kreuzbein- und Steißbeinzonen (Zonen 26, 28, 62 und 63) behandeln.

Aromaölmassage
Ingwer und Rosmarin sind wärmende Öle, die die Durchblutung fördern und schmerzlindernd wirken. Die ätherischen Öle geben Kraft und Energie – nicht nur dem Körper, sondern auch der Seele. Rückenschmerzen haben meistens seelische Ursachen. Wenn Probleme in Beruf und Partnerschaft auf den Schultern lasten und man in Anbetracht der vielen Anforderungen »in sich zusammensinkt«, sind Haltungsfehler und Rückenschmerzen oft kaum noch aufzuhalten. Ingwer und Rosmarin spenden einerseits neue Energie, andererseits haben sie auch eine beruhigende Funktion, insofern, als sie zentrierend wirken, d. h., sie verhindern, dass man zu viel Unwesentliches in das Bewusstsein eindringen lässt.
Bereiten Sie das Aromaöl zu (Mischung siehe Kasten), und reiben Sie sich den unteren Rücken mit der Massagemischung ein. Um Rücken und Gesäß gut zu erreichen, sollten Sie die Massage im Stehen ausführen.
Tragen Sie das Öl zunächst mit sanften kreisenden Bewegungen auf den unteren Rücken und auf das Gesäß auf. Legen Sie dann Ihre Handflächen auf den Rücken, die Finger sollten dabei nach unten zeigen. Reiben Sie nun die Hände kräftig auf und ab, bis das Massageöl gut einmassiert ist. Die Selbstbehandlung fällt leichter, wenn Sie den Oberkörper etwas nach vorn beugen.

Falls Sie jemanden darum bitten können, ist es besonders wohltuend, sich durch eine kleine Rückenmassage verwöhnen zu lassen. Bitten Sie Ihren Partner, die Ingwer-Rosmarin-Ölmischung mit kräftigen, kreisenden und streichenden Bewegungen im unteren und oberen Rückenbereich einzumassieren. Halten Sie sich nach der Aromaölmassage warm, und entspannen Sie sich noch einige Minuten, bevor Sie wieder zu den alltäglichen Aufgaben übergehen.

Das können Sie noch tun

- Bewegen Sie sich ausreichend. Langes Sitzen und andere einseitige Körperhaltungen sollten regelmäßig durch ein paar kleine Lockerungs- und Dehnungsübungen unterbrochen werden.
- Vermeiden Sie es, schwere Lasten zu tragen. Wenn dies nicht möglich ist, sollten Sie wenigsten darauf achten, Gegenstände aus der Hockstellung heraus und nicht mit gebeugtem Rücken zu heben. Halten Sie die Lasten möglichst nah am Körper, und verteilen Sie das Gewicht gleichmäßig auf beide Körperseiten.
- Gönnen Sie sich zwischendurch immer wieder Ruhephasen. Entspannung tut Körper und Seele gut. Durch Yoga, Qi Gong, autogenes Training oder Feldenkrais-Übungen können Sie lernen, sich tief zu entspannen und ein neues Körpergefühl zu entwickeln.
- Wärme ist Balsam für einen leidenden Rücken. Warme Vollbäder mit Rosmarin-, Ingwer-, Cajeput- oder Wacholderölen sind ebenso wohltuend wie Saunabesuche oder Fangopackungen.
- Achten Sie auf eine gesunde Schlafstatt. Sie sollten weder zu hart noch zu weich liegen.

Ölmischung

Mischen Sie 1 Esslöffel Calendulaöl mit 4 Tropfen ätherischem Ingweröl (Zingiber officinale) und 3 Tropfen Rosmarinöl.

Informieren Sie sich bei Ihrer Krankenkasse über die so genannte Rückenschule. Diese Programme vermitteln leicht zu erlernende Übungen, die ohne weiteres überall durchgeführt werden können und Schmerzen sowohl vorbeugen als auch beheben helfen.

Wenngleich Alkohol ermüdet, ist er als Schlafmittel denkbar ungeeignet, da er den Schlaf-wach-Rhythmus des Körpers empfindlich stört. Wie alle Genussgifte, also Nikotin oder Koffein, sollte Alkohol nur in Maßen und nicht vor dem Schlafengehen konsumiert werden.

Schlafstörungen

Viele Menschen leiden an stressbedingten Schlafstörungen, wobei sich diese unterschiedlich äußern. Meistens bereitet das Einschlafen Probleme, häufig dann, wenn das Gehirn übermäßigen Reizen ausgesetzt wird durch zu langes Arbeiten, Fernsehen oder anregende Gespräche. Wenn hingegen die Tiefschlafphase ausbleibt, ist der Schlaf zu leicht, so dass man zwischendurch immer wieder aufwacht. Bei nur oberflächlichem Schlaf fühlt man sich am nächsten Tag auch dann unausgeruht und unkonzentriert, wenn man sich keiner Schlafstörungen bewusst geworden ist. Bei anhaltender Schlaflosigkeit ist ein Arzt zu konsultieren, da der Körper dabei stark ausgezehrt wird.
Personen mit so genannten vermeintlichen Schlafstörungen haben oft subjektiv das Gefühl, kaum geschlafen zu haben, obwohl dies nicht der Tatsache entspricht, was sich etwa in klinischen Studien nachweisen lässt.
Zu langes Schlafen weist ebenfalls auf eine Schlafstörung hin und hat in der Regel psychische Ursachen. Wenn Sie schon beim Aufwachen müde sind, regelmäßig Schwierigkeiten haben einzuschlafen, Konzentrationsvermögen und Lebensfreude nachlassen und Sie tagsüber oft das Gefühl haben, sich hinlegen zu müssen, spricht dies dafür, dass Ihr Schlaf- wach-Rhythmus gestört ist.

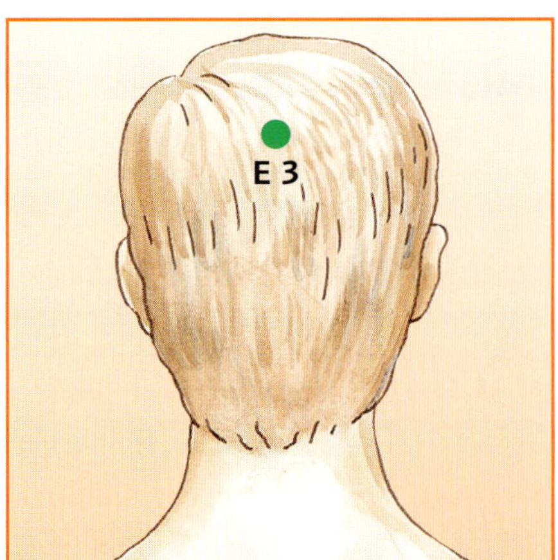

! Zur Schlaftablette sollten Sie nur in Ausnahmefällen greifen. Sehr viel sinnvoller ist es, den Schlaf mit natürlichen Methoden und Kräuterheilmitteln zu harmonisieren. Darüber hinaus können Ihnen einige Massagetechniken wertvolle Hilfe leisten.

Erste Hilfe

Tibetische Massage
Die tibetische Energiepunktmassage hilft besonders gut bei Stress und seelisch bedingten Schlafstörungen. Wenn Ängste, Sorgen oder Probleme auf der Seele lasten, wird der natürliche Schlafrhythmus sehr wahrscheinlich darunter leiden. Die Behandlung der folgenden Energiepunkte hilft jedoch auch, wenn die Nachtruhe aufgrund einer unvernünftigen Lebensweise oder Schicht- und Nachtarbeit gestört ist.
Bereiten Sie zunächst die Massagepaste zu (2 Teelöffel Butterschmalz, 1 Teelöffel Muskatpulver und 1/2 Teelöffel Ingwerpulver vermischen). Massieren Sie dann zunächst den Punkt der kleinen Fontanelle (E 3). Um den Punkt zu finden, stellen Sie sich eine Linie vor, die senkrecht über die Kopfmitte läuft. Während der Scheitel den höchsten Punkt auf dieser Linie bildet, liegt der Punkt der kleinen Fontanelle einige Zentimeter hinter dem Scheitelpunkt. Sie spüren ihn als kleine Vertiefung. Tauchen Sie den Daumen oder Zeige- und Mittelfinger in die Paste ein, und

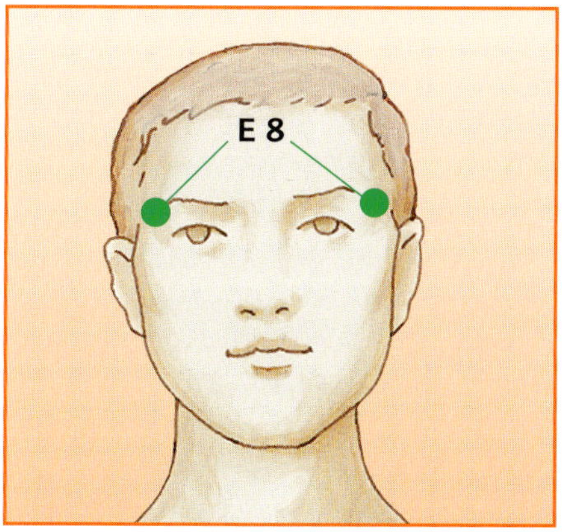

massieren Sie den Punkt etwa 5 Minuten lang mit sanften, kreisenden Bewegungen.
Behandeln Sie anschließend den hinteren Schläfenpunkt (E 8). Dieser Energiepunkt liegt auf halber Strecke zwischen Schläfe und Ohr. Auf Druck reagiert er meist sehr schmerzhaft, weshalb er leicht zu finden ist. Massieren Sie den Punkt auf der rechten und linken Seite des Kopfs gleichzeitig in sanften, kreisenden Bewegungen. Die Massage sollte etwa 5 Minuten dauern.
Führen Sie diese Massage nicht unmittelbar vor dem Schlafengehen, sondern am frühen Abend durch. Es dauert meist einige Stunden, bis sich die Wirkung einstellt.

Die weitere Behandlung

Akupressur

Auch die chinesische Medizin kennt einige Möglichkeiten, Schlafstörungen zu begegnen. Chinesische Ärzte sehen den Grund für Schlafprobleme in einem Ungleichgewicht zwischen Yin und Yang. Der Yang-Pol, der mit Aktivität und Bewegung zusammenhängt, ist im Vergleich zum Yin-Pol, der für Ruhe und Entspannung steht, überbetont.

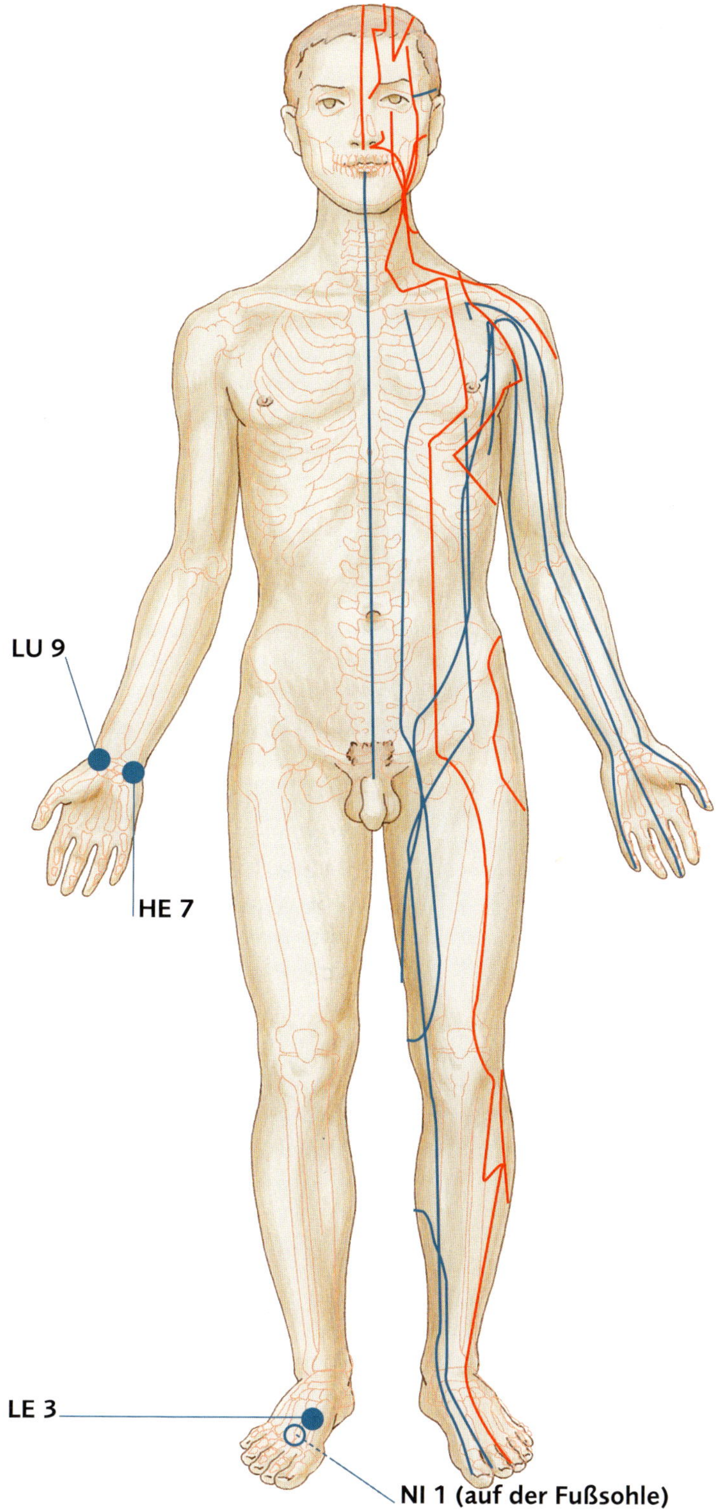

Regelmäßige Bewegung an der frischen Luft verhilft dem Körper, im Gleichgewicht zu bleiben. Machen Sie täglich einen Abendspaziergang, oder halten Sie sich zumindest an freien Tagen in der Natur auf. Schlafstörungen verschwinden dann bald ganz von allein.

Behandeln Sie die folgenden Punkte unmittelbar vor dem Zubettgehen.

HE 7: Sie finden diesen Akupressurpunkt des Herzmeridians knapp unterhalb der Mitte der Handgelenksfalte. Er liegt auf der Seite des kleinen Fingers – dort wo der Unterarm in den Handballen übergeht, also am Ellenansatz des Handgelenks, neben dem Erbsenbein. Behandeln Sie den Punkt mindestens 4 Minuten lang mit sanftem Druck.

LE 3: Dieser Leberpunkt befindet sich auf dem Fußrücken. Sie finden ihn in der kleinen Vertiefung, an der die Mittelfußknochen der großen und der 2. Zehe zusammenlaufen. Der Punkt ist recht schmerzempfindlich. Massieren Sie ihn mindestens 3 Minuten lang mit sanftem Druck, und sedieren Sie ihn mit Kreisbewegungen gegen den Uhrzeigersinn.

LU 9: An der Daumenseite des Handgelenks, in der Vertiefung der Handgelenksfalte, liegt dieser Lungenpunkt. Sedieren Sie ihn mindestens 3 Minuten lang mit sanften Kreisbewegungen gegen den Uhrzeigersinn.

NI 1: Sie finden diesen Nierenpunkt genau in der Mitte der Fußsohle. Er befindet sich zwischen dem 2. und 3. Mittelfußknochen in einer kleinen Vertiefung. Massieren Sie ihn mit sanften kreisenden Bewegungen gegen den Uhrzeigersinn, und zwar mindestens 3 Minuten lang.

Das können Sie noch tun

- Leisten Sie sich ein gutes Bett. Meiden Sie zu weiche Matratzen sowie Bettwäsche aus Kunstfasern. Lüften Sie Ihr Schlafzimmer vor dem Zubettgehen gründlich, schalten Sie nachts die Heizung aus, und achten Sie darauf, dass es im Schlafzimmer dunkel ist. Helligkeit verhindert die Bildung des Hormons Melatonin, das der Körper für die Ruhephasen braucht.
- Bringen Sie einen festen Rhythmus in Ihr Leben. Versuchen Sie, möglichst täglich zur gleichen Zeit aufzustehen, und vermeiden Sie es, erst mitten in der Nacht ins Bett zu gehen.
- Verzichten Sie auf schwere, fettreiche und belastende Mahlzeiten am späten Abend. Trinken Sie ab dem Nachmittag möglichst keine anregenden Getränke wie Tee oder Kaffee mehr, und vermeiden Sie Alkoholexzesse.
- Bei Einschlafstörungen haben sich spezielle Kräuterteemischungen (erhältlich in Apotheke oder Reformhaus) bewährt. Falls Sie Ihr vegetatives Nervensystem beruhigen wollten, sollten Sie etwa 1 Stunde vor dem Zubettgehen 1 Tasse Melissentee trinken. Gut einschlafen kann man auch nach 1 Tasse Baldrian- oder Hopfentee. Allerdings sind Heilkräuter immer über einen längeren Zeitraum anzuwenden, bevor sich die Wirkung einstellt.
- Manche ätherische Öle wirken sehr beruhigend und entspannend. Sie können Ihr Schlafzimmer aromatisieren, indem Sie einige Tropfen Muskatellersalbei, Rose, Neroli, Kamille, Ysop oder Ylang-Ylang in die Duftlampe träufeln.
- Gönnen Sie sich eine ruhige Abendstunde mit schöner Musik oder Lektüre. Vermeiden Sie es, bis vor dem Schlafengehen am Computer zu sitzen. Die Arbeit am Bildschirm überreizt die Nervenzellen im Gehirn und verursacht vegetative Schlafstörungen.
- Versuchen Sie nicht, ein schwieriges Problem abends im Bett zu lösen. Befassen Sie sich mit schönen Dingen, und entspannen Sie sich.

Sehstörungen, Augenprobleme

Das Auge ist ein überaus empfindliches Sinnesorgan. Man unterscheidet verschiedene Formen von Sehstörungen und Augenbeschwerden. Zu ihnen gehören z. B. Kurz- und Weitsichtigkeit, grüner und grauer Star, das so genannte trockene Auge (Keratitis sicca) oder die Bindehautentzündung. Bei Augenerkrankungen ist daher grundsätzlich ein Augenarzt aufzusuchen. Einige Krankheiten können unbehandelt zur Erblindung führen, so etwa der grüne Star. Doch in der Regel enden Augenbeschwerden nicht so dramatisch.
Langes Fernsehen, stundenlange Bildschirmarbeit oder Lesen bei schlechten Lichtverhältnissen kann langfristig eine Schwächung der Augen bzw. der Sehkraft zur Folge haben. Dabei tritt ein brennendes Gefühl in den Augen auf, das Sehfeld wird unscharf, und es kann zu einem Fremdkörpergefühl im Auge kommen.
Die folgenden Massagetechniken sind besonders hilfreich, um überanstrengte Augen zu beruhigen. Als zusätzliche Maßnahme zur ärztlichen Therapie eignen sie sich auch zur Behandlung von Weit- und Kurzsichtigkeit sowie von Bindehaut- und Regenbogenhautentzündungen.

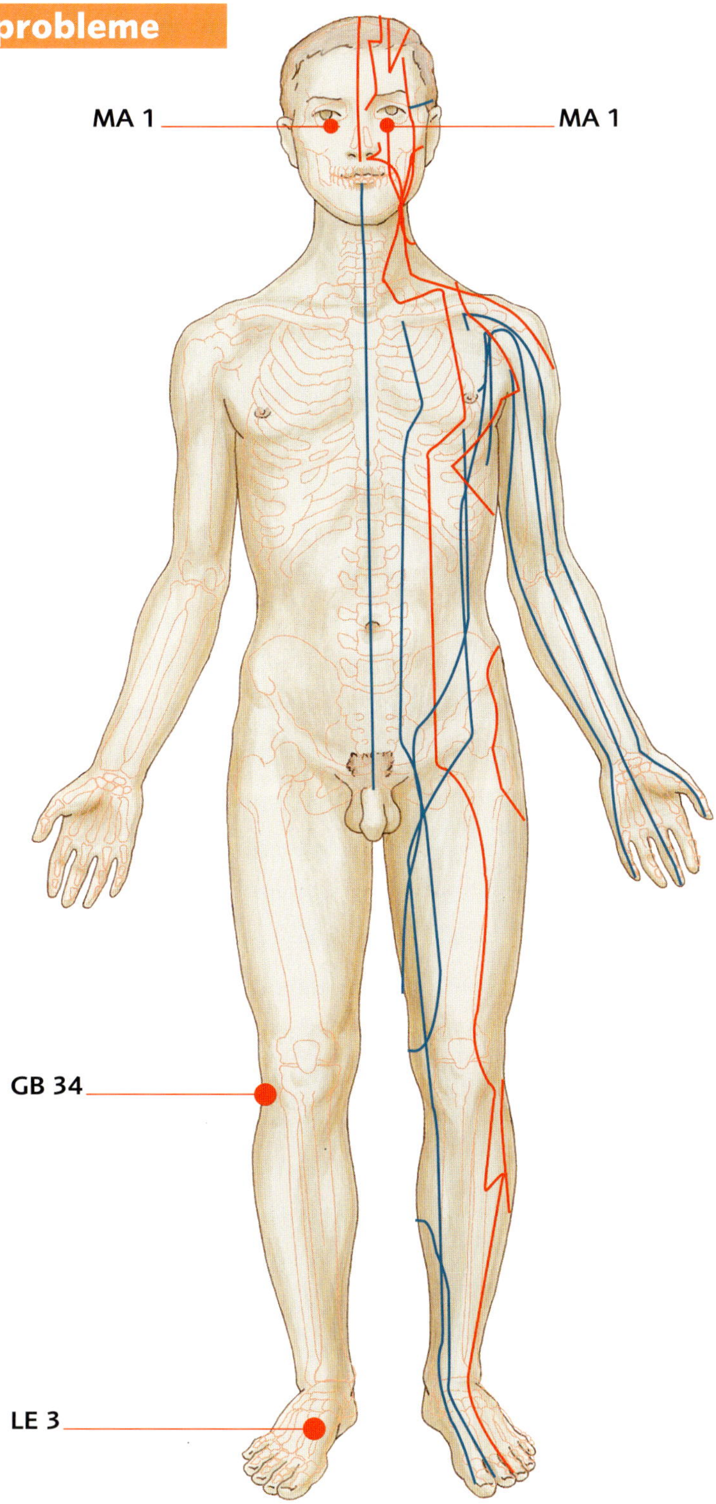

Erste Hilfe

Akupressur
Der Sehsinn wird in der chinesischen Medizin als »Tor des Lebens« bezeichnet. Ein gesundes Verhältnis zwischen »außen« und »innen« schützt das Auge, Yin und Yang müssen also im Gleichgewicht sein. In der Yang-Periode richtet sich die Aufmerksamkeit nach außen;

Den Heiltee für ermüdete Augen (siehe Kasten) können Sie auch äußerlich anwenden: Lassen Sie den Tee dazu abkühlen, tränken Sie eine sterile Augenkompresse damit, und legen Sie die Kompresse etwa fünf Minuten auf die geschlossenen Lider.

die Yin-Periode bietet Gelegenheit, »die Augen vor der Welt zu verschließen« und das Bewusstsein nach innen zu lenken. Ist das Gleichgewicht gestört, werden die Augen über den Leber-, Magen- und Gallenblasenmeridian gestärkt.

MA 1: Dieser Magenpunkt liegt unmittelbar unter der Augenmitte, unterhalb der Pupille. Sie finden ihn auf dem unteren Rand der Augenhöhle. Massieren Sie beide Punkte mit der Zeigefingerkuppe. Üben Sie wenig Druck aus, und lassen Sie die Finger mindestens 3 Minuten lang gegen den Uhrzeigersinn kreisen.

GB 34: Dieser Gallenblasenpunkt liegt an der Außenseite des Beins, unterhalb des Knies. Sie können ihn in der Vertiefung ertasten, die Sie unmittelbar vor dem oberen Ende des Wadenbeins, das als kleiner Höckerknochen hervorsteht, finden. Sedieren Sie ihn mindestens 5 Minuten lang mit wenig Druck und sanften Kreisbewegungen.

LE 3: Dieser Punkt des Lebermeridians liegt auf dem Fußrücken. Sie finden ihn an der Stelle, an der die Mittelfußknochen der großen und der 2. Zehe zusammenlaufen. Er liegt in einer kleinen Vertiefung, die meist sehr schmerzempfindlich ist. Massieren Sie den Punkt 3 bis 4 Minuten lang mit sanftem Druck, und führen Sie dabei Kreisbewegungen gegen den Uhrzeigersinn aus.

Die weitere Behandlung

Qi-Gong-Massage

Unter den alten chinesischen Energieübungen, die heute unter dem Namen »Qi Gong« wieder bekannt geworden sind, gibt es einige Techniken, die die Sehkraft stärken und übermüdete Augen erfrischen.

Die folgende Massage ist eigentlich eine Aufwärmtechnik. Sie dient u. a. dazu, den Geist auf die Meditation vorzubereiten – doch darüber hinaus hilft sie auch gut gegen Augenbeschwerden.

Sie können die Technik im Sitzen oder im Liegen durchführen. Entspannender ist die liegende Variante. Schließen Sie die Augen, und versuchen Sie, alle unnötigen Muskelanspannungen loszulassen. Entspannen Sie vor allem die Schulter- und Kiefermuskulatur und die Gesichtsmuskeln im Bereich der Stirn und der Augen. Verschränken Sie Ihre Finger locker ineinander, und reiben Sie Ihre Daumenballen mindestens 1 Minute lang kräftig aneinander, bis sie sich heiß anfühlen. Legen Sie die Daumenballen dann sanft auf die geschlossenen Augenlider auf. Üben Sie dabei keinen Druck aus. Konzentrieren Sie sich auf die wohltuende Wärme, die von Ihren Händen aus in die Augen strömt. Bleiben Sie ganz entspannt, und beschränken Sie sich darauf, die Wärme zu spüren.

Lässt die Wärme nach, wiederholen Sie diese Technik, bis Sie die Wärme wieder spüren. Führen Sie das Auflegen der Handballen insgesamt 3- bis 4-mal aus.

Reflexzonenmassage

Zur weiteren Behandlung von Sehstörungen und Augenerkrankungen sollten Sie die Reflexzonen für Kopf und Augen an Füßen und Händen stimulieren. Reiben Sie dazu kräftig jede einzelne Zehe (vor allem aber die Zonen 1 und 2) – und zwar vor allem die Zehenballen – bis hinunter zu den Grundgelenken. Nehmen Sie jede einzelne Zehe zangenartig in die Hände. Massieren Sie die Unterseite der Zehen mit dem

Daumen, während Sie die Oberseite mit Zeige- und Mittelfinger stützen.
Gehen Sie dann noch kurz zur Handreflexzonenmassage über. Massieren Sie hierbei die Handfläche, d. h. die Augenzone (Zone 16); sie liegt direkt unterhalb des Zeige- und Mittelfingers an der Stelle, wo die Handfläche in die Finger übergeht. Wärmen Sie auch diesen Bereich gründlich auf, indem Sie kräftige, kreisende Bewegungen mit dem Daumen ausführen.

Das können Sie noch tun

➤ Schützen Sie Ihre Augen! Meiden Sie Zugluft, tragen Sie im Sommer eine Sonnenbrille mit echten Gläsern und UV-Schutz, und achten Sie in gechlorten Bädern darauf, kein Wasser in die Augen zu bekommen.
➤ Denken Sie daran, dass die Augen Ruhepausen brauchen. Dies gilt umso mehr, wenn Sie am Computer arbeiten oder Ihren Augen andere Daueranstrengungen zumuten. Fixieren Sie Ihre Augen nicht zu lange auf eine Brennweite. Schauen Sie beim Lesen, Fernsehen oder am Computer immer wieder einmal in die Ferne oder nach links und rechts. Oft genügt es schon, die Augen zwischendurch für 10 Sekunden zu schließen.
➤ Sorgen Sie bei der Arbeit für gute Lichtverhältnisse.
➤ Bedenken Sie, dass eine verspannte Nackenmuskulatur nicht nur Kopfschmerzen, sondern auch Augenbeschwerden hervorrufen kann.
➤ Führen Sie immer wieder einige kleine Lockerungsübungen durch.

Tipp

Das folgende Teerezept hilft bei ermüdeten Augen: Mischen Sie 15 Gramm Augentrostblüten, 30 Gramm Fenchelsamen und 15 Gramm Spitzwegerichblätter. Gießen Sie 1 Esslöffel dieser Mischung mit 250 Milliliter kochendem Wasser auf, und lassen Sie das Ganze 10 Minuten ziehen. Trinken Sie mehrmals täglich 1 Tasse.

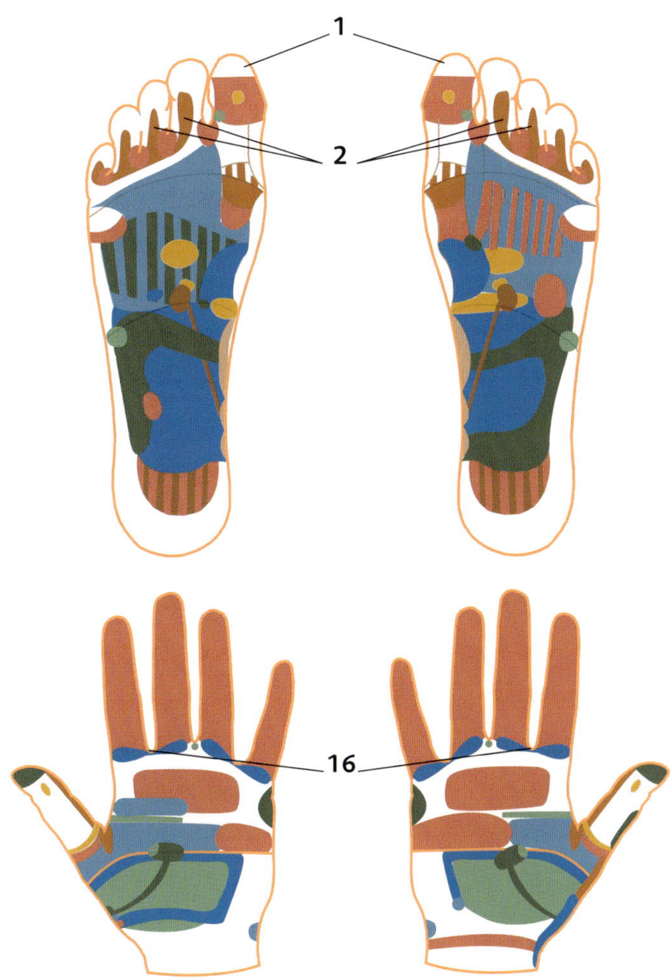

Verstopfung

Verdauung und Ausscheidung unterliegen individuellen Rhythmen, daher muss der tägliche Stuhlgang nicht immer die Regel sein. Von Verstopfung (Obstipation) spricht man erst, wenn der Darm weniger als einmal in vier Tagen entleert wird. Der Stuhl ist dann hart, der Stuhlgang fällt meist schwer und ist schmerzhaft. Man kann davon ausgehen, dass die gesunde Darmfunktion gestört ist, wenn die Verstopfung nicht als normale Reaktion auf eine veränderte Ernährung oder Zeitumstellung – etwa im Urlaub – auftritt, sondern es auch unter gewöhnlichen Bedingungen häufig zu Schwierigkeiten mit der Stuhlentleerung kommt.

Die häufigsten Auslöser für Verstopfung liegen in ständiger Fehlernährung und in Bewegungsmangel. Doch neben einer fetten, ballaststoffarmen Ernährung können auch Flüssigkeitsmangel, Übergewicht und die gewohnheitsmäßige Einnahme von Abführmitteln Darmträgheit verursachen.

Neben der Umstellung auf eine ballaststoffreiche Ernährung kann auch die Anwendung sanfter Massagen dazu beitragen, die Verdauung wieder zu harmonisieren.

Verstopfung gehört zu den Zivilisationskrankheiten. Einerseits wird sie durch eine träge Lebensweise mit zu wenig Bewegung begünstigt, andererseits ist anhaltender Stress und die damit erfolgende innere Anspannung und Verkrampfung einer ihrer Verursacher.

Erste Hilfe

Bauchmassage

Unter den verschiedenen Massagetechniken aus Ost und West ist die Bauchmassage sicherlich die beste Methode, um Verstopfung schnell entgegenzuwirken. Die Durchblutung der Verdauungsorgane wird dabei verbessert, die Darmtätigkeit wird aktiviert und die Ausscheidung erleichtert. Am besten ist es, die Bauchmassage gleich am Morgen auszuführen. Trinken Sie nach dem Aufstehen zunächst 1 großes Glas nicht zu kaltes, abgekochtes Wasser (mindestens 0,4 Liter), und führen Sie dann die komplette Selbstbehandlung durch (siehe Seite 102ff.).

Konzentrieren Sie sich vor allem auf den 3. Schritt, die »36 Kreise«, und auf den 4. Schritt, die »Handballenmassage«.

! Wenn Sie Ihre Verstopfung trotz Bauchmassage und einer ballaststoffreichen Ernährung nicht innerhalb von vier bis höchstens fünf Tagen los sind, sollten Sie einen Arzt aufsuchen. Dies gilt vor allem dann, wenn neben der Verstopfung auch starke Bauchschmerzen und/oder Erbrechen auftreten. In solchen Fällen besteht der Verdacht auf einen Darmverschluss!

Die weitere Behandlung

Akupressur

Über die Meridiane können Sie die Ausscheidung anregen, wenn Sie folgende Akupressurpunkte stimulieren.

MP 9: Dieser Milz-Pankreas-Punkt befindet sich auf der Innenseite des Unterschenkels, und zwar zwischen dem Wadenmuskel und dem Schienbein. Sie können ihn in der kleinen Mulde ertasten, in der das Schienbein in das Knie übergeht. Behandeln Sie den Punkt mindestens 4 bis 5 Minuten lang mit mittelstarkem Druck.

DI 4: Sie finden diesen Dickdarmpunkt auf dem Handrücken. Der Punkt liegt genau zwischen Zeigefinger und Daumen, am höchsten Punkt der Muskelwölbung die beim Zusammenpressen von Zeigefinger und Daumen entsteht. Sedieren Sie den Punkt mindestens

3 Minuten lang mit sanftem Druck, und führen Sie dabei Kreisbewegungen gegen den Uhrzeigersinn aus.

DI 11: Der Punkt liegt auf der Oberseite des Arms in Höhe des Ellbogens, auf der Daumenseite der Ellbeuge. Sie finden ihn leichter, wenn Sie den Unterarm anwinkeln: Er liegt am oberen Ende der Beugefalte, die dabei entsteht. Stimulieren Sie ihn 2 bis 3 Minuten lang mit wenig Druck.

KG 12: Der Punkt gehört zum Konzeptionsgefäß und liegt etwa 4 Finger breit über dem Bauchnabel. Stellen Sie sich eine senkrechte Linie vor, die vom unteren Ende des Brustbeins senkrecht nach unten zum Bauchnabel läuft: In der Mitte dieser Linie liegt KG 12. Stimulieren Sie diesen Punkt, wobei Sie mit sanftem Druck beginnen, der ganz allmählich stärker werden sollte. Üben Sie den Druck insgesamt etwa 2 Minuten lang aus.

Reflexzonenmassage

Neben Ernährungsfehlern und Bewegungsmangel steckt hinter der Verstopfung oft auch ein seelischer Aspekt: Es fällt den Betroffenen meist schwer, loszulassen, sich zu entspannen und die Dinge einfach geschehen zu lassen. Verstopfung hat sehr oft mit Festhaltenwollen, mangelnder Flexibilität, starkem Sicherheitsdenken und Kontrollverhalten zu tun.

Eine tägliche Fußreflexzonenmassage stimuliert nicht nur die Darmfunktion und wirkt sich harmonisierend auf die Verdauung aus – sie wirkt auch sehr entspannend auf die Psyche. Ideal wäre es, einen Reflexzonentherapeuten aufzusuchen, und sich regelmäßig behandeln zu lassen. Doch auch die Selbstbehandlung kann eine sehr positive

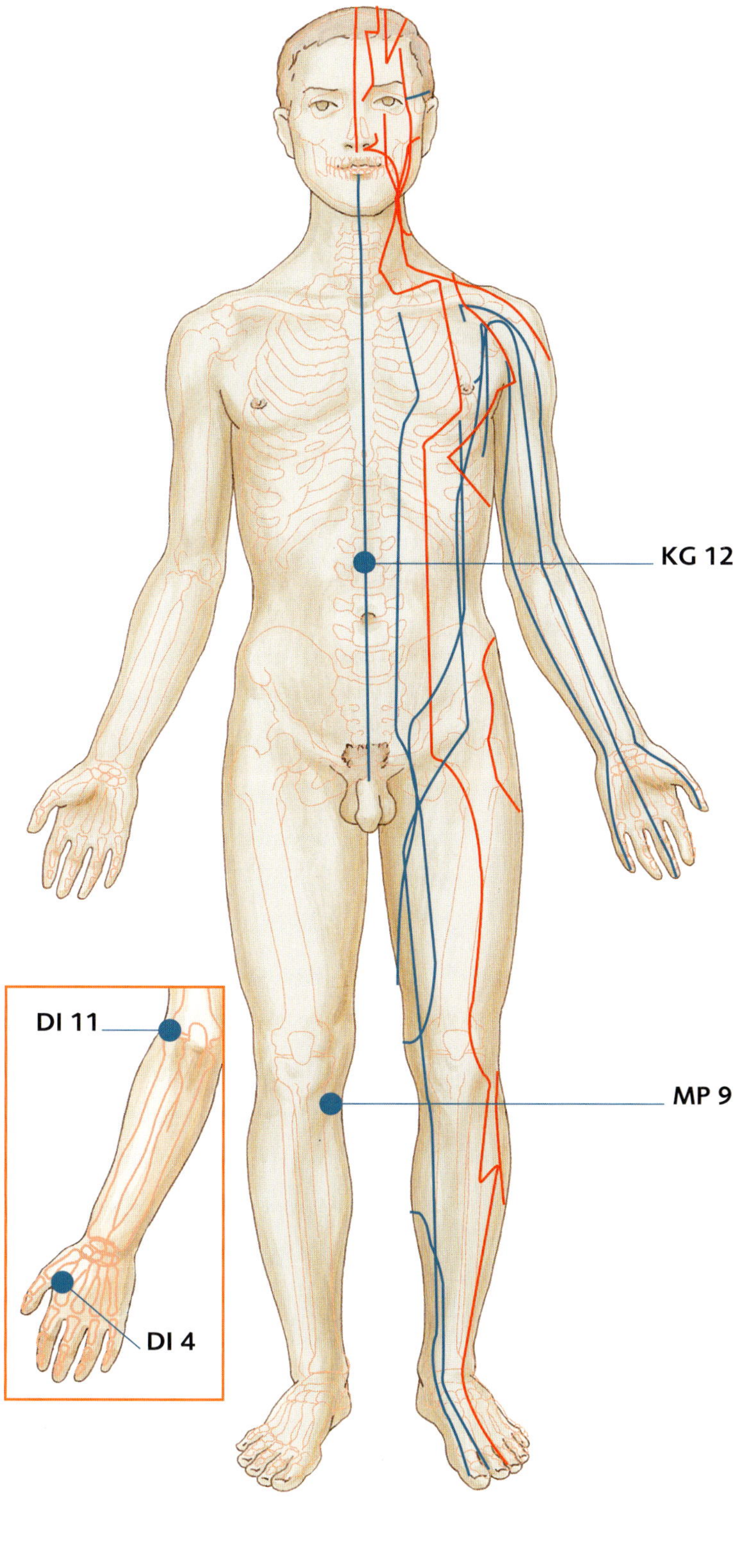

Wirkung zeigen, wenn Sie sich genügend Zeit dafür lassen und die Massage über einen längeren Zeitraum hinweg durchführen.

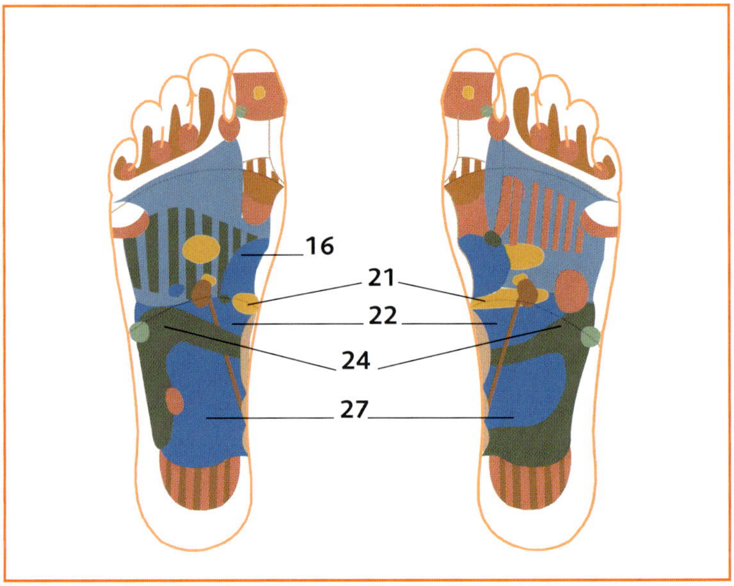

Bei Verstopfung sollten Sie Ihre Aufmerksamkeit auf die Behandlung jener Zonen richten, die mit der Verdauung und den Bauchorganen zusammenhängen. Wenden Sie die Daumengrundtechnik – den Raupengriff – an, um die Zonen zunächst einmal abzutasten. Beginnen Sie mit der rechten Fußsohle. Behandeln Sie zunächst die Magenzone (Zone 16), dann die Bauchspeicheldrüse (Zone 21), den Zwölffingerdarm (Zone 22), den Dünndarm (Zone 27) und schließlich den Dickdarmbereich (Zone 24). Wenn Sie auf besonders empfindliche Bereiche treffen, können Sie zusätzlich zur Grundtechnik auch den Sedierungsgriff oder die Reflexrotation anwenden (siehe Seite 72). Führen Sie die Massage anschließend auf die gleiche Weise auf der linken Fußsohle aus.

Gehen Sie den Ursachen einer Verstopfung sofort nach. Der Darm ist das wichtigste Organ für ein gut funktionierendes Immunsystem. Viele chronische Krankheiten könnten durch eine rechtzeitige Darmsanierung vermieden werden.

Das können Sie noch tun

- Nehmen Sie täglich ausreichend Ballaststoffe auf. Diese sind vor allem in Trockenfrüchten, Müsli, Vollkornbrot, Salaten und Gemüse enthalten, doch auch Weizenkeime und Leinsamen gelten als ausgesprochene Muntermacher für einen trägen Darm. Wichtig ist allerdings, dass Sie dazu viel Flüssigkeit trinken. Grundsätzlich sollten Sie täglich 2 bis 3 Liter Flüssigkeit in Form von Kräutertees, Mineralwasser und Gemüse- oder Obstsäften zu sich nehmen.
- Meiden Sie Nahrungsmittel, die die Darmaktivität hemmen: Dazu gehören insbesondere Fleisch, Wurstwaren, Schokolade und Weißmehlprodukte.
- Auch mit Bewegung lässt sich der Darm schnell wieder in Schwung bringen. Dabei genügt schon ein 20-minütiger flotter Spaziergang am Tag.
- Verzichten Sie auf den Gebrauch von Abführmitteln, wenn Sie nicht in einen Teufelskreis gelangen wollen. Auch wenn die Pillen pflanzlich sind, verhelfen sie nicht zu einer Gesundung der Darmtätigkeit, sondern verstärken langfristig die Verstopfung.
- Begeben Sie sich in naturheilärztliche Behandlung, wenn Sie unter lang anhaltender Verstopfung leiden. Oftmals ist bei Darmträgheit die Darmflora geschädigt. Diese kann über eine so genannte Symbioselenkung wieder aufgebaut werden. Eine solche Kur dauert etwa 3 bis 6 Monate, dafür können Sie Ihren Darm auch langfristig sanieren.
- Entschlacken und entgiften Sie sich regelmäßig durch gezielte Fastentage. Wer unter Verstopfung leidet, behält Giftstoffe im Körper zurück, die das Wohlbefinden stark beeinträchtigen und Krankheiten verursachen können.

Wechseljahrebeschwerden

Durch hormonelle Veränderungen kommt es in den Wechseljahren (Klimakterium) der Frau zu körperlich-seelischen Reaktionen. Ursache dafür ist, dass die Hormonproduktion der Eierstöcke etwa ab dem 40. Lebensjahr allmählich nachlässt. Die Reaktionen auf die Umstellungen im Hormonhaushalt können individuell sehr unterschiedlich verlaufen, ebenso die Dauer der Beschwerden. Während einige Frauen erst nach ihrem 50. Lebensjahr in den so genannten Wechsel kommen und so gut wie keine Beschwerden aufweisen, klagen andere – ältere oder jüngere – über Hitzewallungen, Kreislaufstörungen, Schwindel, Nachtschweiß, Haarausfall oder Blasenbeschwerden.
Aufgrund der seelischen Belastungen wie des Hangs zu depressiven Verstimmungen, Nervosität, Erschöpfung oder Konzentrationsproblemen und mangelnder sexueller Lust werden die Wechseljahre oft als Krisenzeit empfunden.
Durch Methoden, die Körper und Seele wieder in die Balance bringen, können Sie den Stimmungsschwankungen und körperlichen Beschwerden gut entgegenwirken und diesbezüglich in einer weitgehend ausgeglichenen Fassung bleiben. Es ist jedoch in jedem Fall sinnvoll, die natürlichen Prozesse des Körpers anzunehmen. Das Klimakterium ist keine Krankheit!
Um Wechseljahrebeschwerden zu lindern, sollten Sie sich jetzt besonders viel Zeit für sich selbst nehmen und Ihren Hobbys nachgehen. Verwöhnen Sie sich mit entspannenden Spaziergängen, schöner Musik, der ein oder anderen Reise und natürlich auch mit sanften Massageanwendungen.

Erste Hilfe

Aromaölmassage

Bringen Sie leuchtende Farben und frische Düfte in Ihr Leben. Die Aromatherapie kennt zahlreiche ätherische Öle, die sich nachweislich positiv auf Leib und Seele auswirken. Viele Essenzen wirken entspannend, beruhigend, krampf- und schmerzlösend sowie allgemein harmonisierend. Sie sollten mit Kamillen-, Zypressen-, Fenchel-, Lavendel-, Orangen- und insbesondere mit Rosenöl experimentieren.
Bei Unwohlsein empfiehlt sich eine Rosenölmassage. Bereiten Sie zuerst das Aromaöl zu (Mischung siehe Kasten). Verteilen Sie etwas Öl in Ihren Händen, und führen Sie zunächst eine sanfte Bauchmassage aus.
Geben Sie nochmals etwas Massageöl in die Handflächen, und massieren Sie sich dann vorsichtig die Brustpartie, anschließend Schultern und Nacken. Wenden Sie zarte Kreis- und Streichbewegungen an, und atmen Sie während der Aromaölmassage tief durch die Nase ein.
Entspannen Sie sich nach der Ölmassage noch mindestens 10 Minuten lang, indem Sie sich auf den Rücken legen und die Augen schließen. Vergessen Sie nicht, sich zuvor warm zuzudecken.

Die weitere Behandlung

Akupressur

In den Wechseljahren lässt die Produktion von Östrogen in den Eierstöcken nach. In der chinesischen Medizin wird dies mit einer Verminderung der Yin-

Ölmischung

Vermischen Sie 2 Esslöffel Mandelöl mit 8 bis 10 Tropfen ätherischem Rosenöl.

Führen Sie eine Chakra-Energiemassge durch, und regen Sie dabei das Sakral- oder Geschlechtszentrum unterhalb des Bauchnabels an. Das Svadhisthana-Chakra beeinflusst u. a. die Keimdrüsen sowie die Geschlechtsorgane und kann vor allem bei mangelnder sexueller Lust die Energie in diesem Bereich wieder aufladen.

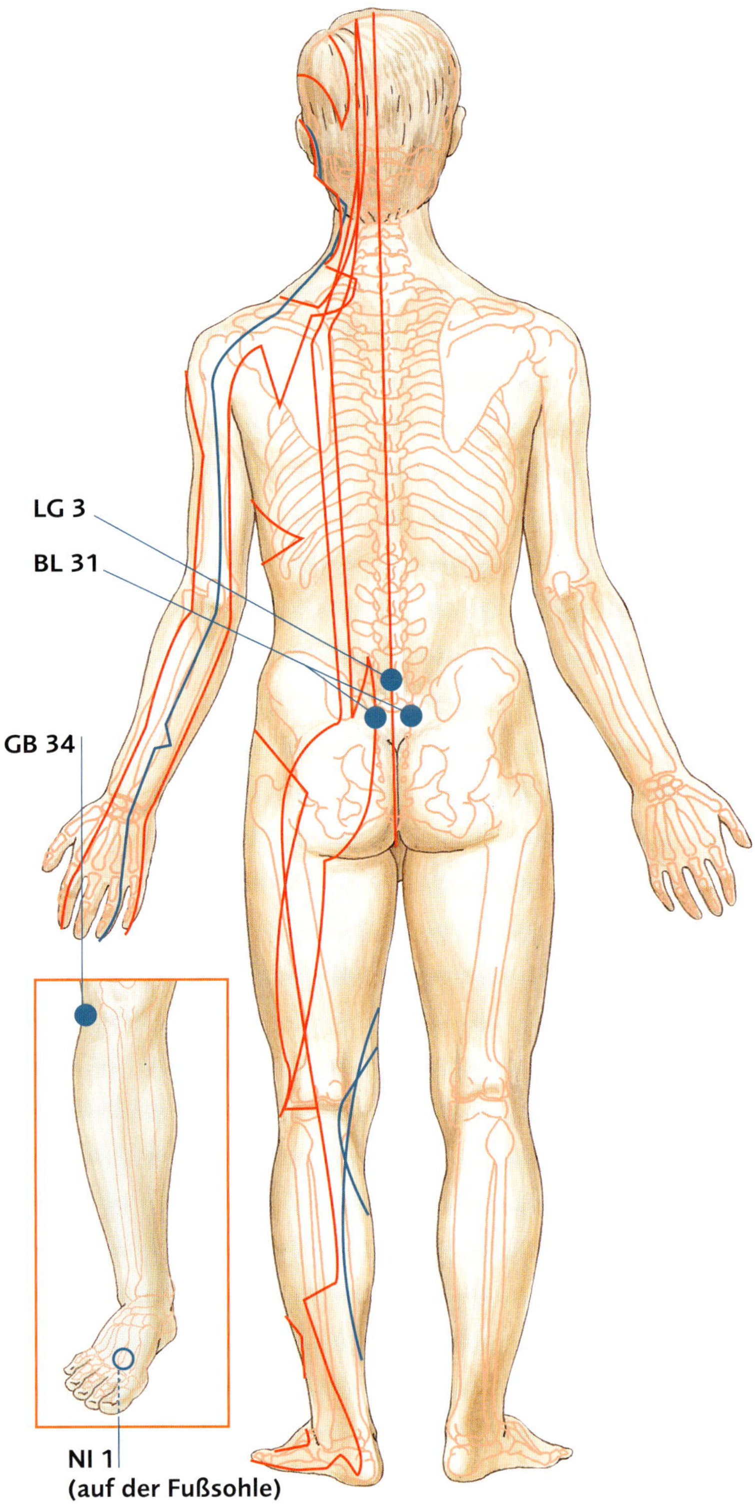

Energie in Verbindung gebracht. Durch die Behandlung von Lenkergefäß, Nieren-, Blasen- und Gallenblasenmeridian lässt sich das energetische Gleichgewicht wiederherstellen.

LG 3: Der Punkt gehört zum Lenkergefäß und befindet sich auf der Wirbelsäule. Wenn Sie sich eine Linie vorstellen, die vom Bauchnabel aus durch den Körper zum Rücken verläuft, liegt er etwa 2 Finger breit unterhalb dieser Linie. Der Akupressurpunkt ist auch bei der Selbstbehandlung noch gut erreichbar. Massieren Sie den Punkt 3 Minuten lang mit sanftem Druck.

BL 31: Dieser Blasenpunkt liegt direkt auf dem Kreuzbein, in der Vertiefung oberhalb des Gesäßes. Stimulieren Sie beide Punkte, indem Sie 3 bis 4 Minuten lang sanfte Kreisbewegungen gegen den Uhrzeigersinn ausführen.

NI 1: Genau in der Mitte der Fußsohle liegt dieser Nierenpunkt. Er befindet sich zwischen dem 2. und 3. Mittelfußknochen in einer kleinen Mulde. Massieren Sie ihn mindestens 3 bis 4 Minuten lang mit mittelstarkem Druck, und führen Sie kreisende Bewegungen gegen den Uhrzeigersinn aus.

GB 34: Dieser Gallenblasenpunkt liegt an der Außenseite des Beins. Sie finden ihn unter dem Knie direkt vor dem oberen Ende des Wadenbeins, das als kleiner Höckerknochen hervorsteht; an der Stelle können Sie eine Vertiefung spüren. Massieren Sie den Punkt etwa 3 Minuten lang mit wenig Druck.

Das können Sie noch tun

➤ Wenn es Ihre Zeit erlaubt, sollten Sie eine große Kneippkur durchführen, oder sich zu Hause mit einer »Privatkur« verwöhnen.

Zahnschmerzen

Der Verzehr von denaturierter Kost, vor allem in Form von Zucker, Süßigkeiten und Limonaden, führt dazu, dass sich Zahnbelag (Plaque) auf den Zähnen festsetzt. Der Belag besteht aus Mikroorganismen, die den Zahnschmelz angreifen. Es kommt zu Karieslöchern, die in fortgeschrittenem Stadium Zahnschmerzen verursachen.
Außer Karies können auch Parodontose, also Zahnfleischschwund, oder Kälte- bzw. Hitzereize bei empfindlichen Zähnen Schmerzen auslösen, die jedoch meist nur vorübergehend sind. Größere Schäden am Gebiss können auch durch nervös bedingtes nächtliches Zähneknirschen entstehen.
Bei Karieserkrankungen kann nur der Zahnarzt weitere Schäden am Zahn verhindern. Um jedoch die Schmerzen bis zum nächsten Zahnarztbesuch zu überbrücken, sind die folgenden Akupressurtechniken durchaus hilfreich.

Erste Hilfe

Akupressur
Durch die Stimulierung einiger Akupressurpunkte lassen sich die Schmerzen oft innerhalb von Sekunden abstellen. Auch beim Zahnarzt tut es weniger weh, wenn Sie kurz vor oder während der Behandlung einen der folgenden Punkte drücken.
DI 4: Sie finden diesen Dickdarmpunkt auf dem Handrücken, zwischen Zeigefinger und Daumen auf der höchsten Stelle der Wölbung, die entsteht, wenn Sie Daumen und Zeigefinger zusammendrücken. Massieren Sie den Punkt 2 Minuten lang mit kräftigem Druck und Kreisbewegungen im Uhrzeigersinn.

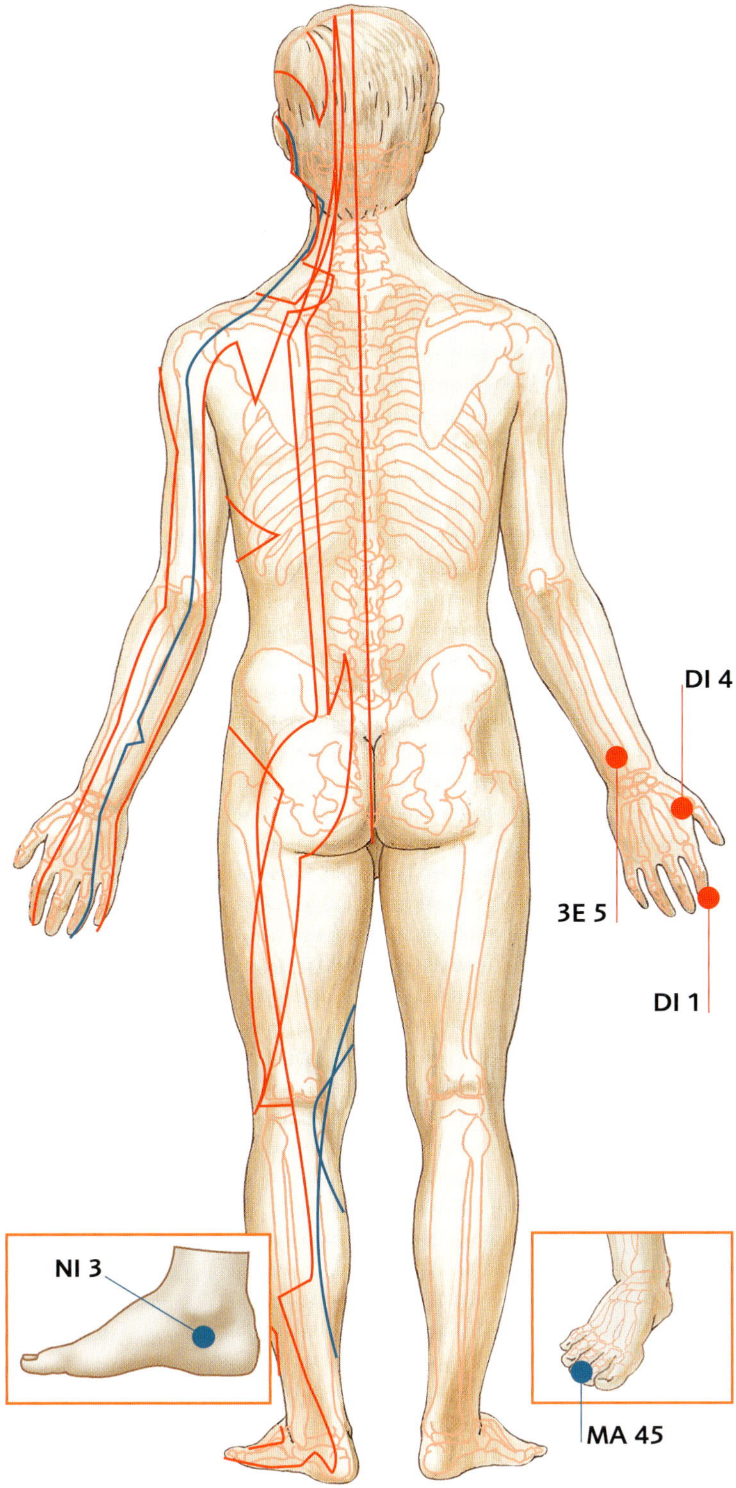

DI 1: Dieser Akupressurpunkt liegt auf dem Zeigefinger, und zwar unmittelbar oberhalb des Fingernagels auf der Daumenseite des Fingers. Stimulieren Sie ihn, indem Sie ihn etwa 30 Sekunden lang kräftig drücken. Ausnahmsweise dürfen Sie dazu nicht die Daumenkuppe, sondern den Daumennagel benutzen. Obwohl die Behandlung relativ schmerzhaft sein darf, sollten Sie doch nicht so fest drücken, dass die Haut dabei verletzt wird.

3E 5: Sie finden diesen Punkt des Dreifachen-Erwärmer-Meridians auf der Oberseite des Unterarms. Er liegt ungefähr 2 Finger breit über der Mitte der Handgelenksfalte zwischen Elle und Speiche. Sedieren Sie ihn mindestens 3 Minuten lang mit mäßigem Druck und kleinen Kreisbewegungen gegen den Uhrzeigersinn.

➤ Die Punkte der schnellen Hilfe sind in der Abbildung auf Seite 237 rot markiert.

Zahnschmerzen werden von den darunter liegenden Nerven verursacht. Vermeiden Sie deshalb starke Kältereize, wenn Sie empfindliche Zähne haben oder zu Nervenreizungen (z. B. Trigeminusneuralgien) neigen.

Die weitere Behandlung

Akupressur

Während Sie die oben genannten Akupressurpunkte unauffällig drücken und sogar während der Behandlung in der Zahnarztpraxis stimulieren können, ist die Massage der folgenden Punkte eher für zu Hause geeignet.

NI 3: Sie finden diesen Nierenpunkt gleich unterhalb des inneren Fußknöchels. Er liegt auf halber Strecke zwischen Knöchel und Achillessehne. Üben Sie 1 Minute kraftvollen Druck aus, und lassen Sie den Finger dabei im Uhrzeigersinn kreisen.

MA 45: Sie finden diesen Magenpunkt auf der 2. Zehe am oberen Rand des Nagelbetts. Er befindet sich auf der Seite, die neben der 3. Zehe liegt. Massieren Sie den Punkt mit kräftigem Druck 2 bis 3 Minuten lang.

➤ Die Punkte sind in der Abbildung auf Seite 237 blau markiert.

Ohrläppchenmassage

Auf den Ohrläppchen befinden sich einige Schmerzpunkte, deren Stimulierung Zahnschmerzen ebenfalls zum Abklingen bringt. Um eine schnelle Schmerzlinderung zu erzielen, nehmen Sie Ihre beiden Ohrläppchen zwischen Daumen und Zeigefinger, als wollten Sie an ihnen ziehen. Führen Sie dann kräftige, reibende Bewegungen durch, so lange, bis die Ohrläppchen gut durchblutet und gerötet sind.

Das können Sie noch tun

➤ Ernähren Sie sich möglichst zuckerfrei. Verzichten Sie auf Bonbons, Süßigkeiten, Schokolade, süße Getränke und »versteckten« Zucker in Lebensmitteln.

➤ Legen Sie Wert auf eine gründliche Zahnhygiene. Putzen Sie sich nach den Mahlzeiten die Zähne, tauschen Sie Ihre alte Zahnbürste 1-mal im Monat gegen eine neue aus, und benützen Sie Zahnseide, um den Bereich zwischen den Zähnen zu reinigen.

➤ Gehen Sie regelmäßig zum Zahnarzt, um Ihre Zähne kontrollieren zu lassen.

➤ Zahnschmerzen lassen sich kurzfristig auch mit Nelkenöl lindern. Geben Sie einige Tropfen Nelkenöl auf einen Wattebausch, und drücken Sie diesen auf den betroffenen Zahn. Falls Sie kein Nelkenöl im Haus haben, können Sie auf Ihren Gewürzschrank zurückgreifen: Die Schmerzen verschwinden auch, wenn Sie einige Minuten lang 1 getrocknete Nelke kauen.

Über die Autoren

David Chang, gebürtiger Amerikaner, lernte bereits als Kind durch seine Eltern Qi Gong und die chinesische Massage kennen. Nach einem Studium der westlichen Medizin spezialisierte sich Chang auf Akupunktur und östliche Massagetechniken. Er lebt heute als Heiler und Buchautor in Kalifornien.
Ronald P. Schweppe ist freier Autor und VHS-Kursleiter und arbeitet in den Bereichen Körperarbeit, Atemtherapie und alternative Behandlungsmethoden.

Hinweis

Das vorliegende Buch ist sorgfältig erarbeitet worden. Dennoch erfolgen alle Angaben ohne Gewähr. Weder Autoren noch Verlag können für eventuelle Nachteile oder Schäden, die aus den im Buch gegebenen praktischen Hinweisen resultieren, eine Haftung übernehmen.

Bildnachweis

Alle Bilder stammen von Michael Nagy, München
mit Ausnahme von:
AKG, Berlin: 22; Bilderberg, Hamburg: 20 (K. Bossemeyer); Das Fotoarchiv, Essen: 21 (N. Wheeler), 61 (Jochen Tack), 97 (Wolfgang Schmidt); Image Bank, München: 80 o. (Chapmann Lee); Jump, Hamburg: 81 o. (N.N.), 99 (Annette Falck); Ulrich Kerth, München: 96 u.; Laif, Köln: 48 o. und u. (G. Heidorn), 48/49 (Murat Turemis), 112 (C. Emmler); Pflanzenarchiv Lavendelfoto, Hamburg: 83 u. (G. Höfer); Tony Stone, München: 109 (Anthony Lassidy); Südwest Verlag, München: 11, 13 (2), 15, 54 o., 55, 56, 57, 64, 66, 67, 69 (2), 74, 75/Fond, 94, 132 u. (Jump/Kristiane Vey), 12, 83 o., 95 (Karl Newedel), 24 o., 25 u., 27 (Moritz Teichmann), 24 u. (Tunger/Schoenenburg), 53, 82 (Siegfried Sperl), 54/Fond, 77 (3) (D. Parzinger), 80, 93 o. (Matthias Tunger), 81/Fond, 88/Fond (Joachim Heller), 90 (Kargl/Schoenenburg), 93 u., 100, 110, 111 (2) (Michael Nagy), 101 (Alex Klubertanz), 132 o. (Evelyn van Kempen); Transglobe Agency, Hamburg: 19 (Index Stock); Matthias Tunger, München: 23, 25 o.; Visum, Hamburg: 26 (Josep Pedrol); Dr. Erika Weigele-Ismael, München: 59

Die Illustrationen stammen von:
Illustrationen Figuren (Meridiane, Energiepunkte und Chakras): Roger Kausch, München
Illustrationen Reflexzonen: Roger Kausch, München
Illustrationen Chakras (Lotosblüten): Anja Schwarz, München

MIX
Papier aus verantwortungsvollen Quellen
FSC® C005833
FSC www.fsc.org

Verlagsgruppe Random House FSC-DEU-0100
Das für dieses Buch verwendete FSC-zertifizierte Papier *LuxoArt Silk* liefert Sappi, Biberist, Schweiz.

Impressum

ISBN 978-3-8094-1829-0

Umschlaggestaltung: Atelier Versen, Bad Aibling
Redaktion: Dr. Elfi Ledig, Dr. Annette Rehrl
Redaktionsleitung und medizinische Fachberatung: Dr. med. Christiane Lentz
Bildredaktion: Sabine Kestler
Layout: Manuela Hutschenreiter
Druck und Bindung: Těšínská tiskárna a.s., Český Těšín

817 2635 4453

Register

Abwehrschwäche 138ff.
→ Immunsystem
Akne 28, **142ff.**
Akupressur 10ff., 15, **18ff.**, 54, 139f., 142f., 145f., 149ff., 154, 157f., 160f., 163f., 166, 169, 173f., 176ff., 183f., 187f., 191, 195, 198f., 201f., 204f., 207f., 210, 215f., 224, 227ff., 232f., 235ff.
– Massagetechniken 44ff.
Akupressurpunkte **40f.**, 218ff.
Akupunktur 11, 18ff., 40
Allergien 20, 22, 28f., 42, 66, 88, **145ff.**
Ampuku (japanische Bauchmassage) 97f.
Angstzustände 30f., 36, 42, 89, 100, 116, **148ff.**
Antistressprogramm 210ff.
Aromaölmassage 10ff., 15, **80ff.**, 133, 139, 143f., 146, 152, 155, 164f., 167f., 172, 174, 177, 181f., 184f., 192f., 196f., 200, 206f., 214, 218, 225, 235
– Praxis 90ff.
Aromatherapie 82f.
Arthritis, Arthrose 151ff.
Asthma 29, 42, 66, **154ff.**
Augenprobleme → Sehstörungen
Aura 116
Ayurvedamassage 211f.

Bauchmassage 15, **96ff.**, 138f., 141, 157, 178, 191, 202f., 205f., 232
– Kurzform 107
– Praxis 101ff.
Bauchreflexzonen 98
Bauchschmerzen 30, **157ff.**
Blähungen 30, 36, 42, **157ff.**
Blasenentzündung 160ff.
Blasenmeridian 28, **32f.**
Blutdruck, niedriger 166ff.
Bluthochdruck 33, **163ff.**
Bronchitis 28, 42, **186ff.**

Chakra-Energiemassage 12, 15, **108ff.**, 148f., 155, 159, 171f., 196, 235
– Praxis **117ff.**
Chakras 14f., **112ff.**
– Zuordnungen 116ff.

Dickdarmmeridian 28f.
Dienergefäß (Konzeptionsgefäß) 27f., **36**, 47
Dreifacher-Erwärmer-Meridian 27f., **34f.**
Dünndarmmeridian 31f.
Durchfall 42, **173f.**

Elemente, fünf 26
Endorphine 22
Energiepunktmassage 49, **50ff.**
Entschlackung 139
Erkältungen 10, 28f., 42, 66, 68, 89, 100, **175ff.**
Erschöpfung 10, 24, 31, 36f., 66, 74, 100, **178f.**

Flüssigkeitszufuhr 139
Franzbranntwein 82
Fußreflexzonen 59ff.
Fußreflexzonenkarte 62f.
Fußreflexzonenmassage **56f.**, 59, 133
– Grundprogramm 74ff.

Gallenblasenmeridian 28, **35f.**
Gedächtnisschwäche 42, **194ff.**
Gelenkschmerzen 32f., 36, 42

Halsschmerzen 28, 89, **180ff.**
Hämorrhoidalleiden 33
Handauflegen 108ff.
Handreflexzonen 64
Handreflexzonenkarte 65
Handreflexzonenmassage 56f.
– Grundprogramm 77ff.
Hara (vitales Zentrum) 97
Hauterkrankungen 28, 30, 42, 89 → Akne
Headsche Zonen 57f.
Herzchakra 14, 113, 125
Herzbeschwerden 20, 31, 42, 66
Herzmeridian 28, **31**
Hexenschuss 36f., 42, **183ff.**
HNO-Erkrankungen 42
Husten 13, 28, **186ff.**

Immunsystem 29, 42, 89, 100, 138
Impotenz 20, 34, 42, 100, **190ff.**
Inkontinenz 33
Ischiasbeschwerden 42

Kehlkopfchakra 14, 113, 126
Konzentrationsstörungen 42, 83, **194ff.**
Kopfschmerzen 13, 18, 36f., 42, 66, 68, 89, **198ff.**
Kreislauf-Sexualität-Meridian 28, **33**
Kreislaufstörungen 33, 42, 89, 100

Lebermeridian 27f., **36**
Lenkergefäß (Gouverneurgefäß) 27f., **37**, 47
Limbisches System 84
Lungenmeridian 27f.

Magenmeridian 29f.
Magenschmerzen 30, 42, 99f., **201ff.**
Mantras 113
Massage
– Behandlungshilfen 137
– bewegende 49
– ganzheitliche 13f.
– lange 49f.
– Tradition 10ff.
– wärmende 49, 216
– Wirkung 12
Massageöle, persönliche 94f.
Massagepaste (Rezept) 53
Massagevorbereitungen 132ff.
Menstruationsbeschwerden 30, 36, **204ff.**
Meridiane 13, 19, 21ff., **27ff.**, 58f.
Migräne 36f., 42, **198ff.**
Milz-Pankreas-Meridian 28, **30**
Moxatherapie 19ff.
Müdigkeit 30, 66, 74, 100
Muskelkater 207ff.
Muskelschmerzen 30, 42, **207ff.**

Nasenspülungen 177
Nervosität 30, 32, 35f., 42, 89, 100, **210ff.**
Neuralgien 30, 42
Nierenmeridian 27f., **33**

Ohrenschmerzen 32, 35, **215ff.**
Ohrläppchenmassage 238
Öle, ätherische **83ff.**, 133, 135, 144, 150, 179, 197
→ Aromaölmassage

Panikattacken 30
Partnermassage (Tipps) 136
Prana 110
Primärmeridiane 27f.

Qi 18ff., **23ff.**, 110
Qi-Gong-Massage 230

Reflexzonenmassage 10ff., 15, 53, **54ff.**, 153, 155f., 161f., 165, 175f., 185, 188f., 192, 194f., 213, 224f., 230f., 233f.
– Grundtechniken 70ff.
Reiki 109
Rheumatisches Leiden 20, 22, 33, 42, 66, 82, 89, 94, **218ff.**
Rückenmassage, reflektorische 217
Rückenschmerzen 13, 32f., 42, 66, **223ff.**

Sakralchakra 14, 113, 123
Scheitelchakra 14, 114f., 128
Schlaflosigkeit 10, 20, 22, 30f., 34, 42, 89, 100, **226ff.**
Schmerzen allgemein 20, 22, 28, 66, 82
Schnupfen → Erkältungen
Schwarzkümmel 147
Schwedische Massage 12, 88
Sehstörungen 229ff.
Selbstheilungskräfte anregen 11, 21, 134
Selbstmassage 10f.
Serotonin 22
Sesamölmassagen 49, 81, 93f.
Sexualität 99f., **190ff.**
Shiatsu 21, 40
Sodbrennen 42, **201ff.**
Solarplexuschakra 14, 113, 124
Sondermeridiane 27
Stirnchakra 14, 114, 127
Stress 32, 43, 66, 89, 138, **210ff.**

TCM (traditionelle chinesische Medizin) 18ff.
Tibetische Massage 15, **48ff.**, 140f., 147, 155, 166, 170f., 186f., 198, 200, 226f.
– Massagetechnik 53
Tinnitus 215f.
Trägeröle **92ff.**, 168, 172
Trockenbürsten 162
Tuina-Massage 19

Verdauung 10, 22, 32, 66, 99f.
Verstimmungen, depressive 10, 30f., 35f., 89, 100, **169ff.**
Verstopfung 30, 42, **232ff.**

Wechselduschen 170
Wechseljahrebeschwerden 37, **235f.**
Wetterfühligkeit 13, **198ff.**
Wurzelchakra 14, 113, 122

Yin und Yang 19f., 23, **24f.**, 27, 41, 45
Yoga **111**, 171, 179

Zahnschmerzen 28, 30, 42, **237f.**
Zerrungen 207ff.